AF137839

Kurt Beringer

Der Meskalinrausch

Reprint

Springer-Verlag Berlin Heidelberg GmbH 1969

Monographien aus dem Gesamtgebiete
der Neurologie und Psychiatrie
Heft 49

Das Werk ist urheberrechtlich geschützt. Die dadurch begründeten Rechte, insbesondere die der Übersetzung,
des Nachdrucks, der Entnahme von Abbildungen, der Funksendung, der Wiedergabe auf fotomechanischem
oder ähnlichem Wege und der Speicherung in Datenverarbeitungsanlagen bleiben, auch bei nur auszugs-
weiser Verwertung vorbehalten
Bei Vervielfältigungen für gewerbliche Zwecke ist gemäß § 54 UrhG eine Vergütung an den Verlag zu zahlen,
deren Höhe mit dem Verlag zu vereinbaren ist

ISBN 978-3-540-04660-8   ISBN 978-3-662-11451-3 (eBook)
DOI 10.1007/978-3-662-11451-3

© Copyright by Springer-Verlag Berlin Heidelberg 1927
Ursprünglich erschienen bei Julius Springer in Berlin 1927.

Library of Congress Catalog Card Number 76-101081

Titelnummer 6463

MONOGRAPHIEN AUS DEM GESAMTGEBIETE DER NEUROLOGIE UND
PSYCHIATRIE
HERAUSGEGEBEN VON
O. FOERSTER-BRESLAU UND K. WILMANNS-HEIDELBERG
HEFT 49

DER MESKALINRAUSCH

SEINE GESCHICHTE UND ERSCHEINUNGSWEISE

VON

PRIVATDOZENT DR. MED. KURT BERINGER

ASSISTENT AN DER PSYCHIATRISCHEN KLINIK HEIDELBERG

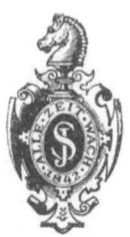

Springer-Verlag Berlin Heidelberg GmbH 1927

Vorwort.

Die vorliegende Arbeit befaßt sich mit der Geschichte sowie der Erscheinungsweise eines akuten Giftrausches von kurzer Dauer ohne schädliche Nachwirkung, der jederzeit experimentell erzeugbar ist. Im ersten Teil wird eine Sichtung und Sammlung der bisher über den Meskalinrausch bekannten Tatsachen gegeben, die an zerstreuten, teilweise schwer zugänglichen Orten niedergelegt sind. Das meiste Material fand sich in der ethnologischen Literatur, die sich mit der Volks- und Stammeskunde der mexikanischen und nordamerikanischen Indianerstämme befaßt. Die Auffindung und Zusammenstellung der diesbezüglichen Literatur wurde wesentlich erleichtert durch die liebenswürdige Unterstützung und die wertvollen Hinweise von Herrn Professor Preuß, dem auch an dieser Stelle herzlich gedankt sei.

Im zweiten Teil wird das bisher bekannte, an Selbstschilderungen sehr spärliche Material der vereinzelten experimentellen früheren Versuche durch Wiedergabe zahlreicher Selbstschilderungen auf Grund neuer Versuche an der Heidelberger Klinik vermehrt und erweitert. Hierbei ergab sich eine verwirrende Fülle von psychopathologischen Phänomenen nach Art und Zahl in stets wechselnder Zusammensetzung. Jeder neue Rauschversuch ergab zunächst neue Rauschbilder und neue Symptome. Mit steigender Zahl der experimentellen Intoxikationen traten indes allmählich immer weniger neue Phänomene auf. Es scheint, daß die Hauptsymptomatik in den bisherigen Versuchen zum Vorschein kam. Wenn spätere Versuche auch noch einzelne neue Symptome ergeben, so wird sich doch die grundsätzliche Rauschgestaltung innerhalb des jetzt Bekannten abspielen. Der Rohbau der Symptomatologie dürfte jetzt feststehen. Nachdem das Material zusammengebracht worden war, war es nun zunächst Aufgabe, gleichsam die Klinik des Meskalinrausches darzustellen und die auf Grund von über 60 Versuchen allmählich erkennbaren durchgängigen Grundsymptome abstrahierend herauszuheben, andererseits auf die Unterschiede in der Erscheinungsweise des Rausches, deren Abhängigkeit von Quantität des Giftes sowie der individuellen Ansprechbarkeit auf dieses hinzuweisen. In der ganzen Darstellung bestand vor allem das Bestreben, auf die Schwierigkeiten, auf die stets wechselnden Zusammensetzungen der Gesamtstruktur, auf die Gefahr vorschneller theoretischer Verabsolutierung einzelner Sachverhalte aufmerksam zu machen. Vor jeder Theorienbildung, wozu beinahe jede Seite der Selbstschilderungen anregt, war zunächst einmal erforderlich zu wissen, was überhaupt im Meskalinrausch vorkommen kann, sowie die Kenntnis der allgemeinsten Verlaufseigentümlichkeiten des Rausches zu vermitteln. Die Gesichtspunkte, nach denen das gesamte Material hier zunächst in großen Zügen geordnet wurde, wurden aus den Rauschbildern selbst gewonnen. Arbeit von späteren Einzeluntersuchungen wird die experimentelle Inangriffnahme bestimmter Fragestellungen sein, wobei dann auch die Einzelsymptome, die jetzt nur beiläufig oder gar nicht erwähnt werden konnten, zum Gegenstand spezieller Untersuchung zu machen sind. Es ist aber jetzt wenigstens einmal eine Grundlage in der genaueren Kenntnis des Meskalinrausches geschaffen, die erlaubt, im Einzelnen

weiter vorzudringen. Jedenfalls eröffnet sich hier ein in seiner Bedeutsamkeit noch gar nicht übersehbares Gebiet, für die verschiedensten Wissen-
schaftszweige, vor allem aber für den Sinnesphysiologen, den Psychopathologen,
den Psychologen und Konstitutionsforscher. Haben wir hier doch die Möglichkeit, über Stunden hindurch abnorme Phänomene verschiedener Art, die wir
sonst nur bei Geisteskranken kennen, experimentell zu erzeugen, und diese auch
dank der erhaltenen Besonnenheit, Auskunftsfähigkeit und Zugänglichkeit des
Berauschten exakter Untersuchung sowie genauer Selbstbeobachtung zugänglich
zu machen. Hierdurch steht das Meskalin im Gegensatz zu den meisten anderen
Gifträuschen, wo Besonnenheit und weitgehende Bewußtseinstrübung meist so
nah beieinander liegen, daß die einzelnen auftretenden psychopathologischen
Phänomene einer Untersuchung nicht zugänglich sind.

Herrn Professor Wilmanns, auf dessen Anregung die Arbeit entstand,
danke ich für seine stets bereitwillige Unterstützung, die die Versuche erst
möglich machte, sowie seine fortgesetzte Anteilnahme an der Arbeit. Desgleichen
Herrn Privatdozent Dr. Mayer-Groß für seine wertvolle und fördernde Beratung.
Herrn Professor Lewin, dem eigentlichen Entdecker des Meskalins für die Wissen-
schaft, danke ich für seine bereitwillige Überlassung von Alkaloidsubstanz wie
Originaldroge, sowie wichtige Winke für die Gestaltung der Versuche. Herr
Konsul Theo Schwarz, Gomez Palacio, Staat Durango, Mexiko, hatte die große
Güte, uns eine größere Menge der getrockneten Originaldroge sowie lebende
Kakteen zu übersenden, aus denen Meskalin zu Anstellung unserer Versuche
gewonnen wurde. Es sei ihm auch an dieser Stelle herzlich gedankt, desgleichen
den Firmen Hoffmann-La Roche, Merck und Böhringer, die in großzügiger
und uneigennütziger Weise uns stets bereitwillig das, vor allem anfänglich, schwer
erhaltbare und darstellbare Material zur Verfügung stellten. Schließlich ist es
mir ein ganz besonderes Bedürfnis, all den Damen und Herren meine Dankbarkeit auszudrücken, die sich zu den durchaus nicht immer sehr angenehmen Versuchen bereit erklärten, ganz abgesehen von dem nicht unerheblichen Zeitopfer.

Heidelberg, im Februar 1927.   **Kurt Beringer.**

Inhaltsverzeichnis.

Herkunft des Meskalins.

Botanisches und Chemisches.

Wir nehmen den botanischen und chemischen Teil vorweg, da ohne dessen
Kenntnis das lückenlose Verständnis vor allem des historischen Teiles erschwert
wird. Es läßt sich nicht vermeiden, daß in diesem Teile Einzelheiten besonders
botanischer Natur erörtert werden müssen, die im geschichtlichen Zusammenhang
wiederkehren.

Das unbestreitbare Verdienst, als erster die Wissenschaft auf eine seltsame,
Rauschzustände erzeugende Pflanze aufmerksam gemacht zu haben, gebührt dem
Berliner Pharmakologen Prof. Dr. L. Lewin[1]). Er erhielt im Jahre 1886 auf
einer Forschungsreise in Amerika die Kenntnis von einer mexikanischen Droge,
deren Standort von den Eingeborenen geheimgehalten wurde und die unter dem
Namen *muscale buttons* von diesen als narkotisches Geheim- und Genußmittel
verkauft und gebraucht wurde. Die in Amerika angestellten Bestimmungen der
Pflanze ergaben nur, daß es sich um eine Kaktee handelt. Nach der Rückkehr
übergab Lewin die Droge Hennings[2]) vom Berliner Botanischen Museum, der
sie als ein Anhalonium klassifizierte. Und zwar stellte es sich heraus, daß man
es hier mit einer neuen, bisher noch nicht bekannten, aber in naher Verwandt-
schaftlicher Beziehung mit dem Anhalonium Williamsii stehenden Art zu tun
hatte. Hennings benannte sie *Anhalonium Lewinii*.

Der Hauptstandort dieser Kaktee ist die südliche Grenze von Texas und die
nördliche Grenze von Mexiko, entlang dem Rio Grande und der Mündung des
Pecco. Nach Lewin wächst sie vor allem in den „trockenen Hochsteppen des
mexikanischen Nordens, in den Staaten Tamaulipas, San Luis Potosi, Queretaro,
Jalisco, Aguas Calientes, Zacatecas, Cohahuila usw. Im nördlichen Cohahuila.
nicht weit von der Eisenbahn, die am Eagle-Paß, bzw. Pieras Negras, am Rio
Grande del Norde nach Villa Lerdo geht, bestand im Jahre 1692 eine Mission unter
dem Namen „El Santo Nombre de Jesus Peyotes" oder „Pellotes", die noch als
Ort besteht. Unmittelbar dahinter befindet sich eine Hügelreihe mit dem Namen

---

[1]) Lewin: a) Über Anhalonium Lewinii. Arch. f. exp. Pathol. u. Pharmakol. Bd. 24.
1888. — b) Über Anhalonium Lewinii und andere Kakteen. Bd. 34. 1894. — c) Description
of the chemical reactions and physiological effects on animals. Therapeutic gazette Bd. 4.
1888. — d) Über Anhalonium Lewinii und andere giftige Kakteen. Ber. d. dtsch. botan.
Ges. Bd. 12. 1894. — e) Pharmazeut. Zeitschr. 1895. — f) Phantastica, Berlin 1924,
Verlag Stilke.
[2]) Hennings: a) Gartenflora, Bd. 37. 1888. — b) Monatsschr. f. Kakteenk. Bd. 1.
1891. — c) Ebenda Bd. 5. 1895.

„Lomerios de Pellotes". Den Namen Peyotes erhielt die Mission, wie in den alten Berichten angegeben wird, „de la abundancia en los peyotes".

Das Wort *Peyote* geht zurück auf das alte aztekische Wort Peyotl. Dieses wird in zweierlei Weise übersetzt[1]). Bei Sahagun[2]) heißt es: Sie entdeckten eine Wurzel und nannten sie Peyotel. Molina[3]) führt Peyotl oder Peyutl nur mit der Bedeutung Seidenkokon und Gespinst der Würmer an. Beide Bezeichnungen passen auf die Kaktee, da diese in der Tat einen starken, rübenförmigen Wurzel- körper hat und andererseits der über die Erdoberfläche ragende halbkugelige Kopf mit weißen Wollhaaren bedeckt ist, die an einen Seidenkokon erinnern. Das Wort Peyote, zurückgehend auf Peyotl, wird in einem Wörterbuch, das die Sprache der mexikanischen Tarahumari-Indianer behandelt[4]), als Bezeichnung für Kraut oder Wurzel genannt, mit der näheren Ausführung: „womit die Tara- humaren viel Aberglauben treiben". Die Spanier machten aus Peyotl das Pellote und Piule[5]). Unter dem letzteren Namen werden heute aber in Mexiko *ver- schiedene* narkotisch wirkende Stoffe bei den Indios verstanden. Die derartige Narkotica Genießenden heißen Piuleros.

Sahagun führt unter den von den Azteken benutzten, Rausch erzeugenden Pflanzen ferner noch einen schwarzen Pilz, *Nanakatl* an, dessen Wirkungsweise nach seiner Schilderung offenbar der des Peyotl entspricht. Man hat vergeblich trotz eifrigsten Suchens bisher nach einem solchen geforscht, es ist auch nicht bekannt, daß die Eingeborenen von einem derartigen Rauschpilz Kenntnis haben.

Safford[6]), der mit den Nutzpflanzen der Mexikaner bestvertraute ameri- kanische Botaniker, sah sich ebenfalls vergeblich nach einem Pilz dieser Wirkung um. Er äußert die Vermutung, daß das Nanakatl und Peyotl Sahaguns das- selbe sei, da die in Scheibenform abgeschnittene, schildähnliche oder knopf- ähnliche Krone der Kaktee in getrocknetem Zustand einem vom Stile abgelösten Kopf eines Hutpilzes ähnlich sieht. Es ist anzunehmen, daß die abgeschnittenen und getrockneten Kopfscheiben, in denen der Hauptbestandteil des wirksamen Prinzips enthalten ist, in dieser Form nach dem mittleren Mexiko gebracht wurden und so Anlaß zu der irreführenden Bezeichnung gaben. Die getrockneten Kakteen- köpfe sind auch heute noch die fast alleinige Handelsform, in der die Kaktee unter den Eingeborenen vertrieben wird. Ihre Handelsbezeichnung ist *mescal buttons*, vereinzelt auch *mescal beens*. Der Ausdruck *mescal* ist an sich irreführend, da er eigentlich die Bezeichnung für einen stark wirkenden Agaveschnaps ist. Im Zu- sammenhang mit buttons oder beens kommt ihm eben der Hinweis auf die be- rauschende Wirkung des Mittels zu. Der verbreitetste Ausdruck unter den In- dianerstämmen, die heute noch die Pflanze genießen, und unter welchem das Rauschgift auch in der ethnologischen Literatur immer angeführt wird und sich dort als Terminus technicus Bürgerrecht erworben hat, ist *Peyote*[7]). Es wird von

---

[1]) **Heffter**: Über Pellote, Arch. f. exp. Pathol. u. Pharmakol. Bd. 40. 1898.

[2]) **Sahagun**, Bernardino de: Historia generel de la Cosas de Nueva Espania. 1569.

[3]) **Molina**: Vocabular. en lengua castellana y mexicana. 1571 (zitiert nach Heffter).

[4]) Tarahumarisches Wörterbuch 1791, zitiert nach Heffter.

[5]) **Reko**: Magische Gifte in Mexiko, Deutsche Zeitung von Mexiko. 6. V. 1924.

[6]) **Safford**: An Aztec Narcotic", Journ. of heredity Bd. 6. 1915. — b) „Narcotic plants and stimulants of the ancient Americans". Ann. reports of the Smithsonian Institute 1916.

[7]) **Newberne**, R. and Burcke, Charles H.: Peyote, an abridged Compilation. Washington 1922.

der Peyote-Pflanze, der Peyote-Religion, dem Peyote-Gesang usw. gesprochen. Neben dieser Bezeichnung haben aber die meisten Peyote-essenden Indianerstämme noch eine Sonderbezeichnung in ihrem Idiom, die zum Teil Hinweise auf die besondere Wertschätzung und Verbindung der Pflanze mit der Stammesreligion enthalten.

Die Huicholindianer heißen die Kaktee hiculi oder hicori, die Coraindianer huatari, die Tepehuanen camla, die Mescaleroapachen ho die Kiowa sem kuni, die Komanchen wocowi. Da der Ausdruck Peyote in der amerikanischen ethnologischen Literatur üblich geworden ist, ist es zweckmäßig, denselben ebenfalls zu verwenden.

Morphologisch stellt das Peyote eine saftige, dornenlose Kaktee dar, wie ein Rettich oder eine Karotte gestaltet, mit halbkugeligem Kopf über die Erdoberfläche ragend. Die zapfenförmige gerade Wurzel ist etwa 10 cm lang. Nach Schuhmann[1]) sind in der ersten Entwicklung der Pflanze am Kopf nur fünf flache, breite, durch ganz seichte, fast linienhafte Hauptfurchen getrennte Rippen vorhanden. Sie verlaufen oft gerade oder am selben Stück spiralig gewunden und sind durch quere Buchten in breite Höcker aufgelöst. Im Mittelpunkt jedes Höckers ist eine blütentragende Areole. Aus ihnen treten aufrechte, steife, etwa 8—10 mm lange, gelblich graue oder weiße Wollbüschel hervor, aus deren Mitte die Blüte herauswächst.

Über die botanische Stellung dieser Kaktee, ihre Benennung und ihre Varietäten besteht noch keinerlei einheitliche Auffassung. Vor allem wird ihre Identität mit Anhalonium Williamsii behauptet, im Gegensatz zu Hennings, der sie auch morphologisch davon unterschieden haben will. In den meisten amerikanischen Abhandlungen — die übrigens meist das grundsätzliche Verdienst Lewins an der Entdeckung dieser Pflanze, wie auch an seiner Aufhellung der interessanten historischen Geschichte derselben übergehen — wird die Kaktee Lophophora Williamsii genannt. Safford hält Lophophora (Anhalonium) Williamsii und Lewinii für identisch. Newberne und Burke behaupten, daß Lophophora Williamsii außerordentlich variabel ist. Insbesondere soll die Zahl der Rippen wechseln. Der Behauptung, daß das Anhalonium Lewinii sich durch eine besondere charakteristische Blütenfarbe auszeichnet, tritt Safford entgegen, der weder eine besondere Farbe noch Form gelten lassen will. Völlig widerspruchsvoll sind auch die Angaben über das gemeinsame Vorkommen von Anhalonium Lewinii und Williamsii. Während z. B. Schuhmann betont, daß die beiden Formen sich geographisch ausschließen, behaupten andere das Gegenteil. Ja es herrscht nicht nur Unklarheit darüber, ob die berauschende Kaktee eine Sonderform darstellt oder mit dem schon bekannten Anholonium Williamsii identisch ist, es wird sogar behauptet, daß eine Reihe verschiedener Kakteenarten zu Berauschungszwecken benutzt wird. In der 19. Ausgabe der „United States Dispensatory" werden unter Pellote = gebräuchliche Handelsbezeichnung von Anhalonien folgende besondere Spezies erwähnt:

1. Anh. Williamsii.
2. Anh. Lewinii.
3. Anh. Jourdanianum.

---

[1]) Schuhmann: Gesamtbeschreibung der Kakteen, 1897. Verlag J. Neumann.

Der mexikanische Naturforscher Urbina[1]) zählt als Pflanzen, die unter dem Namen Peyote gehen, auf:

1. Anh. Engelmanii
2.   ,,   prismaticum
3.   ,,   furfuraceum Wats.
4.   ,,   pulviligerum Lem.
5.   ,,   areolosum Lem.
6. Lophophora Williamsii
7.   ,,   Lewinii.

In erster Linie soll zwar Lophophora Williamsii von den Indianern bei religiösen Feierlichkeiten zu Berauschungszwecken genommen werden, indes werden nach diesem Autor die anderen auch hierzu verwandt.

Thompson[2]) faßt sein Urteil dahin zusammen: „To me it appears to be no more than an unusual form of L. Williamsii, in which the characteristic number (eight) of ribs is shown, though they are perhaps a little more inclined to be tuberculate." Jedenfalls haben die botanischen Erörterungen über die Spezifität des Anh. Lewinii noch zu keinem sicheren Resultat geführt.

Allerdings haben die Botaniker[3]) bisher wenig die chemisch-physiologischen Untersuchungen in Betracht gezogen, die darauf hinweisen, daß jedenfalls chemisch ganz *spezifische Unterscheidungsmerkmale* bestehen. Auch hier verdanken wir die ersten Untersuchungen wiederum Lewin und in zweiter Linie Heffter. Lewin ist der erste, der sich in wissenschaftlicher Weise mit der chemischen Analyse der Bestandteile der Droge beschäftigte. Er gewann 1888 aus dem ihm nur in geringen Mengen zur Verfügung stehenden Material eine sirupöse Substanz, die nach ihrem chemischen Verhalten Alkaloide enthielt und die er *Anhalonin* benannte. Aus der sirupösen Substanz erhielt er dann farblose Krystalle. Im Tierversuch bewirkte das Präparat Bilder, die an Strychninvergiftung erinnerten und die das Vorhandensein stark wirkender Stoffe bewiesen. Er schließt in seiner ersten Veröffentlichung: „Somit wäre zum ersten Male bewiesen, daß eine Kaktee außerordentlich heftige allgemeine Giftwirkungen besitzt." Heffter setzte die chemische Analyse weiter fort und kam zu dem überraschenden Resultat, daß sich bei morphologischer Gleichheit der untersuchten Kakteen oder doch weitgehender Ähnlichkeit, die eine sichere botanische Unterscheidung nicht erlaubte, *chemisch zwei ganz verschiedene Arten unterscheiden ließen.* Er schreibt: „So leicht es nun auch ist, durch die chemische Untersuchung in kurzer Zeit festzustellen, welcher der beiden Arten ein Exemplar angehört, so schwierig, ja unmöglich erscheint es, sie nach ihrer äußeren Beschaffenheit zu unterscheiden. Obwohl ich im ganzen über 1600 frische Exemplare beider Arten unter den Händen gehabt habe, die zum Teil direkt aus Mexiko bezogen waren, so fühle ich mich doch gänzlich außerstande, nach der Zahl der Rippen und dem äußeren Habitus eine Unterscheidung zu treffen. Als einer meiner Kakteenlieferanten aus einer Anzahl

---

[1]) Urbina: El Peyote y el Ololiuhqui. Naturaleza, 3. Ser. I, Nr. 4. 1912. — El Peyote y el Ololiuhqui, Anales del Museo Nacional de Mexico, Bd. 7. 1909.

[2]) Thompson: The species of cact. commonly cultivated under the genering name anhalonium. Rep. Mo. Bd. Gard. Bd. 9.

[3]) S. auch Harms: Über das Narkoticum Peyotel der alten Mexikaner. Monatsschr. f. Kakteenk. Bd. 31. 1921.

von ungefähr 150 Stück 60 Anhalonium Lewinii herausgesucht hatte, hatte er sich sehr geirrt, denn die ganze Menge bestand ausschließlich aus Anhalonium Williamsii. Es ist also auch sehr erfahrenen Kakteenkennern nicht möglich, nach dem Augenschein beide Arten zu trennen."

Chemisch aber stellte Heffter fest, daß das Anhalonium Williamsii im wesentlichen nur das Alkaloid *Pellotin* enthält. Dieses hat schlafmachende Eigenschaften. Es wurde auch versucht, das Pellotin als Schlafmittel einzuführen, es konnte sich jedoch keine große Geltung verschaffen[1]).

Im Anhalonium Lewinii dagegen fand Heffter vier Alkaloide. Es erwies sich dabei, daß der obere chlorophylhaltige Teil, der Kakteenkopf, der in Mexiko und den Vereinigten Staaten in getrocknetem Zustand unter dem Namen mescal buttons gehandelt wird, sehr viel alkaloidreicher ist als der Kakteenstamm. Heffter nannte die vier Alkaloide, die er vorfand, *Mescalin, Anhalonidin, Anhalonin* und *Lophophorin.*

Das Meskalin, das uns hier interessiert, überragt die anderen drei Alkaloide bei weitem an Menge. Die mescal buttons enthalten nach Heffter 4,6 bis 6,8 vH Mescalin. Im Tierversuch bei Fröschen stellte Heffter bei Injektionen von 0,015 bis 0,03 g des salzsauren Alkaloides das Eintreten eines narkotischen Zustandes innerhalb von 5—15 Minuten fest. Die Reflexerregbarkeit nimmt ab, die Atmung wird oberflächlich. Bald stellt sich eine wachsende Parese ein, so daß das Tier schließlich auch auf starke Reize nur durch unkoordinierte Bewegungen der Extremitäten oder Muskelzuckungen reagiert. Bei größeren Dosen hört die Atmung bald ganz auf und die Extremitätenlähmung wird vollkommen. Das Herz aber arbeitet langsam, jedoch regelmäßig und kräftig weiter.

Bei *Warmblütern* war das Vergiftungsbild unklarer. Bei einem Hunde war auffallend, daß er nach etwa einer Stunde zu winseln und zu bellen begann, aber nicht gegen den Beobachter, sondern nach der entgegengesetzten Seite des Käfigs. Heffter machte auch die *ersten Selbstversuche* mit dem von ihm dargestellten isolierten Alkaloid und stellte fest, daß eigenartige Rauschsymptome zustande kamen, nämlich: ,,Das Auftreten farbiger Visionen mit Pulsverlangsamung, Pupillendilatation, Verlust des Zeitsinns, Nausea, Schwindel, Kopfschmerz."

Anhalonidin dagegen bewirkte etwas Schläfrigkeit und ein dumpfes Gefühl im Kopfe, *Anhalonin* geringe Schläfrigkeit, *Lophophorin* schmerzhaften Druck im Hinterkopf, sowie Rötung und Hitze im Gesicht.

Wenn Britton und Rose[2]) in ,,the Cactaceae" schreiben, daß die aktive Substanz sicher nicht das Alkaloid sei, sondern ein gewisser harziger Körper, der von Dr. E. Ewell entdeckt worden sei, so ist dies sicher falsch, da alle späteren Nachprüfungen die Richtigkeit der Heffterschen Beobachtungen erwiesen haben. Leider war der Ort der diesbezüglichen Publikation von Ewell nicht in Erfahrung zu bringen. Heffter selbst nahm im Selbstversuch auch den Harzrückstand der Kaktee, gereinigt von den Alkaloiden, ohne daß er mehr als leichtes

---

[1]) Jolly: Therapeut. Monatsh. 1896. — Ders.: Dtsch. med. Wochenschr. 1896. — Langstein: Prager med. Wochenschr. 1896. — Pilcz: Wiener klin. Wochenschr. 1897. — Huichings: State hospitals, Bulletin, 1897. — Chotzen: Psychiatr.-neurol. Wochenschr. 1909.

[2]) Britton, N. L., and Rose, J. N.: The Cactaceae. Description and illustrations of plants of the cactus family. The Carnegie Institutions of Washington 1922.

Müdigkeitsgefühl verspürte. Heffter untersuchte auch noch andere Anhalonien, wie A. Fissurat, Engelmanii, A. Jourdanianum, A. prismaticum. Zwar fand er auch bei diesen Alkaloide, jedoch im Tierversuch von anderer Wirkung als das Meskalin. Außerdem stehen sie hinsichtlich der Menge des Alkaloidgehaltes weit hinter A. Lewinii und Williamsii zurück.

In neuester Zeit befaßte sich Spaeth[1]) eingehend mit der chemischen Struktur der verschiedenen Anhalonialkaloide. Nach ihm ist das Mescalin ein α (3, 4, 5-trimethoxyphenyl) — β — aminoäthan mit der Strukturformel

$$CH_2 - CH_2 - NH_2$$

$$H_3CO \underline{} \langle \rangle \underline{} OCH_3$$

$$OCH_3$$

Von Wichtigkeit ist, daß das Mescalin jetzt *synthetisch* hergestellt wird, also in beliebiger Menge zur Verfügung steht.

Faßt man unser heutiges botanisch-chemisches Wissen zusammen, so ergibt sich jedenfalls die Tatsache, daß eine morphologisch zwar gewisse Varietäten aufweisende Pflanze, die jedoch nicht in wohl charakterisierbare und eindeutig festlegbare Spezies unterteilt werden kann, in ihrer *chemischen* Zusammensetzung die größten Unterschiede zeigt. *Quantitative* Unterschiede bezüglich eines Pflanzenstoffes je nach Sonnenlage, Erdboden usw. sind ja von alters her bekannt. Man denke nur an die unterschiedliche Wirksamkeit der Digitalis je nach Standort. Durchaus überraschend dagegen sind derartig ausgesprochene komplizierte *qualitative* Unterschiede der chemischen Zusammensetung bezüglich der vorhandenen Alkaloide wie in unserem Falle. Lewin führt als Vergleichsbeispiel die Mandel an, zu Prunus amygdalus gehören sowohl die süßen wie die bitteren Mandeln, ohne daß sie sich durch äußerliche Gestalts- und Formunterschiede unterscheiden ließen. Seltsam ist auf der anderen Seite wiederum, daß die Indianer offenbar imstande sind, die wirksamen von den unwirksamen Exemplaren beim Einsammeln mit Sicherheit zu unterscheiden. Man könnte daran denken, daß vielleicht der Geschmack oder Geruch der lebenden Pflanzen als Unterscheidungsmerkmal dient. Jedenfalls harren hier noch reizvolle Fragen der Lösung. —

Historisches.

Auch hier verdanken wir die ersten Hinweise auf den jahrhundertealten Gebrauch des Rauschgiftes den Bemühungen Lewins.

Die ersten Mitteilungen über das Rauschgift Meskalin oder vielmehr den Gebrauch des Cactus, der dieses Alkaloid enthält, gehen zurück auf die Zeiten der Eroberungen des Aztekenreiches durch Cortez, die Entdeckung der Neuen Welt. Sie finden sich bei Bernardino de Sahagun (1499—1596). Sahagun, die bedeutendste Persönlichkeit unter den Geschichtsschreibern jener Zeit über die Nueva España, kam als junger Ordensgeistlicher 1529 nach Mexiko. Nach all dem, was wir von ihm wissen und aus seinen Werken schließen dürfen, war er ein un-

---

[1]) Spaeth: Über Anhaloniumalkaloide: a) Anhalin und Mescalin. Monatsh. f. Chemie, Bd. 40. 1918. — b) Die Konstitution des Pellotins, Anhalonidins und des Anhalonins. Ebenda, Bd. 42. 1921. — c) Die Konstitution des Anhalins. Ebenda, Bd. 42. 1921.

gewöhnlich vielseitig interessierter, für seine Zeit und seinen Beruf überraschend unvoreingenommener Kopf mit scharfer Beobachtungsgabe. Er lernte in kurzer Zeit die Eingeborenensprache, das Nahuatl, und legte in dieser Sprache in einem großen Werk alles nieder, was er über Geschichte, Mythos, Sitten, Gebräuche, Religion, über die wirtschaftlichen, kulturellen und sozialen Zustände der Landeseinwohner, insbesondere der Azteken, in Erfahrung bringen konnte. Später übersetzte er dieses Werk, wenn auch leider nicht vollständig, ins Spanische (1564). Es ist unter dem Titel „Historia general de la Cosas de Nueva España" bei weitem das wichtigste und aufschlußreichste Buch über das alte Aztekenreich z. Zt. der Eroberung. Leider existiert bis heute von diesem Standardwerk noch keine deutsche Übersetzung. Eine französische liegt von Jourdanet und Simeon[1]) vor, ein stattlicher Band von 900 Seiten. Eine vollständige Übersetzung des Urtextes in der Nahuatl-Sprache, in dem sich insbesondere auch noch wichtige Stellen über die anatomischen Kenntnisse der Azteken, über deren Sektionen usw. finden sollen, steht noch aus. Es sei an dieser Stelle, wenn auch mit unserem eigentlichen Thema nur in sehr losem Zusammenhang stehend, kurz auf die nur wenig bekannte Tasache hingewiesen, daß, entsprechend dem hochkultivierten, wohlorganisierten Staatswesen der Azteken, auch die Heilkunde auf hoher Stufe stand. Sie brauchte den Vergleich mit der zeitgenössischen der alten Welt durchaus nicht zu scheuen. Die Ärzte, die einen vorgeschriebenen Studiengang durchmachten, standen in hohem Ansehen. Durch Sektionen wurde die Kenntnis der Anatomie vermittelt. Die spanischen Ärzte und Feldschere hatten allen Anlaß, über die Geschicklichkeit der eingeborenen Ärzte zu staunen. Bei Operationen wurde eine Art Narkose durch Gebrauch von Narkotica angewandt. Knochenbrüche wurden mit einem unserem Gipsverband ähnlichen Steifleimverband behandelt, besonders gerühmt wird die Geschicklichkeit beim Einrenken von Luxationen. In allen größeren Städten befand sich ein Krankenhaus für Schwerkranke und solche ohne Pflege, das ärztlicher Aufsicht unterstand. Mit großen Kosten wurden botanische Versuchsgärten unterhalten, die mit seltenen und wertvollen Pflanzen bestellt waren, um deren Eigenschaften auf ihren Heilwert hin zu untersuchen. Eine gute Zusammenstellung über das Heilwesen der vorkolumbianischen Zeit findet sich bei Raffour[2]).

Von den Rauschzustände erzeugenden Pflanzen, die Sahagun erwähnt, interessieren uns hier vor allem zwei. Erstens ein schwarzer Pilz, *Nanacatl* genannt, der bei den Teonanacatlfesten der Azteken Verwendung fand. Es heißt in BuchIX, Kapitel 8:

„Das erste, was gegessen wurde, war ein schwarzer Pilz, den sie Nanacatl nennen. Er berauscht und verursacht Visionen des Gesichts, ja sogar Bewußtlosigkeit. Sie essen ihn vor Tagesanbruch und trinken Schokolade vor der Dämmerung. Den Pilz essen sie mit Sirup, wenn die Wirkung beginnt, fangen sie an zu tanzen. Einige singen, andere weinen, denn sie sind ganz berauscht von dem Pilz. Aber einige singen nicht, sondern sitzen nachdenklich im Zimmer. Einige haben

---

[1]) Jourdanet et Simeon: Histoire générale des choses de la Nouvelle-Espagne par R. P. Fray Bernardino de Sahagun. Traduite et annotée Paris, Masson. 1880.

[2]) Raffour: La médecine chez les Mexicains précolombiens. Thèse. Paris 1900. — Dazu ferner: Neuburger: Über die Medizin der alten Mexikaner. Wiener med. Presse 1905.

Visionen, als ob sie sterben sollen und vergießen Tränen. Andere glauben, daß wilde Tiere sie verschlingen wollen, wieder andere, sie seien in Kriegsgefangenschaft geraten, oder aber daß sie reich wären und viele Sklaven hätten. Wieder andere meinen, sie hätten Ehebruch begangen und nun würde ihr Kopf zur Strafe zerschmettert. Manche meinen, sie seien des Diebstahls beschuldigt und sollten nun bestraft werden. Noch vieles andere wurde von ihnen gesehen. Nachdem die Pilzvergiftung vorbei ist, unterhalten sie sich über die Visionen, die sie gesehen haben.''

In Buch X, das von den Steppenvölkern Mexikos handelt, den Chichimeka-indianern, wird in Kapitel 24 ebenfalls von dem Gebrauch einer berauschenden Pflanze gesprochen:

,,Sie hatten große Kenntnisse von der Wirkungsweise der Pflanzen und Wurzeln. Sie entdeckten eine Wurzel, genannt *peyotl*, und gebrauchten sie an Stelle von Wein. In gleicher Weise verwandten sie eine Pilzart, *nanacatl* genannt, aus der sie ein Gebräu herstellten. Nachdem sie davon getrunken hatten, versammelten sie sich auf einer Anhöhe und gaben sich nach Belieben Gesängen und Tänzen hin, einen Tag und eine Nacht. Am folgenden Tag weinten sie unmäßig und behaupteten, die Tränen seien dazu da, Gesicht und Augen zu waschen.''

In Buch XI, Kapitel 7, dessen erster Absatz von den berauschenden Pflanzen handelt, wird *peyotl* noch einmal erwähnt:

,,Es gibt noch eine andere Pflanze, die *peyotl* genannt wird. Sie ist weiß und wächst in den nördlichen Gegenden des Landes. Die sie essen oder trinken, sehen lächerliche oder schreckhafte Dinge. Der Rausch dauert 2—3 Tage und verschwindet dann. Die Pflanze wird gewohnheitsmäßig von den Chichimekas genossen. Sie hält sie aufrecht und gibt ihnen den Mut für den Kampf, läßt sie weder Furcht, Hunger noch Durst fühlen. Sie glauben, daß sie vor aller Gefahr schützt.'' Im selben Kapitel wird auch nochmals *nanacatl* erwähnt: ,,Es gibt in diesem Lande einen kleinen Pilz, genannt teonanacatl, der unter dem Moos und in der Wildnis wächst.''

Endlich wird noch ein Rauschmittel erwähnt, das ebenfalls noch heute bei den mexikanischen Indianern in Gebrauch steht, das *ololiuhqui*. Es heißt in demselben Kapitel: ,,Es gibt eine Pflanze, coatl xoxouhqui genannt. Sie bringt einen Samen hervor, ololiuhqui genannt. Dieser berauscht und macht verrückt. Man gibt ihn in Getränken solchen, denen man schaden will. Die es nehmen haben Halluzinationen von schrecklichen Dingen. Die Zauberer geben es denen, die sie hassen, in Nahrung oder Trank, um ihnen zu schaden.''

Es sei erlaubt, an dieser Stelle die chronologische Aufzählung der alten Berichte durch eine Stelle aus einer Arbeit Selers[1]) über die Zauberei im alten Mexiko, der auf Grund seiner Kenntnis der alten Aztekensprache ein besonders zuverlässiger Interpret des ursprünglichen Werkes von Sahagun war, zu unterbrechen. Er schreibt: ,,Die höhere Vollendung der Wahrsager und Medizinleute ist der Zauberer, Naualli, der schon von Jugend auf besondere Eigenschaften entwickelt, der die verborgenen Dinge kennt und übernatürliche Kräfte besitzt . . . Er ist wohl weniger ein Suggestionskünstler, als ein Mann, der, von Natur zu

---

[1]) Seler: Gesammelte Abhandlungen zur amerikanischen Sprach- und Altertumskunde. 2. Buch. 1902—1904.

Halluzinationen und Autosuggestionen geneigt, durch Fasten, Kasteiungen und priesterliche Übungen und durch den Gebrauch von Narkoticis und des Tabaks, der runden Samenkörner (Ololiuhqui) einer gewissen Schlingpflanze und des giftigen Peyotl Cactus, diese Fähigkeiten zu hoher Vollendung gesteigert hat, und den man glauben kann, daß er im Ernste meint, sich in eine Tiergestalt verwandeln zu können, durch die Luft zu fliegen, ein Naualli-Verkleideter zu sein."

Ein charakteristischer Niederschlag der *kirchlichen Bewertung* des Peyotl findet sich in dem Werke des P. Nicolas de Leon [1]) (1611) betitelt „Camino del cielo", wo folgende Fragen an das Beichtkind gestellt werden: „Bist du Wahrsager? Verkündest du die Zukunft? Liesest du Zeichen, deutest du Träume, machst du Kreise oder Figuren auf dem Wasser? Kränzest du mit Blumen die Orte, wo Götzen stehen? Kennst du Zauberformeln für Jagdglück oder das Regenholen? Saugst du anderen Leuten Blut? Treibst du dich nachts herum und rufst Dämonen zur Hilfe? Hast du *Peyotl* getrunken oder anderen zu trinken gegeben, um Geheimnisse zu erfahren oder Gestohlenes oder Verlorenes wieder zu finden?"

Franzisco Herandez, der Leibarzt Philipps II., der 1570 die Heilpflanzen Mexikos studierte, schreibt in seinem Werke „De Hist. plant. Nuev. Hispan." einen Absatz, betitelt: „De *Peyotl* Zacatecensi, seu radice molli et lanuginosa". Es heißt da: „Dieser Wurzel werden wunderbare Eigenschaften zugeschrieben, wenn dem Glauben geschenkt werden kann, was daüber gesagt wird. Diejenigen, die es nehmen, bekommen die Gabe der Vorhersehung und können Dinge aussagen, z. B. wie der Feind am nächsten Morgen angreifen wird, ob das Wetter so bleibt, sie entdecken wer gestohlen hat und ähnliche Dinge, von denen die Chichimekas glauben, daß sie dadurch herausgefunden werden. Die Wurzel zeigt sich kaum über dem Erdboden."

Unverhüllt zeigt sich der Ärger des christlichen Missionars über den großen Einfluß, den eine Art des Peyotekults unter den Eingeborenen hatte und der dem Bekehrungswerk wohl manchen Abbruch tat, in der Beschreibung des Pater Jacinto de la Serna (1626)[2]). Nach seiner Schilderung wird das Peyotl mit Pulque vermischt (ein gärendes alkoholisches Getränk aus Agavesaft) und von den Teilnehmern nach Art einer Kommunion als kultische Handlung genossen. Die Feier wird abgeschlossen, indem eine Unmenge Pulque getrunken wird, „so daß der Pilz und der Pulque alle Vernunft wegnehmen, und es ist eine Traurigkeit". Serna betont, daß er wenig Sicheres hierüber von den Zauberern, „den Schurken", erfahren konnte und konstatiert: „Es steht fest, daß sie ein Pakt mit dem Teufel haben."

100 Jahre später berichtet Ortega in „Historia del Nayart"[3]) über den kultischen Gebrauch der „Teufelswurzel" (Raiz diabolica) bei den Cora-Indianern, die zu den Chichimekas gehören, folgendes: „Nahe bei der Musik sitzt der Leiter des Gesanges und schlägt den Takt. Er hat Gehilfen, die seinen Platz einnehmen,

---

[1]) P. Nicolas de Leon, zitiert nach Lewin, Phantastica, wo sich die meisten historischen Hinweise finden.
[2]) Jacinto de la Serna: Manuel de Ministros para el concimiento de idolatrias y extirpation de ellas in Documentes ineditos para la Historia de España, Bd. 104, zitiert nach Safford.
[3]) Barzelona 1754.

falls er müde werden sollte. Nebenbei steht eine Schüssel, die mit Peyote (spanische Bezeichnung auch Pellote) gefüllt ist, einer teuflichen Wurzel, die sie ausgraben und zu sich nehmen. Sie bilden einen großen Kreis aus Männern und Frauen, so viele auf dem vorher sauber gefegten Platz unterkommen. Einer nach dem anderen tanzt dann in dem Kreis oder schlägt den Takt mit den Beinen. In der Mitte ist der Gesangleiter, sie singen in einförmiger Weise. Sie tanzen die ganze Nacht ohne aufzuhören oder den Kreis zu verlassen, nach Beendigung des Tanzes stehen alle, die sich noch auf den Füßen halten können, auf. Der Mehrzahl allerdings ist dies durch Wein und Peyote unmöglich gemacht."

Endlich sei noch eine Notiz aus dem Anfang des letzten Jahrhunderts erwähnt. Es heißt in dem „Compendio grammatical para la intelligencia del idioma Tarahumar" des Missionsvorstehers Tellechea)[1] (1826): „Ihr müßt es nicht machen wie die Heiden und schlechten Christen, deren einige sagen Gott, andere der Mond, andere der Hirsch, andere der tecolotl, andere der *peyotl*. Das ist nicht gut." An anderer Stelle heißt es: „Gold, Silber, Geld, alles dies ist nicht wertvoll. Der Hirsch, tecolotl und *peyotl*, alle Götter der Heiden sind nicht gut."

Die Entwicklung des Peyotegebrauchs in neuerer Zeit.

Lewin[2]) erhielt, — wie gesagt — auf seiner Forschungsreise 1886 Kenntnis von dem Peyotegebrauch bei den Indianern Mexikos. Heffter[3]) erwähnt 1894 Mitteilungen eines deutschen Arztes in Mexiko, Dr. Tischer, wonach die mexikanischen Indios in den Staaten Cohahuile und Tamaulipas die Droge an hohen christlichen Festtagen zu Berauschungszwecken benutzen. Im selben Jahre findet sich im California Demokrat eine Notiz über den Gebrauch eines Cactus als Berauschungsmittel zu religiösen Zeremonien bei den Kiowas und anderen Indianerstämmen des südlichen Indianerterritoriums[4]). Dies ist der früheste mir bekannte Hinweis über die Ausbreitung des Peyoteessens unter den Indianern der Vereinigten Staaten in der neueren amerikanischen Literatur.

Bemerkenswert ist die Doppelstellung der Pflanze bei den Indianern, einmal als Berauschungsmittel in Verbindung mit ihrem religiösen Kult und dann als medizinisches Allheilmittel. In letzterer Eigenschaft werden dem Peyote die verschiedenartigsten Wirkungen und Heileffekte zugeschrieben, zum Teil in widersprechender Weise. Die mexikanischen Stämme benutzen das Peyote ähnlich dem Kokablatt zur Überwindung großer körperlicher Anstrengungen, Gewaltmärschen usw., wobei die Pflanze nicht nur jedes Ermüdungsgefühl auf Tage fernhalten soll, sondern nach dem Glauben der Peyoteesser auch diese instand setzt, tagelang weder Hunger noch Durst zu verspüren.

Soweit aus der Literatur[5]) ersehen werden kann, sind zu diesem Zweck nur geringe Peyotemengen erforderlich und geeignet. Außerdem wird der Cactus aber auch als Panacee bei allen möglichen inneren und äußeren Krankheiten ver-

---

[1]) Zitiert nach Heffter.
[2]) Lewin: Phantastica. Berlin: Stilke 1924.
[3]) Heffter: Arch. f. exp. Pathol. u. Pharmakol. Bd. 34.
[4]) Mooney hatte aber schon 1891 in einem Vortrag den amerikanischen Ethnologen über den Peyotegebrauch bei Indianern berichtet.
[5]) Vgl. Newberne and Burke.

wandt[1]) und je nach dem Zweck als schmerzstillendes, heilendes Kataplasma aufgestrichen oder innerlich genommen. Mancherorts wird ein Infus als Liebestrank genossen, meist allerdings wird auf die gegenteilige Wirkung, nämlich das Nachlassen der Libido hingewiesen. Es ist nicht verwunderlich, wenn sich der Gebrauch einer Pflanze, der so vielseitige Wirkungen zugeschrieben werden, über die Jahrhunderte fortsetzte. Dies ist nicht nur bei den Steppenstämmen der Fall, sondern auch den Indios, die sich den zivilisatorischen Einflüssen der Weißen nicht entzogen, mit diesen zusammen als Domestikos lebten und seßhaft wurden und das Christentum annahmen. Gerade die spezifische Eigenart des Peyote, visionenerfüllte Erregungs- und Rauschzustände zu erzeugen, ließ es den Indios als ,,göttliches Wesen", als ,,Vermittler mit den Göttern", als ,,göttliches Orakel", als ,,großer Zaubergott" und weiterhin als Spender aller erstrebenswerter Eigenschaften wie Gesundheit, Mut, Kraft usw. erscheinen. Die Rauschsymptome wurden als Ausfluß dämonischer Kräfte in Ehrfurcht, Angst und Scheu hingenommen und blieben mancherorts nur den Stammeszauberern und Ärzten vorbehalten. Dieser Glaube an die fast universelle Vielseitigkeit der Wirkungen spiegelt sich in folgendem trockenem Bericht des P. Arlegni[2]) wider:

Die Wurzel, welche sie am meisten verehren, ist eine, die sie peyote nennen. Sie mahlen sie und trinken sie bei all ihren Krankheiten. Dies wäre nicht so schlecht, wenn sie die Kräfte der Pflanze nicht mißbrauchen würden. Um Kenntnisse von der Zukunft zu erhalten, trinken sie es in Wasser aufgeweicht; da es sehr stark wirkt, werden sie berauscht und zeigen Wahnsinnszeichen. All die phantastischen Vorstellungen, die mit dem grauenaften Getränk über sie kommen, fassen sie als *Vorbedeutung* ihrer Absichten auf und bilden sich ein, daß ihnen die Wurzel die Zukunft offenbart. Das Schlimmste aber daran ist, daß nicht nur die wilden Stämme, sondern die auch mit den Weißen zusammen wohnenden Indios Mißbrauch mit dem Peyote treiben. Sie trinken es im Verborgenen und streben, dies zu verheimlichen. . . Ferner hängen die Väter den Kindern kleine Täschchen um und stecken — statt eines Satzes aus den Evangelien wie in Spanien — peyote oder ein anderes Kraut hinein. Danach gefragt, sagen sie ohne jede Verlegenheit, daß dies für vieles wunderbar sei. Die Kinder werden dadurch geschickt, sie werden Stierkämpfer und Pferdebändiger und bekommen eine gewandte Hand, den jungen Stier zu töten. Sie glauben alle, daß Kinder, die man mit diesem Kraut am Halse aufzieht, zu jeder Beschäftigung tauglich werden."

Die Wertschätzung der Pflanze geht auch aus folgendem *Entstehungsmythos*[3]) des Peyote hervor: ,,In der Zeit, als Majaknagy seine Lehre verbreitete, wurde er beharrlich von einem Teil seiner Feinde verfolgt, so daß er und seine Schüler die Flucht ergreifen mußten. Die ihn voll Grimm verfolgten, beraubten ihn seines Eigentums und zerbrachen seine Werkzeuge am Orte Rhaitomuany. Da verwandelten die Götter sein geraubtes Eigentum in peyote und gaben es ihm wieder. Sie gaben ihm so eine Pflanze mit übernatürlichen Eigenschaften und der Kraft, sich lange Zeit vor Hunger und Durst zu schützen."

---

[1]) Radin: A sketch of the peyotecult of the Winnebago. A study in Borrowin. Journ. of relig. psychol. Bd. 7. 1914.

[2]) Arlegui, P.: Cronica de la provincia de Zacatecas, parte 2.

[3]) Urubino: Ann. del museo nac. de México, Bd. 7. 1903. — Ders.: La naturaleza; periódico cientifico del museo nac. de historia natural 1912. México.

Gerade diese Doppelstellung als Heil- und Berauschungsmittel spielte auch jetzt bei der neuerlichen Ausbreitung unter den *nordamerikanischen* Indianern eine sehr wichtige Rolle, wozu später noch mehr zu sagen sein wird.

Seit den eingehenden Beobachtungen des Forschungsreisenden Karl Lumholz[1]) und desgleichen von Mooney[2]), die erstmals aus eigener Anschauung genauere Berichte über den Peyotekult zu geben imstande waren, wuchs das Interesse für diesen Gegenstand bei den amerikanischen Ethnologen immer mehr, so daß jetzt bereits eine ziemlich reichhaltige Literatur über den Peyotegebrauch bei den einzelnen nordamerikanischen Stämmen besteht. Lumholz fand den Peyotegebrauch im Ursprungsland der Pflanze bei den mexikanischen Stämmen der Tarahumari und Huicholen. Beides sind Nachkommen und Abkömmlinge der schon von Sahagun im 16. Jahrhundert erwähnten Steppenindianer, die unter dem Namen Chichimeka zusammengefaßt wurden. Mooney dagegen stellte den Peyotegebrauch bei den nördlicher wohnenden Indianerstämmen von Texas und des südlichen Indianerterritoriums fest. Seine Forschungen betreffen die Kiowas, die Comanchen und die Meskaleroapachen, alles Stämme, die zum Teil direkt, zum Teil nicht allzu weit entfernt an der Grenze zwischen Mexiko und den Vereinigten Staaten, dem Standort der Kaktee, hausen.

Bei den Huicholindianern fand Lumholz den Peyotegebrauch noch als wesentlichen Bestandteil ihrer Stammesreligion. Der Cactus wird hiculi genannt und spielt als solcher eine außerordentlich wichtige Rolle in ihrem Leben. Nach ihrer Stammesmythe ist der Cactus entstanden aus den Spuren eines Zauberhirsches, des Urgroßvater Hirschschwanz (der Gott des Morgensterns, der hirschgestaltige Gott, sowie der Cactus haben enge Beziehungen zueinander[3])). Zur *Gewinnung der Pflanze,* die jedes Jahr wachsen muß, um das Land von der Dürre zu verschonen, und die die Verehrung eines allmächtigen Gottes genießt, machen sich im Oktober zwei bis zwölf auserwählte Stammesmitglieder auf die Reise ins Hikuliland. Schon vorher müssen sie zur Erlangung der hierzu nötigen Weihe eine Reihe von Gesetzen befolgen, für 4 Monate wird sexuelle Abstinenz erfordert. Bei Ankunft dieser Expedition, die ewa 30 Tage im ganzen unterwegs ist, am Fundort, nimmt jeder einen Pfeil in seinen Bogen und spannt diesen schußbereit. Hierauf wird mit dem Pfeil erst gegen die Sonne gedeutet, dann nach jeder Himmelsrichtung, dann nach rückwärts, dann nach aufwärts und zuletzt nach unten. Der Führer spricht: ,,da unten ist der Hirsch.`` Nun marschieren sie weiter, jeder schießt auf das nächste Hikuli, das er sieht, einen Pfeil von rechts und einen anderen kreuzweise darüber von links ohne den Cactus zu verletzen. Dies wieder holt sich fünfmal, dann erreichen sie den Altar, d. h. die Stelle, wo vorher nur der Führer den Zauberhirsch sah. Er wird erkannt am Auftreten eines Wirbelwindes, der wieder verschwindet und zwei Hikuli hinter sich läßt, das eine gegen

---

[1]) Lumholz: Unknown Mexico Vols. I—II. New York 1902. — Terrahumari Dances and Plant Worship. Scribners Mag. Bd. 16. 1894. — Symbolisme of the Huichol indians. Mem. of the americ. museum of national history. 3. 1900.

[2]) Mooney: The Mescal Plant and Ceremony. Therapeut. gaz. 3d. ser. vol. XII. Detroit 1896. — Bureau of americ. ethnology 1891. — Calendar history of the Kiowa. Ebenda. pd. 1. Washington 1898.

[3]) S. auch Storch: Das archaisch-primitive Erleben und Denken der Schizophrenen. S. 37. Monogr. a. d. Gesamtgeb. d. Neurol. u. Psych. Hft. 32.

Norden, das andere gegen Süden. Die Teilnehmer der Expedition hinterlassen nun an dieser Stelle des Altares Votivschüsseln, Pfeile, Glasperlen, Papierblumen und beten zu den fünf Stellen der Welt. Danach wird das Signal zur Heimfahrt gegeben, jeder hebt sorgfältig seine fünf überschossenen Hikuli auf sowie die Pfeile auf, dann essen sie mit großem Entzücken die Früchte. Es erscheint derselbe Hirsch wieder, doch erkennen ihn nun alle, d. h. sie sind im Rausch. Dann erst beginnt das eigentliche Einsammeln der Hikuli für den Stamm.

Es würde zu weit führen, nun den Peyotekult und die dabei beobachteten Zeremonien von jedem Indianerstamm hier wiederzugeben, zumal dies bei den oft nur geringen Unterschieden der Peyotezeremonien bei den einzelnen Stämmen zu zahlreichen Wiederholungen führen müßte. Es sei aber darauf hingewiesen, daß zwischen den nordamerikanischen Indianerstämmen und den zum Teil noch in völliger Abgeschiedenheit lebenden Stämmen Mexikos bezüglich ihrer ganzen religiösen und sonstigen Lebenshaltung große Unterschiede bestehen, die sich auch in der Art der Verwendung des Peyote deutlich widerspiegeln. Gerade bei den von Lumholz und Preuß [1]) untersuchten, noch in völliger Ursprünglichkeit lebenden mexikanischen Stämmen, die in weitgehender Abgeschlossenheit und Ursprünglichkeit ihr gesondertes Stammesdasein führen, und bei denen das Christentum noch kaum oder gar nicht Eingang gefunden hat, ist auch die alte Stammesreligion mit ihren Festen, Tänzen und Gesängen und sonstigen Gebräuchen noch lebendiges Erlebnisgut und nicht historisch geworden. Entsprechend ist auch hier der Peyotegebrauch noch viel unmittelbarer Bestandteil der Religion. Entstehungsmythus, Peyotefest und -kult, Gesänge und Tänze sind in das Gesamt der Stammesmythen und religiösen Feierlichkeiten hineinverwoben und organisch eingegliedert, obzwar von Stamm zu Stamm wechselnd. Abgesehen von den südlichen Stämmen *der Vereinigten Staaten* wurde von der Mehrzahl der nordamerikanischen Indianer der Ebene der Peyotegebrauch *erst seit wenigen Jahrzehnten übernommen.*

Nach den verschiedensten Autoren wurde das Peyote bis zum Jahre 1890 nur von fünf Indianerstämmen der Vereinigten Staaten gebraucht. Es sind dies vor allem die Meskaleroapachen, die Comanchen, die Kiowa, die Toncawa und die Pawneeindianer. Seit 1890 aber haben wir das eigentümliche Schauspiel, daß sich der Peyotegebrauch epidemieartig nach Norden unter den Stämmen der Ebene verbreitete, heute reicht er bis an die kanadische Grenze. War noch 1890 der Peyotekult im Gebrauch im wesentlichen auf die oben angeführten Stämme beschränkt, so umfaßt er heute 34 Stämme. Als Hauptursache für diese erstaunliche Ausbreitung wird vor allem [2]) das Zusammendrängen der verschiedenen Stämme auf einen relativ kleinen Raum in den Reservationsgebieten betrachtet, mit der hierdurch bedingten größeren Seßhaftigkeit und sich allmählich vollziehenden kulturellen Umorganisation. An Stelle der ungebundenen Freizügigkeit und des nomadischen Jagdlebens trat die Bindung an die eigene Scholle; zugleich kamen sich die einzelen Stämme näher. Statt der mannigfachen früheren Feindschaften trat ein gewisses resigniertes Verbundenheitsgefühl aus dem Bewußtsein der Ohn-

---

[1]) Preuß, Theodor: Die Nayaris-Expedition. Leipzig: Teubner 1912.
[2]) Shoule: Peyote the giver of visions. Americ. anthropol. New ser., vol. 27. 1925. (Gute Zusammenfassung und graphische Darstellung der Ausbreitung.)

macht dem weißen Manne gegenüber. Aber nicht nur die enge Kontaktmöglich-
keit von Stamm zu Stamm begünstigte das Vordringen der Peyote, sondern auch
die sonstige Gesamtkonstellation. Die vorhandene ghoster-dance Religion mit
ihrem Streben nach alter Freiheit und erfüllt vom Abwehr gegen den weißen
Mann, die besonders die Forderung nach dem Frieden zwischen den Stämmen zu
gemeinsamer Abwehr vertrat, war durch das Eindringen christlicher Elemente
bedroht und in ihrer Überzeugungskraft geschwächt. Statt dessen kam das Peyote
infolge seiner Eigenschaft, visionäre und ekstatische Rauschzustände zu schaffen,
— im Gegensatz zu der mehr abstrakten ghoster-dance Religion— der Neigung der
Indianer zu mystisch-zauberhaften Erlebnissen und okkultem Geschehen, außerordentlich entgegen. Unterstützend mag noch gewirkt haben, daß es sich um die
Aufnahme einer alten mexikanischen Pflanze und eines alt amerikanischen Kultes
handelte, und keinen Import durch die Weißen. Zudem spielten Visionen[1]) von
jeher im Leben und in der Religion der nordamerikanischen Indianerstämme eine
bedeutsame Rolle. Willentlich erzeugte Sinnestäuschungen, hauptsächlich optischer Art, sei es durch Selbsttortur oder durch langes Fasten, z. B. bei der Mann-
barkeitsfeier, bei Kriegsvorbereitungen usw., spielten eine wichtige Rolle bei ihren
religiösen Handlungen. Das Haben von Visionen galt als unerläßliche Vorbedin-
gung, um in die Kaste der Medizinmänner zu gelangen. Jeder sollte überhaupt einmal im Leben eine Vision gehabt haben, um dadurch einen Schutzgeist zu bekommen. Ja, es kam in früheren Jahren so zu einem richtigen Handel mit Visionen, zwischen solchen, die trotz aller Bemühungen keine erhielten und solchen,
die über mehr als zu ihrem persönlichen Bedarf und Schutz erforderlich war, ver-
fügten. Das Peyote aber erlaubte jedem, nicht nur dem Medizinmann, ohne
langes Fasten und besondere Vorbereitung den Verkehr mit den Übersinnlichen.
Endlich ist auch der Gedanke der Inkarnation einer Gottheit in einer Pflanze[2])
dem altindianischen Denken nichts Fremdes, dessen animistisch gerichteter Poly-
dämonismus in allem Lebendigen das Wirken und die Verkörperung von höheren
Wesen sah. Diese Allbeseelung ging ja doch so weit, daß etwa ein zur Verwendung
als Brücke gefällter Baum zuerst beruhigt und beschwichtigt werden mußte, damit er nicht zornig über diese Handlung dessen Urheber Schaden zufügte.

Eine ganz besondere und charakteristische Note bekommt der Peyotekult *der
nördlichen Indianerstämme* durch die Amalgamierung von altüberlieferten heid-
nischen und neu dazugekommenen christlichen Vorstellungen, durch die Durch-
setzung mit Zauberglauben sowie schließlich durch den felsenfesten Glauben an
den alles übertreffenden Heileffekt der Droge bei körperlichen und seelischen
Krankheiten aller Art. Alle diese Bestandteile im einzelnen, bei den Indianern
schon eine starke, wenn auch oft zwiespältige Resonanz vorfindend, verschmelzen
hier in ein eigentümliches Gesamt und erlauben jedem das zu finden, was er sucht.

Charakteristisch ist dabei das zähe Festhalten des überkommenen Formalen
der Gebräuche bei großer Wandelbarkeit des den symbolischen Handlungen zugrunde liegenden Inhaltlichen. Im wesentlichen unterscheidet sich die äußere
Handlung des Peyotekultes auch heute nicht viel von dem, was Ortega 1754
beschreibt. Im einzelnen variiert sie natürlich von Stamm zu Stamm und ist

---

[1]) Benedikt: Visions in Plains culture. Americ. anthropol. 24. 1922.
[2]) Gilmore: Uses of plants by Indians of the missoriis river region, 33d Annual report
of the bureau of americ. ethnology 1919.

auch innerhalb eines solchen noch wandlungsfähig, je nachdem was für neue Elemente und Anschauungen in den Kult aufgenommen werden. So schwankt die Symbolik und Auslegung der kultischen Peyotehandlung und der hierbei benutzten Gebrauchsgegenstände. Eine fest umrissene dogmatische Umgrenzung oder Gesetzgebung besteht nicht, aber gerade diese Freiheit, die den individuellen Wünschen und Neigungen religiöser Art weitesten Spielraum läßt, hat am Erfolg der „Peyotereligion", wie die Indianer sie stolz nennen, wesentlichen Anteil.

Die *spezielle Art der Ausbreitung* des Peyotegebrauchs geschieht durch die verschiedenen Möglichkeiten des persönlichen Kontaktes, sei es, daß sich die ganzen Stämme Freundschaftsbesuche machen und ihn dabei voneinander lernen, sei es, daß ein einzelner von einem fremden Stamm im Peyotekult unterwiesen wird und diesen nun weiter verbreitet, wobei vor allem auch der Ehrgeiz des einzelnen, auf diese Weise sich Führereigenschaften erwerben zu können und dadurch ein größeres Ansehen zu erhalten, nicht ohne Belang sein soll. Erleichtert wird die Ausbreitung auch schon allein dadurch, daß die modernen Verkehrsmittel es nicht mehr erforderlich machen, die Pflanze am Ort ihres Wachstums in langer mühevoller Wanderung zu gewinnen. Es gibt bestimmte Handelsplätze für Peyote an der nördlichen mexikanischen Grenze, von wo der getrocknete Cactus in Form von mescal buttons bezogen werden kann. In erster Linie ist das der Grenzort *Laredo*, wo die beiden Handelshäuser L. Vilego u. Co. sowie die Gebr. Wormser sich mit dem Vertrieb der Mescal buttons für die Indianer Nordamerikas befassen. Der Preis für 1000 Mescal buttons soll 5 Dollar betragen.

Als Beispiel für den Verlauf eines Peyotefestes oder, wie die Indianer heute sagen, eines Peyotegottesdienstes gebe ich den von Kröber [1]) beschriebenen Peyotekult der Arapahos wieder:

. . . . Gegen Abend wählt der Führer den Zeltplatz, steht dabei westwärts gewendet und betet mit erhobener Hand. Das Gras auf dem für das Zelt gewählten Platz wird von West nach Ost, dann von Süd nach Nord abgemäht und darauf das Zelt errichtet. Südlich vom Zelteingang wird Brennholz aufgeschichtet. Der Führer nimmt nun eine wollene Decke und sammelt darauf rote Erde, bringt diese dann in das Zelt, um sie im Halbkreis um das Feuerplatz aufzuschichten. Der Durchmesser des gegen die Tür offenen Halbkreises beträgt etwa 4—5 Fuß. Vor Beginn wählt der Führer durch Bezeichnen mit einem Fächer aus Adlerschwungfedern den Feuerwärter, der nun als erster ins Zelt geht und das Feuer anzündet. Dies vollbracht, gehen die anderen ins Zelt, während der Feuerwärter mit abgewandtem Gesicht und geneigtem Haupt in der Prärie steht. Der Führer betet mit leiser Stimme, zum Schluß kommt dann der Feuerwärter und schließt das Zelt. Darauf setzen sich die Teilnehmer, in der Mitte im Hintergrund der Führer, der nun aus einem Beutel ein besonders schönes Peyoteexemplar nimmt, das auf acht, in Gestalt zweier sich überschneidender Kreuze gelegter Salbeiblätter gesetzt wird, und zwar in der Mitte des roten Erdwalls. Dazu wird eine rote Feder gesteckt, die als Fahne über dem Peyote weht. Schließlich zieht der Führer entlang der Höhe des halbkreisförmigen Erdwalls eine Rinne = der Pfad, auf dem die Gedanken zu der Meskalpflanze wandern. Nachdem dieser Altar fertig ist, teilt der Führer an jeden Teilnehmer mescal buttons aus. Sie sind bitter,

---

[1]) Kröber: The Arapaho. Bull. of americ. museum of natural history XVIII. 1902.

sehr hart und werden langsam im Munde zerkleinert. Wenn sie sich von der Zunge zu einem runden Ball formen lassen, werden sie verschluckt. (Die meisten anderen Stämme essen vorher durch Einlegen in Wasser weich gemachte Früchte.) Wer will bekommt später noch mehr Peyote. Der Durchschnittsverbrauch beträgt etwa 12, einzelne nehmen aber bis zu 30 Stück.

Der Leiter schwenkt nun das Tuch, in dem sich Peyote befinden, viermal über Zedernweihrauch und beginnt dann zu singen. Die linke Hand ruht auf einem besonders hergerichteten Stab, die rechte hält den Adlerfächer. Die Personen links und rechts vom Führer bedienen eine besondere Art von Trommel sowie eine Kürbisrassel. Auch Stab, Fächer, Trommel und Rassel werden viermal über Zedernweihrauch geschwenkt. Nachdem der Führer vier Gesänge gesungen hat, kommt der Nächste daran und so reihum. Um Mitternacht verläßt die Frau des Führers (die bei den Arapahos mit dabei ist) das Zelt und holt einen Topf Wasser, den sie vor ihren Gatten stellt. Dieser nimmt eine Adlerknochenpfeife und imitiert damit den Schrei des Adlers, der aus großer Höhe herabstößt. Dann wird das Ende der Pfeife in das Wasser getaucht, hierauf trinkt erst der Führer, läßt dann den Topf herumpassieren, wobei jeder 4 Schluck Wasser zu sich nimmt. Nun hört Singen, Trommeln und Rasseln bis zum Morgen nicht mehr auf. Die Teilnehmer starren selbstversunken ins Feuer, überlassen sich den Halluzinationen und sonstigen durch das Peyote erzeugten seltsamen, märchenhaft-mystischen Erlebnissen, wobei der monotone getragene Gesang, das Dröhnen der Trommel, das einförmige rhythmische Geknarre der Rassel sowie das Wissen um die Verbundenheit in einem religiösen Kult besonderer Art noch die Erlebnisintensität in bestimmter Weise steigert und vertieft.

Nach Schluß des Festes am Morgen waschen und kämmen sie sich; auch Wasser, Spiegel und Kamm, desgleichen eine Schale mit Trinkwasser und Essen passiert reihum; dann erheben sie sich und verlassen das Zelt in derselben Reihenfolge, in der sie es betreten haben. An dem dem nächtlichen Fest folgenden Tag wird gefaulenzt, von Zeit zu Zeit singen sie noch, die Nachwirkungen halten noch lange Zeit an. Nachmittags folgt ein Mahl aus gemeinsamer Schüssel, am Abend zerstreut sich dann endlich die Peyotegemeinde.

Mit der Aufnahme christlicher Elemente in den Peyotekult, und dies ist bei den nordamerikanischen Indianerstämmen jetzt fast durchgehend der Fall, wurde den kultischen Handlungen auch ein dementsprechender Sinn unterlegt[1]). Die *Peyotepflanze* bedeutet das Fleisch Gottes, der *Peyotegenuß* entspricht dem Genuß von Brot und Wein in der Eucharistie. Sie wird gegessen und getrunken (als Infus oder Dekokt), um sich den göttlichen Geist einzuverleiben und so das Gute aufzunehmen und das Böse auszuschließen, das daneben keinen Platz mehr hat. Das *Feuer* bedeutet: es werde Licht; das *Wasser* um Mitternacht soll an die Geburt Christi erinnern. Diese Bedeutung, die uns weit hergeholt scheint, wird wie folgt von den Peyoteessern erklärt: Christus ist um Mitternacht geboren, damit wurde der Erde eine gute Nachricht gegeben, und Wasser ist auch eines der besten und wichtigsten Dinge für den Menschen. Der *Pfeifenton* zeigt die vollzogene Geburt Christi an. Der *Führer* versinnbildlicht den ersterschaffenen Menschen, die *Frau* das neue Jerusalem, das *Mahl* die Messe Christi: „Die essen, sind gerettet", der

---

[1]) S h o u l e.

Erdwall den Berg Sinai oder auch den Calvarienberg, der *Stock* ist der Hirtenstab, die 12 *Adlerfedern* des Fächers sind die 12 Apostel usw.; mancherorts wurde auch noch die Bibel und das Kreuz eingeführt.

Von besonderem Interesse ist die *Entwicklung* des Peyotekultes bei den Winnebagos [1]). Radin geht in seiner großen Monographie über diesen Stamm auch hierauf ausführlich ein. Seine Arbeit ist von besonderem Interesse, weil er eine größere Anzahl von Selbstschilderungen der Peyoteesser über ihre Rauscherlebnisse gibt. Ferner haben wir hier ein einzigartiges Dokument über die Art, wie ein Rauschgift erst ganz harmlos von einem einzigen Mann unter der Flagge des Allheilmittels zu medizinischen Zwecken eingeschmuggelt wird, wie dann auf diesem Wege allmählich eine kleine Gemeinde gewonnen wird, die sich der überkommenen Stammesreligion gegenüberstellt. Mit wachsender Macht und zunehmender Mitgliederzahl ändert sich auch der ursprüngliche Ritus. Die christlichen Elemente, anfänglich kaum vorhanden, dann durch tatkräftig vorstoßende, von Führerehrgeiz beseelte Mitglieder in großer Zahl hineinverschmolzen, werden immer dominierender, schließlich kommt es zu Spaltungen unter den Peyotegläubigen, jede Partei wirft der anderen falschen Glauben vor, bis sich endlich der Kult immer mehr konsolidiert, dem es sogar schon an einem von den südlichen Indianerstämmen übernommenen, aber für die eigenen Zwecke zurechtgemachten Mythus — wie das göttliche Mittel unter die Menschen kam [2]) — nicht mangelt.

Der Gründer des Peyotekultes bei den Winnebagos ist John Rave, der den Gebrauch der Meskalbuttons bei seinen vielfachen Besuchen im Indianerterritorium Oklahoma kennen lernte. Er selbst schildert seine eigenen ersten Rauscherlebnisse, wenn auch schon deutlich im Sinne der Bekehrung umgearbeitet, folgendermaßen: . . . „und so aßen wir damals 7 Peyote, jede Person. Plötzlich sah ich eine große Schlange. Ich war sehr entsetzt. Dann kam noch eine und kroch über mich. Mein Gott, wo kommen diese her? Da schien etwas hinter meinem Rücken zu sein. Ich schaute mich um und sah eine Schlange im Begriff mich vollständig zu verschlingen. Sie hatte Beine, Arme und einen langen Schwanz. Das Ende des Schwanzes war ein Speer. O, mein Gott, jetzt muß ich sicher sterben, dachte ich. Dann schaute ich wieder in eine andere Richtung und sah einen Mann mit Hörnern und langen Klauen und mit einem Speer in der Hand. Er sprang damit auf mich ein. Ich warf mich zu Boden. Er verfehlte mich. Dann schaute ich zurück und in diesem Augenblick ging er zurück, aber es schien mir, daß er seinen Speer auf mich richtete. Wiederum warf ich mich zu Boden und er verfehlte mich. Dann kam mir plötzlich in den Sinn: ‚Vielleicht ist es dieses Peyote, das mir dies alles tut. ‚Hilf mir, o Mittel, du bist es, daß das alles macht und du bist heilig‘. ‚Es sind nicht schreckliche Bilder, die das machen. Ich hätte wissen sollen, daß Du das vollbringst‘. Da hörte mein Leiden auf. Solange die Erde steht, will ich dich gebrauchen, o Heilmittel. . . . . Um Mitternacht sah ich Gott. Zu Gott, der in der Höhe droben wohnt, unserem Vater betete ich: ‚Hab' Gnade mit mir, gib mir Erkenntnis, daß ich nicht sagen noch tun möge schlechte Dinge. Zu dir, o Gott, versuche ich zu beten‘. ‚Hilf du, o Sohn Gottes‘, versuchte

---

[1]) Radin: The Winnebago Tribe 57. Ann. report of the bureau of americ. ethnology. 1915/16.

[2]) Bei Radin.

ich zu beten, ‚diese Religion laß mich wissen, hilf mir, o Heilmittel, Großvater hilf mir, laß mich diese Religion wissen.''

Zunächst allerdings, etwa um 1900, wo sich die Peyotegemeinde zu bilden begann, empfahl R a v e seinen Stammesgenossen vorsichtigerweise die Peyotepflanze nur als Heilmittel bei schweren körperlichen Krankheiten. Aber bald tauchte auch schon die Behauptung auf, der Peyoteesser werde nicht nur körperlich, sondern auch seelisch gesunden. R a v e selbst war vor dem Peyotegebrauch bekannt als Säufer, der einen liederlichen Lebenswandel führte. Er sowohl wie eine ganze Anzahl anderer Bekehrter zeichneten sich, nachdem sie zum Peyotegenuß übergegangen waren, durch besonders gesittetes Verhalten aus. Der Glaube an das Besserwerden durch das wundertätige Mittel, das Verbundenheitsgefühl durch gleichartige übersinnliche Erlebnisse, das gegenseitige Bekennen der Sünden im Peyoterausch — vor allem während des erstmaligen Gebrauches beim Neuling beobachtet — schließlich auch die Ablehnung des Peyotekultes durch die, wenigstens anfänglich, in konservativer Abwehrstellung verharrende Mehrzahl der Stammesgenossen schuf ein starkes, einigendes Band einer besonderen Gemeinschaft. Ähnliche psychologische Teilbedingungen sind ja auch sonst bei religiösen Sekten auf die besondere Haltung der Mitglieder von Einfluß, nur daß dort häufiger der Glauben an eine Verheißung, die suggestive Kraft des Führers oder der mit besonderen prophetischen Gaben ausgestatteten Gründers usw. der Mittelpunkt ist, um den sich alles krystallisiert, hier ein Rauschgift.

Dazu kommt bei den Winnebagos noch, daß sie ihren Einfluß in geschickter Weise vermehrten, indem sie meilenweit herkamen und schwerkranke, eingefleischte, konservative Peyotegegner, die von ihren eigenen Verwandten im Stich gelassen waren, pflegten und ihnen beistanden. Sie verstanden es dabei mit genügendem Takt und Verständnis, die im Grunde vorhandene Bekehrungsabsicht hinter dem anscheinend uneigennützigen Samariterdienst zurücktreten zu lassen, um gerade durch diese gleichsam unbeabsichtigte Dokumentierung ihres lobenswerten altruistischen Verhaltens besonders zu wirken.

Die Einführung *christlicher* Lehrbestandteile und die Ausgestaltung des Ritus in diesem Sinne geht auf H e n s l e y etwa 1910 zurück. Er stürzte den ganzen Kult um, führte die Bibellesung ein, stellte das Dogma auf, daß durch das Peyote erst dem Volke die Bibel in der richtigen Weise zugänglich gemacht werden könne. Auf sein Wirken scheint auch die Taufe der neubekehrten Mitglieder mit Peyotesaft zurückzuführen zu sein, indem ihnen damit das Kreuzzeichen über die Stirne gemacht wurde. Seine Peyotevisionen des Himmels und der Hölle legte er später in den Worten „der Offenbarung und des mystischen Teiles des neuen Testamentes'' aus.

Die bestimmte religiöse Färbung und Interpretation der Erlebnisse im Peyoterausch zeigt sich besonders deutlich in folgender, an Einzelphänomenen reichhaltiger Schilderung eines Winnebago:. . . . „Es war jetzt spät in der Nacht und ich hatte eine Menge Peyote gegessen und fühlte mich ziemlich müde. Ich litt sehr. Nach einer Weile schaute ich auf die Peyotefrucht und da war ein Adler mit ausgebreiteten Flügeln. Es war der schönste Anblick. Jede der Federn schien eine besondere Zeichnung zu haben. Der Adler schaute auf mich. Ich schaute weg, weil ich meinem Sehen nicht recht traute. Als ich wieder hinsah, war er noch dort. Dann schaute ich in anderer Richtung und er verschwand. Nur die kleine Peyotefrucht war geblieben. Ich schaute nach den anderen Leuten, aber sie alle standen gesenkten Hauptes und sangen. Ich war sehr erstaunt. Kurze Zeit darauf sah ich einen Löwen an derselben Stelle liegen. Ich schaute ihn fest an, er war lebendig und schaute mich an. Ich schaute ihn fest an, und als ich meine Augen nur ein klein wenig abwandte, verschwand er. Ich glaubte, daß das alle wissen, und daß ich gerade jetzt anfange zu wissen, dachte ich. Dann sah ich eine kleine Person. Sie trug blaue Kleider und eine leuchtende Mütze. Sie saß auf dem Arm eines Trommlers, vollkommen (in normalen Verhältnissen) gebaut. Schließlich sah ich sie nicht mehr. Ich war tatsächlich sehr erstaunt, „das ist es, was es ist", dachte ich, „das sehen sie alle, und wahrscheinlich finde ich es jetzt gerade". Dann betete ich zum Erdmacher (Gott): „Diese Deine Zeremonie laß mich verrichten". Als ich wieder schaute, sah ich eine Flagge. Als ich genauer hinsah, sah ich das Haus voller Flaggen. Die schönsten Zeichen waren auf ihnen. In der Mitte des Zeltes war eine große Flagge und sie war lebendig, sie bewegte sich. Am Ausgang war noch eine nicht ganz sichtbar. Ich hatte vorher in meinem Leben noch nie so etwas Schönes gesehen.

Dann betete ich wieder zum Erdmacher. Ich senkte mein Haupt, schloß meine Augen und begann zu sprechen. Ich sagte vieles, was ich sonst niemals gesagt hätte. Als ich betete, bemerkte ich etwas über mir, und er war es, Erdmacher, zu dem ich betete, er war es. Das, was Seele genannt wird, das ist es, was man Gott nennt, das war es, was ich fühlte und sah. Alle, die wir da saßen, hatten einen Geist und eine Seele. Ich wurde im Augenblick Geist und ich war ihr Geist und ihre Seele. Was immer sie dachten, das wußte ich. Ich mußte nicht erst mit ihnen sprechen und von ihnen eine Antwort bekommen, um zu wissen, was ihre Gedanken waren. Dann dachte ich an einen bestimmten Ort, weit entfernt, und sofort war ich dort, ich war mein eigener Gedanke. Ich schaute umher und bemerkte, wie alles um mich herum schien. Als ich die Augen auftat, war ich wieder in meinem Körper. Von dieser Zeit an dachte ich: „So soll es sein. Das ist der Weg, den sie gehen, und ich fange an, dieser Weg zu sein." Alle, die den Erdmacher achten, müssen so sein, dachte ich. Ich brauche keine Nahrung mehr, dachte ich, denn war ich nicht ein Geist? und ich werde meinen Körper nie mehr gebrauchen, fühlte ich. Meine körperlichen Geschäfte sind vorüber, fühlte ich.

Dann hörten sie auf und gingen fort, denn es dämmerte gerade. Dann sprach jemand zu mir. Ich antwortete nicht, denn ich dachte, sie würden mich aufziehen und daß sie alle gleich mir wären und daß ich deshalb nicht mit ihnen zu sprechen brauchte. Daher antwortete ich nur mit einem Lächeln, als sie zu mir sprachen. Ich dachte, sie sprechen gerade das zu mir, weil sie wissen, daß ich es jetzt gerade gefunden habe. Ich sprach zu niemanden bis zum Mittag. Dann mußte ich das Haus verlassen, um meine Bedürfnisse zu erfüllen. Einer folgte mir, er frug: Was quält Dich, daß Du so tust? „Ich brauche Euch doch nichts zu sagen, Ihr wißt es ja doch schon vorher." Wie ich dies gesprochen hatte, da ging sofort meine Verzückung vorüber, und ich war wieder in meinem früheren Zustand, so daß er mit mir sprechen mußte, ehe ich seine Gedanken wußte. Plötzlich sah ich etwas. Das Seil, womit dieses Etwas aufgeknüpft war, war lang, der Gegenstand lief immer im Kreis herum. Er sollte in eine Straße einlaufen, aber er konnte es nicht, weil er aufgeknüpft war. Die Straße war sehr schön. An allen Ecken wuchs blaues Gras und auf jeder Seite wuchsen viele Arten schöner Blumen. Süßduftende

Blumen entsprossen längs dem Weg. Weit fort sah man helles Licht leuchten. Dort lag eine Stadt von unbeschreiblicher Schönheit. Ein Kreuz war klar sichtbar. Der Gegenstand, der aufgeknüpft war, wollte immer so fallen, daß er die Straße knapp erreichte. Es schien, daß ihm die nötige Kraft fehlte, sich von dem, was ihn hielt, frei zu machen. Ganz nahe dabei lag etwas, das ihm die Kraft gegeben hätte, die Fesseln zu sprengen, wenn er nur fähig gewesen wäre, es zu erreichen.

Ich sah hin, was so unerbittlich aufgeknüpft war und ich sah, daß ich es selbst war. Ich dachte immer an Frauen, das ist es, an was ich angebunden bin, dachte ich. Wäre ich verheiratet, so würde ich Kraft genug haben, meine Fesseln zu sprengen und dann würde ich auf der guten Straße reisen können. Dann kam das Tageslicht, und wir hörten auf.

. . . Bei einer Zusammenkunft litt ich sehr. Meine Augen waren schmerzhaft, und ich dachte an viele Dinge. Nun will ich nichts anderes als der Zeremonie folgen, denn sie ist gut. Dann rief ich den Leiter zu mir herüber und sprach: „Mein älterer Bruder, von nun an will ich nur den Erdmacher für heilig halten. Ich will keine Räucheropfer mehr darbringen. Ich will keinen Tabak mehr rauchen oder kauen. Ich habe kein Interesse mehr daran. Gott will ich allein dienen. Ich will nie mehr teilnehmen am medecine-dance. Ich übergebe mich dir. Ich habe die Absicht, mich ganz dem Dienste Gottes zuzuwenden". „Es ist gut so, junger Bruder", sagte er, dann hieß er mich aufstehen und er betete zu Gott, er bat ihn, mir meine Sünden zu vergeben. . . . Viele Dinge sagt man unter dem Einfluß der Peyote. Die Anhänger geraten in den Zustand einer Verzückung und sprechen von vielen Dingen. Einmal hatten sie eine Peyoteversammlung, die zwei Nächte dauerte. Ich aß ziemlich viel Peyote. Am nächsten Morgen versuchte ich zu schlafen. Ich litt sehr. Ich lag sehr bequem. Nach kurzer Zeit stieg eine namenlose Furcht in mir auf. Ich konnte nicht an dem Ort bleiben, so ging ich hinaus, aber auch da hatte ich Furcht. Schließlich ging ich zurück in ein Haus, das in der Nähe war, wo die Peyotezusammenkünfte stattfanden und lag da alleine. Ich fürchtete, daß ich selbst etwas Irrsinniges mir antue. Ich hoffte, daß jemand komme. Da kam jemand und sprach mit mir, aber ich fühlte mich nicht besser, ich ging hinein und setzte mich nieder. Es war sehr heiß, und ich dachte sterben zu müssen. Ich hatte Durst und traute mich nicht, um Wasser zu bitten. Ich dachte, daß ich nun sicher sterben müsse, es begann mich zu schütteln.

Ich starb und mein Körper ging in ein anderes Leben ein. Es begann sich rings um mich zu bewegen, sich umherzubewegen und Zeichen zu machen. Es war nicht ich, und ich konnte es nicht sehen. Zuletzt stand es auf. Die Adlerfedern und Kürbisse, die seien heilig, sagten sie. Sie hatten auch ein großes Buch dort liegen. Dieses nahm mein Körper, und was in diesem Buch enthalten ist, sah mein Körper. Es war eine Bibel. Die Abzeichen waren nicht heilig, aber es waren gute Zeichen. Mein Körper erzählte ihnen das, und wenn daher eine Person aufmerksam der Zeremonie des Erdmachers folgt, wird er verstehen, was die Bibel sagt. Mein Körper sprach von vielen Dingen, die getan wurden und die böse waren, lange Zeit sprach er. Zuletzt hörte er auf. Nicht ich, sondern mein Körper, der dort war, hatte gesprochen. Erdmacher hatte seine eigene Rede gesprochen. Ich müßte mich für irrsinnig halten, wenn ich denken würde, daß alles das, was mein Körper gesprochen, von mir war.

Nach kurzer Zeit kehrte ich in meinen normalen menschlichen Körper zurück. Einige von ihnen erschraken, weil sie dachten, ich sei verrückt geworden, andre hatten das gerne. Es wurde viel besprochen. Sie nannten es den Schüttel-. zustand."

Bedenkt man die rapide Ausdehnung des Peyotegebrauchs sowie das Entstehen einer recht lebenskräftigen Peyoteligion, so ist es nicht weiter verwunderlich, daß das Peyote für die christlichen Missionare ein ernsthaftes Problem geworden ist, das diesen schon manches Kopfzerbrechen verursacht hat. Zum großen Leidwesen der Missionare fällt das Peyote weder unter das Gesetz des Handels mit Narkotica, noch unter das Prohibitionsgesetz. Da sie sich aber durch den Peyotekult aufs stärkste in ihrem Wirken beeinträchtigt sehen, wurde von ihrer Seite ein besonderes Gesetz gegen den Peyotehandel und -gebrauch verlangt, das schon den Senat beschäftigt hat. Ein endgültiger Beschluß scheint allerdings bis jetzt noch nicht gefaßt worden zu sein. Es wurde versucht, das Beweismaterial für die Schädlichkeit des Peyotegebrauches unter den Indianerstämmen mittels umfangreicher Erhebungen durch besonderen Fragebogen zu erbringen[1]). Indes ergibt sich daraus kein ganz klares Bild hinsichtlich der Frage nach den Dauerschädigungen durch gewohnheitsmäßigen Gebrauch der Pflanze, viel eindeutiger jedoch bezüglich des Abbruchs, den der Peyotekult der christlichen Mission tut. So wurde z. B. in Oklahoma eine Peyotekirche errichtet unter dem volltönenden Namen: „National-amerikanische Kirche". Recht bitter wird dazu bemerkt, daß — da nun schon dieses Privileg erteilt worden sei — man nächstens wohl auch die Konstituierung einer Opium- oder Kokainkirche erwarten dürfe.

Abgesehen von der Verurteilung des Peyotekultes mit solchen allgemeinen Bemerkungen, wie daß er der Fleischeslust diene, daß er noch schlimmer wie Whisky sei, da er unter der Vorgabe, von der Trunksucht zu heilen, diese nur durch einen noch gefährlicheren Rausch ohne Katzenjammer ersetze usw., finden sich aber auch genauere Angaben, wenngleich die Fragenbeantwortung bezüglich ihrer Objektivität infolge der begreiflichen Animosität gegen die Peyotekirche nicht immer ohne eine gewisse Vorsicht zu verwerten sein dürfte. Vor allem scheinen bislang *ärztlich* genau untersuchte Fälle und Beobachtungen über Peyoteschäden zu fehlen und manches Berichtete aus dritter Hand zu stammen.

Der Rev. Vruwink[1]) behauptet, daß gewohnheitsmäßiger Gebrauch bald zu Imbezillität, Geisteskrankheit und Selbstmord führe. Die Gewohnheitsesser würden wertlose Glieder des Stammes, die für nichts anderes mehr Interesse hätten. Wenig anzufangen ist mit der Behauptung, daß das Gemüt und die nervöse Energie geschädigt werden. Deutlich kommt die petitio principii in der Äußerung des Rev. Roe zum Vorschein, wenn er meint: „Es ist sicher, daß irgendwelche Übungen, die die Phantasie reizen und den Willen herabsetzen, wie dies das Peyote tut, Immoralität erzeugen muß, und die Tatsachen sprechen dafür." Solche, die es aufgegeben hätten, hätten Scenen von zügellosem Libertismus geschildert. Wichtiger scheinen einige Angaben desselben Referenten, daß er selbst einige Fälle kenne von plötzlichem Tod, „anscheinend Herzschlag oder Hämorrhagie". Am beachtenswertesten sind aber die unabhängig voneinander an verschiedenen Stellen bei Newburne und Burke sich findenden Feststellungen, daß

---

[1]) Newburne und Burke.

der habituelle Genuß eine langsam anwachsende Willensschwächung und Lässig-
keit hervorrufe. Prof. Hrdlike faßt nach den genannten Autoren sein Urteil
dahin zusammen, daß der gewohnheitsmäßige Gebrauch dieselben Folgen habe
wie der Morphinismus und Kokainismus.

Auf der anderen Seite aber wird zugegeben, daß durch das Peyote zum mindesten in einzelnen Fällen Trunksucht geheilt wurde, ebenso daß in gewissen, dem
Peyotegenuß verfallenen Stämmen unzweifelhaft gewisse begrüßenswerte Re-
formen Eingang gefunden hätten, indes liege der Grund hierfür nicht im Peyote,
vielmehr im Einfluß der Bibel und der christlichen Lehren, mit denen der Peyote-
gottesdienst vermischt ist.. . . . . „Das Werk der Missionen aller Kirchen aber
ist durch das Peyote ernstlich gefährdet."

Von den meisten wird angegeben, daß die Peyoteesser wirtschaftlich zurückkommen; ein Missionar behauptet allerdings wieder das Umgekehrte. Über die
Kriminalität der Peyoteesser ist nichts Sicheres zu sagen. Feststellungen über
eine Abnahme der Fruchtbarkeit in den Peyotefamilien fanden sich nicht, obwohl
immer wieder von den Indianern selbst der dämpfende Einfluß auf die Libido
angeführt wird.

Man sieht, im ganzen steht Behauptung gegen Behauptung, Klärung der verschiedenen Fragen dürfte von einem auch psychologisch geschulten, unvorein-
genommenen ärztlichen Beobachter zu erwarten sein. Jedenfalls scheint eine
eigentliche Süchtigkeit, wie etwa bei Morphin in dem Sinne, daß mit Abklingen
der zentralen Wirkung Mißempfindungen auftreten, die sofort nach neuer Sättigung verlangen, nicht vorzuliegen. Dagegen scheinen die Angaben über vereinzelte Todesfälle bei der starken Wirkung des Alkaloids auf das vegetative Sy-
stem beachtenswert und nachzuprüfen, ebenso die geschilderten chronischen psychischen Schwächezustände, die wir auch bei anderen Narcotika beobachten
können. Von den Frauen der Indianer, die im allgemeinen von den religiösen
Peyotefeiern ausgeschlossen sind, wird das Peyote im Hause genommen. Über
die Ausbreitung des Peyotegenusses unter Weißen habe ich nichts finden können,
hingegen spricht H. W. Maier[1]) davon, daß ihm von einzelnen Versuchen, das
Meskalin als Rauschmittel einzubürgern, Kenntnis wurde.

Während so ein reichhaltiges Material über den Peyotegebrauch bei den nordamerikanischen Indianerstämmen aus der Jetztzeit vorliegt, ist unsere Kenntnis
über den *derzeitigen* Stand der Peyoteverwendung im Heimatland der Pflanze,
Mexiko, sehr viel geringer. Der einzige Autor, von dem wir hierüber etwas in
Erfahrung bringen konnten, ist Reko[2]). Allerdings unterscheidet er in seinen
Ausführungen nicht immer streng zwischen den verschiedenen Rauschmitteln,
die jetzt noch in Mexiko gebraucht werden. Es ist ferner aus seinen Angaben
nicht genau zu entnehmen, wieweit er nur dem Hörensagen nach und wieweit er
aus eigener Erfahrung berichtet. Soviel steht jedenfalls fest, daß bei den dortigen
Indios verschiedene Rauschmittel benutzt werden, und zwar nicht nur etwa bei
den von den Kulturzentren weit entfernten Stämmen, die noch ihr ursprüngliches
Sonderdasein mehr oder minder führen, sondern vor allem gerade bei denjenigen
Eingeborenen, die mit den Weißen in näherer Berührung stehen.

---

[1]) Maier, H. W.: Der Cocainismus.
[2]) Reko: Magische Gifte in Mexiko. Dtsch. Zeitung von Mexiko. 6. Mai 1924.

Als Rauschmittel zählt er auf:

1. Ein Cactus (unser Anhalonium Lewinii),
2. eine Windenart (Ipomoea sidaifolia),
3. verschiedene Nachtschattengewächse, die dort in großer Menge und Verschiedenartigkeit vorzukommen scheinen, vor allem Datura, Hyosciamus und Atropa.

Letztere werden mit dem aus dem Aztekischen stammenden Wort tolluachi bezeichnet. Therapeutisch dienen sie zur Herbeiführung des Dämmerschlafes bei ängstlichen Frauen, um eine leichte Geburt zu erzielen. Ihre Eigenschaft als Rauschmittel — offenbar hierzu in geringeren Dosen genossen — erweisen sie durch Erzeugung psycho-motorischer Erregungszustände und Sinnestäuschungen, danach Übergang in schlafähnlichen Zustand mit sinnlichen Träumen. Hinterher besteht ein eigenartiger Gereiztheitszustand, in welchem die Berauschten zu sinnlosen, abrupten Gewalttätigkeiten neigen, etwa vergleichbar denen im epileptischen Dämmerzustand[1]). Nicht uninteressant ist, daß sich die Hexensalbe des Mittelalters, deren hauptsächlichstes wirkendes Prinzip ja ebenfalls in der Verwendung von Tollkirschen oder Bilsenkraut bestanden haben soll, noch heute bei den Frauen der Indianer erhalten hat: „Die Weiber pflegen mit Schweineschmalz, in das sie die Tollkirschenfrüchte oder Stechapfelsamen einkneten und das sie tagelang stehen lassen, eine sonderbare Salbe zu machen, mit der sie sich Herzgrube, Nabel usw. einreiben. Sie behaupten dann, sehr angenehme Träume zu haben." Reko berichtet des ferneren, daß derartige Rauschgifte gewohnheitsmäßig genossen werden. Bei den sozial tief stehenden Volksschichten sollen sie geradezu die Stelle des Agaveschnapses, der zu teuer ist, ersetzen.

Unklarer sind die Ausführungen über die Wirkungsweise einer Windenart und des Anhalonium Lewinii. Beide gehen unter der Bezeichnung piule. Reko scheint zu glauben, daß beide dasselbe wirksame Prinzip enthalten und unterscheidet daher bei der Schilderung des Gebrauchs und der Erscheinungen nicht genau zwischen beiden, so daß seine Ausführungen gelegentlich zweifelhaft lassen, um welchen spezifischen Rausch es sich handelt. Er glaubt in den Windensamen, sie sollen von der Ipomoea sidaifolia herrühren, das alte ololuihqui Sahaguns zu finden, über das später Hernandez nach seinen Angaben folgendes berichtet: „In Mexiko gibt es ein Kraut, das heißt Schlangenkraut, eine Schlingpflanze mit pfeilförmigen Blättern, die sich auf die Bäume hinaufwindet, woher der Name stammt. Der Samen dient auch der Medizin. Zerrieben und getrunken mit Milch und Pfeffer heilt er allerhand Störungen, Entzündungen und Geschwülste. Er reizt auch zur Sexualität. Wenn die Priester der Indianer mit den Geistern der Verstorbenen verkehren wollen, so genießen sie von dieser Pflanze, um sich sinnlos zu berauschen, und sehen dann Tausende von Teufelsgestalten und Phantasmen um sich. Es ist wohl kein großer Fehler, hier zu verschweigen wie die Pflanze auf spanisch heißt, und wo sie wächst, denn es liegt wenig daran, daß die Spanier zu den vielen Lastern, die sie haben, auch noch den Genuß von derlei Teufelsgebräu sich angewöhnen könnten." Der Samen muß angeblich erst in einer besonderen Weise präpariert werden, um seine rauschmachenden Wirkung zu eigen. Das

---

[1]) Ähnliches wurde vereinzelt bei Duboisinvergiftung beobachtet.

Geheimnis dieser Zubereitung wird streng gewahrt und befindet sich im Besitz sogenannter Piuleros, die besondere Vereinigungen bilden und unter der Herrschaft eines Führers stehen. Diese Piuleros nutzen *gewerbsmäßig* die den Berauschten zugeschriebenen übersinnlichen Kräfte, Aufdeckung von Diebstählen, Feststellung von Krankheiten usw., aus. Reko schreibt: „Die Piuleros geraten dann in einen hochgradigen Aufregungszustand, tasten, irren, lallen und beruhigen sich wieder. Der Führer der Truppe scheint mit den Berauschten in einem sonderbaren geistigen Rapport zu stehen. Er fragt die Leute aus, und sie schildern ihm das, was sie in ihren Träumen zu sehen meinen. Er kann ihnen auch Träume kommandieren, z. B. das Erscheinen bestimmter Wesen, der Gottheiten, eines verstorbenen Bruders usw. Die Piuleros sehen dann diese Gestalten, beschreiben sie genau und haben lange Gespräche mit ihnen." Tatbestandsklärung von Verbrechen erfolgt in einfacher Weise durch Berauschung des Verdächtigen, „der dann willenlos den ganzen Hergang erzählt ohne den Versuch einer Lüge". Besonders charakteristisch soll eine eigenartige Gedächtnissteigerung sein. „Man zeigt ihnen etwas Gedrucktes, bedeckt es dann mit der Hand, und der Indio sagt die bedeckte Stelle sofort auswendig her." Verschiedentlich betont Reko ausdrücklich, daß der Rausch nach Abklingen keinerlei unangenehme Nachwirkungen hat und insbesondere, daß für die Rauscherlebnisse *Ammnesie* besteht. Vergleicht man die Symptomatologie dieses Rausches mit dem, was wir vom Peyoterausch gehört haben und wissen, so unterscheidet sie sich unschwer davon durch die Merkmale der initialen psychomotorischen Erregung und die folgende Bewußtseinstrübung, sowie die Amnesie für den Rausch. Von dem Belladona- oder Hyoscinrausch, wie ihn Reko darstellt, unterscheidet sich dieses Bild vor allem durch das Fehlen der dysphorischen Nachphasen. Wenngleich die Schilderung dieses Autors nicht exakten Ansprüchen genügt, so scheint es doch schon auf Grund des klinischen Bildes wahrscheinlich, daß wir es hier in der Tat mit einem bisher noch unbekannten, rauschähnlichen Vergiftungszustand zu tun haben, dessen genaue Kenntnis noch aussteht, der aber von großem pharmakologischen und psycho-pathologischen Interesse ist. Möglicherweise finden sich hier — ähnlich wie beim Meskalin — abnorme Veränderungen der Sinnesfunktionen, man könnte daran denken, ob nicht das, was Reko als abnorme Gedächtnisleistung für Gelesenes angibt, auf Grund verlängerter Nachbilddauer zustandekommt, wie dies, wenn auch in viel geringerem Ausmaße, beim Meskalin aufzeigbar ist. Von weiterem pharmakologischem wie klinischem Interesse sind ferner die bei uns unbekannten Folgezustände, die habitueller Genuß von Nachtschattenalkaloiden erzeugt. Nach Reko gleicht der Gewohnheitsesser einem Betrunkenen von taumelndem Gang, schwach und schlapp, später tritt „eine leichte, aber anhaltende Verblödung ein, die sich in einer Art Schwerhörigkeit, in einem erst nach längeren Pausen erfolgenden Erfassen des Gesagten, in Unwilligkeit, Reizbarkeit und vollkommener Apathie gegen die Umwelt zeigt." Die Eingeborenen bezeichnen derartige Gewonnheitsesser treffend als lebendig Tote, die schließlich der Unterbringung in ein Gewahrsam bedürfen.

Über das Peyote speziell gibt Reko nur summarisch an, daß der Cactus *noch heute* bei den Indianern wie die Inkarnation einer Gottheit verehrt wird, daß sein Genuß mit verschiedenen alten religiösen Zeremonien verbunden ist, daß insbondere die Pflanze von Frauen nicht berührt werden darf.

Wenngleich der Hauptteil der zuletzt gebrachten Tatsachen mit unserem Thema nicht in direktem Zusammenhang steht, wollten wir auf deren Wiedergabe doch nicht verzichten ob des allgemeinen Interesses, das derartigen Feststellungen für die verschiedensten Wissenschaftsbereiche zukommt. In Sonderheit für den Psychopathologen, den Pharmakologen, den Ethnologen und vor allem auch den Religionspsychologen. Wir denken insbesondere an die Frage der Zusammnhänge zwischen dem Gebrauch derartiger exzitierender Rauschmittel mit ihren größtenteils unheimlichen Erlebnissen und dem ganzen Weltbild des Primitiven. Hier wird ein bislang noch kaum beachtetes Gebiet erschlossen, dessen Bearbeitung nicht weniger reizvoll wie wichtig ist.

Es sei schließlich noch erwähnt, daß in den letzten Jahren verschiedentlich phantastische Erzählungen angeblicher Augenzeugen über das ,,Geheimmittel Peyotl" usw. durch die Blätter gehen, wobei der Ort der Verwendung bald nach Lappland, bald nach Indien oder Afrika verlegt wird. Sie gehen offenbar alle zurück auf ein verschwommenes Hörensagen von den mexikanischen Rauschgiften.

Nicht einzeln erwähnte Literatur zum Peyotegebrauch:

Daiker, F. H.: Liquor and Peyote, a menace to the Indians. Rep. 32nd Annual Lake Mohonk Conference. 1914.

Diguet, Léon: Le Peyote.

— La sierre du Nayarit. Nouv. Arch. des univers scientifiques.

Harrington: Religion and ceremonies of the Lenape. Indian notes and monographs. Museum of the Americ. Indian 1921.

Handbook of American Indians. Americ. ethnology, Bull. 30, Part II. Washington 1910.

Lindquist: The red Man in the United States. New York 1923.

Murie: Pawnee Indiansocieties. Anthropological papers. Americ. museum of natural history XI. 1912—1916.

Peyote, An insidious evie. Indian rights associat. 1918.

Skinner: Jowa soicieties. Anthropol. papers of the Americ. museum of natural history XI. 1912—1916.

— Material culture of the menomini. Indian notes and monographs, Museum of the Americ. indians 1921.

Seymoure: Peyote worship, an Indian cult and a Powerful drug. Survey XXXVI. 1916.

Wastermulder: ,,Mescal". Rep. 32nd Ann. lake mohonk conference. 1914.

Wissler: Black foot societis. Anthropolog. papers of the Americ. museum of natural history XI. 1912—1916.

Geschichte der experimentellen Versuche.

Die erste Veröffentlichung über Selbstversuche *mit der Droge* stammt von Prentiss und Morgan[1]) (1895), die durch Mooney in den Besitz von Mescal buttons kamen. 6 Versuchspersonen nahmen 3—7 Stück der getrockneten Kakteenköpfe. Körperlich zeigte sich Nausea, bis zum Brechen sich steigernd, ferner Mydriasis und Kopfschmerzen. Als wesentlichste Wirkung aber imponierten farbige Gesichtserscheinungen bei geschlossenen Augen und im Dunkelzimmer. Die Form der Gebilde wechselte hurtig, Muster, Figuren, Bälle, Würfel, Kreise, Land-

---

[1]) Prentiss, D. W. and Morgan: Therapeut. gazette 1895. 9; Anhalonium Lewinii (Mescal buttons): A study of the drog with especial reference to its physiological action upon man with report of experiments.

schaften und Tänze, in der Mannigfaltigkeit abhängig vom Rhythmus begleitender Geräusche. Bei 2 Versuchspersonen konnten die optischen Gebilde vorstellungsmäßig erzeugt werden. Der Einfluß auf die Gesamtpsyche äußerte sich zum Teil in einer Denk- und Ausdruckserschwerung, im allgemeinen aber war die Bewußtseinsklarheit nicht verändert; besonders auffällig war aber die Veränderung des Zeitsinnes.

1896 erhielt S. Weir Mitchell[1]) von Prentiss Mescal buttons, die er zu Selbstversuchen an sich und einem Nervenarzt Eshner verwandte. Die körperlichen Erscheinungen waren dieselben. Die optischen Phänomene waren von farbendurchglühter, szenenreicher, wechselnder, märchenhafter Schönheit. „Ein Speer von grauem Stein wuchs hoch und endete als reicher gotischer Turm mit vielen Figuren. Bei genauem Hinsehen wurden die Steine zu einer durchsichtigen, leuchtenden Masse von Früchten" . . . „Am Festungswall angeheftet war der Schwanz einer braunen Schlange von 100 Fuß Länge, der sich langsam wie ein Windmühlenrad drehte, wobei farbige Tentakeln abfielen." Neben derartigen Sinnesveränderungen bestand bei diesen V.P. ein ausgesprochener Rede- und Tätigkeitsdrang, verbunden mit dem subjektiven Gefühl einer gesteigerten körperlichen und geistigen Leistungsfähigkeit, die sich aber in objektiver Leistungsprüfung zum großen Erstaunen der Betreffenden nicht nachweisen ließ. Mitchell forderte zur Fortführung der Versuche auf, wobei er die Frage nach den optischen Erlebnissen bei Indianern, bei Kindern, bei Farbenblinden und schließlich bei Blinden aufwarf.

1897 veröffentlichte Ellis[2]) seine interessanten Selbstversuche, die in Deutschland kaum Beachtung fanden, obgleich vor allem die Selbstschilderung eines Künstlers eine ganz ungewöhnlich reiche Ausbeute an psychopathologischen Phänomenen bot, wie sie bis dahin noch nicht zur Beobachtung gekommen waren. Vielleicht lag gerade darin die Ursache ihrer Nichtbeachtung, indem die Rauscherlebnisse als Phantasieprodukte betrachtet wurden, zumal die genaue Kenntnis des Peyote sich nur auf wenige wissenschaftlich interessierte Personen erstreckte. Sie soll auch daher der unverdienten Vergessenheit entzogen werden:

„Es erschien mir von Interesse, an einem Künstler das Experiment zu versuchen. Ich bat hierzu einen befreundeten Künstler. Unglücklicherweise traten beim ersten Versuch überhaupt keine Wirkungen ein, wohl weil die buttons einfach aufgegossen wurden und dadurch die Hauptwirkungsstoffe nicht zur Extraktion kamen. Um einen sicheren Erfolg zu haben, wurde der Versuch mit vier Buttons wiederholt. Hierbei traten unangenehme Wirkungen auf, nämlich paroxysmale Herzschmerzen und Todesangst, die die V.P. sehr erschreckten. Die Lichtscheu war sehr stark, die Pupillendilatation maximal, so daß die Augen meist geschlossen gehalten wurden. Die Symptome traten dann sehr plötzlich auf; als ich dazu kam, waren sie schon auf dem Höhepunkt. Ich gebe die aufgetretenen Phänomene mit seinen eigenen Worten wieder:

Ich bemerkte zuerst, als ich zufällig meine Augen von einem Emaillekessel, der auf dem ungeheizten Kamin stand, abwandte, daß ich einen Fleck von derselben blauen Farbe im Schwarz der Kohlen auf dem Rost sah. Dieser Fleck erschien dann wieder, weiter weg,

---

[1]) Mitchell, S. Weir: The effects of Anhalonium Lewinii (the Mescal button). Brit. med. journ. 1896. 2.

[2]) Ellis, Havelock: a) Mescal, a new artifical paradise. Ann. report of the Smithsonian Institute 1898. — b) Mescal, a study of a divine plant. Popular science monthly 1902. — c) Mescal, a new artifical paradise. Contemporary rev. London Jan. 1898. — d) Lancet 1897. I.

von etwas hellerer Tönung. Doch zweifelte ich zunächst, ob ich mir diese blauen Flecke nicht nur einbildete. Als ich aber auf das Gesims blickte, auf dem allerlei Krimskrams stand, mußte jeder Zweifel schwinden. Ich sah ein intensiv lebhaftes blaues Licht, das um jeden Gegenstand herumspielte. Eine Zigarettenschachtel leuchtete wie ein Amethyst. Wie ich mich umsah, war auf der Rückseite eines polierten Stuhles ein Farbtupfen, der wie ein Rubin leuchtete. Obgleich ich etwas derartiges als eines der ersten Vergiftungssymptome erwartete, war ich trotzdem beim Auftauchen des Phänomens bestürzt. Eine derartige plötzliche Illumination um all die Dinge herum, die vorher noch ganz verständlich ausgesehen hatten, schien mir wie eine Tollheit, die unabhängig von mir entstand, und ihre Fremdheit regte mich noch mehr auf als ihre Schönheit. Der Wunsch, diesem zu entfliehen, führte mich zur Türe, doch hatte die Bewegung den Erfolg, daß mit einemmal die Farbenerscheinungen wie weggeblasen waren. Eine plötzliche Atembehinderung und Gefühl von Herzdruck brachte mich zu meinem Armstuhl zurück, von dem ich mich erhoben hatte. Von diesem Augenblick hatte ich eine Serie von Attacken oder Paroxysmen, die sich nur beschreiben lassen mit dem Ausdruck: Todesgefühl. Ich konnte mich nicht bewegen und schien auch außerstande zu atmen. Ich dachte: Jetzt fängt meine schnelle Auflösung an, ohne daß ich mich dagegen wehren konnte. Die ersten Anfälle waren die heftigsten. Sie begannen mit einem Prickeln in den unteren Gliedmaßen und mit Übelkeitsgefühl. Es war mir, als ob ein Gas in meinen Kopf aufstieg und mich erstickte. Zwei- oder dreimal hatte ich dabei farbige Visionen; so barst z. B. das Gas in Flammen im Augenblick, wo es durch die Kehle stieg. Meist aber waren die Visionen in den anfallsfreien Zeiten.

Sie begannen mit Farben, einmal ein leuchtend illuminiertes grünes Wasser, das das Gesichtsfeld bedeckte, in kleinen Spritzern aufbrauste wie Wasser, das mit all seinen Luftbläschen in ein Schwimmbad gepumpt wird. Ein andermal sah ich in einem großen Wasserbehälter voll schmutzigen Wassers Millionen von kleinen Wesen, die an sich bewegende Kaulquappen erinnerten. Aber die ersten Visionen bestanden meist aus einer wilden Folge kolorierter Arabesken, die auf- und abstiegen und in jede mögliche Ecke des Gesichtsfeldes glitten. Ebenso schwer wie sich ein Wasserwirbel beschreiben läßt als Chaos von Farbe und Form, läßt sich die Initialperiode beschreiben.

Nun begann eine andere Art von ungewöhnlichen Sensationen. Sie traten mit befremdender Schnelligkeit auf und folgten einander in raschem Wechsel. Ich berichte darüber, wie sie mir gerade einfallen.

1. Mein rechtes Bein wurde plötzlich schwer und solid. Es schien, als ob mein gesamtes Körpergewicht sich auf diese eine Stelle gehäuft hätte, nämlich um Knie und Schenkel. Der übrige Körper hatte seine Substanz verloren.

2. Mit der Plötzlichkeit eines neuralgischen Schmerzes schien sich die Hinterseite meines Kopfes zu öffnen und Streifen heller Farbe einzulassen. Es folgte sofort das Gefühl eines Luftzuges wie eine steife Brise durch das Haar dieser Gegend.

3. In einem Augenblick erzeugte die Farbe Grün in meinem Mund einen etwas süßen und metallischen Geschmack. Blau dagegen hatte den Geschmack, der an etwas Phosphorisches erinnerte. Dies sind die einzigen Farben, die mit dem Geschmack vereint waren.

4. Ein Gefühl von angenehmer Entspannung und übernatürlicher Leichtigkeit um die Stirne wechselt ab mit solchen von wachsender Beengung.

5. Singen im Ohr.

6. Empfindung brennender Wärme in der Innenfläche der rechten Hand.

7. Hitze über beiden Augen, die dauernd bestand, abgesehen von einem Augenblick von Kälte, begleitet von einer Farbvision eines runzeligen Hautlides, das sich von der Braue entfernte, von totem Fleisch und schließlich von meinem Schädel.

Trotz dieser Erscheinung war ich nicht nur ganz klar, ja ich erfreute mich einer ungewöhnlichen Klarheit. Ich war mir des merkwürdigen Kontrastes bewußt, wenn ich mich mit E. unterhielt, der das Zimmer kurz zuvor betreten hatte und doch zugleich die seltsamen Dinge, die sich in mir abspielten, beobachtete. Meine Vernunft erschien als einziges Überlebendes meiner selbst. Zeitweise wollte sogar sie weggehen, aber der Ton meiner eigenen Stimme stellte wieder die Verbindung mit der äußeren realen Welt her.

Mehr oder weniger konstant zitterten meine Glieder, ebenso blieb das Übelkeitsgefühl. Beides besserte sich wie auch der Herzschmerz, wenn ich Schnaps, Kaffee oder Biskuit

nahm. Zur Bewegung fühlte ich weder Wunsch noch Kraft, nur den Händen blieb sie
erhalten. Es war schmerzhaft, die Augen auch nur einige Sekunden zu öffnen, das Tageslicht füllte den Raum mit blendendem Glanz. Bei versuchtem kurzem Blinzeln schien aber
jeder Gegenstand von normaler Gestalt und Farbe. Bei geschlossenen Augen sah ich nach
dem ersten chaotischen Durcheinander Teile meines eigenen Körpers oder diesen ganz, der
unterging in einem wunderbaren Wechsel von Verwandlungen. Wenn es nicht gerade
komisch oder grotesk war, waren sie wundervoll in der Farbe. Einmal sah ich mein rechtes
Bein sich mit zartem Heliotrop anfüllen. Ein andermal verwandelten sich die Ärmel
meines Rockes in ein grün-schwarzes Material, in das ein rotes Muster von Litzen ein-
gewebt war; das Ganze war an den Manschetten mit Zobel besetzt. Kaum hatte dies
Gestalt gewonnen, als ich ein ganzes vollständiges Kostüm derselben Art trug, mittel-
alterlich von Charakter, ohne daß ich hätte bestimmt angeben können, welcher bestimmten
Periode es angehört.

Eine schnelle Bewegung meiner Hand rief sofort eine farbige Vision der Bewegungen
hervor, und wenn dies vorbei war, ein Übergang in etwas ganz Ungleiches. So z. B., wenn
ich meine Finger gegen die Schläfe drückte, verlängerten sich die Fingerspitzen, wuchsen
zu Gewölbepfeilern an oder einem domartig gestalteten Dach. Doch waren die meisten
Visionen körperlicher Natur. Als ich z. B. einen Kaffeelöffel gegen meine Lippen bewegen
und dazu den Arm erheben wollte, kam eine Vision in allen Regenbogenfarben, mein Arm
war vom Körper abgetrennt und versorgte mich mit Kaffee von einem schwarzen, undefinierbaren Raum aus.

Wie ich bei einer anderen Gelegenheit eine leichte Übelkeit durch Biskuit unterdrücken
wollte, das mir E. gab, strahlte dieses plötzlich in eine blaue Flamme aus. Einen Augenblick hielt ich das Biskuit nahe an mein Bein. Sofort fing meine Hose Feuer und dann die
ganze rechte Seite meines Körpers, alles von Fuß bis Schulter war in eine leuchtend blaue
Flamme eingehüllt, ein Anblick wunderbarer Schönheit. Aber dies war nicht alles. Ich
steckte das Biskuit in meinen Mund, wieder brach das gleich gefärbte Feuer aus, illuminierte
das Innere meines Mundes und warf einen blauen Reflex an die Decke. Das Licht von der
blauen Grotte von Capri ist nicht annähernd so blau, wie für eine kurze Zeit das Innere
meines Mundes aussah. Das kann ich bestimmt versichern.

Ich hatte noch viele Visionen, deren Ursprung ich nicht feststellen konnte: Spiralen,
Arabesken, Blumen, oft Gegenstände prosaischer und trivialer Art. Bei einer Vision sah
ich eine große Anzahl von weißen Blumen, eine neben der anderen wie Perlen einer Hals-
kette aneinandergereiht. Sie begannen sich zu drehen in der Form einer Spirale, und jede
Blume hatte das Aussehen von Porzellan.

In einem Augenblick hatte ich das Gefühl, daß meine Wangen heiß und fiebrig waren,
und hatte dabei die merkwürdigste aller farbigen Erscheinungen. Es begann mit dem
Gefühl, daß die Gesichtshaut so dünn wie Seidenpapier wurde, und plötzlich überraschte
mich eine Vision, nämlich daß mein Gesicht papierdünn, halb transparent und etwas rot
von Farbe wurde. Zu meinem Erstaunen sah ich mich selbst, als ob ich in einer chinesischen Laterne wäre und durch meine Wangen in den Raum hinausschaute. Nicht lange
danach bemerkte ich einen Wechsel im Tempo der Gesichtserscheinungen, sie wurden
weniger häufig, verloren von ihrer Klarheit, und zur selben Zeit verschwand das Gefühl
der Übelkeit und Schwere. Nun folgte eine kurze Zeit, in der ich überhaupt keine Gesichtserscheinungen hatte, nur das Gefühl von Schwere und Trägheit. Ich konnte meine Augen
wieder öffnen und Gegenstände im Raum fixieren, ohne den leisesten blauen Schatten oder
sonstige Farbpunkte zu bemerken. Auch bei geschlossenen Augen erschien nichts mehr.
Es war nun Zwielicht. Da ich weder Licht noch Farbe sah, glaubte ich, die Wirkungen
seien zu Ende, und mein Körper wurde wieder normal. Ich hatte keine Sinnestäuschungen
mehr, wenn ich auch noch nicht ganz frei von abnormen Sensationen war und mich nach
Ruhe sehnte. Ich lag bis morgens wach. Mit Ausnahme der folgenden Nacht schlief ich
auch die nächsten drei Tage nicht, hatte dabei keine bsondere Müdigkeit, bemerkte aber bei
Augenschluß einen bläulichen Schimmer. In der ersten Nacht gingen mir wieder merkwürdig
groteske Bilder durch den Kopf, die etwas an die Träume von Baudelaire oder Aubrey
Beardsley erinnerten. Ich sah z. B. Körper mit riesenhaften oder verwachsenen oder
verkrüppelten Gliedern, oder merkwürdige Verschmelzungen, wie etwa fünf oder sechs
Fische mit der Farbe von Kanarienvögeln, die in einem goldenen Drahtkäfig in der Luft

herumflogen. Doch waren dies mehr gedankliche Bilder, wie sie im Traum das beunruhigte Gehirn sieht.

Trotz der vielen Sensationen des Körpers während der drei Stunden war ich nicht im geringsten erstaunt, als er wieder in normale Verfassung kam. Dies ging nicht stufenweise vor sich, mit einem Sprung kam die ganze Wirklichkeit der inneren und äußeren Welt wieder zurück. Dies war nur in diesem Augenblick sonderbar. Es ist etwa dasselbe Gefühl, das jeder kennt, wenn er in einer Nachmittagsvorstellung im Theater im künstlichen Licht saß gegenüber einer Szenerie, einer Welt von Vorgängen, und nun ins Tageslicht kommt. Man kommt heraus in die gewöhnliche Welt, das Tageslicht, die Straße scheint für einige Momente fremd, so ging es auch mir im Hinblick auf mein altes gewohntes Selbst. Während des Rausches war die normale Verbindung zwischen Körper und Denken durchbrochen. Mein Körper war in einer Art meinem Denken fremd geworden. Es erschien mir, als hätte ich unerwartet eine objektive Kenntnis über mich gewonnen. Es war so, als sehe ich meinen normalen Zustand wie eben jemand die Straße ansieht, wenn er aus dem Theater herauskommt."

1897 stellte Heffter seine schon erwähnten Selbstversuche mit dem *reinen Alkaloid* an. Obwohl nun das wirksame Prinzip erkannt und dargestellt war und somit die Möglichkeit gegeben, mit genau dosierbaren Mengen zu arbeiten, obwohl durch die bisherigen Selbstversuche eigentlich der Anreiz zu weiterer experimenteller Beschäftigung mit dem Alkaloid hätte gegeben sein sollen, geriet es zunächst in Vergessenheit.

1905 nahm Bresler[1]) die Versuche wieder auf, aber an Kranken. Er berichtet über 5 Fälle (2 Schizophrene und 3 Epileptiker), von denen 4 vor allem lebhafte optische Phänomene boten, die dem bisher Bekannten entsprachen. Bemerkenswert und ungewöhnlich ist aber ein Fall, bei dem sich die Vergiftungssymptome vor allem auf *akustischem* Gebiet zeigten. Es wurde Musik im linken Ohr gehört, Singen, Brummen, Frauenstimmen, „wie ein Konzert", und dies 6 Stunden lang. Außerdem bestand nach Breslers Angaben eine Aufhebung der Tast- und Schmerzempfindung. Eine besondere Färbung des Meskalinrausches durch die Krankheit der V.P. oder ein Einfluß des Experiments auf das Grundleiden geht aus der Veröffentlichung nicht hervor.

Eine wichtige Bereicherung unserer Kenntnisse über die Meskalinvergiftung brachten die systematischen Versuche an der Münchener Universitätsklinik. Über diese berichtet 1911 Knauer[2])[3]), der zusammen mit Maloney 9 Ärzte meskalinisierte. Aus dem Eigenreferat, das ohne Wiedergabe von Selbstschilderungen nur die Feststellungen mitteilt, ergibt sich, daß hier zum erstenmal der Versuch gemacht worden war, mittels methodischer experimental-psychologischer Untersuchungen die Wirkungsweise des Meskalins näher zu bestimmen. Es wurde 0,15—0,2 g des schwefelsauren Meskalins subkutan gegeben. Dabei zeigte sich folgendes: Der Versuch kann bei der gleichen Person zu verschiedenen Zeiten auch ganz verschieden ausfallen. Die Stimmungslage ist wechselnd, anfänglich meist hypomanisch, verbunden mit Bewegungsdrang. Oft ist die Gesamthaltung läp-

---

[1]) Bresler: Anhalorium Lewinii. Psychiatr.-neurol. Wochenschr. Jahrg. 7.

[2]) Knauer: Psychologische Untersuchungen über den Meskalinrausch. Vortrag, gehalten auf der Versammlung bayrischer Irrenärzte in München. Zeitschr. f. d. ges. Neurol. u. Psychiatrie. Referatenband 4.

[3]) Knauer and Maloney: A preliminary note on the psychic action of mescalin, with special reference to the mechanism of visual halucination. Journ. of nerv. a. ment. dis. vol. 40.

pisch-euphorisch, vereinzelt wurde aber nur schwer zu bemeisternde Gereiztheit und ängstliche Unruhe konstatiert. Die zu Beginn der Intoxikation mehr kaleidoskopartigen, optischen Phänomene werden schließlich zunehmend gestalteter und hängen durch eine gewisse Ähnlichkeit nach Form und Farbe zusammen, jedoch ohne jede gedankliche Verbindung. Die gewollte optische Repräsentation von Vorstellungen mißlingt. Sexuelle Motive fehlen gänzlich, Gehörtäuschungen kamen nur vereinzelt vor, dagegen reichliche haptische Sinnestäuschungen und Veränderungen des Allgemeingefühls. Täuschungen des Lage- und Bewegungssinnes gingen eigenartige Verbindungen mit solchen des Gesichts ein. Der Zeitsinn war meistens gestört, die Merkfähigkeit für die Zeiten ineinander geknüpfter Geschehnisse war bei allen mehr oder weniger geschädigt. Nach Abklingen der akuten Rauschsymptome folgte meist ein hypomanisches Nachstadium mit Betätigungsdrang, sowie Schlaflosigkeit.

Die einzige bekannt gewordene Selbstschilderung aus dieser Versuchsreihe ist die ob ihres Reichtums an psychopathologischen Phänomenen oft erwähnte Veröffentlichung von Serko[1]. Er berichtet darin über seine Erlebnisse aus drei Meskalinvergiftungen und betont ausdrücklich deren große Verschiedenheit untereinander. In einem Versuch waren optische Erscheinungen vorherrschend, im anderen haptische, im dritten solche des gedanklichen Ablaufes. Abgesehen von den optischen Sinneserlebnissen waren ihm vor allem Störungen des Raum- und Zeitsinns eindrucksvoll, sowie die Veränderungen des Körperallgemeingefühls, das mit seltsamen Sinnesverschmelzungen einherging.

1914 berichtete Guttmann[2] auf dem 6. Kongreß für experimentelle Psychologie auf Grund von 20 Versuchsreihen über Selbstversuche mit der zerkleinerten Pflanze, mit dem Kakteendekokt und endlich mit der subkutanen Injektion des Alkaloids. Die mitgeteilten Beobachtungen entsprachen dem bisher Bekannten. Guttmann hob dabei besonders die erhaltene Bewußtseinsklarheit trotz dem gleichzeitigen Bestehen abnormer Erlebnisse ab, und betonte die Möglichkeit einer experimentellen Prüfung psychologischer und psychopathologischer Fragen, die hierdurch gegeben sei. Nachträglich gab derselbe Autor 1924 eine ausführliche Zusammenstellung seiner in die Jahre 1912—1924 fallenden Versuche. Im Mittelpunkt der Arbeit steht die Persönlichkeitsspaltung, worunter Guttmann die objektive Stellungnahme trotz gleichzeitigen Vorhandenseins hauptsächlich optischer Erlebnisse versteht. Des ferneren berichtet er von dem besonderen euphorisch-hypomanischen Gefühlszustand und weist außerdem in längeren Ausführungen daraufhin, daß die Sinneserlebnisse die verschiedenartigsten Qualitäten (Illusion, Pseudo-Halluzination, Halluzination usw.) haben können und ineinander übergehen. Über die jeweilige Höhe der Dosis ist nichts mitgeteilt, nur einmal wird von 2 V.P. gesprochen, die 5,0 g der Kaktee bekamen.

---

[1] Serko: Im Meskalinrausch. Jahrb. d. Psychiatrie u. Neurol. Bd. 34.

[2] Guttmann, A.: Experimentelle Hallucinationen. Kongreßbericht für experimentelle Psychologie. — Ders.: Hallucinationen und andere Folgeerscheinungen nach experimenteller Vergiftung mit Anhalonium Lewinii (Meskal). Vortrag in der Berliner Gesellschaft für Psychiatrie und Nervenkrankheiten. Zentralbl. f. d. ges. Neurol. u. Psychiatrie Bd. 24. — Ders.: Die Spaltung der Persönlichkeit durch ein Medikament. Umschau 24. — Ders.: Medikamentöse Persönlichkeitsspaltung. Monatsschr. f. Psychiatrie u. Neurol. Bd. 56.

Die nächsten Versuche stammen aus dem Jahre 1920 aus dem Psychologischen Institut Marburg in Zusammenhang mit der Lehre von der Eidetik (E. R. Jaensch). Die Fragestellung lautete dahin: Zeigt der Eidetiker unter dem Einfluß des Alkaloids andere optische Phänomene als der Nicht-Eidetiker. Wir werden auf die diesbezüglichen Feststellungen noch bei der Frage Persönlichkeit und Psychose zurückkommen. Aber abgesehen von den optischen Phänomenen berichtete Walter Jaensch[1]), der über die Versuche berichtete, noch von Stimmungs-exzitation ähnlich wie im Alkoholrausch, motorischer Unruhe, geistiger Lebhaftig-keit, Redseligkeit und Leichtsinn. Bei einzelnen V.P. jedoch trat statt Erregung große Müdigkeit auf. Die verwandte Menge war sehr gering, 1—2 g der Droge.

In dasselbe Jahr fiel die Aufnahme unserer Versuche an der Heidelberger Klinik, über die 1922 erstmals berichtet wurde[2]).

1923 berichtete S. Fernberger[3]) über einen Selbstversuch. Dieser ist von besonderem Interesse, weil hier die getrocknete Droge in der ungewöhnlichen Menge von 39 g aufgenommen wurde und zwar in drei Portionen à 13 g inner-halb von 2 1/2 Stunden. Neben mäßig starken Gesichtserscheinungen bestand abnorm deutliches Muskel- und Gelenkgefühl, Zeit- und Raumsinnstörung, vor allem Störung des Bewegungssehens. Fernberger spricht von einem Auseinander-gezogensein von Raum und Zeit und macht hierfür das schnelle Wechseln der Aufmerksamkeit bei großer Klarheit des jeweils im Aufmerksamkeitsfokus Be-findlichen verantwortlich.

1925 berichteten Stein und Mayer-Groß[4]) über die Ergebnisse ihrer exakten sinnes-physiologischen Untersuchungen im Meskalinrausch an der Heidelberger Klinik. Diese Arbeit ist von besonderer Wichtigkeit, da hier zum ersten Male auf breiter Basis unter Verwendung größerer Dosen des reinen Alkaloids in metho-discher Weise die sinnes-physiologischen Probleme angegangen wurden. Im Genaueren wird bei den späteren Ausführungen von den festgestellten Befunden noch zu sprechen sein.

Die Versuche an der Heidelberger Klinik.

Die Versuche mit Meskalin an der Heidelberger psychiatrischen Klinik be-gannen 1920. Anreiz zu den Versuchen bildete schon allein die Möglichkeit, patho-logische Sinnesphänomene, die in den bis dahin vorliegenden Veröffentlichungen im Mittelpunkt des Interesses standen, selbst zu erleben und so nicht nur auf die Mitteilungen fremdseelischen Geschehens von Kranken angewiesen zu sein. Es schien hier ein Weg, in ein bisher dem Gesunden verschlossenes Gebiet vorzu-dringen und insbesondere festzustellen, *welche abnormen Symptome überhaupt bei*

---

[1]) Jaensch, Walter: Pharmakologische Versuche über die Beziehungen optischer Konstitutionsstigmen zu den Halluzinationen. Zentralbl. f. d. ges. Neurol. u. Psychiatrie Bd. 23.

[2]) Beringer, K.: Experimentelle Psychosen durch Meskalin. Zeitschr. f. d. ges. Neu-rol. u. Psychiatrie Bd. 84.

[3]) Fernberger, S.: Observation on taking Peyote (Anhalonium Lewinii). Americ. journ. of psychol. vol. 34.

[4]) Mayer-Groß und Stein: Über einige Abänderungen der Sinnestätigkeit im Mes-kalinrausch. Zeitschr. f. d. ges. Neurol. u. Psychiatrie 101.

einem Normalen erzeugbar sind. Es war zu erwarten, daß aus der unmittelbaren Kenntnis abnormer seelischer Geschehnisse nicht nur das eigene Wissen und Erleben bereichert, sondern auch die Möglichkeit gegeben wurde, auf Grund eigener Erlebnisse neue Anregung für die Erfassung der Gegebenheitsbeweise ähnlicher Erscheinungen bei Kranken zu gewinnen. Außerdem steckte aber in den bisher bekannten Selbstschilderungen, vor allem in dem Bericht von Serko, neben den Sinnesphänomenen noch eine Reihe sonstiger eigenartiger Erlebnisse, die darauf hindeuteten, daß dem Alkaloid eine über die Alteration der Sinnessphären weit hinausgehende Beeinflussung ganz anderer Funktionsbereiche zukommen kann. Es war die Frage, ob sich nicht bei Steigerung der Dosis gerade diese anderweitigen Rauschsymptome deutlicher zeigen. Endlich interessierte uns die Frage, wie weit die Rauschgestaltung von der Persönlichkeit des Berauschten abhängt, ob etwa das Rauscherleben und die Rauschinhalte einen Rückschluß auf die besondere Artung der Persönlichkeit zulassen. So konnte etwa vermutet werden, daß der Rausch bei nüchternen, sachlichen V.P. wesentlich andere Züge trägt als bei einer phantasiereichen, suggestibeln V.P. usw.

Wir begannen die Versuche zunächst mit der Dosis von 0,2 g des salzsauren Meskalins. Die Ergebnisse entsprachen den bisher bekannten und brachten wenig Neues. Wir sehen daher auch von einer Veröffentlichung der Protokolle und Selbstschilderungen dieser Art ab. Leistungsprüfungen im experimental-psychologischen Versuch, über die Alberts[1]) berichtete, ergaben ungestörte Auffassung und normale Resultate bei Rechenaufgaben, Buchstabenrätseln, Nacherzählen usw., jedoch durchschnittlich mit einer kleinen Verzögerung gegenüber dem Mittelwert, der im vorausgegangenen Normalversuch festgestellt worden war. Allmählich wurde dann die Dosis gesteigert, wir geben jetzt im allgemeinen 0,5 g, ohne dabei bedrohliche Vergiftungserscheinungen körperlicher Art konstatiert zu haben. Da man es jedoch mit einem Alkaloid zu tun hat, das in exquisiter Weise das vegetative Nervensystem angreift, da ferner die Stärke der körperlichen Erscheinungen von Fall zu Fall wechselt, bald in kaum nennenswerter Weise, bald sehr stark auftritt, im allgemeinen um so stärker, je höher die Dosis, wird man mit einer weiteren Steigerung der Dosis doch recht vorsichtig sein müssen, vor allem bei weiblichen V.P., bei denen die Erscheinungen von seiten des vegetativen Nervensystems meist besonders stark ausgeprägt sind. Es ist doch immerhin zu bedenken, daß nach Newberne und Burke einige plötzliche Todesfälle nach Peyotegenuß berichtet werden. Jedenfalls ist zu raten, beim ersten Versuch nie über die angegebene Dosis von 0,5 g zu gehen und erst die jeweilige individuelle Toleranz für das Gift festzustellen. Ferner muß, je nachdem welcher experimentellen Fragestellung der Versuch dienen soll, beachtet werden, daß mit Steigerung der Menge des verwandten Alkaloids das Gesamt der psychischen Veränderungen einen immer deutlicheren Einschlag von Veränderung der Bewußtseinslage erhält, was gelegentlich bei experimental-psychologischen oder sinnesphysiologischen Untersuchungen hinderlich sein kann. Es ist wahrscheinlich, daß bei noch weiterer Steigerung des Mittels dies so sehr der Fall wird, daß dann der Meskalinisierte gerade die für uns so wertvolle Sondereigenschaft der erhaltenen Selbstbeobachtungsfähigkeit verliert.

---

[1]) Alberts: Einwirkungen des Meskalins auf komplizierte psychische Vorgänge. Inaug.-Diss. Heidelberg 1920.

An dieser Stelle seien kurz die beobachteten *Alterationen des vegetativen Nervensystems* zusammengefaßt. Als konstantestes Symptom findet sich starke Mydriasis von wechselnder Dauer, eine bis mehrere Stunden. Für alle anderen Symptome ist die Uneinheitlichkeit und Unbeständigkeit charakteristisch. Die Pulsfrequenz wechselt von Fall zu Fall, am häufigsten Tachykardie bis 140, vereinzelt auch Bradykardie bis 50 und darunter. Einzelne V.P. berichten über starkes Oppressionsgefühl in der Herzgegend, sowie zeitweise beängstigend empfundene Atembeklemmung. Der Blutdruck wechselt, meist besteht eine Erhöhung von 10—20 mm Hg. Neben starker Schweißsekretion, vor allem an Kopf und Händen, tritt andererseits besonders Hauttrockenheit auf. Einige Male wurde von quälender Trockenheit im Mund berichtet, durchaus ähnlich, wie wir dies nach der Einnahme von Atropin oder Hyoscin hören. Dem gegenüber steht wieder eine Reihe von Berichten von abnorm starkem Speichelfluß. Der Speichel selbst ist bald serös, dünnflüssig, bald mukös, zäh. In einem Falle bestand sehr starkes Augentränen, in einem anderen ausgesprochene Polyurie. Mit zu den konstantesten Symptomen gehört mehr oder minder starke Nausea, die vereinzelt bis zu Erbrechen führte. Charakteristisch ist ein sich oft einstellendes jähes Hungergefühl, das auch trotz reichlichen Essens nicht immer weicht und sich davon unabhängig erweist. Über sonstige körperliche Störungen wird unter Wiedergabe der Veränderungen des Allgemeinsinns berichtet.

Aus den oben angeführten Gründen der Vorsicht teilen wir bei höheren Dosen (0,4—0,6 g) die Gesamtmenge und geben sie hälftig im Abstand von etwa ³/₄ Stunde in subcutaner oder intramuskulärer Injektion. Es sei dabei noch ausdrücklich darauf hingewiesen, daß es bei der Unberechenbarkeit der auftretenden Phänomene nötig ist, die V.P. ständig zu überwachen. Verschiedentlich brachten uns die Berauschten nachträglich ihre Verwunderung zum Ausdruck, daß man sie während des Rausches allein ließ, obgleich sie ernstlich versucht waren, etwa aus dem Fenster hinauszusteigen, „da das Gesetz der Schwere ja doch keine Gültigkeit mehr hatte". In einem Fall, wo eine qualvolle Depression auftrat, bestanden ernsthafte Selbstvernichtungsideen. Gerade in den Zuständen äußerer Ruhe und Selbstversunkenheit sind derartige Gedankengänge nicht selten, und wenn sich im allgemeinen auch der Berauschte im Stadium ausgesprochener motorischer Hemmung befindet, so ist die Möglichkeit der Umsetzung in die Tat doch wohl nicht völlig ausgeschlossen.

Die Durchführung unserer ausgedehnten Versuche wurde durch das großzügige Entgegenkommen der Firmen Hoffmann-Laroche, Merck und Boehringer ermöglicht, die uns in bereitwilliger und uneigennütziger Weise das in ihrem Besitz befindliche Präparat — teils aus der Droge gewonnen, teils synthetisch hergestellt — zu unseren Untersuchungen überließen. Da bei der Aufnahme unserer Versuche das vorhandene Material nur gering war, mußten diese zeitweise wieder ruhen, bis wir wieder neue Substanz in Händen hatten. Die synthetische Herstellung größerer Mengen scheint aber jetzt keine Schwierigkeiten mehr zu bereiten. Einen sicheren Unterschied zwischen dem synthetisch dargestellten und dem aus der Droge gewonnenen Meskalin in seiner Wirkungsweise konnten wir nicht feststellen. Ebensowenig einen solchen zwischen den Präparaten der verschiedenen Firmen. Desgleichen machte es keinen Unterschied, ob das salzsaure oder schwefelsaure Salz verwendet wurde. Interessanter-

weise traten bei einem Versuch mit Methyl-Meskalin. hydrochloricum cristallisatum
syntheticum zwar dieselben Phänomene wie bei anderen Präparaten auf, jedoch
stellten sich auf die Injektion so außerordentlich heftige Schmerzen an der
Injektionsstelle und dem injizierten Arm ein, daß schließlich nichts anderes
übrig blieb, als diese durch Morphin zu bekämpfen, und selbst dies hatte nur
einen halben Erfolg.

In letzter Zeit benutzten wir ein synthetisches Präparat von C. F. Boehringer & Söhne, in einzelnen Fällen gewann man den Eindruck, als ob dieses besonders starke Veränderungen der Bewußtseinslage erzeuge, wohingegen ein von
derselben Firma vor kurzem aus der Droge dargestelltes Meskalin sehr viel stärkere euphorische Reaktionen auslöste. Indes läßt sich mit Sicherheit darüber
nichts sagen. Es ist immerhin erwünscht, daß bei Nachversuchen darauf besonders geachtet wird.

Nicht ohne Interesse ist übrigens, daß die Ausbeute des letzterwähnten, aus
der Droge isolierten Meskalins aus 3415 g pulverisierten Mescal buttons nur 13,4 g
des Alkaloids ergab. Die im Vergleich zu den Heffterschen Angaben sehr un-
befriedigende Ausbeute weist darauf hin, daß die Droge nur zum Teil aus dem
richtigen Anhalonium bestanden hat. Nach der freundlichen Mitteilung der
Firma wich schon die Menge an Rohalkaloid, die erzielt wurde, erheblich von
den Heffterschen Zahlen ab, nämlich 1,8 vH statt 5,0 vH.

Ob und wie weit sich das Rauschbild der mit dem reinen Alkaloid Vergifteten
von dem unterscheidet, das durch die Droge erzeugt wird, entzieht sich unserer
Kenntnis. Es ist jedenfalls a priori nicht von der Hand zu weisen, daß der Genuß
der Droge, die nach Heffter ja noch drei andere Alkaloide mit zentraler Wirkung enthält, gewisse Sondererscheinungen schafft. Es ist aber nicht anzunehmen, daß diese sehr groß sind, denn in den Selbstschilderungen der Indianer wie
auch in der von Havelock Ellis finden sich im wesentlichen dieselben Symptome wie bei unseren V.P. Nur die immer wieder betonte, oft mehrere Nächte
anhaltende Schlaflosigkeit sowie besondere Leistungsfähigkeit am Tage nach
dem Genuß des Cactus wurde nach der Injektion des Alkaloids vermißt. Einige
Selbstversuche mit der gepulverten Kaktee, wozu uns Herr Prof. Lewin das
Material zur Verfügung stellte, ergaben so geringe Erscheinungen, daß sie nicht
zum Vergleich herangezogen werden können.

Die Gesamtzahl unserer Versuche beträgt rund 60. Die Mehrzahl der V.P.,
darunter 6 weibliche, bestand aus Ärzten und Medizinstudierenden, ferner 1 Philo-
loge, 1 Maler, 1 Zoologe und 2 Juristen. Die meisten waren im Alter zwischen
20 und 35 Jahren, zwei Herren über 45.

Die Rauschdauer schwankt vom Beginn der ersten Injektion bis zum Abklingen der hauptsächlichsten Erscheinungen zwischen 5 und 10 Stunden. Über-
schreitung dieser Zeit nach oben kommt bei höheren Dosen häufig vor, oft bis
tief in die Nacht hinein. Am anderen Morgen aber waren die V.P. meist arbeits-
fähig und ohne Nachwirkung.

Das Meskalin wurde in erwärmtem Wasser oder erwärmter physiologischer Kochsalzlösung gelöst subcutan oder intramuskulär in den Unterarm injiziert. Es wirkt
besonders stark, wenn die V.P. nüchtern ist. Die Injektion ist lokal recht schmerzhaft
und kann unangenehme Spannungs und Schweregefühle in Arm und Hand erzeugen,
die etwa eine Stunde andauern. Bei der zweiten Injektion werden die Schmerzen

weniger stark und viel kürzer empfunden, wozu die bald danach einsetzende Ablenkung durch die nun stärker auftretenden Rausch-Symptome beitragen mag.

Bevor auf die Einzelheiten des Rausches eingegangen wird, sei hier kurz einleitend der durchschnittliche Rauschverlauf skizziert, wie er sich bei höheren Dosen darstellt. Etwa $1/2$ Stunde nach der 1. Einspritzung tritt mehr oder minder starke Nausea auf, und es beginnen die ersten entoptischen Phänomene auf Augendruck sich einzustellen. Ziemlich bald nach der 2. Injektion werden die optischen Erscheinungen stärker, treten nun auch ohne Augendruck im Augenschwarz auf, sowie im Dunkelzimmer. Neben langsam einsetzender Konzentrationserschwerung tritt nun die Euphorie in den Vordergrund und beherrscht zeitweilig das Bild.

Allmählich treten dann Veränderungen der Bewußtseinslage auf, zugleich wird das Erleben reichhaltiger und vielseitiger. Der Rausch nähert sich seiner Höhe, die mit phasenhaften Intensitätsschwankungen etwa 2—5 Stunden anhält. Danach klingt der Rausch bald langsam, über Stunden ausgedehnt, bald jäh und übergangslos ab. Vereinzelt tritt nach scheinbarem Ausklang des Rausches noch eine mehr oder minder starke Nachphase auf (3, b, 22a, 32).

Die äußere Versuchsanordnung war stets dieselbe. Mit Deutlichwerden der Symptome, vor allem der optischen Erscheinungen, wurde die V.P. eine Zeitlang ins Dunkelzimmer gebracht, einerseits um sie nach Möglichkeit der Ablenkung durch die Umwelt zu entziehen, andererseits um die im Dunkelzimmer besonders stark auftretenden optischen Phänomene nicht zu verlieren. Nach Möglichkeit wurde der Meskalinisierte zum gemeinsamen Mittagessen zugezogen. Der Meskalinisierte selbst wünscht meist allein gelassen zu sein und empfindet im allgemeinen alle Anforderungen, die an ihn gestellt werden, insbesondere Versuche als störend. Es ist auch nicht zu bezweifeln, daß die Erlebnisgestaltung durch die häufigen Unterbrechungen, Versuche, Wechsel vom Dunkelzimmer ins helle Zimmer, Unterhaltung usw. ganz wesentlich beeinflußt wird, aber es lag uns ja gerade daran, das Verhalten des Berauschten unter verschiedenen Bedingungen zu untersuchen. Nach dieser kurzen Darstellung des Verlaufs, der in den Selbstschilderungen zur Genüge immer wieder zum Vorschein kommt, wenden wir uns nun der Wiedergabe der Hauptphänomene zu.

Veränderungen der Sinnesfunktionen.

Von den früheren Autoren wurde immer wieder auf die eindrucksvollen Veränderungen der Sinnesfunktionen hingewiesen und diese als *das* Charakteristikum des Meskalinrausches bezeichnet. Wenn nun auch unsere Versuche gezeigt haben, daß damit keineswegs die Fülle pathologischer Erlebnisse erschöpft ist, so ist doch nicht zu verkennen, daß die Abänderungen der Sinnesfunktionen, vor allem soweit sie das optische Gebiet betreffen, zu den generellsten Meskalinsymptomen gehören. Bei der größeren Zahl der V. P. werden gleichzeitig mehrere Sinnesgebiete betroffen, wobei aber solche der optischen Sphäre das Bild beherrschen. Ordnet man die einzelnen Sinnesgebiete nach ihrer Betroffenheit, so ergibt sich folgendes: am seltensten finden sich Veränderungen des Geschmacks und Geruchs, etwas häufiger, aber doch noch ziemlich vereinzelt, des Gehörs, sehr viel häufiger dagegen Störungen der unterschiedlichen Sinnesqualitäten, die Jaspers unter dem Begriff des Allgemeinsinns zusammenfaßt. Er versteht hierunter alles das, was nach Abzug der vier Sinne: Gesicht, Gehör, Geruch und

Geschmack übrig bleibt und was in der alten Terminologie unter dem Namen des Gefühls als fünfter Sinn benannt wurde. v. Kries spaltet diesen komplexen Begriff — unter Hinweis darauf, daß die Zusammenfassung und Abgrenzung einzelner Sinnesgebiete in manchen Fällen nur nach Rücksichten der Zweckmäßigkeit erfolgen könne und mehr oder minder zum Teil noch Sache eines willkürlichen Ermessens bleibe, abhängig vom derzeitigen Stand unseres Wissens — auf in Berührungsempfindungen, Druckempfindungen, Temperaturempfindungen, Schmerzempfindungen, relativen Bewegungs- und Lageempfindungen, Widerstandsempfindungen, absolute Bewegungs- und Lageempfindungen, sowie Gemeingefühle, wie Hunger, Durst usw. Am konstantesten aber wird — wie schon erwähnt — im Meskalinrausch der Gesichtssinn alteriert. Betrachten wir nun die einzelnen Sinnesgebiete zunächst gesondert, so ergeben sich phänomenologisch folgende Sinneserlebnisse:

a) Geruchssinn.

Die Geruchswahrnehmungen können, sowohl was Intensität wie Qualität anbelangt, verändert sein. Eine subjektive Intensitätssteigerung findet sich bei (16), wo im Beginn wiederholt auf die „kolossal starken" Gerüche hingewiesen wurde; desgleichen bei (15): „Der Geruchssinn ist so empfindlich, es ist ein Glück, daß er sonst stumpfer ist, man könnte ja keine Speisen essen, ohne zu wissen, ob und mit welcher Seife sich die Köchin gewaschen hat."

Eine qualitative Änderung von Geruchswahrnehmungen liegt wohl bei (18) vor, trotzdem auf den normalen Charakter der Gerüche hingewiesen wird. Sie sind zwar als unterscheidbar und identifizierbar, aber doch als abscheulich gekennzeichnet. Zur bekannten Geruchsqualität kommt etwas Neues hinzu. „Auch beim Friseur, den ich später aufsuchte, wurden die Gerüche der Seife, des Puders, der Hautpaste in gleicher Weise abscheulich. Ich habe sofort und auch nachträglich feststellen können, daß keiner dieser Gerüche seinen üblichen Charakter verändert hatte. Der Ekel muß durchaus ein Resultat des Giftes gewesen sein."

Unabhängig von realen Außenreizen auftretende Geruchsempfindungen, die in das Gebiet der Halluzinationen gehören, beschreibt H. Ellis: „The air seemed flushed with vague parfume."

b) Geschmackssinn.

Auch hier finden sich Intensitätsveränderungen: bald sind alle Geschmacksempfindungen herabgesetzt, „alles schmeckt farblos wie Wasser", obwohl die Zunge die den Speisen entsprechenden sehr nuancierten Tastempfindungen wohl empfand (18).

Auf der anderen Seite findet sich eine Steigerung; gewisse Qualitäten sind besonders intensiv und vorherrschend, so schmeckt z. B. bei (18) „süß unangenehm stark vor". Auf qualitative Veränderungen der Geschmackswahrnehmungen weisen Äußerungen von „metallischem" Geschmack hin. (15) berichtet: „Der Speichel schmeckt ausgesprochen gut; wenn es Wein wäre, würde ich mir noch eine Flasche bestellen."

Sichere Geschmackshalluzinationen haben wir nicht beobachtet. Wohl aber findet sich eine solche bei Havelock Ellis in Verschmelzung mit optischen Phänomenen: „In einem Augenblick erzeugte die Farbe Grün in hohem Grade einen etwas süßen und metallischen Geschmack. Blau dagegen hatte einen Geschmack, der an etwas Phosphorisches erinnerte. Dies sind die einzigen Farben, die mit dem Geschmack verbunden waren."

c) Gehörsempfindungen.

Diese traten zahlenmäßig häufiger auf. Der Intensität nach werden reale akustische Reize bald besonders laut und deutlich empfunden, dann wieder sehr leise und weit entfernt. „Überempfindlichkeit gegen Geräusche. Auf dem Heimweg klirrte das raschelnde Laub, man hat Angst, den Gummi des Rades zu zerscheiden, es könnten Glasscherben sein. — Die Menschen gehen furchtbar laut. — In der Wirtschaft ist ein furchtbares Gabelgeklapper" (4). Die Lokalisation der Gehörsempfindung ist vereinzelt gestört: „Der Klang der Worte kam aus einer ober mir liegenden Gegend", bei anderen aus seitlicher Richtung. — Die Qualität der Wahrnehmungen kann im Sinne einer deutlichen Verfeinerung und Unterscheidungsfähigkeit für sonst nicht wahrnehmbare Nuancen verändert sein. „Ich hörte die unschönen Obertöne fein heraus; jeder Ton war in seiner Qualität gespalten" (25). Neben der Qualitätsveränderung im Sinne eines gesteigerten Differenzierungsvermögens komplexer Tongestalten gegenüber dem normalen Zustand finden sich auch Veränderungen der Qualität des Wahrgenommenen im Sinne eines Andersseins, nicht aber Differenziertseins. „Die Unterhaltung der beiden anwesenden Herren hörte ich mit veränderter Stimme, besonders Herr Dr. M. schien eine sehr hohe Stimme zu haben" (14). — „Ich glaubte, eine Säge zu hören, die aber nicht wie sonst mit dumpfem, rauhem Ton sägte, sondern mit dem Schrillen einer elektrischen Klingel" (2). — „Zugleich finde ich den Sprachton der anderen wesentlich verändert, dumpfer und langsamer" (28). — Der alltägliche Gefühlston bekannter akustischer Wahrnehmungen, sei es differenzierter Lautgestalten oder solcher diffuser Geräusche, ist verändert und drängt zur Vergewisserung und Identifizierung derselben. „Alle Geräusche waren fremd und unmöglich" (28). Auf der anderen Seite kann gerade der alltägliche, gefühlsmäßige Anteil, vor allem bei musikalischen Reizen, überraschend gesteigert und verstärkt sein. „Als Dr. B. ans Telephon gerufen wurde, begann ich zu summen und wurde von dem resonanzreichen Klange des Gewölbes sozusagen fortgezogen. Durchaus schwelgerischer Charakter" (2b). — Eine bis dahin trotz vielfacher Bemühungen für Musikaufnahme refraktäre V. P. schildert: „Die Töne füllen mich ganz aus, ich war zum ersten Male der Musik völlig hingegeben, fühlte die Schallwellen im Ohr, es füllte mich ganz aus, wie wenn ich auf Tönen fortgetragen wäre. Die Töne durchdrangen mich, irgendwie ein konkretes, greifbares, körpernahes Musikempfinden. Die Musikaufnahme ist gleichsam vom Denken ins Gefühl, vom Kopf ins Ohr gerutscht" (3b).

Neben diesen bisher angeführten Phänomenen von Veränderungen der Wahrnehmungen, wobei aber der Gegenstand der Wahrnehmung als solcher stets identifiziert wurde, wenden wir uns nun den Erscheinungen zu, die von normalen Wahrnehmungen ausgehen und übergehen in illusionäre Verkennungen: Alltägliche Geräusche werden akustisch umgedeutet. „Das Geräusch eines Autos klingt wie herrliche Orchestermusik (13), verirrte Hauslaute wie ferne Geigentöne." — „Ein Staubsaugeapparat, der auf dem Korridor arbeitet, setzt mich durch sein Geräusch in Angst. Ich habe das Gefühl, Walrosse und Robben kommen schnau-

bend auf mich zu" (9). — „Man hört, sobald man sich dem Sonderzustand überläßt, einen förmlichen *Jahrmarktslärm* vor dem Fenster. Die wahrgenommenen
Geräusche, denen allen ein realer Reiz entspricht, klingen laut und melodisch.
Sonst unangenehme Geräusche haben einen weichen, xylophonartigen Klang.
Die akustischen Empfindungen sind reizvoll und lustbetont. Man kann sich ihnen
entziehen, wenn man aus dem Sonderzustand wach und gespannt am Fenster
lauscht: dann werden alle Schallquellen einzeln kontrollierbar, man hört sie dann
leiser, unmelodisch hart, häßlich" (12). — Wie diese Beispiele ergeben, ist die
Aufspaltung eines solchen Erlebnisses in die phänomenologischen Einzelteil-
bestände deshalb oft schwierig, weil offenbar kurz nacheinander ganz verschiedene Tatbestände sich ablösen können. So kann man streiten, wie weit funktionelle Halluzinationen, wie weit Wahrnehmungsanomalien qualitativer und quantitativer Art, wie weit Illusionen vorliegen. Die Tatsache, daß aus einer Vielheit
heterogener akustischer Reize eine neue gegenständliche Einheit („Jahrmarktslärm") entsteht, in der alle Einzelempfindungen verschiedenster akustischer Qualität in einer neuen Gesamtheit zusammengeschmolzen sind, dürfte wohl die Bezeichnung „Illusion" rechtfertigen. Eine illusionäre Umgestaltung in Worte
wurde dagegen bis jetzt nicht beobachtet. Der geeignetste Ausgangspunkt für
Illusionen wird durch Geräusche irgendwelcher Art gebildet, also ein mehr oder
minder amorphes, freier Ausgestaltung zugängliches Material.

Eine andere Qualität von Trugwahrnehmungen des Gehörs stellen solche *ohne
reale Außenreize* dar. Bei einer V.P. (16) bestanden intensive, elementare Halluzinationen: schnappende Laute im Ohr, „rrrt", „ich höre Kratzen, grelles Trompetengebläse, schmetternd, alles knirscht". — Häufiger wird über halluzinierte
Musik berichtet: „Ich höre Jahrmarktslärm, Musik, Karussele drehen sich." —
Besonders intensiv bestand derartiges in dem Falle von Breßler, er berichtet,
daß eine Epileptica über Stunden hindurch ein Konzert halluzinierte. — Ähnliches berichtet (13): „Nach kurzer Unterbrechung glaubte ich Orchestermusik
zu hören, und zwar mit Hervortreten von Pauken und Geigen. Im Gegensatz
zu dem schweren und dumpfen Charakter des vorher gehörten Gesanges stieg
jetzt in einem wundervollen Zusammenklang vieler Instrumente wie in einem
Rausch eine jubelnde Fanfare auf." — Im Falle (3b) kam es deutlich zur Geltung, wie ein realer Reiz Anlaß zu einer halluzinatorischen Trugwahrnehmung
des Gehörs wurde: „Ich schlug eine Taste an, der Ton verhallte langsam und ging
über in einen hellen, fernen Frauenchor, wie wenn etwa Nonnen in der Maiandacht singen. Trotzdem ich mir bewußt war, daß es eine Sinnestäuschung sein
mußte und sie zu verscheuchen suchte, war es bei mehrmaligen Versuchen immer
dasselbe: der Gesang hielt an, noch lange, nachdem der Ton verhallte." Eine V.P.,
von der leider keine Selbstschilderung zu erhalten war, halluzinierte zahlreiche
Stimmen.

d) Gesichtsempfindungen.

Wir gehen aus von den Veränderungen der Wahrnehmung, also den Veränderungen an der optischen Umwelt. *Wie bei allen Phänomenen des Meskalinrausches, haben wir keine regelmäßigen Befunde*, die Symptome wechseln nach
Qualität und Häufigkeit von Fall zu Fall. Sie sind auch bei den einzelnen V.P.
keineswegs konstant, außerdem treten in den verschiedenen Rauschphasen unterschiedliche Sinneserlebnisse auf. In rascher Folge können Intensität und Moda-

lität der Symptome variieren und sich ablösen, so stets neue Tatbestände schaffend.

Wir beginnen mit der Farbwahrnehmung. Halten wir uns an die Einteilung von Farbton, Farbdichte und Farbhelligkeit, so finden sich zunächst Helligkeitsschwankungen. „In dieser Zeit werden alle Sinnestäuschungen deutlich lebhafter. Die Landschaft, deren Farben zunächst unverändert blieben, erschien im ganzen lichter. Der Raum, in dem wir uns befanden, erschien mir abwechslungsweise bald heller, bald dunkler" (29). Die Farbe selbst wird satter. „Das Moos erscheint wie ein leuchtender Smaragd" (17). „Das Gelb (der Tapete) wurde nicht nur heller, sondern auch satter und intensiver, das ganze Zimmer bekam etwas ungemein Sonniges und Frühlingshaftes" (32).

Auch der Farbton selbst ist Veränderungen unterworfen. Die Farbqualitäten verschwinden. „. . . . wobei der ganze Raum einheitlich grau und farblos erscheint." Bestimmte Farbtöne dominieren. „Bald scheint alles grün-blau oder grün-rot, ich sehe überall nur rot und grün in der Welt und suche blau und gelb." Farbhalluzinieren an realen Objekten mit raschem Farbwechsel wird mit den Worten geschildert: „Dr. S. erglänzte abwechselnd in violettem, gelbem, weißem Licht" (20). Um die Gegenstände bilden sich einfarbige oder spektralfarbige Höfe. „Alles sieht aus wie eine schlechte farbige Reproduktion, bei der die verschiedenen Farben nicht exakt aufeinandergedrückt sind." „Plötzlich sind die Umrisse der Gegenstände von einem etwa 1 cm breiten, duftigen Schein umgeben, besonders auffällig in den Haaren eines Kollegen, ähnlich wie ein Heiligenschein" (4). Die Oberflächenfarben bekommen den Charakter von Flächenfarben. „Über den Gegenständen liegt ein transparenter Dunst, alles wird wie durch ein leicht gefärbtes Glas gesehen" (2b). Die Oberfläche scheint sich aufzulösen. Demgegenüber steht eine abnorme Intensität des Oberflächencharakters der Farbe in gesteigerter Dinghaftigkeit, verbunden mit Helligkeitssteigerung. „Die farbigen Damentoiletten erscheinen geschmacklos, grell, wie wenn über die farbigen Stoffe eine grelle Farbe gestrichen wäre, wie lackiert" (4).

Je nach Farbqualität wechselt das der Gegenstandsseite zugehörige Merkmal der Gefühlstönung, wie etwa sonnig, frostig, warm, unheimlich. „Mein optischer Sinn ist bereichert, aber es fehlt den Farben die Farbe, es sind nur Lichter, rote usw. Scheine, sie finden keinen Widerhall in meiner Psyche" (20). „Am unheimlichsten aber war der Durchblick durch das erste Fenster, eine gelbliche, olivgrüne Gesamtfarbe lag auf dem ganzen Bild wie drohendste Gewitterstimmung. Wohl wurden die Gegenstände im ganzen Haus und in der Küche zwar als bekannt identifiziert, aber in unbegreiflicher Irrealität. Etwas durchdringend blaugrünes, zinnsoldatengrün, aber opalen und durchscheinend erkannte ich staunend als Glas" (2b). Natürlich ist hierbei immer auch die andere Seite, nämlich der Gesamtzustand mitzubetrachten, vor allem die jeweilige Stimmungslage, die ihrerseits wieder als eine besondere Ich-Qualität auf den Gefühlscharakter der Farbe einwirkt und das geschlossene Erlebnis bedingt. Über diese Wechselwirkung von abnormer Sinnestätigkeit und Gesamtzustand wird später noch zu sprechen sein.

Mit diesen, den allgemeinen Charakter der Farbwahrnehmungen betreffenden Veränderungen des optischen Sinnes geht aber auch ein gesteigertes Differenzieren für Farbennuancen, Kontrastfarben und Helligkeitsschattierungen einher,

das die alltäglichsten Gegenstände in einer ganz neuen Weise zu Bewußtsein
bringt. „Während ich so unruhig und unzufrieden meine Lage wechselte, fiel
mein Blick auf den weißen Kittel, der mit dem unteren Rande quer über der
blaugrünen Hose lag. Das an das Blaugrün grenzende Weiß war intensiv rötlich
(rosa gefärbt), insbesondere die durch Falten verschatteten Stellen" (25). Kleinste
Unterschiede heben sich voneinander ab, bringen zwingende Kontrasterlebnisse.
„Wie ich dann zum Fenster hinausschaute, wunderte ich mich über die klecksig
dunklen Schatten im Blätterwerk" (32).

Die Konturen werden scharf, hart, klar, die einzelnen Farbtöne eindringlich und voneinander abgesetzt. Beim Betrachten eines Teppichs heben sich
die Farbmuster voneinander ab, die Fläche, in der sie liegen, gliedert sich in
räumliche Tiefe, in ein Vor und Zurück, sie wird reliefartig, ausgebuckelt, entsprechend den Farbornamenten; desgleichen etwa an der Tapete, wo sich das
Ornament vom Grunde plastisch abhebt. „Das erste, was mir auffiel, war, daß
das Blumenmuster der Tapete sich viel stärker von dem gelben Untergrund der
Tapete abhob als vorher und unangenehm deutlich und plastisch heraustrat" (32).

Andere berichten vom Plastischwerden geschauter Bilder, Porträts usw., von
einem abnorm stereoskopischen Sehen. Der normalen Tendenz zur plastischen
Veranschaulichung wird natürlicherweise durch eine derartige Hyperästhesie
weitgehend entgegengekommen, vor allem aber dann, wenn es sich um tatsächliche Niveauunterschiede handelt. „Bereits im Initialstadium erschien das
leicht zerknitterte Blatt einer Zeitschrift, die ich las, als ein Landkartenrelief" (24).
Das starke Kontrasterlebnis feinster Schattierungen an einer eintönigen dunkel-
roten Farbfläche schildert 23: „Ich lege mich aufs Sofa und betrachte die
gegenüberliegende Zimmerwand. Die Rißlinien in den Farben erscheinen mir als
tiefe, fast beängstigende Risse." Beim Blick auf einen Hof in etwa 10 m Tiefe
„sehe ich die Steine so deutlich und über Erwarten groß, und so scharf jede einzelne Fuge zwischen den Steinen, daß ich den Eindruck gewinne, der Hof läge
dicht unter dem Fenster" (25). Auch hier also neben dem noch zu besprechenden
veränderten Größen- und Entfernungserlebnis ein gesteigertes Tiefensehen, eine
Hyperplastizität des Geschauten. „Der Boden, der bisher eine glatte Fläche darstellte, zeigte sich gerippt, man sah jeden Riß, jede Reibfläche, jedes Pünktchen.
Die Wände (Kalkwände) sind nicht mehr eben, sondern zeigen sich gekörnt" (2b).

Entsprechend dieser Tendenz zur dreidimensionalen Ausgestaltung normalerweise flächig gesehener Objekte werden dreidimensionale Objekte in ihrem Räum-
lichkeitscharakter besonders intensiv erlebt. Dabei wechselt der besondere Erlebnischarakter des Räumlichen und zeigt sich in einem Vorherrschen unter-
schiedlichster Teilqualitäten, die der Dreidimensionalität zukommen, wobei noch
zu unterscheiden ist, wie weit sich die Erlebnisrichtung mehr auf das Einzel-
objekt, auf das Nebeneinander der Objekte oder den Raum, in dem die Objekte
stehen, richtet. Denn dies ist ja prinzipiell immer mitzubedenken, daß je nach
Einstellung etwa auf die Einzelheit oder das Ganze des Rausches je nach Interesse für bestimmte Erlebnisweisen, je nach Hinlenkung durch den Versuchsleiter usw. bald diese, bald jene Vergiftungswirkung „beachtet" wird, wobei wir
noch ganz absehen von der Unterschiedlichkeit der Wirkungsweise des Meskalins
bei den einzelnen V.P. selbst. Bei 24 waren die Farben „weniger das eindrucksvolle Moment, als die Schattierungen, verbunden mit stofflicher Veränderung

im Sinne der Erhöhung der Konsistenz der Gegenstände". „Die Wesenhaftigkeit (substantielle Dichte) wurde durch das Erlebnis ihrer Plastizität gegeben." So dominierte in diesem Falle das Erleben der sinnlichen Stofflichkeit. „Ein hohler Eisenpfeiler im Keller erschien mir massiv aus Stahl." „Ein weißgrauer, ziemlich schmutziger Vorhang, der an einem Fenster oben als Abschluß diente, und in leichten Falten herunterhing, kam mir von Zement vor." Dieses Moment des Dinglichen tritt einem mehr ästhetisch gesteigerten Gesamtcharakter der Räumlichkeit des Objektes gegenüber zurück in folgendem Beispiel: „Die Gegenstände stehen in besonderer Klarheit im Raum. Die Konturen sind plastischer als sonst, die Perzeption aufdringlicher, wird bewußter. Darüber hinaus kommt es zu hyperplastischem Sehen wie im Stereoskop." Bei anderen wiederum herrscht ohne besondere Betonung der Plastizität das formale Gestaltmoment vor. „Die Baumkronen sind flammig wie erstarrtes Feuer" (22a). Die ganze Welt scheint in das Reich des Stils gerückt, alles Ornamentale, dekorativ Figürliche zieht die Aufmerksamkeit an sich. „Immer noch waren die Ornamente auffallend, erschien die Gegenstandswelt ins Ästhetische verschoben. Die Laubkrone des Goldregens vor meinem Fenster bot mir das Bild des Herabwallens, die des Kastanienbaums von etwas in die Höhe Strebenden" (22a).

Wiederum ganz anders herrscht bei 17 das Raumerlebnis vor. „Ich hatte eine unbeschreibliche Freude am Raum, das Zimmer schien groß, der Gang neben meinem Bett lang, tief, geräumig, das Bücherbord prägnant in seiner Perspektive, die Bücher klar, hervorstechend in Farbe und Form, die Verhältnisse der Gegenstände zueinander waren nicht verändert, aber ich fühlte und begriff, nicht abstrakt, sondern irgendwie mit dem ganzen Körper, den Raum und die Luft zwischen den Gegenständen. Es war ein sinnvolles Verhältnis zwischen dem freien Raum und den Gegenständen."

Soweit man die physiologischen Abänderungen der Sinnestätigkeit an diesem Erlebnis der Raumklarheit verantwortlich macht, ist an die Veränderung der Helligkeitswerte, der Farbtöne, der Kontrasterlebnisse und dem dadurch bedingten Hinzielen auf ein eindringliches Herausheben der Perspektive zu denken. Daß daneben die besondere davon unabhängige Bewußtseins- und Stimmungsdas jeweilige Erlebnis in seiner eigenartigen Gesamtheit konstituiert, darauf muß, wie bei allen Meskalinerlebnissen, immer wieder hingewiesen werden.

Von besonderem Erlebniswert für die Meskalinisierten ist das „Charakteristischerwerden" der menschlichen Mimik von dem uns sonst Schizophrene so oft, berichten. Die Gesichter werden prägnanter, ausdrucksvoller, vielsagender. Farbennuancen, vor allem aber das harte Hervortreten von Schattierungen durch die Falten des Gesichts geben diesem einen bestimmten Ausdruckswert, der sich in seiner scheinbaren optischen Übertriebenheit bis zur Karikatur steigern kann. „Beide betrachten mich und lachen wohl über meine Stellung. Ich muß immer mitlachen, weil ihre Gesichter durch das Lachen so merkwürdig verzerrt aussahen" (28). „B.s Augen lagen tief in schwarzen Höhlen, die Backenknochen traten scharf konturiert und fahlweiß hervor, das ganze Gesicht sah wie geschminkt aus und bekam eine ungemeine Bedeutsamkeit und hochtrabende Wichtigkeit, die doch etwas Läppisches an sich hatte. Es erinnerte mich an eine Rolle von Paul Wegener. Auch alle Gesten bekamen etwas Theatralisch-Gewichtiges, manchmal Komisch-Pathetisches. Dabei ist zu betonen, daß keinerlei

Änderungen der Sympathiebeziehungen zu den anwesenden Personen eintrat"
(32). „Die Furchen in den Gesichtern der anderen erschienen mir tiefer, die
Schatten deutlicher und farbiger, der gelbgrüne Reflex der Tapete gab dann
schon den Gesichtern etwas Ausgemergeltes und Leichenartiges. Zugleich erschienen mir die Gesichter in ihrem Ausdruck charakteristischer" (31).

Wir haben aber bei den bislang aufgezählten Abänderungen in der optischen
Wahrnehmung ein Merkmal noch nicht hervorgehoben, das den optischen Erlebnissen des Meskalinrausches erst die volle Eigenart verleiht. Es ist dies das Auftreten von *Scheinbewegungen* mannigfacher Art. Besonders eindrucksvoll sind diese
von (31) ganz zu Beginn der Meskalinwirkung beschrieben an dem klar gegliederten

Dreiecksornament eines Bucheinbandes folgender Art: 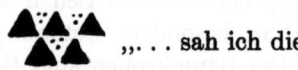 „. . . sah ich die

Dreiecke ihre Gestalt ändern, indem sie einmal länger und spitzer, dann wieder
breiter und stumpfer wurden, oder an einer Stelle vorbuckelten und sich dann
wieder zurückzogen. Zugleich waren die Dreiecke selbst in Bewegung. Ebenso die
Punkte, die bald einen größeren, bald einen kleineren Abstand voneinander oder
von den Rändern aller Dreiecke nahmen und sich dabei selbst in einer fließenden
Bewegung befanden." Wir sehen also eine dauernde Bewegung an einem einfachen Ornament, wobei zwar die Grundgestalt des Dreiecks erhalten bleibt, dies
selbst aber in den Grenzen des „Dreieckigseins" alle nur möglichen Formwand-
lungen durchmacht, nach allen drei Richtungen des Raumes, der Höhe, Breite und
Tiefe. Das Ganze ist fließende Bewegung, diese selbst ist von wechselnder Schnelligkeit, ungleichförmig und ohne bestimmte Richtungstendenz, „sondern umkehrend und abbiegend hin und her". Dabei kommt dem einzelnen Formelement
in der Bewegungstendenz des Gesamts noch eine Eigenbewegung zu. Wir betonen
jetzt schon, daß diese Modalitäten der Scheinbewegungen sich auch bei den Illusionen und Halluzinationen des Meskalinrausches wiederfinden. Für die Prägnanz dieses Bewegungserlebens spricht der Satz: „Ich nehme die Bewegungen
durchaus wie einen realen Vorgang wahr und hätte sie dem Prinzip nach in keiner
Weise von anderen Bewegungen unterscheiden können." Außerordentlich eindrucksvoll kommt das Bewegungsgesamt wie die Bewegung der einzelnen Teile
zueinander in dem Leseerlebnis zum Vorschein (31): „Bei einem Blick auf eine
Buchseite sah ich zunächst die Zeilen in schneller Bewegung von links nach rechts
förmlich davonrennen. Dann bewegten sich die Buchstaben auch in umgekehrter
Richtung, dann auch gegeneinander, wobei sie ihre Gestalt und Größe fortwährend änderten. Die Bewegungsarten der ersten drei Buchstaben des Wortes
Kaiser beobachtete ich längere Zeit und kann sie in vier Phasen aufzeichnen, die
meiner Erinnerung nach ziemlich genau die damals wahrgenommenen Bewegungen wiedergeben: $K_a{}^i s$ $Ka^i s$ $K^a{}^i s$ Kais.

Wir können unterscheiden: Bewegungsphänomene am Gesamt der Objekte
ohne Veränderung der Form der einzelnen Objekte und deren Abstand zueinander, dann solche mit Veränderung des Abstandes der einzelnen Sehobjekte zueinander bei erhaltener Form, wobei diese Eigenbewegungen sich auch noch in
einer gleichzeitigen Bewegung des Gesamts abspielen können. Ferner Veränderungen der Form des geschauten Gegenstands in allen drei Dimensionen mit oder
ohne Ortsveränderung. Je nach dem Gefüge der Form treten bestimmte Ver-

änderungen auf. Mit anderen Worten: Die bestimmte Struktur involviert schon bestimmte Verschiebungstendenzen. Während die besonders geschlossene Form der Dreiecke trotz aller Verschiebungen gewahrt bleibt, wandelt sich die ursprüngliche Gestalt an der viel weniger geschlossenen Struktur eines Batikmusters ungleich stärker. „Bei einem spinnwebigen Batikmuster waren alle radiären Linien in besonders starker Bewegung, sie verlängerten und verkürzten sich, machten, sich hierhin und dahin ausbuchtend, langsam schlängelnde Bewegungen, zugleich änderten aber auch die großen und dunkeln zentralen Flecke ihre Gestalt sowohl wie ihren Ort, so daß das Ganze wie eine Menge seltsamer Meertiere mit langen Beinen und Fühlern oder etwas Ähnliches aussah" (31).

Je kleiner und übersehbarer die geschauten Objekte sind, um so lebhafter die Bewegungsphänomene. Je größer das betrachtete Objekt dagegen ist, um so mehr zeigt sich die Veränderlichkeit der Form an bestimten Teilen dieses. Eine Gerade biegt sich, wird schief, bewegt sich vor und zurück, die Zimmerecke scheint bald nahe, bald fern zu sein, die Wand wölbt sich vor und zurück, die Lampe pendelt hin und her, der Boden hebt und senkt sich, die Winkel aufeinanderstoßender Flächen sind bald spitz, bald stumpf. Es kommt zu grotesken Verzerrungen der Perspektive. „Ich sitze gegenüber einem Gestell, das an der Wand hängt und auf dem Gestell stehen verschiedene Flaschen, leere Gläser und Reagensgläschen. Das Gestell hat nicht seine normale Form, die Bretter sind geschweift wie aus Kautschuk. Das ganze Gestell wird niedriger und höher, neigt sich gegen mich und geht wieder an die Wand zurück" (4). Wiederum sind von besonderem Erlebniswert derartige Formveränderungen an der menschlichen Gestalt und Mimik. „B. erschien oft sonderbar groß, dann wieder klein und verzerrt. Die Hände eigentümlich lang und dünn, dann wieder kurz und dick" (1a). „Die Gesichter sind verschwommen, werden breiter" (2b). „Die Wände schienen weit zurückzutreten, der Raum und entsprechend der Teppich werden weit und groß, dann wieder schien das Zimmer breit und kurz und im nächsten Augenblick schmal und lang. Bei der dauernden leichten Bewegung, in der sich die Gegenstände befanden, fiel mir einmal die Formveränderung der Bewegung des Schreibtischsessels, auf dem der Versuchsleiter saß, besonders auf. Dr. M. verlängerte sich mit dem Stuhl nach oben, pyramidenmäßig sich verjüngend, um dann wieder, abwärts sich bewegend, übernormale breite Form anzunehmen" (13). Vereinzelt vergleichen Berauschte derartige Erlebnisse selbst mit solchen in einem Spiegellachkabinett.

Endlich ist noch der Veränderung im Sinne des Größer- und Kleinerwerdens zu gedenken unter Beibehaltung der normalen Proportionen. „Der Dachdecker schrumpfte zusammen und wuchs wieder, während ich ihn ansah" (31). Die Umgebung rückt bald weg, wird kleiner oder nähert sich, wird übergroß. Im Gegensatz zum stetigen Zu- und Abnehmen steht der ruckartige Wechsel zwischen Mikropsie — mit dem Blick durchs umgedrehte Fernglas verglichen — und Makropsie, wovon des öfteren berichtet wird. Derartige Erlebnisse müssen zu falschen Entfernungsschätzungen führen. „Beim Hinaussehen aus dem Fenster fiel mir nichts Besonderes auf, außer daß ein zwei Stockwerke tiefer liegendes Glasdach nahe unter dem Fenster erschien, bis ich durch Hinausbeugen den dazwischen liegenden Raum anschaulich übersehen hatte" (23). Eine V.P. sprang, nachdem der Rausch schon wesentlich abgeklungen war, aus einem Parterre-

fenster heraus und war nachträglich überrascht über die Höhe. Indes handelt
es sich bei diesen Fehlschätzungen meist schon um einen recht komplexen Vorgang, an dem die jeweilige Bewußtseinslage häufig bestimmend mitbeteiligt ist.
Nicht mit den abnormen Größenerlebnissen zu verwechseln sind Entfernungs-
erlebnisse nicht optischer Natur, die allein auf die Bewußtseinsveränderung zurückgehen und mit ähnlichen Erlebnissen in der Ermüdung und der Entfremdung zu vergleichen sind. „Auch die beiden Versuchsleiter schienen ganz weit
entfernt von mir zu sitzen, dabei trat aber keine perspektivische Verkleinerung
auf" (13). Dieses Beispiel ist besonders wertvoll, weil es in sehr reiner Form über
die Schilderung der optischen Phänomene hinaus auf die Wichtigkeit der Bewußtseinslage hinweist, die späterhin noch näher zu analysieren sein wird. Es ist immer
wieder daran zu erinnern, daß sie wohl nicht die Abänderungen der Sinnesfunktion erzeugt, dem widerspricht die Tatsache, daß letztere auch ohne merkliche Verschiebung der Bewußtseinslage auftreten, wohl aber, daß in der besonderen Qualität des passiven, gelegentlich halb traumhaften Allgemeinzustandes die Verarbeitung der Sinneseindrücke in abnormer Weise vor sich geht, so daß mit abnormem
Sinnesmaterial und abnormer Materialbearbeitung abnorme Erlebnisse aufgebaut
werden. Die jeweilige funktionale Struktur solcher komplexer Erlebnisse kann
außerordentlich kompliziert und nur schwer im einzelnen aufzeigbar sein. Hierher gehören etwa die Erlebnisse der Raumauflösung, der Raumzersplitterung
u. dgl. m., so, wenn die V.P. 21 äußert: „Ich esse von einem Raum in den anderen. Die Dimensionen sind so seltsam verändert. Die eine Seite ist so schwer.
Jetzt ist das Essen in einem Raum, und wenn ich es in den Mund stecke, ist es
im anderen Raume." Und schließlich äußert dieselbe V.P. zusammenfassend:
„Ich möchte herauskriegen, in welcher Dimension ich eigentlich lebe. Die Geome-
trie des Raumes muß auf eine neue Basis gestellt werden."

Die Veränderung der Wahrnehmung bewegter Objekte, also von realen Be-
wegungsabläufen, wird noch im Zusammenhang mit den Zeitsinnstörungen bei
der Schilderung der Bewußtseinssphänomene zu erörtern sein.

Wir haben bisher über die verschiedenen Weisen berichtet, wie sich die optische
Wahrnehmung unter dem Einfluß des Meskalins verändert, wobei sich also gezeigt hat, daß am jeweiligen optischen Meskalinerleben unterschiedliche und in
ihrer Zusammensetzung wechselnde Komponenten beteiligt sind. Wir sind gelegentlich in den Beispielen auf so weitgehende Umwandlungen des gegenständlichen Ausgangsmaterials gestoßen, daß man, wie etwa bei der erwähnten Umformung des Batikmusters in absonderliche Meertiere, von illusionären optischen
Erlebnissen reden kann. Der große Wert des Meskalins zeigt sich für theoretische
Fragen, die diesen Gegenstand betreffen, vor allem in den Fällen, die schrittweise
die Umgestaltung des realen Objekts gleichsam unter einer Zeitlupe bis zur vollkommenen Illusion verfolgen lassen, in der das Kerngebilde, aus dem heraus und
an dem sich ein neues anderes gestaltet, schließlich gleichsam verflüchtigt und
nicht mehr als solches repräsentiert ist. Ein Beispiel einer solchen allmählichen
Umwandlung eines einfachen Ausgangsmaterials zu einem schließlichen neuen
Gesamt, an dem sich der umformende Einfluß der veränderten optischen
Sinnesfunktion evident zeigt, ist folgendes: „Als ich vom Versuchsleiter ein Blatt
Papier mit Parallellinien, die in ihrer Dicke nicht ganz gleich waren, vorgelegt
bekam, hatte ich zuerst den Eindruck des Getrenntseins der Linien. Im peripheren

Sehen kamen jedoch einige Unebenheiten des Papiers als Linien heraus, die wie Streben zwischen den Parallelen die Verbindung herstellten. Allmählich bekam ich den Eindruck der Einheit, in die sich diese Parallelen veränderten. Dies ging mir im Bewußtsein wie von der Peripherie her aus, aber allmählich gewann auch im schärfsten Sehen dieses Bild den Eindruck des einheitlichen Ganzen, wenn auch in Parallelen gegliederten" (22 a). Ausgang und Ende stellen sich also als verschiedene Bewußtseinsinhalte dar, als Folge von Quer-, Gesamtvorgängen besonderer sinnesphysiologisch bedingter Art in ein neues Ganzes. Aber auch dieses Ganze ist nicht nur von der sinnesphysiologischen Seite, sondern auch vom momentanen Gesamtzustand bedingt,.

Es ist wichtig, zu wissen, daß, je stärker der Gesamtzustand durch das Gift alteriert ist, um so häufiger derartige illusionäre Erlebnisse auftreten. Es ist aber nicht so, daß etwa an einen veränderten Gesamtzustand *gesetzmäßig* weitgehende Alterationen der Sinnesfunktionen gebunden wären, es gibt auch Fälle, in denen die Abänderungen der Sinnesfunktionen fast ganz fehlen, trotz weitgehend veränderter Bewußtseinslage.

Wenn derartige illusionäre Umgestaltungen auftreten, so bilden sie sich mit Vorliebe an bestimmtem Ausgangsmaterial. Besonders anregend hierzu sind flächenhafte Objekte, die eine vielgestaltige Gliederung und Zeichnung aufweisen, reich an formalen Elementen Zu allererst treten sie nicht an hoch strukturierten, kräftigen, geschlossenen Formgefügen auf, sondern an optisch verschwommenen, etwa einer schmutzig verwischten Kalkwand, verwittertem Gemäuer u. dgl. m. Gerade die vielfältigen und deutungsfähigen Zufallsprodukte hieran, wie Kritzel, verwischte Striche, Farbennuancen und Helligkeitsschattierungen, sind eine ganz besonders geeignete Grundlage. Ohne Affekt, bei ruhiger Beobachtung entstehen so Sinnesgebilde, die eine vollkommene Analogie mit den von Johannes Müller geschilderten Pareidolien haben, nur daß das Moment der Bewegung meist besonders stark dabei hervortritt. ,,An getünchter, schmieriger, grauweißer Wand Bewegung der Striche in verschiedenen Tiefen gegeneinander, horizontal und vertikal. Zunächst schob sich ein Gitter wie eine schmiedeiserne Türe von links nach rechts über das Bild. Zugleich Bewegung im Bilde hinter diesem Gitterwerk. Beides vollzog sich unabhängig voneinander und wurde plastisch in zwei oder mehr verschiedenen Tiefen gesehen. Die Striche konnten ausgedeutet werden, mit dem Ausdeuten wird das Bild auch deutlicher. In der Mitte der Wand herrschte ein als Haus gedeuteter Fleck vor, kleine Flecken ergänzen das Ganze mühelos zu einem langen, schloßartigen Gebäude, Fenster und Auffahrt, Rampe wurden gesehen. Ein davor sich schwungvoll hinziehender Strich war das Ufer eines Teiches, das sich, sehr plastisch, entlang zog. Das Schloß spiegelte sich im Wasser. Hinter dem Schloß, weit weg, ein Gebirgskamm, ,,Panoramaabschluß". Darüber langsam von links nach rechts ziehende Wolken. Gelegentlich zog vor das Ganze wieder das Gitter, ging dann wieder zurück. Bei Nachlassen der ausdeutenden Mitarbeit hielt zunächst das ganze Bild an, dann tauchten andere wechselnde Bilder auf, gestalteten sich langsam. Zunächst hoben sich nur Linien immer stärker ab, bis irgend etwas entstand, ohne daß mir eine Mitarbeit bewußt war, bis irgendeine Ähnlichkeit mit etwas auffiel. Dann ziemlich rasch Herausheben der Kontur wie im Vexierbild. — Es war mir nun nicht mehr möglich, nur die Striche zu sehen, es war immer etwas da, zunächst immer wieder die erst geschilderte Schloßteich-Landschaft, bei Abkehr vom Ganzen auf Teile der Wandfläche entstanden dann die eben erwähnten Einzelheiten, die nichts mehr mit der Landschaft zu tun hatten. Gewolltes Vorstellen, unabhängig von dem Linienmaterial, mißlang" (3b). Es ist zu bemerken, daß diese V.P. normalerweise keine Anlage zum Pareidoliensehen hat, und daß sie von sämtlichen V.P. die wenigsten optischen Phänomene bot.

Illusionäre Umgestaltungen, die im Gegensatz zu dem bisherigen amorphen Ausgangsmaterial von hochdifferenziertem Form- und Farbgefüge ausgehen, schildert (22a): „Auf dem Liegestuhl meinem spontanen Erleben wieder überlassen, produzierte ich sofort optische Phantasmen. Ich hatte nunmehr den Eindruck, daß das optische Erleben, das nun folgte, gegenüber vorher anders qualifiziert war. Waren vorher schon illusionäre Täuschungen in großer Zahl vorgekommen (ich konnte in einen Türrahmen, einen Abtrittsdeckel, eine Lampe usw. Tierköpfe oder sonstige phantastischen Gestalten hineinsehen), so kam das jetzt häufig vor. Auch die Phantasmen selbst waren andere. Es hatte alles etwas mehr Stabiles, weniger Flüchtiges, als in den früheren Abschnitten des Rausches. Die Phantasmen hafteten mehr an den Unterlagen, auf denen sie erschienen, indem sie diese Unterlage selbst mit in das Erscheinungsobjekt einbezogen. Ich hatte in den früheren Perioden des Rausches flüchtige, ornamentale Bilder auf der Decke gesehen. Jetzt kam es mir vor, als wenn sich die Decke selbst verwandelte, als wenn Reliefe aus der Decke herausgetreten waren. Das Ganze hatte einen mehr leibhaftigen Charakter, die Decke sah eben jetzt wie ein Relief aus. Diese Reliefzeichnungen verwandelten sich zwar, doch konnte ich, besonders wenn ich meine Aufmerksamkeit darauf richtete, diese Bilder fast ganz stabil machen. Sobald ich aber die Augen bewegte, gingen die Reliefbilder mit der Augenbewegung mit. Es machte mir dann den Eindruck, als ob ich mit den Augen die Reliefs von der Decke abziehen könnte, wie man eine Haut abzieht. Auf Aufforderung des Versuchsleiters betrachtete ich die Tischdecke des gegenüberliegenden Tisches längere Zeit. Sie war dunkellasurblau mit einem großkarrierten, von weißen Punkten unterbrochenen Ziermuster. Nach etwa zwei Minuten der Betrachtung erschien mir die Decke anders. Die Farbe des Grundes wurde dunkler und satter und die Karreezeichnung darauf hob sich plastisch davon ab, wurde leuchtender in der Farbe, veränderte ihre Gestalt, so daß die Ecken mehr gelöst und gerundet (prägnanter) aussahen. Es war mir dann, als läge auf dem lasurblauen Grunde ein Geschmeide aus Gold und Edelsteinen darauf. Bald änderte sich das Bild wieder. An der Ecke des Tisches, wo die Tischdecke in einer Falte herabhing, sah ich eine Bewegung eintreten. Es trat wie kulissenartig oder gardinenförmig auseinander. Diese Illusion blieb wiederum nicht lange. Plötzlich sprang mir das Ganze wie das schematisierte Bild eines Elefantenkopfes ins Auge, in blauer Farbe und mit Geschmeide über der Stirn, wobei es mir gar nicht sonderbar vorkam, daß der Rüssel dieses Elefanten nicht am Kopf, sondern nebendran (nämlich in der hängenden Tischfalte) lag. Dieser Kopf sah mich mit leuchtend roten Augen starr an. Nach kurzer Zeit des Betrachtens hatte ich den Gedanken, wenn mich dieser Kopf noch eine halbe Stunde lang so ansieht, dann hat das bestimmt etwas zu bedeuten und zwar nichts Gutes."

Es ist an sich nicht weiter verwunderlich, daß gerade ein so differenziertes Ausgangsmaterial die Möglichkeit gibt, die Vielzahl der beschriebenen Funktionsabänderungen an *einem* Objekt zur Erscheinung kommen zu lassen, da dieses gleichsam in sich selbst schon eine Prädisposition zum Wandel der Gestalt trägt. Es erübrigt sich bei der Eindringlichkeit der Schilderung noch besonders auf das Moment der Gefühlstönung derartiger Sinneserlebnisse hinzuweisen. Hier sei nur noch ein Beispiel angeführt, in dem es unter dem Einfluß der Eindringlichkeit der Erscheinung und dem schwindenden Realitätsurteil zu einer ängstlichen Fluchtreaktion kam. „. . . bemerkte ich plötzlich, wie es im Raum hell wird. Ich verfolge den Lichtschein mit den Augen und sehe, daß er von der im Nebenzimmer stehenden abgeblendeten Projektionslampe herkommt. Diese Lichtquelle wird nun rasch heller und immer heller, sie erscheint mir plötzlich ganz nahegerückt, fängt an, farbig zu glühen, undeutlich denke ich, daß diese Verwandlung einen bedrohlichen Charakter annehmen könnte, dieser Apparat sieht aus wie ein in sich zusammengekauerter Drache — kurz, ich gerate in eine immer steigende panische Angst und flüchte mich verzweifelt aus dem Lokal" (23).

Wir wenden uns nun den eigentlichen *Halluzinationen* zu, also Sinneserlebnissen, die von keinen realen Wahrnehmungen ausgehen, die autochton entstehen. Verhältnismäßig selten sind elementare Halluzinationen umgestalteter Sinnesempfindungen. Hierher gehört die einfache Helligkeitsempfindung bei geschlossenen Augen oder im Dunkelraum. Sehr eindrucksvoll ist dieses Phänomen bei 3a: „Wenn ich die Augen geschlossen hatte, so wurde es immer heller um mich; es war ein zwingendes Sichaufhellen vor mir, durchaus vom Erlebnischarakter des Sichabspielens im objektiven Sehraum, nicht etwa im Augenschwarz oder einer Art von subjektivem Vorstellungsraum. Die Helligkeit hätte ein gewisses Wogen an sich sowie eine gewisse Tiefe, wie wenn etwa dichte Nebel immer dünner werden und in Bewegung kommen, oder wie wenn kurz vor Ausfahrt eines Tunnels das Tageslicht durch die Rauchwolken bricht. Diese Helligkeit, die Tiefe hatte, nicht etwa eine sich erhellende Fläche darstellte und die keine Grenze hatte, wuchs immer mehr und war so zwingend, daß verschiedene Male trotz des Wissens um den Aufenthalt im dunklen Zimmer und der geschlossenen Augen die Kritik angesichts der sinnlichen Lebhaftigkeit kapitulierte, und ich die Augen öffnete mit der selbstverständlichen Erwartung, in einem hellen Raum zu sitzen. Dabei bestand der Helligkeitseindruck weiter fort. Ich drehte mich um, um nachzusehen, woher die Lichtquelle denn käme. Dabei war es aber sehr eigentümlich, daß es zwar hell war, daß man aber nichts sah." Ähnliches scheint gleichzeitig neben entoptischen Trugwahrnehmungen bei 23 bestanden zu haben: „Allmählich breiten sich die Ornamente über das ganze Gesichtsfeld aus, es wird immer heller und heller und die Augen öffnen sich schließlich. Dies wiederholt sich mehrmals. Das Augenöffnen am Schluß der Erscheinung ist spontan gegen meinen Willen, eigentlich möchte ich längere Zeit zusehen." Der von der V.P. gegebene Erklärungsversuch dürfte wohl dem unmittelbaren phänomenologischen Tatbestand des Erlebnisses nicht gerecht werden.

Neben derartigen elementaren Helligkeitshalluzinationen sind solche der Farbe zu erwähnen, und zwar im Dunkeln wie im Hellen. Bei geschlossenen Augen erscheinen einfache Farben, die das Gesichtsfeld ausfüllen, oder farbige Streifen ohne weitere Form. Reines Farbensehen ohne Projektion auf einen Gegenstand berichtet 28: „Ich sehe auch mit offenen Augen eine schiefe Querstreifung in Grün und Blau im Raum." Eine andere V.P. sah während des Essens einen

„Kometen" durchs Zimmer sausen. Plötzliches Einsetzen einer Monochromopsie, die auf Sekunden die Wahrnehmung der Umwelt auslöschte, hatte 26a: „Die Bewegungsformen werden immer komplizierter und schließlich schwand plötzlich das Bewegungsmäßige des Bildes und machte irgendeinem optischen Eindruck Platz, der einfach gelb war, ohne Zeichnung oder Bewegung."

Wie schon erwähnt, sind derartige elementare Sinnesempfindungen verhältnismäßig selten. Die Fülle der optischen Halluzinationen zeigt anderen Charakter. Es läßt sich ein Fortschreiten von einfachen entoptischen Phänomenen bekannter Art zu immer mehr komplizierten, plastischen, schließlich in einem objektiven äußeren Sehraum erlebten hochstrukturierten Halluzinationen verfolgen. Im allgemeinen treten letztere nur bei geschlossenen Augen oder im Dunkelzimmer auf, vereinzelt aber auch im Tageslicht. Die früheste Auslösung entoptischer Phänomene geschieht durch Augendruck; es erscheinen dann die auch im normalen Zustand bei vielen Menschen auslösbaren farbigen, gemusterten Trugwahrnehmungen im Augenschwarz von innerlich verwandter Formgestaltung, zu deren Vergleich immer wieder dieselben Beispiele wie Schachbrett, Wabenmuster, Mosaik, Filigran usw. herangezogen werden. Sehr bald aber tauchen dieselben entoptischen Gestalten ohne den physiologischen Reiz des Druckes auf die Augen auf. Die anfänglich linearen und flächigen Gebilde werden komplizierter, gewinnen anderen Charakter, nehmen architektonische, landschaftliche, ja auch menschliche und tierische Formen an, sie erhalten Tiefe und Plastizität, sie wandeln sich, zeigen Eigenbewegungen, sind farbig, von wahrnehmungshafter Deutlichkeit in allen Einzelheiten, bald im Augenschwarz, bald im subjektiven, bald im objektiven Sehraum erlebt, fast stets unabhängig vom eigenen Wollen, mit dem Charakter der Ich-Unbeteiligtheit an deren Zustandekommen. Sie sind überwiegend ohne offensichtliche Beziehung zu dem Interessenkreis der Persönlichkeit der V.P. Auch hier, wie bei den bisher geschilderten Phänomenen, ergeben sich weitgehende Unterschiede bezüglich einzelner Modalitäten und Teilkomponenten von Fall zu Fall und auch während des Verlaufs bei einer und derselben V.P. Es werden die verschiedensten Stadien optischer Syndrome durchlaufen, die im ganzen die Tendenz zum Aufsteigen von relativ einfachen zu kompliziert reichhaltigen und reichgestaltigen Trugwahrnehmungen zeigen. Wir können jedoch zunächst nur die einzelnen optischen Tatbestände und Symptomzuordnung konstatieren, nicht aber eine allgemeine Verlaufsgesetzmäßigkeit.

Gehen wir wiederum von einer Darstellung der einzelnen, am Phänomen sich zeigenden Teilkomponente der Trugwahrnehmungen aus, so zeigt sich folgendes: Die optischen Bewußtseinsinhalte zeichnen sich durch eine ungewöhnliche *Farbsattheit* und *Helligkeit* aus, die anfänglich besonders durch Augendruck erzeugt wird, später aber ohne solchen besteht. „Ich habe immer nur kurze Zeit auf die Augen drücken können, weil die entstehenden Gebilde jeweils bald derartig an Leuchtkraft zunahmen, daß es mich blendete, daß ich Schmerz empfand und dann den Druck verminderte." Die jeweiligen Farbtöne wechseln. Eine Gesetzmäßigkeit in ihrem Auftreten ist nicht erkennbar. Bemerkenswert ist aber ein häufiges Vorherrschen von Rotgrün und erst späteres Auftreten von Gelbblau —. (28), (26a), (23), (8). Bei anderen wiederum dominiert Rot, Schwarz, Braun, Violett, Blau, Dunkelrot usw. Bei (7) fehlt Rotgrün, vorhanden ist Blaugelb. Im allgemeinen beherrschen die Kontrastfarben das Bild. „In bezug auf die optischen Empfindungen ist noch hervorzuheben, daß die Kontrastfarben: Rotgrün, Schwarzweiß, Gelbblau den Bildern einen besonderen Reiz verliehen ... Die Farben sind lebhafter als um 12 ¹/₂ Uhr und wechseln jetzt ausgesprochen nach Kontrasten, zumeist Rotgrün. Der Umschlag erfolgt rasch, wie eine rotierende Signallaterne" (12). Dieselbe V.P. weist auch darauf hin, daß nie einfarbige Bilder erscheinen, ja, daß der Farbumschlag nicht die ganze Trugwahrnehmung betrifft, sondern stets nur Teile. Neben dem Wechsel des Helligkeitswertes der Phänomene, die bald hell, bald dunkel erscheinen, findet sich auch das Erlebnis einer *Beleuchtung* der Halluzination: ,,Die Beleuchtung des Bildes wie von einer fremden, nicht sichtbaren Lichtquelle, bewegt sich ab und zu streifenförmig von links nach rechts oder umgekehrt, nie von oben nach unten, während der Lichtwechsel meistens nach Art einer Lichtreklame im Aufblitzen und im Verdunkeln vor sich geht" (12).

Zu Beginn des Auftretens der Trugwahrnehmung, wenn noch die Farben gleichsam in geometrische Formen gegossen sind, haben diese oft einen lokalisierten Ausgangspunkt, aus dem sie herausquellen und schließlich das Gesichtsfeld erfüllen, der bald in der Mitte, bald seitlich, bald am Rande des Gesichtsfeldes, bald extrakampin zu liegen scheint. ,,Und zwar kamen alle diese Gebilde aus einem von mir nicht gesehenen Loch heraus, das an der Grenze des Gesichtsfeldes lag. Wenn ich nach dieser Quelle sehen wollte, d. h. nach rechts blickte, sah ich einen Augenblick gar nichts, auch nicht Schwarz, dann ging dieses Hervorquellen, Fließen, Flattern, auch Hervorschießen wieder los" (5). Die Ausfüllung des Gesichtsfeldes wechselt. Meist ist der ganze Sehraum erfüllt, vereinzelt aber nur Teile, wobei sich an verschiedenen Orten verschiedene optische Gestalten getrennt und unabhängig voneinander gleichzeitig befinden und auch bewegen. Fast durchgehend besteht Bewegung, gelegentlich mit Prävalenz bestimmter Richtungen, bald langsam, fixierbar, dann wieder rasch und kaum verfolgbar, endlich ohne Richtungstendenz der Bewegung, ein stets neues Aussichherausentwickeln, alles in ständigem Wechsel und Übergang, wobei unterschiedlich der Vorgang der Umwandlung genau verfolgt und gleichsam nachgeprüft werden kann, oder aber nur eine punktuelle Konstatierung eines immer neuen Formgeschehens möglich ist. ,,Der Wechsel der Farben und Bilder scheint langsamer, man übersieht mehr die allmähliche Ausgestaltung und folgende Verwandlung der Bilder" (12). ,,Ich sehe eine Figur, eine Herzform von brauner Farbe, außen gelb umrahmt, im peripheren Gesichtsfeld braunschwarz, sie ändert sich wie im Kaleidoskop, in Gardinen, jetzt lanzettenförmig, gloriolenartige Begrenzung; jetzt schon wieder andere Striche, ändert sich dauernd, Hin- und Herbewegung, aber keine Ortsveränderung; es ist einfach da, man sieht nicht, wie es wird, Herzform, Rosette, alles ein Valeur, hellgelbe und braune Strahlen, perlmutterartige Schmetterlingsfigur, kaum zu beschreiben, wird immer vielförmiger; es geht von einem Punkt aus, der mächtige Strahlen aussendet, in gotischer Verbreiterung, Streben, die in die Kuppel hinaufsteigen, durchaus räumlich und in die Tiefe gehen, wie wenn ich auf dem Boden eines Domes läge, das Zentrum liegt im K-System" (22b). Der Übergang aus der Ebene ins Räumliche mit zwingender Tiefe, in Perspektive, entwickelt sich bald allmählich und entsteht bald übergangslos. Dabei können die räumlichen Formen einem steten Wechsel unterworfen sein. Dies besonders im Stadium der Gestaltung architektonischer

Trugwahrnehmungen, das so oft beobachtbar ist. „Neben mir erstreckte sich ein tiefer, schmaler Korridor von mir weg, dessen Wände sich schnell wandelten in bewegte farbige Bänder, dann wieder erschien ein tiefer Gang, dessen Wände so reich verziert waren wie spätenglische Gotik oder Alhambragewölbe. Auch in Kuppeln blickt man häufig, die sich stetig weiten. Meist begann es mit einem schrägen Einblick in eine Kuppel, dann schwand diese und die Kuppel wurde immer tiefer, trichterförmiger, schmäler, wobei farbige Spiele aller Art auftraten; ein Versuch, diese Erscheinungen flächenhaft zu sehen, mißlang regelmäßig. Manchmal ging es bis zu einer zentralen Öffnung, dann verschwand diese und sie wandelte sich wieder zur Kuppel" (2a). Die Differenziertheit in verschiedene Raumebenen kommt besonders charakteristisch bei (5) heraus. „Einmal sah ich schon beinahe richtige Tapeten, nicht Muster, auf mattem, schwarzem Grunde goldene Ornamente, worunter die französische Lilie vorherrschte, und ganz oben sah ich undeutlich ein goldenes, verschnörkeltes Füllhorn, wenigstens eine Figur, die einigermaßen einem Füllhorn ähnelte, und daraus flossen nach unten die anderen farbigen Gebilde, flossen in leuchtendem Goldgelb und Braun deutlich *vor* der schwarzgoldenen Tapete herunter."

Die Deutlichkeit der Trugwahrnehmungen wechselt und zeigt Übergänge von der nur unbestimmten, verwaschenen Zeichnung der Vorstellung bis zur vollendeten Ausgestaltung. „Dann achtete ich auf die Wiese; ich sah jedes Gras, es war klar, daß dieser Halm just dort stehen, sich so neigen, diesen kleinen Schatten werfen mußte; sicher freute sich die Erde ungemein über den kleinen Schatten; ich sah eine Fülle einzelner Pflanzen ganz nah und deutlich, dann wieder in Entfernung die ganze Wiese, ohne daß ich den Entfernungswechsel sonderlich merkte" (17). Wir haben also auch hier *bei halluzinierten optischen Phänomenen* einen Entfernungs- und Größenwechsel, ähnlich wie wir ihn bei den Wahrnehmungsanomalien beschrieben haben. Es wurde schon davon gesprochen, daß die halluzinierten Objekte bald flächenhaften, bald körperlichem Charakter tragen. Während sie z. B. bei 15 kaum Reliefcharakter haben, stehen sie bei 5 plastisch, dinghaft im halluzinierten Raum. „Dann sah ich vor, neben und über mir ein etwa 2—3 m hohes Zimmer, ganz mit Teppichen an den Wänden bekleidet, und etwas links von mir ging die wagerechte Decke zu einem gewölbeartigen Raum nach links schräg in die Höhe. Alles war greifbar und von lebhafter Realität. Ich schätzte die Umbiegungsstelle etwa 2—3 m vom Erdboden entfernt, hinten war dann eine Nische, von dem großen Raum aus zurückspringend. Dr. L. hielt seine glimmende Zigarette hin und fragte, wie weit sie von der Decke entfernt sei. Ich schätzte ab, er näherte sich der niederen Decke, und als die Zigarette etwa 15—20 cm von der mit Teppichen bekleideten Wand entfernt war, sah ich um die glimmende Zigarette herum das Teppichmuster viel heller und deutlicher." Während anfangs der kontinuierliche Wechsel der Formen besteht, das Auseinanderhervorgehen und Sichineinanderentwickeln, das meist das ganze Gesichtsfeld ausfüllt, finden sich auf dem Höhepunkt der Vergiftung nicht selten einzelne plastische Halluzinationen, wie Gesichter, tierische und menschliche Gestalten u. dgl. m., die längere Zeit ruhig im Raum stehen und einer Fixierung zugänglich sind. Diese mehr stabilen Gebilde lassen ähnliche Veränderungen der Form und der Bewegung erkennen, wie sie uns schon bei den Wahrnehmungsanomalien begegnet sind, die Veränderung der Größe und Entfernung, Verschiebung der

Konturen: „Das Gesicht verweilt eine Weile so, dann wird es bald lang, bald breit" (8), sowie Verzerrungen perspektivischer und anderer Art mit dem Erlebnis der Eigenbewegung solcher isolierter Truggebilde. Der Einfluß der Aufmerksamkeitshinwendung in einem besonderen Akt ist unterschiedlich; oft kommt es zu einem Störungseffekt, die Sinnestäuschungen verschwinden, um kurz darauf wiederzukommen, oder sie wechseln ihre Gestalt: „Fixiert man eine Stelle dieses Netzes, so entsteht ein hell leuchtendes Rohr ... Blick man näher hin, so kommt die ganze Sache in Bewegung" (4). Doch gibt es auf dem Höhepunkt des Rausches Zeiten, wo auch die gespannteste Aufmerksamkeitshinwendung an der Stabilität nichts mehr ändert, wo der halluzinierte Raum und die ihn erfüllenden Objekte in Ruhe betrachtbar sind, Entfernungen geschätzt werden können und kleinste Einzelheiten wie reale Objekte einer Betrachtung zugänglich sind.

Wenden wir uns der erlebnismäßigen Beschaffenheit des Raumes zu, in dem die Trugwahrnehmungen erscheinen, so finden wir auch hier differente Erlebnistatbestände, deren Einreihung im Augenschwarz, subjektiven oder objektiven Sehraum nicht immer eindeutig durchführbar ist. Während dem Lokalisationserlebnis im Augenschwarz das „Vorsichhaben" einer Projektion in einem vor den Augen in geringer Entfernung befindlichen Raum zukommt, haben wir beim Meskalinisierten gelegentlich eine eigentümliche, entoptische Lokalisation, bei der gar keine Pro—jektion stattfindet, nicht *vor* dem Augenapparat, sondern *im* Augenapparat stehen die Trugwahrnehmungen erlebnismäßig: „Erst meint man, es sitze in den Augen" (4); es besteht eine Lokalisationsunsicherheit, die zwischen der Projektion nach außen und dem Erlebnis des Habens im Auge oder gleichsam im Kopf wechselt. „Es ist mir nicht möglich, sie deutlich in den Raum zu lokalisieren; sie scheinen mir ziemlich nah, aber unbestimmt in der Luft zu schweben" ... „Wir begaben uns ins dunkle Zimmer; die Erscheinungen sind wieder da, gleichgültig, ob ich die Augen schließe oder offen lasse, ich kann sie nicht bestimmt in den Raum lokalisieren; ich habe die Vorstellung, als ob sie sich gewissermaßen in meinem Auge abspielen, ähnlich wie man ist, wenn man unversehens in die Sonne geblickt hat und noch längere Zeit ein Fleck vor den Augen schwebt" (8). Bei Beginn, und vor allem auf Augendruck, sind die Trugwahrnehmungen in den Raum des Augenschwarzes projiziert, wobei es allerdings nur dann einen Sinn hat, von Augenschwarz zu reden, solange dieses gleichsam der Hintergrund ist, von dem sich die optischen Inhalte abheben, oder auf dem sie sich abspielen, kurz, solange das Augenschwarz miterlebt wird. Meistens ist der Augensehraum rasch völlig ausgefüllt, seine Begrenzung wird wechselnd erlebt, bald inhäriert einer Sinnestäuschung überhaupt keine bestimmte Grenze nach außen, bald scheint diese kreisförmig scharf abgesetzt zu sein, bald nur einen ausgeschnittenen Teil des Sehraumes zu erfüllen. So schildert (17) das Erlebnis des subjektiven, scharf begrenzten und röhrenförmig eingeengten Raumes, in dem sich die Phänomene abspielten, mit folgenden Worten: „Auf die Frage, was sehen Sie, tauchte in weiter Ferne, erst undeutlich, dann klar und plastisch werdend, eine Landschaft auf, weit entfernt, fast so weit entfernt wie der Horizont am Flachland, nicht das ganze Gesichtsfeld einnehmend, sondern geradeaus vor mir in einem relativ kleinen, runden Ausschnitt. Ich sah deutlich die Landschaft in diesem runden Ausschnitt, die Umgebung war dunkel."

Mitwandern der Halluzinationen mit der Augenbewegung wird vereinzelt berichtet. Bei (4) finden sich die verschiedensten Weisen der Bewegung und Dauer der Sinnestäuschungen sowie der Abhängigkeit der Trugwahrnehmungen von der jeweiligen Blickrichtung nebeneinander. „Man sieht ein schiefgestelltes Feld, bedeckt mit etwa 10 cm hohen Stäbchen und plötzlich sitzt auf jedem Stäbchen ein Gummischwamm, es ist eine Ausstellung, keine Bewegung im Bild, kaum will man hinsehen, ist alles weg." „Ich blicke an die ursprüngliche Stelle zurück und erblicke dort, einen Augenblick erschrocken, an derselben Stelle immer noch den Kopf."

Bemerkenswert ist bei dieser V.P. die Vervielfachung der halluzinierten Objekte. „Plötzlich leuchtet es irgendwo in der Luft rot, blau oder gelb auf, es erscheint ein Holzgesichtchen wie ein kleiner Apfel oder noch kleiner, gelbes Gesicht, grellblaue Knopfaugen, rote Lippen, rote Haare, plötzlich sind es drei, vier in einer Reihe, darüber ordnen sich wieder Reihen." „Es sind Tiere in rasender Bewegung, ein Rabe, eine schwarze Katze, die heranrennen und hinterher ein fünftes, sechstes Exemplar genau desselben Tieres." „Die Halde wird dunkler, es sitzt ein kleiner Franzose in roten Hosen da, weitere folgen ihm, und schließlich ist die ganze Halde von hampelmannartigen französischen Soldaten bedeckt. Wenig Bewegung." Dieselbe V.P. (4) hat auch beim Betrachten eines Flaschenregales, also bei der Wahrnehmung eines realen Objektes, das Phänomen der Wiederholung, wenn auch hier in anderer Qualität als bei den eben beschriebenen halluzinatorischen Erlebnissen. „Die Flaschen bewegen sich wie Kautschuk, klappen wie Kautschuk zusammen, wie Seifenblasen steigt aus jeder Flasche eine gleichgeformte und fliegt davon."

Die Vervielfachung des realen Objektes in perspektivischer Verkleinerung schildert (2b): „Als ich das Glas in die Hand nehme, veränderte es sich in ungeheurer Weise, indem es zuerst groß wie ein Bierglas und kelchförmig erschien, dann, als ich meine Hand vergleichend betrachtete, wohl in entsprechender Größe, dann sich auflöste in eine perspektivisch immer kleiner werdende Anordnung vieler Gläser, von denen ich immer eins, ein ganz verschwindend kleines, fixierte." Das halluzinatorische Gegenstück hierzu schildert (5): „Einmal sah ich oben in der Empore einer Kirche eine große schwarze Orgel mit helleren, metallenen Pfeifen; diese wurden nach oben zu immer kleiner. Zuerst sah ich die Orgel stabil, dann lösten sich aus den obersten Pfeifen immer mehr kleine und kleinere Pfeifen, die nach oben zogen, denen immer neue Pfeifen folgten. Die Bewegung war ziemlich langsam, ich konnte das Steigen der Pfeifen deutlich verfolgen."

Fassen wir das Wesentliche der Gesamtheit der optischen Phänomene zusammen, so ergibt sich die Tatsache, daß alle Wahrnehmungsanomalien, die die Meskalinvergiftung erzeugt, auch in den Meskalinhalluzinationen sich wiederfinden. Der Wechsel der Helligkeit, des Farbtons, der Farbsattheit, desgleichen die Bewegungsphänomene, die vielartigen Veränderungen und Wandlungen der Gestalt, der Perspektive, Verzerrungen einzelner Konturen, der Wechsel zwischen nah und fern, Mikropsie und Makropsie, Objektvervielfältigung. Mit anderen Worten: Das Meskalin erzeugt eine Reihe von Funktionsstörungen, die sich in abnormer Verarbeitung realer Sinnesreize äußern. Sie manifestieren sich aber auch in gleicher Weise in der Verarbeitung der zentral durch das

Sinnesgift erzeugten Empfindungen. Auch sie bleiben keine amorphen Empfindungen, sondern werden durch die gestaltenden Funktionen bearbeitet, deren Kenntnis gerade aus deren Veränderung, sei es qualitativer oder quantitativer Art, vermehrt und uns zugänglich wird. Zahlreiche Analogien mit vereinzelten Phänomenen aus dem Gebiet organischer Hirnläsionen, auf die hier nicht näher einzugehen ist, läßt das Meskalin die Forderung von Pick weitgehend verifizieren, nämlich, daß zu jeder, organischen Gehirnkrankheiten entstammenden Feststellung abnormer Phänomene auch die entsprechenden auf funktionellem Wege zustandegekommenen nachweisbar sein müssen, also auch im Gebiet der Gesichtshalluzinationen.

e) Allgemeinsinn.

Wir bezeichnen damit zusammenfassend die nach Abzug der vier höheren Sinne übrigbleibenden Empfindungsqualitäten. Zunächst sei von solchen Sinneserlebnissen berichtet, die sich bekannten Sinnesempfindungen zuordnen lassen, verhältnismäßig einfache Bewußtseinsinhalte von Sinnesempfindungen darstellen. Danach wird von solchen zu berichten sein, deren Qualität bezüglich der sie fundierenden spezifischen Sinneserregungen schwer oder gar nicht deutbar ist, zumal wir bislang noch nicht eine so exakte sinnesphysiologische Untersuchungsmethode haben, um jeweils eine genauere Analyse geben zu können. Wir sind auf die Deskription der V.P. angewiesen, wobei die Ungewöhnlichkeit der Erlebnisse von Fall zu Fall verschieden ausgedrückt wird, wahrscheinlich gelegentlich auch dann, wenn es sich um gleiche Erlebnisse handelt.

Besonders häufig finden sich abnorme Temperaturempfindungen, und zwar vor allem der Kälte. Diese wird bald als eine solche an der Hautoberfläche geschildert, in der Haut lokalisiert, dann wieder als durchdringend, oder von innen heraus erwachsend. „Inzwischen wuchs die Kälte, infolge der ich auch durch direkte Sonnenbestrahlung nichts als warm empfand. Die Kälte fühlte ich weniger auf der Haut, vorwiegend im Innern der Glieder, als ob die Knochen und das Fleisch von innen heraus abkühlen." Die Lokalisiation der Kälte wechselt. Eine Prädisposition zeigen Zähne, Lippen und Zahnfleisch, dann Handflächen, Beine und Fußsohlen. Ferner wird ein Austrahlen der Kälte aus Herzgegend und Rücken beschrieben, mit dem Erlebnis einer dinghaften Gestalt. „Langsam begann eine ungeheuere Kälte strahlend den Körper zu durchdringen, eine weltallhafte Kälte, wie ich notierte. Ausstrahlungen von Lende und Rückenmark, Unterleib und Brust, durchdringend die Form von Eisblumen oder Protuberanzen fühlbar. Am Ansatz der unteren Brustrippe wie ein Ring, an den oberen Brustseiten wie in Schollen. Diejenigen Oberflächenteile, die bei Angst oder ehrfürchtigem Schauder besonders spürbar sind (vom Haarschopf an dem Rücken herunter) sowie innre Handfläche und Lenden (erogene Partien, wie mir sofort einfiel) waren besonders eisbetont. In der Handfläche schien die konkave Aushöhlung wie eisiges Metall die Hand bis zum Rücken zu durchstoßen, was eine hartnäckige Assoziation an die Stigmatisation auslöste" (18). Man könnte beim Lesen dieses Beispieles auf den Gedanken kommen, daß es sich hier gar nicht um eine Empfindung im eigentlichen Sinne handelt, daß Kälte vielmehr nur in übertragenem Sinne für einen Zustand schwer beschreibbarer Art gleichnisweise verwendet worden ist, daß es sich mehr um eine Gefühlszuständlichkeit,

die mit den Worten erhaben und eisig zugleich ihre treffendste Charakterisierung erhalte, handle. Dem widerspricht aber der objektive Eindruck der
V.P., die tatsächlich friert bis zum ununterdrückbaren Zähneklappern, die eine
Decke zum Einwickeln verlangt und eine starke Gänsehaut hat. Wir haben es
hier mit einer qualitativen abnormen Kälteempfindung zu tun, die mit einer
ganz besonderen Gefühlstönung einhergeht, die durchaus als der Gegenstandsseite und nicht der Ich-Seite zugehörig erlebt wird. Die Kälte als solche ist
„weltallhaft", erhaben, bedeutsam usw., sie trägt in einer vom Ich unabhängig
erlebten Weise diesen Charakter in sich und wirkt erst sekundär auf die Gesamt-
stimmungslage zurück.

Gegenüber derartigen Kältehalluzinationen schildert (17) das abnorme Erlebnis durch einen realen Kältereiz bedingt, wobei neben der Intensitätssteigerung
wiederum eine abnorme Qualität des Reizes im Sinne der dinghaften Räumlich-
werdung der Empfindung zum Ausdruck kommt. „Berührung mit einer Kältesonde macht die Empfindung, als würde der Arm trichterförmig durchfroren, er
schien hart und scharf. Ich mußte an einen hellen Lichtkegel denken." Sehr
viel seltener sind Störungen der Wärmeempfindungen, insbesondere entbehren
sie des eigentümlichen Gefühlscharakters. Wohl aber finden sich hier, neben
Wärmewellen, die den ganzen Körper durchdringen, ähnlich wie etwa im Fieber,
auch lokalisierte Wärmeerlebnisse. „Die Fußsohlen fühlen sich heiß an", zugleich
verbunden mit einer dumpfen Schwereempfindung. „Nach der Linken wurde die
Rechte schwer und heiß und etwas später die Kleinhirngegend, und zwar schien in
diesen Fällen das heiße Gewicht wie fest umgrenzt und durchaus in der Mittel-
achse" (2a). In einem anderen Fall schien die Körperoberfläche abwechselnd in
heiße und kalte Bezirke segmentiert, wobei beide Temperaturqualitäten räumlich
different gleichzeitig wahrgenommen wurden.

In ähnlicher Weise finden sich eigenartige Schmerzsensationen, oft kombiniert
mit der Empfindung des Drucks, des Angeschwollenseins, der entsprechenden
Körperpartien. „Der Gang war ataktisch, es schmerzte mich mein linkes Bein"
(13). Bei (27) fand sich ein schmerzhaftes Strangulationsgefühl am Hals, das die
V.P. unwillkürlich veranlaßte, den Kragen auszuziehen. Diese schmerzhafte
Sensation bestand noch einige Tage nach dem Versuch und klang erst langsam ab.
Von einer Hypalgesie berichtet (28), der sehr starkes Zwicken am Handrücken
nicht als Schmerz zu spüren imstande war. Über Intensitätssteigerungen der
Hautsensibilität für kalt, warm, Berührung und Druck, kurz des ganzen
Hautsinnes, berichtet (15): „Erhöhte Sensibilität der Fußsohlen, so daß kleine Unebenheiten des Bodens wie die Rippen herabgefallener Blätter deutlich wahrgenommen werden." „Ich fühle am linken Unterschenkel, der dem Liegestuhl
unmittelbar aufliegt, die Lücke des Geflechtes deutlich als kalte Zone, während
die übrigen Teile durch das Geflecht gegen die Strahlung des Fußbodens abgeblendet erscheinen." „Beim Abendessen empfand ich im rechten Oberschenkel
starke Wärme und sah in einer Entfernung von 6—10 cm von der Haut den Kopf
eines bescheiden wedelnden Schäferhundes." „Ich empfinde das Gefühl der
Kleidung als sehr unangenehm, der Inhalt meiner Westentasche drückt mich, ich
fühle jeden Fehler, den der Schneider gemacht hat." „Vom Versuch, ein Bein über
das andere zu legen, bin ich zurückgekommen, weil zwei übereinanderliegende
Nähte der Hosen mich zu sehr gedrückt haben. Ich empfinde zum ersten Male in

meinem Leben, daß ein Teil der Hosenträger dem Rücken anliegt." Neben Intensitäts- und Qualitätsstörungen findet sich auch abnorme Nachdauer der Hautsinnesreize. Gleichsam ein verlängertes taktiles Nachbild. „Ich lehne am Bücherbrett, und als ich auf Dr. M. zugehen will, habe ich das Gefühl, daß der Bücherständer an meiner Schulter haften bleibt und mitgeht, ohne eigentliches Gewicht" (28).

Von einer eigentümlichen Veränderung der substantiellen Dichte der Gegenstände berichtet (28): „Alles, was ich überhaupt anlangte, machte den Eindruck von Gummi. Kein Metall schien mir hart und widerstandsfähig, auch die Wände, an die ich verschiedentlich greife und schlage, erscheinen mir weich, und oft glaubte ich, sie weichen zurück." In gewisser Verwandtschaft hierzu stehen wohl die Angaben von (30) „Griff ich nach festen Gegenständen, so hatte ich im ersten Augenblick das Gefühl, als ob diese von einer wachsartigzähen Biegsamkeit wären. Dies Gefühl hatte ich auch an meinem eigenen Körper, vor allem in den Fingern und in der Muskulatur des Mundes." Während also bei den zuvor erwähnten Beispielen die veränderte Widerstandsempfindung sich gleichsam in einem Konstatieren der Konsistenzveränderungen der greifbaren Umwelt erschöpfte und nur an einer solchen wahrgenommen werden konnte, bestand bei (30) eine damit jedenfalls verwandte Empfindung auch im eigenen Körper, mit dem besonderen Merkmal, daß diese einen Anreiz zu Bewegungen auslöste. Dabei wurde dieses Wachsgefühl in einer besonderen lustbetonten Weise erlebt. „Auch das zähe Gefühl in Lippen und Wangen forderte mich dazu auf, mit dem Munde langsam ziehende und rollende Bewegungen zu machen. Gab ich dem Drang nach, so bewegten sich die Finger fast von selbst. . . . Halb wohnte der Bewegung eine gewisse Tendenz zum Weiterlaufen inne, halb machte man unwillkürlich „zum Spaß" weiter. Im Dunkelzimmer war die Hingabe an das Knetbedürfnis beinahe ekstatisch." Während hier die äußerlich eine gewisse Ähnlichkeit mit athetoiden Bewegungen aufweisende Motorik gleichsam als Mittel zur Erzielung einer abnormen lustbetonten Empfindung geschildert werden, haben eine Reihe von unwillkürlichen Bewegungsstörungen anderen Charakter. So berichtet (15): „Ich winde und drehe mich fortwährend odalisken- oder kokottenhaft," und führt als Grund hierfür den abnorm stark empfundenen Reiz der Kleidung an. Es sei an dieser Stelle gleich eingefügt, daß aber auch ohne derartige Ausgangsempfindungen Bewegungsunruhen beobachtet werden. Bei (23) trägt die einmal intendierte Bewegung die Tendenz zum automatischen Bewegungsfortgang in sich. „Der Arm bewegt sich ohne Anstrengung weiter, ganz koordiniert. Es sind im Arm keine Impulse wach, Mitbewegungen anzuhalten. Da mich dies beim Lesen störte, legte ich mich schließlich mit dem Rücken auf den Arm. Bald kann ich aber überhaupt nicht mehr stillsitzen, alle zufälligen Bewegungen wollen — auch in den Beinen — kein Ende mehr nehmen." (10) bot das Bild einer leichten Chorea; in sehr viel stärkerem Maße (20): „Währenddem bekam ich starke, regellose Muskelzuckungen in allen Teilen des Körpers, vor allem den Beinen. Durch den Willen konnten diese Kontraktionen nicht irgendwie beeinflußt werden. Sie machten sich im Bewußtsein zeitweise recht quälend geltend." Dies bestand über Stunden.

Abnorme Schwereempfindungen finden sich sowohl als Gewichtsveränderungen an realen Objekten, wie als Körpersensationen. „Die Untertasse, die ich währenddessen in der rechten Hand hielt, wurde immer schwerer und schwerer, es war mir jedoch unmöglich, sie wegzustellen. Endlich löst sich die Hemmung und ich konnte mit der Rechten die Untertasse fortstellen. Dafür wurde die linke Hand gehemmt und ich am Weiteressen verhindert.. . . Die Glieder sind schwer und starr, als wäre ich vereist" (14). (31) berichtet von einem Wechsel der Gewichtsverteilung im Körper: „Es war, als ob sich das Gewicht als solches, nicht als Gewicht bestimmter Organe, im Körper verschoben und falsch verteilt hatte. Ich fühlte besonders im Liegen beispielsweise, als ob eine Stelle im rechten Bein zu schwer sei. Es war, als ob sich ein Gewicht im Körper fortbewege und hin und her schöbe." Derartige Schwereempfindungen haben — wenigstens teilweise — sekundär das Erlebnis der Bewegungserschwerung zur Folge, das sich vereinzelt bis zum Bild eines motorischen Stupors steigern kann. Ein solches Bild bot (14): „Bald, nachdem ich angefangen hatte, in der Suppe zu rühren, begann unter meinem Löffel die Suppe starrer und starrer zu werden, und plötzlich konnte ich weder vor- noch rückwärts irgendeine Bewegung mit meinem Arm machen, trotzdem ich den besten Willen hatte, zu essen, und das neben mir stehende Maggifläschchen wegzuschieben. Ich saß vollständig gehemmt da. Erst die Worte von Dr. B. — es ist am besten, wir gehen aufs Zimmer — lösten diesen Beharrungszustand." Es ist natürlich nicht zu unterscheiden, wie weit hier nur zentrale Bewegungsstörungen für das Phänomen verantwortlich zu machen sind. In anderen Fällen fehlt auch die in dem letzt erwähnten Beispiel erhaltene motorische Umsetzung durch Fremdanregbarkeit, so daß sich z. B. eine V.P. erst passiv aus der horizontalen Lage in die vertikale bringen lassen mußte, ehe sie wieder gehen konnte.

Im Gegensatz zu den Körperschwereempfindungen findet sich das Erlebnis der Gewichtslosigkeit, und zum Teil beides zusammen, wie bei (32), wo der Rumpf gewichtslos ist, die Beine aber abnorm schwer, „als ob sie vom Körper fallen müßten". (14) berichtet: „Während dieser Bilder erlosch das Bewußtsein des Körperlichen und ich fühlte eine Bleischwere in der Gegend, in der mein Kopf, meine gekreuzten Hände und Füße lagen." (9) berichtet ein Kopf-Füßer-Erlebnis: „. . . das Gefühl, ich wäre nur Gesicht und der übrige Körper nicht mehr vorhanden, höchstens die Beine ganz winzig am Kinn."

Weiterhin wird Empfindung der körperlichen Schwere und Existenz völlig verloren, derartige Erlebnisse eines extrasomatischen Daseins geben Anlaß zu bestimmten Ich-Störungen und Spaltungen, von denen später noch zu sprechen sein wird. Aus derartigen Erlebnissen eines Verlustes des empfindungsmäßigen Anteils am Körper-Ich bei Fortbestand des Wissens um ein solches entspringen seltsame Äußerungen, wie etwa bei (13): „Ich verlor das Gefühl der körperlichen Einheit. Der Gedanke, ich könnte einen Arm oder ein Bein beiseite legen, vom Körper getrennt, kam mir ganz natürlich vor." Es ist dies ein für das Meskalin typisches öfters berichtetes Phänomen.

Störungen der relativen Lageempfindungen und des Bewußtseins der Lage der Körperteile zueinander sind gelegentlich geschildert. Es fällt schwer oder ist unmöglich, über die Lage der einzelnen Glieder zueinander etwas zu sagen, oder aber diese werden in einer abnormen Lage empfunden. „Die Schulter kam mir höher als der Kopf stehend vor, mein Kopf schien zwischen die Schulter eingesunken" (14). „Bei Bewegung des rechten Mittelfingers hatte ich deutlich das

Gefühl, die drei Glieder seien verdickt, kantig, winklig abgebogen und der ganze Finger stünde quer zur Hand" (13). „Von meinen Händen und Fingern hatte ich das Gefühl, als seien sie gedunsen, schwammig, unförmig, mal schien mir die Hand, die rechte wie die linke, größer, mal kleiner. Über die Gleichstellung war ich nicht richtig orientiert. Erst die Kontrolle mit der anderen Hand überzeugte mich von der richtigen Lage . . .;" (25). Bemerkenswert ist hierbei die Verknüpfung der Lagestörung mit Veränderungen der Formoberfläche.

Auf eine Störung der absoluten Lageempfindung, der Orientierung des Körpers zum Raum, weist vielleicht die Bemerkung von (31) hin: „Beim Liegen hatte ich verschiedentlich den Eindruck, mit dem Kopf tiefer zu liegen als mit den Beinen." Hierher dürfte wohl auch das öfters berichtete Erlebnis des Fliegens (6) oder Schwebens gehören. Weitere Störungen der absoluten Lageempfindung zeigen sich vor allem beim Bestehen lebhafter raumtiefer Halluzinationen, wobei unabhängig von der realen Körperlage ein dieser nicht entsprechendes Lagebewußtsein zum halluzinierten Raum entsteht. „Das Bewußtsein, im Laboratorium zu liegen, war mir geschwunden, ich fühlte mich in der geschauten Halle stehend, die allerdings nur im Bereich meines Blickfeldes abgegrenzt vorhanden war, während hinter mir völlige Leere, Unbegrenztheit zu sein schien. Zwischendurch erwachte ich mehrmals ruckartig und war dann räumlich orientiert" (13).

Man wird natürlich bei allen derartigen Störungen, wie auch bei den zahlreichen optischen Scheinbewegungen, von denen schon berichtet wurde, an das Vestibularorgan bzw. die damit in Wirkungszusammenhang stehenden Apparate denken. Dies sind Fragen, die durch exakte experimentelle Untersuchungen einer eindeutigen Beantwortung entgegengeführt werden müssen. Jedenfalls zeigt die Meskalinvergiftung eine große Anzahl der subjektiven statischen Symptome des Schwindels. Worauf diese aber zu beziehen sind, an welcher Stelle sie einsetzen, ob diese alle auf ein Grundphänomen zurückgeführt werden können, ob sie bei äußerlicher Einheit stets physiologisch wesensgleich zu erachten sind, steht dahin. Es kommt uns ja zunächst nicht darauf an, eine Theorie zu bilden, sondern gerade ohne jede Voreingenommenheit einmal die Symptome aufzuzeigen.

Objektive statische Schwindelsymptome wurden nur einmal beobachtet, indem eine V.P., von der leider kein Protokoll zu erhalten war, hinstürzte, wobei nach ihrer Angabe sie sich in einen großen, sich rapide drehenden Trichter hineingezogen fühlte. Besonders prägnante subjektive Symptome, die an labyrinthäre Reize denken lassen, schildert (13): „Kurz nach der zweiten Injektion im Zimmer des Versuchsleiters kam es mir vor, als ob ich mich mit dem Sessel, auf dem ich saß, für Augenblicke nach links herumdrehte. Vor allem aber schwankten sämtliche Gegenstände im Raume hin und her, während ich selbst in Ruhe war." Bei derselben V.P. verlief die Bewegungsrichtung des halluzinierten Farbstromes von rechts vorn nach links hinten. (31) erwähnt kurzdauernden Vertikalschwindel, bei (21) bewegt sich der Boden auf ihn zu, dann wieder weg.

Wir gehen zu den Parästhesien über, die sowohl nach Qualität wie Dauer, Intensität wie Lokalisation wechseln Es wird berichtet von pelzigem Gefühl an Ober- und Unterlippe, in den Mundwinkeln, linker Wange, auf der Streckseite der Unterarme, im Ulnarisgebiet, halb gürtelförmig in der rechten Thoraxhälfte, Reithosengefühl an der Innenseite der Beine und am Skrotum, Eingeschlafensein im rechten Bein, „in den offenen Händen Gefühl, wie wenn ein wolliger Ballen dagegen drückt" (16), „wie wenn zwischen die Finger der rechten Hand Puder gestreut wäre" (22a), in den Gelenken finden sich „Erweichungsgefühle".

Es sei nun noch auf einige besonders typische Meskalinerlebnisse seltsamer Störungen des Allgemeinsinns hingewiesen. So das Empfinden veränderter Hautspannung, die Haut liegt straffer über den Muskeln und der ganze Körper scheint kleiner, straffer, „man kommt sich viele Jahre jünger vor" (4). Veränderungen der Körpergröße: „Alles ist viel kleiner, wie wenn mein Körper nicht so groß wäre, nicht so massig wie früher und fühlt sich viel kleiner an. Eine Verkleinerung, wie wenn man konzentriert zusammengezogen wäre, in der Richtung des Homunculus" (22b). „Dabei ergaben sich, sobald ich die Augen geschlossen hatte, auch ohne Druck, die merkwürdigsten Gefühle über Gliedverlängerung und -verkürzung. Besonders wenn ein Bein gebogen wird, kommt mir das Standbein ganz kurz vor, das andere dagegen viele Meter lang, jedenfalls immer wesentlich länger als das andere" (28).

Die Erlebnisse der Veränderung der Körperform sind außerordentlich mannigfach. Sie betreffen bald den ganzen Körper unter Erhaltung der normalen Proportion, wie in dem oben erwähnten Erlebnis des Kleiner- oder Größerwerdens, gleichsam eine Parallele zur Mikropsie und Makropsie. Dann wieder treten sie als Formverzerrungen, als lokalisierte Formveränderung mit dem Erlebnis der Bewegung auf. So spricht (31) von dem Gefühl, als ob sich bestimmte Körperstellen vorwölbten oder einzögen. (4) glaubt, „einen Chinesenfuß zu haben, einen Pferdefuß, der nur in die Mitte des Schuhes reicht, oder dann befähigt zu sein, den Fuß bis in die Mitte des Schuhes plantar zu flektieren." Bei (15) besteht das Erlebnis der Ausweitung: „Nun fangen die Beine an, keulenförmig vom Knie abwärts anzuschwellen, so daß der größte Umfang in der Knöchelgegend das Mehrfache des Oberschenkels erreicht", wobei noch besonders versichert wird, daß es sich nicht um eine optische, sondern nur gefühlsmäßige Wahrnehmung handele. Bei (14) ist der ganze Körper in seinen verschiedenen Abschnitten wie aufgeblasen.

Während bei den bisherigen Beispielen zwar die Körperform verändert, aber doch ein geschlossenes Ganzes, von der Umwelt verschiedenes darstellten, finden sich auch Erlebnisse von partieller Konturlosigkeit der Körperoberfläche, so geht bei (2b) die rechte Seite ohne Grenzen in die Umgebung über. Derartige Erlebnisse führen zu eigentümlichen Umweltsverschmelzungen und wiederum verschiedenen Ich-Störungen.

Ferner sind hier die Störungen der Körperkontinuität zu erwähnen. „Als er mir die Hand gab, erwiderte ich diese Bewegung, hatte aber nicht das Gefühl des Zusammenhangs meiner Hand mit meinem Körper. Meine Hand erschien mir verkleinert und irgendwo im Raum schienen sich unsere Hände zu vereinen" (14).

Abnorme Empfindungen der Stofflichkeit des Körpers, der substantiellen Dichte im Sinne der Steigerung einer solchen liegen vielleicht in dem schon erwähnten Beispiel des zu Erz erstarrten Körpers. Den Gegensatz zu dieser gesteigerten Kompaktheit bilden seltsame Angaben, wie etwa „der Stuhl geht mir in den Leib, die Jacke, die dauernd offen steht, kann ich nur durch den Leib zuknöpfen, die Ohrhaken der Brille durch den Kopf ziehen wie durch Plastilin"

(29). Ausgangsreiz derartiger Empfindungsstörungen sind taktile Empfindungen, die phänomenologisch in einer besonderen Weise nicht an der äußeren Haut als psychischen Repräsentationsort Halt machen, sondern sich gleichfalls in die Tiefe fortsetzen. ,,Einmal, als ich aus irgendeinem Grunde die gekreuzten Arme so auf mich legte, daß die rechte Hand an der linken Lende und die linke an der rechten Lende war, hatte ich das Gefühl, als ob ich meinen Körper mit den Händen zusammenschnüre und in der Mitte die Taille einer Biene haben mußte" (31).

Schließlich wäre noch das Erlebnis der gleichsam topographisch differenzierten Wahrnehmung von anatomischen Formelelementen des Körperinneren zu erwähnen. (26a) berichtet von einem abnormen Muskelgefühl: ,,Ich hätte jeden Muskel getrennt aus dem Körper herausnehmen können." (32) gibt an, ,,ich glaubte jedes einzelne Gelenk und jedes Band meiner Wirbelsäule zu spüren, von der Lage meiner Glieder eine ganz besonders eindringliche Empfindung zu haben".

Übersehen wir die Beispiele, so finden wir eine überwältigende Fülle von Sinneserlebnissen abnormer Art, die über das bislang Bekannte einer Intoxikation hinausgehen. Das einzige Gift, das in dieser Beziehung offenbar Ähnlichkeiten mit der Wirkungsweise des Meskalins aufweist, ist Haschisch. Wir selbst haben damit keine Erfahrung. Joel und Fraenkel weisen in einer kurzen Mitteilung auf illusionäre optische Umgestaltungen hin mit dem besonderen Charakter der Veränderung ins Starre, Maskenhafte und Unbelebte, Halluzinationen seien selten. Hingegen sind offenbar haptische Erlebnisse sowie Veränderungen der Gesamtmotorik häufige Vorkommnisse. Auch in der Monographie von Meunier über Haschisch, in der allerdings die Selbstschilderungen nur einen verhältnismäßig geringen Raum einnehmen, zeigen sich eine Reihe von ähnlichen Erlebnissen, im Vordergrund scheinen aber qualitativ andere Ich-Störungen zu stehen.

Unsere Aufgabe bestand zunächst darin, einen Überblick über die Symptomatologie und den klinischen Verlauf der Meskalinpsychose zu geben. Die Zusammenstellung der abnormen Sinneserlebnisse ist nur eine vorläufige Ordnung zur Orientierung und Materialkenntnis. Wir betonen dies ausdrücklich, und sind uns darüber klar, daß zur Zeit noch wesensverschiedene Phänomene in äußerem Zusammenhang vorgebracht wurden. Es wird jetzt Aufgabe sein, die Art der Erscheinungen im einzelnen einer exakten Untersuchung zu unterziehen. Hier eröffnet sich für die Sinnesphysiologie und Psychologie ein enormes Arbeitsgebiet, worauf ja schon Lewin und die Autoren, die sich später mit dem Meskalin beschäftigten, hingewiesen haben. An Mitteilungen exakter sinnesphysiologischer Untersuchungen liegt neben der Arbeit von Walter Jaensch im Zusammenhang mit der eidetischen Typenlehre vor allem die wichtige Arbeit von Mayer-Groß und Stein aus der Psychiatrischen Klinik und der Nervenabteilung der medizinischen Klinik Heidelberg vor. Auf diese sei ausdrücklich hingewiesen. Sie bildet den ersten Versuch, auf breiterer Basis die Sinnesphänomene einer exakten sinnesphysiologischen Bearbeitung zu unterziehen. Zugleich wird in dieser Arbeit über die Mitteilung der Methodik und Ergebnisse der angestellten Versuche hinaus am einzelnen Beispiel auf die in ihrer Bedeutung zunächst noch gar nicht übersehbare Wichtigkeit des Meskalins für die Lösung grundsätzlicher wichtiger Fragen aus dem Gebiet der Sinnesphysiologie, Psychologie und Psychopathologie hingewiesen.

Es seien hier zur Vervollständigung kurz einige der wichtigsten Feststellungen der beiden Autoren wiedergegeben, bezüglich der Einzelheiten, Meßwerte usw. muß auf das Original verwiesen werden. Die experimentelle Prüfung des Gesichtssinnes bezüglich der einzelnen Phänomene, wie Adaptionsgeschwindigkeit, Eindruckshelligkeit, Simultankontrasterscheinungen, konnten bis jetzt einer exakten messenden Untersuchung nicht unterzogen werden, die Methodik hierfür ist noch zu schaffen. Als Charakteristikum allgemeiner Art ergab sich eine Unbeständigkeit der Phänomene, die bald fehlen, bald überstark vorhanden sind. Dieser Wechsel der Erscheinung zeigt sich während der ganzen Dauer des Rausches. Bei der experimentellen Messung der Nachbilddauer ergaben sich eklatante Unterschiede im Umstimmungsvorgang. Auf der einen Seite Verlängerung der Dauer des Sukzessivkontrastes, weit über die im normalen Vorversuch festgestellte Zeit hinaus. Auf der anderen Seite konnte das Nachbild gänzlich fehlen, es schien überhaupt keine den Reiz überdauernde Wahrnehmung zu bestehen.

In gleicher Weise zeigte sich eine Veränderung der Umstimmung für den Hautsinn, nachgewiesen mit den Hitzigschen Kugeln. Während hierbei normalerweise nach vorausgegangener Ermüdung einer Seite ein neuer Reiz beträchtlich unterschätzt wird und erst nach einer gewissen Zeit der Umstimmungsvorgang im Sinne richtiger Einschätzung eintritt, trat dieser zum Teil bei Meskalinisierten abnorm früh ein, mit anderen Worten, er erzeugte eine „unter normalen Bedingungen nicht beobachtete Kürze der Ermüdung des Sinnesorganes". Dieses Ergebnis legte den Gedanken an Veränderung der Unterschiedsschwellen nahe im Sinne des Fehlens der Beeinträchtigung der Nachdauer der Erregung auf eine nachfolgende Empfindung. Zur exakten Feststellung der Unterschiedsschwellen wurden Reizhaaruntersuchungen angestellt. Ferner wurde die haptische Bestimmung des Schwereunterschiedes von Lösungen verschiedener spezifischer Gewichte verwendet. Es ergaben sich eindeutige Veränderungen der Unterschiedsschwellen gegenüber den Normalversuchen im Sinne der *Schwellenverfeinerung*.

Ferner fanden sich bei manchen V.P. Abweichungen der Werte absoluter Schwellen, wenn die Untersuchungen zu einer Zeit geschahen, in der über Pelzigsein, Schweregefühl und sonstige Parästhesien geklagt wurde. Es ergab sich eine Labilität der Schwellen, die derjenigen entsprach, „wie sie bisher nur bei zentralen Sensibilitätsstörungen hatte beobachtet werden können und stets nachzuweisen ist, wenn sensorische Ataxie besteht".

Auf die Fülle der mitgeteilten Störungen des Bewegungssehens im Sinne der Bewegungsverarmung und der übertriebenen Bewegung, der Scheinbewegungen auf optischem und taktilem Gebiet, sowie die Zeitsinnstörung sei nur hingewiesen, zum Teil werden wir uns bei der Analyse der Bewußtseinslage damit noch zu beschäftigen haben.

Vor vorschneller Verallgemeinerung und Theoretisierung bedarf es, wie schon oben gesagt, noch der Analyse der einzelnen Phänomene. Aber wir haben jetzt wenigstens einmal die Möglichkeit, solche am Gesunden experimentell zu erzielen und methodisch anzugehen, während man bislang nur auf den glücklichen Zufall des Bestehens solcher bei einem Kranken angewiesen war. *Es sei aber an dieser Stelle, um Enttäuschungen zu verhindern, darauf hingewiesen, daß die Untersuchungen im Meskalinrausch an die Geduld des Untersuchers, dem es auf die Bearbeitung einer bestimmten Fragestellung ankommt, große Ansprüche stel-*

len kann. Er muß sich darüber klar sein, daß die Symptomatologie des Rausches von Fall zu Fall wechselt. daß auch dieselbe V.P. bei gleichen Dosen zu verschiedenen Zeiten verschieden reagieren kann, daß infolge der eigenartigen Phasenhaftigkeit des Rauschverlaufes die zu untersuchenden Phänomene bald vorhanden sind, bald fehlen können. Die Verwendbarkeit der V.P. selbst zum Experiment wechselt entsprechend der jeweiligen Bewußtseins- und Stimmungslage; dies ist insofern von einer gewissen Wichtigkeit, als eine Reihe von interessanten Sinnesphänomenen erst bei stärkerer Bewußtseinsveränderung auftreten. Es wird auch nicht immer möglich sein, bei derselben V.P. mehrere Vergiftungen anzustellen, da der Meskalinrausch eine ausgesprochene Erlebnistiefe hat, eine weitgehende Erschütterung, die viele von einem neuen Rausch abhält. Schließlich ist es auch für den Versuchsleiter selbst nicht immer leicht, von der Fülle der verwirrenden Erlebnisse, die berichtet wird, und die in ihrer Mannigfaltigkeit und Absonderlichkeit so ungemein reizvoll sind, zu abstrahieren und sich und den Berauschten immer wieder auf das umschriebene Gebiet der Sonderfragestellung hinzulenken.

f) Mitempfindungen.

In den bisher gebotenen Beispielen waren schon vereinzelt Erlebnisse enthalten, in denen der psychologische Tatbestand der Mitempfindung gegeben war. Derartige Phänomene sind im Meskalinrausch nicht selten. Allerdings treten Mitempfindungen unter ganz verschiedenen Bedingungen auf, wir versuchen daher zunächst eine durch Beispiele belegte Aufstellung der verschiedenen Tatbestände, bei denen sich das Phänomen zeigt, zu geben. Wir verwenden absichtlich den allgemein gehaltenen Ausdruck Mitempfindungen, da er noch von allen anderen Ausdrücken, wie etwa Synästhesien, Synopsien, Sekundärempfindungen, Photismen, Chromopsien usw., am wenigsten mit bestimmten Theorien belastet ist.

Wir gehen aus von dem häufigsten Erlebnis, nämlich, daß durch reale Sinnesreize diesen nicht entsprechende Sinnesempfindungen miterregt werden. Wir betonen von vornherein, daß der Ausdruck Mitempfindung zunächst nichts über dessen besondere physiologische wie psychologische Qualität aussagen soll, sondern eben einfach zur Kennzeichnung des Phänomens gebraucht wird.

1. Akustisch-optisch: „Dr. M. klopfte einige Male in mehr oder weniger regelmäßigen Abständen gegen die Wand des Schrankes. Ich hörte jeden dumpfen, unmittelbar abklingenden Ton, während ich gleichzeitig vor den Augen kleine graue Kreisflächen auftreten sah. Jedem Ton entsprach eine solche Kreisfläche, die erste bestand noch deutlich scharf abgegrenzt, als die letzte dem letzten Klopfton entsprechend im Blickfeld auftrat. Nach Beendigung der akustischen Reize bestand also ein dem Reizbild genau entsprechendes visuelles Bild fort, ohne daß ein optischer Reiz eingewirkt hätte. Bei Wiederholung des Versuches achtete ich auf Intensität, Größe und Reizverhältnisse. Es erwies sich, daß, je stärker der akustische Reiz, um so deutlicher das visuelle Bild war. Je langsamer die Zeitfolge, um so weiter rückten die Kreise auseinander" (25). „Mit dem Schlag der Uhr tauchte purpurne Farbe auf" (21). „Wenn der Ton (der Mundharmonika) stark war, so kam helles Licht von den Schläfenseiten her und vereinigte sich zu einem Licht, strahlend wie eine Bogenlampe. Wurde aufgehört, so verschwand es langsam schwebend und sich teilend in mehrere und darum nicht mehr so helle Lichter wieder nach der Schläfenseite." Bei (21) ergab sich folgende Farb-

mitempfindung auf das Anschlagen einzelner Töne am Klavier bei geschlossenen Augen:

c   blauer Punkt auf tiefgrünem Grund,

c   rot,

g   grün,

f   orange,

c   grün,

g   hellblau,

c^1 rot, aber kein richtiges Rot,

c   grün,

c^{11} grün, wird heller, jetzt taucht Rot auf, es läuft alles in den Nuancen blaugrün bis grün,

c^{11} rot,

a   blau,

f   orange,

c   grün,

f-Dur-Akkord ganz toll, ein bestimmtes Muster bleibt konstant. Bei Anschlag eines anderen Akkordes wird es anders, grüne Flecken. Bei Fortschreiten der Tonleiter oder einer Akkordfolge ständiges Ändern der Figuren und Formen.

2. Akustisch — Hautsinn: „Als Herr Dr. S. das Uhrwerk am Apparat für die Hautsinnprüfung aufzog, war mir, als wäre mein Arm in Schrauben gelegt" (20). „Irgendwelche Mißtöne machten sich durch ein unangenehmes Gefühl (Prickeln) an der ganzen Haut bemerkbar. Überhaupt meinte ich sagen zu dürfen, daß die ganze Haut gerade beim Vorspiel der Musik mir die verschiedenartigsten Gefühle von warm und kalt, stechend usw. vermittelte" (28).

3. Optisch — taktil: „Während ich die Bewegung des Apparates (Pauly scher Apparat) sah, fühlte ich, wie sich auch die Kissen in meinem Rücken bewegten, als ob sie sich auseinanderschöben und ein Abgrund frei würde. (Ein einen Augenblick lang sehr beängstigendes Gefühl.) Ob diese Bewegung der Kissen etwas mit dem Bewegungsrhythmus des Apparates zu tun hatte, kann ich nicht sagen, da die Bewegung der Kissen nur einmal erfolgte" (31).

4. Akustisch — optisch-Körperfühlsphäre: Mundharmonikaakkord: „Das tut weh, wie wenn lauter Würmer durch mich gingen. . . Vor mir sehe ich meinen Unterleib von den Weichen ab als großen grünlackierten Körper, etwa von der Form eines stumpfen Kegels mit spiralischen Windungen, und die Töne der Mundharmonika, oder den Schmerz, oder beides, sehe und fühle ich als leuchtende, durch die Spiralwindungen sich durchziehende und in ihnen erstarrende Kurven" (15).

5. Optisch — Temperatur: „Er ließ das Licht in den Dunkelraum, das Licht schmerzte und löste Kälteempfindung aus — die Helligkeit im Zimmer macht mich frieren" (2 b).

6. Taktil-optisch: „Wo ich was anfühle, habe ich Lichtempfindungen, das ist sehr unangenehm, sehr unheimlich" (21).

7. Akustisch — Vibrationsempfindung: „Das laute Bellen eines Hundes bewegte das ganze Bild, zitterte durch meinen rechten Fuß. Das war so deutlich, daß ich den Hund mit meinem rechten Fuß identifizieren zu müssen glaubte" (25).

In diesem letzten Beispiel sind zwei Seiten des Erlebens zu betrachten, nämlich einmal die Mitempfindung im Bein, dann aber zugleich die Veränderung der optischen Wahrnehmung durch den gleichzeitigen Schalleindruck im Sinne eines Bewegtwerdens der Wahrnehmung. Es taucht also hier nicht eine neue spezifische Sinnesqualität auf, sondern eine schon bestehende wird in einer einzelnen Komponente der durch sie fundierten Wahrnehmung (Ruhe—Bewegung) verändert. Wenn es sich somit auch nicht im strengen Sinne um Mitempfindungen handelt, so sind derartige Beobachtungen doch von besonderer Wichtigkeit, da das Problem der Mitempfindung ja auch das der wechselseitigen Beeinflussung verschiedener realer Sinnesempfindungen untereinandee birgt. So scheint es uns gerechtfertigt, auch derartige Erlebnisse hier anzuführen. Das Reizvolle der ganzen Frage der Mitempfindungen besteht ja doch schließlich immer darin, hier gleichsam Resten einer phylogenetisch zurückliegenden Verhaltungsweise der Sinne nachzuspüren, wo die Differenzierung des Oberflächensinnorgans in die spezifischen Sondersinne noch nicht zur völligen Isolierung dieser voneinander geführt hatte, so daß die Erregung des einen Sinnes sich in entsprechenden Erlebnissen der anderen mitzeigte und sich so gleichzeitig in verschiedenen, den jeweiligen Sinnesqualitäten spezifischen Erscheinungsweisen manifestiert.

So zeigt (31) eine Abhängigkeit einer optischen Wahrnehmung von einer Widerstandsempfindung. „Ich bat Dr. B., mir die Kaffeemaschine zu reichen, und machte, während ich Kaffee mahlte, folgende Wahrnehmung: Ich hielt die turmartige Kaffeemaschine etwa in der Mitte mit der linken Hand und drehte mit der rechten, wobei ich einen starken Widerstand zu überwinden hatte. Nun sah ich, wie sich der Turm über meiner Hand immer nach der Seite der Zugrichtung hin umbog. Wenn ich den Hebel auf mich zu bewegte, hob sich der Turm nach mir zu hin, bewegte ich den Hebel nach rechts, so neigte er sich nach rechts usw. Es war, als ob der Turm aus Vollgummi und daher nach allen Seiten biegsam sei, so daß ich fast daran zweifelte, daß die Maschine aus Metall sein könne. Dies alles aber nur, wenn ich gegen den Widerstand andrehte. Der Turm schien in seiner Gestalt unverändert, sobald ich links herum drehte und die Maschine ohne Widerstand laufen ließ."

Bisher hatten wir es als Ausgang mit realen Sinnesreizen zu tun, die entweder mit neu hinzukommenden Mitempfindungen einhergingen, oder andere normale, schon vorhandene Sinneserlebnisse veränderten. Im folgenden beschäftigt uns nun die Auswirkung realer Sinnesreize auf schon bestehende Trugwahrnehmungen, vor allem optischer Art. Gegeben sind also die Trugwahrnehmungen, dazu kommt ein realer Sinnesreiz, zu beachten ist die Veränderung, die letzterer an dem ersteren hervorruft (aus einem Protokoll des Versuchsleiters):

„Soviel Farbe, meist blau und rot, wenn Sie klopfen, zittern die Farben, je schneller Sie klopfen, um so mehr zittert es. Metronomversuch: Während des Schlagens des Metronoms eine Farbenerscheinung grün, bei jedem Metronomschlag wird es heller und dunkler, das ist ganz sicher von den Schlägen abhängig." Die Schläge hört er in normaler Weise, wird das Metronom schneller in Bewegung gesetzt, so kommt immer im Takt eine andere Farbe, gelb, rosa, blau . . ."
„Ich lag auf dem Sofa, vor meinen Augen tanzten die verschiedensten farbigen grünen und roten Muster, als ich plötzlich aufgeschreckt wurde durch blendende Gelb- und orange Lichter. Ich merkte dann, daß die bellenden Hunde im Käfig

mir diesen Eindruck hervorgerufen hatten" (21). (4) berichtet: „Bei rhythmischem
Pfeifen erscheint eine Spirale in Braun, ein breites Band, das sich mit wahnsinniger
Geschwindigkeit um eine vertikale Achse dreht, im Takt mit dem Pfeifen geht die
Bandspirale wie eine Ziehharmonika auf und zu, wobei durch die Zwischenräume
helles Licht hereinfällt." (22a) schildert folgendes: „Als nun das Metronom ertönte, kam zwar nur unbestimmte Bewegung in die Flucht der optischen Phänomene, doch wurde die Art der Farbe synästhetisch verändert. Gab das Metronom
ein knackendes Geräusch, das mich leer und schal anmutete, so verwandelte sich
das Muster der Umgebung in eine hellgraue Farbe. Wurde das Geräusch mehr
zirpend (cembaloartig), so kam entsprechende Farbe, etwa blaugrau, oder ein
rötliches Blau in die optischen Erscheinungen hinein. Gleichzeitig stellte sich eine
rasch überhuschende Kühle, wie ‚durch Draht' laufende Empfindung an den
Beinen ein."

„Unter Musikeinwirkung nahm diese Erscheinung mehr Bandform an, worauf
die hohen Töne lebhafte grelle Farben und die tiefen Töne mehr stumpfe, matte
Farben und mehr eintönige hervorriefen. Die zuerst wild durcheinander wogenden
Farben nahmen unter dem Klang der Musik eine ruhige Wellenbewegung an, die
besonders in den tiefen Tönen verlangsamt war" (14). In anderen Fällen dagegen
fehlt jede Beeinflussung akustischer Reize auf die optischen Erlebnisse, sowohl
was Form, Farbe, wie auch Bewegung anbelangt.

Im vorletzten Beispiel (22a) findet sich zugleich mit dem Auftreten des Blau
eine überhuschende Kühle in den Beinen. Wir haben hier wiederum einen neuen
Tatbestand, nämlich daß *durch eine halluzinierte Sinnesempfindung* eine solche
von anderer Qualität mit erweckt wird. Hierzu folgende Beispiele: „Am auffallendsten war ein wunderschönes Rot. Hier fiel mir zum ersten Male die Mitbeteiligung der anderen Sinne auf. Dieses Rot war, so empfand ich, weich, plastisch, doch ohne eigentliche Begrenzung, von tiefem, klarem Klang" (25). Bei
32 übertragen sich die Scheinbewegungen, die im Zimmer gesehen werden, auf
entsprechende Empfindungen im eigenen Körper. „Manchmal war es, wie wenn
der ganze Raum abwechselnd komprimiert und ausgedehnt würde. Das Seltsame,
woran ich mich aber genau erinnere, war das, daß mein Körpergefühl diesen
Rhythmus mitmachte: Wenn der Raum sich komprimierte, so hatte ich das Gefühl, daß sich auch mein Körper zusammen-, d. h. gegen den Kopf hinauf zog;
wenn der Raum sich ausweitete, so dehnte sich auch der Körper wieder nach unten
aus. Dieses Erlebnis stellte sich nur dann ein, wenn ich von meinem Körper weg
in eine Ecke des Zimmers blickte und verfolgte, wie diese Ecke näher kam und
zurückging." Gelegentlich äußerten die V. P. angesichts des Bewegungsspieles
ihrer entoptischen Phänomene, nicht recht zu wissen, ob sie nicht selbst in diesem
Bewegungsspiel aufgegangen seien und die Bewegungen nun mitmachten. Offenbar ein verwandtes Erlebnis wie das zuletzt geschilderte.

Wir haben oben davon gesprochen, daß eine Mitempfindung erweckt werde.
Nun liegt in diesem Wort implicite die Annahme, daß durch eine Sinnesempfindung eine andere hervorgerufen werde, daß das Phänomen der Mitempfindung
vielleicht eine gewisse Sukzessivität enthalte, ein Hintereinander. Dieser Sachverhalt ist phänomenologisch meist nicht gegeben, im Gegenteil, meist ist es so
daß die Mitempfindung als ein gleichzeitiges Geschehen erlebt wird. Trotzdem
trägt sie aber meist den Charakter des Dazugeselltseins, trotz der Gleichzeitigkeit

im Erleben. Eine Unterscheidung von Ausgangsempfindung und Mitempfindung liegt also immerhin vor und enthält somit bestimmte Wertigkeitsunterschiede. Man könnte daran denken, daß etwa die primäre Empfindung die sei, welcher die ursprüngliche Aufmerksamkeit zugewendet war. Oder es wäre möglich, daß der Primärempfindung eine größere Intensität als der Mitempfindung zukäme. Dies ist auch sicherlich oft der Fall, auf der anderen Seite findet sich auch das umgekehrte Erlebnis, daß die Mitempfindung so intensiv ist, daß sie zunächst den primären Bewußtseinsinhalt bildet und erst hinterher der auslösende Sinnesreiz bewußt erfaßt wird, wie etwa in dem Beispiel der grellgelben Farbe, die durch das Bellen des Hundes zustande kommt.

Wir finden aber auch nicht selten solche Erlebnisse, in denen ein Unterschied zwischen Ausgang und Mitempfindung völlig fehlt, in denen keine zeitliche Ordnung mehr hineingetragen wird, in denen eine absolute Gleichzeitigkeit herrscht. Zugleich verliert dann das Nebeneinander der Empfindung auch den Charakter von Intensitätsunterschieden, und in einer eigentümlichen Weise sind dann die einzelnen Sinnesqualitäten nur noch gleichberechtigte Stellvertreter füreinander. „Die Sinne verwechseln ihre Kompetenzen", wie dies ein Jurist ausdrückte, und repräsentieren das gleiche Sinneserleben trotz verschiedener Erscheinungsweisen im Psychischen.

Ein dementsprechendes Erlebnis im Bereich der realen Wahrnehmung schildert (25), wobei er die Gleichzeitigkeit der auf ihn eindringenden realen Sinnesreize ohne Sonderungsmöglichkeit auf eine eigenartige Störung des Zeitsinnes bezieht. „Wesentlich immer war das Ganze, jenes Allgemeingefühl, das ich mir immer wieder als Gefühl des Mittags bezeichnen kann. Das Einzelne konnte weder gesondert Gegenstand des Nachdenkens werden, noch wurde es von einem Sinne isoliert empfunden. Die Stimme der Vögel war so klar, so hell, wie der sonnige Himmel und ebenso kühl wie diese Helle, und all das empfand ich in der Haut als frische aufweckende Kühle." Dieses Erlebnis führte bei der V. P. zu einem ästhetischen Verschmelzungserlebnis mit der Umwelt. Entsprechendes hierzu im halluzinatorischen schildert (16): „Man glaubt Geräusche zu hören und Gesichter zu sehen und alles doch nur eins. Ich weiß nicht, ob ich sehe oder höre. . . Ich höre Kratzen, dann grelles Trompetengebläse, schmetternd, alles knirscht, ich bin Gitterwerk, was ich sehe höre ich, was ich rieche denke ich . . . Ich bin Musik, ich bin tastendes Gitter, alles ist gleich . . . Alles, was man in Gedanken fassen will, sieht man, ich sehe eben einen Gedanken ins Gitterwerk aus mir herausgehen. Das ist kein Vergleich, sondern die Empfindung des aus dem eigenen Körper herausgehenden, zugleich des Optischen . . . Dann die Gehörstäuschungen, die vollkommen zugleich optische Wahrnehmungen waren, zackig, eckig, wie gezackte Blitze, orientalische Ornamente, dazwischen die kratzenden, knirschenden Geräusche, Trompetengeschmetter, alles mehr in das gräßliche Gelbliche hinein . . . Der Körper war durchwühlt davon und zugleich er selbst . . . Alle diese Dinge dachte ich nicht etwa, sondern ich erlebte, fühlte, roch, sah sie und meine Bewegungen waren sie . . . Ich fühlte, sah, schmeckte, roch den Ton. War selbst der Ton. Ein Gleiches war es, wenn ich an meine Hände oder Füße dachte. Ich dachte, sah, fühlte, schmeckte meine Hände . . Es war alles klar, absolut gewiß. Alle Kritik ist Unsinn gegenüber dem Erleben des Unmöglichen."

Bemerkenswert ist an diesem Beispiel neben der Ichstörung die optische Repräsentation des Denkens, wobei nicht der Inhalt des Gedachten entsprechende optische Repräsentation bekommt, als vielmehr das Erlebnis des Denkens im Sinne einer Tätigkeit, eines Vorganges, wenn man so will, eines empfindungsmäßigen Wiederscheins am Denkvollzug im Sinne einer gewissen Bewegung, die hier aus dem Körper hinauszieht in das Gitterwerk. Über die Frage der optischen Repräsentation von Vorstellungen überhaupt wird noch bei der Darstellung der Bewußtseinslage zu sprechen sein.

Wenn wir die hier wiedergegebenen Phänomene der Mitempfindung im Gefolge von Real- und halluzinierten Empfindungen betrachten, ferner die Beeinflussung von Sinneserlebnissen durch solche, die einer ganz anderen Sinnesart angehören, so ergibt sich zunächst die Tatsache der ganz ungewöhnlichen Prägnanz dieser Erlebnisse. Man hat bei Erörterung der bekannten Mitempfindungen, wie sie sich bei Gesunden finden, immer wieder erwogen, ob es sich dabei um Phänomene einer Empfindung oder einer Vorstellung von solchen handle. Anhänger der letzteren Annahme suchten die Herkunft solcher „assoziierter" Vorstellungen aufzudecken. Bleuler, der auf Grund großer Erfahrung und jahrzehntelanger genauer Selbstbeobachtung sich mit diesem Problem beschäftigt hat, hält die Mitempfindung — er untersuchte im wesentlichen die optischen Sekundärempfindungen — weder für Assoziationen, noch für Optisches, noch für Vorstellungen. „Die Photismen sind etwas, wofür unsere Sprache keine allgemeinverständlichen Ausdrücke hat und was überhaupt nicht zu Beschreibendes." Dies gilt ihm auch für alle Sekundärempfindungen. Empfindungen könnten es nicht sein, „weil ihnen ja sonst der Schall das Weltbild in unerträglicher Weise verändern würde". Wenn aber, wie bei (28), das Bellen des Hundes die wahrgenommene Umgebung erzittern läßt, wenn, wie dies eine V.P. angab, beim Klopfen mit einem Eisenstück auf eine Fensterbrüstung das Grün der Bäume draußen heller wurde, so daß sie halb scherzhaft erklärte, da haben wir die Magie, so wird damit Bleulers Forderung erfüllt. Allerdings in der Mehrzahl der Fälle treten die optischen Mitempfindungen bei geschlossenen Augen oder im Dunkelzimmer auf, wie überhaupt die optischen Halluzinationen. Sie sind aber auch in vereinzelten Fällen im Tageslicht beobachtet. Im allgemeinen erweist sich der reale Sinnesreiz stärker, und die Irritation der optischen Sphäre kommt hauptsächlich in der Veränderung von Teilkomponenten der Wahrnehmung zum Ausdruck. Es schiene aber doch wohl gezwungen, nach all den angeführten Beispielen hier eine von der Empfindung prinzipiell verschiedene Wesenhaftigkeit der Phänomene anzunehmen, etwas absolut Neues, und nur eine graduelle Unterschiedlichkeit zu verneinen. Es ist ja überhaupt gerade für den Meskalinrausch charakteristisch, daß sich zahlreiche Sinneserlebnisse der Einreihung in bestimmte psychopathologische Kategorien wie etwa Illusion, Halluzination, Pseudohalluzination, subjektiver, objektiver Sehraum u. dgl. entziehen und Übergänge zeigen, die uns nicht den Gefallen tun, sich nach unseren abstrahierend gewonnenen herkömmlichen Kriterien zu richten.

Jedenfalls ist durchaus zu betonen, daß die Mitempfindungen Wahrnehmungscharakter tragen. Es hieße den Dingen Zwang antun, wenn man behaupten wolle, es handle sich hier um abnorm starke Vorstellungsbilder, es sind eben Sinneserlebnisse, die von Empfindungen ihrem Erlebnischarakter nach nicht getrennt werden können. Die V.P. betonten immer wieder, daß es sich um kein „als ob", sondern um ein ganz einwandfreies „so sein" handle. Damit ist natürlich kein Gegenbeweis gegen die Bleulersche Auffassung der von ihm beobachteten Phänomene gegeben. Immerhin wird man sich doch erneut fragen müssen, ob die Tatsache, daß durch ein Gift in so eklatanter Weise Mitempfindungen erzeugt werden können, nicht doch dafür spricht, daß auch die analogen, wenn auch ungleich schwächeren Phänomene im Normalen wesensgleich sind. Schließlich kommt Bleuler ja doch selbst zu einem ähnlichen Ergebnis, wenn er ausführt: „Bis jetzt wird keine Auffassung allen Tatsachen gerecht als diejenige, daß die gesamte empfindende Gehirnrinde einen Reiz mit mehreren Empfindungen verschiedener spezifischer Art beantworten kann, und daß jeweils eine die Führung übernehmen, die anderen aber unterdrückt werden oder unterbewußt bleiben." Neben derartigen begriffsbestimmenden Erwägungen haben aber die Mitempfindungen ein besonderes Interesse für die Frage des hierdurch bestimmter gefärbten ästhetischen Genießens und weiterhin für die Frage, wie eine Sinnesempfindung in solche anderer Art gleichsam transponiert wird. Wie sich etwa Rhythmus, Klangfarbe, Klangstärke, Klanghöhe im optischen Sinne darstellt, ob jeder Komponente eine Sonderentsprechung zukommt, ob diese konstant oder variabel sind usw. So entspricht bei (25) einem Klopfen ein ins Gesichtsfeld lokalisierter Kreis von grauer Farbe, der Wechsel der Kopfintensität einem Wechsel in der Deutlichkeit, der zeitliche Abstand zwischen zwei Klopfgeräuschen einem räumlichen Abstand zwischen den beiden Kreisen. Bei anderen besteht eine Entsprechung zwischen hellem Licht, Schmerz und Kälteempfindung usw.

Hierbei ist bemerkenswert, daß die allermeisten der Mitempfindungserlebnisse eine eigenartige Evidenz haben, wir sind zwar überrascht über die Lebhaftigkeit der Phänomene, aber selten über die Korrelationen zwischen den verschiedenen Empfindungen, etwa daß sich auf hohe Töne die Farben aufhellen und nicht dunkel werden, daß auf helles Licht Kälte- und nicht Wärmeempfindungen auftreten usw. Man wird das nur gezwungen mit assoziativer Verknüpfung auf Grund früherer Erlebnisse zu erklären versuchen, wenngleich solche Momente gelegentlich mitbestimmend wirken können. Gerade die Tatsache, daß uns die besondere Weise der Mitempfindungsphänomene zum großen Teil primär selbstverständlich erscheinen, spricht dafür, daß uns hier allgemeingültige Entsprechungen aufgezeigt werden, die nicht mehr weiter „verständlich" rückführbar sind, die in unserer Organisation der Sinne beruhen müssen. Sie sind uns im allgemeinen heute nicht mehr klar bewußt, bedingen aber den Reichtum unseres Sinneserlebens mit und bestimmen unsere ganze Resonanzfähigkeit auf die sinnliche Wahrnehmungswelt grundsätzlich mit.

Bewußtseinslage.

Wir sind bislang im Bereich der formalen Eigentümlichkeiten der Sinneserlebnisse geblieben, die subjektive Seite, die Art und Weise, wie dem Meskalinisierten zumute ist, sowie der Gesamtzustand und der Verlauf wurden nur vereinzelt gestreift. Aber schon aus den bisherigen Beispielen ging unverkennbar hervor, daß sich auch die Sinnesphänomene in *verschiedenen Bewußtseinszuständen* abspielen. Wenn wir nun im folgenden auf die subjektive Erlebnisseite, die dem Meskalinrausch eigentümlich ist, eingehen, so versuchen wir keine etwa der Darstellung der Sinnesveränderungen entsprechende, umfassende Zusammenstellung

der gesamten hierhergehörigen Symptomatik zu geben. Die isolierte Heraushebung gerade der Erlebnisse, die vor allem die Ich-Seite, Gefühl- und Willensseite betreffen, ohne den Zusammenhang mit dem Gesamt des momentanen seelischen Geschehens ergäbe zwar eine ungewöhnlich reichhaltige Sammlung psychopathologischer Kuriositäten, es würde aber dadurch doch kein Begriff von der eigentlichen Rauschstruktur vermittelt werden. Wollte man aber bei dem jeweils in Frage
stehenden Symptom auch immer versuchen, die Voraussetzungen bis ins letzte aufzuzeigen, die sein Zustandekommen bedingen, so bliebe schließlich nichts übrig,
als jede Selbstschilderung in umfassender Weise monographisch zu verarbeiten.
Wir suchen daher in diesem Kapitel diejenigen psychologischen Tatbestände aufzuzeigen, die gleichsam *hinter* dem Einzelsymptom bestehen, und unseres Erachtens von grundsätzlicher Wichtigkeit zum Verständnis der Meskalinpsychose
sind. Wir meinen damit diejenigen funktionalen Störungen, welche die Einzelsymptome, die sich in umschsiebener Form herausheben, wesentlich fundieren,
gleichsam das besondere psychologische Substrat, aus dem sie erwachsen. Dabei
wird immer im einzelnen Beispiel zum Ausdruck kommen, wie sich eben diese
allgemeineren, zentraleren Störungen in den verschiedenen Erlebnisbereichen psychischen Seins in unterschiedlicher Weise darstellen und am Entstehen besonderer
psychopathologischer Einzelphänomene beteiligt sind. Hierbei besteht allerdings
eine Schwierigkeit, nämlich, daß wir gezwungen sind, verschiedene zentrale
Störungen zu unterscheiden, die zunächst noch nicht ohne weiteres auf eine gemeinsame Störung zurückzuführen sind, sofern man nicht auf allzuweit gefaßte Konstruktionen, die schließlich im Biologischen landen, zurückgehen will. Drei Grundreaktionen lassen sich als Wirkung des Alkaloids feststellen:

1. die abnormen Sinneserlebnisse,
2. die veränderte Bewußtseinslage,
3. abnorme Gefühlszuständlichkeiten.

Diese können, und das ist weiter zu bedenken, weitgehend *unabhängig* voneinander auftreten. Meist allerdings sind sie in wechselnder Zusammensetzung
gleichzeitig gegeben, man wird daher immer wieder streiten können, wieweit dieses
oder jenes Moment am Zustandekommen des Gesamtes verantwortlich zu machen
ist, wieweit sich die Grundreaktionen gegenseitig beeinflussen, ganz abgesehen von
dem Einfluß der dispositionellen, konditionellen, konstellativen usw. Einflüsse,
kurz all dem, was Birnbaum als Teilfaktoren am Aufbau der Psyehose herausgehoben hat. Um so wichtiger ist es aber, nach den der Meskalinpsychose zukommenden gemeinsamen Zügen zu forschen, nach solchen, die ihr wesenszugehörig sind, als unmittelbare Wirkung des Gehirngiftes. Eine dieser dem Meskalin
wesenszugehörigen Grundreaktionen — wenn man so will, Primärsymptome —
ist nach unserer Auffassung die besonders veränderte *Bewußtseinslage*, in der
die Alkaloidwirkung zum Ausdruck kommt. Sie ist in den Selbstschilderungen in
den mannigfachsten Weisen als *verändertes Tätigkeitserleben* an dem, was vor sich
geht, dargestellt. Je nach der Einstellung der V. P., je nachdem der Beachtungsakzent mehr auf die Bewußtseinsinhalte oder mehr auf die Erlebnisweise, mehr
aufs Gegenständliche oder mehr aufs Zuständliche gerichtet ist, bekommen wir
natürlicherweise dieselbe funktionale Störung in verschiedener Weise beschrieben.
Wir sind uns auch darüber klar, daß der Wert der Selbstschilderungen außerorentlich ungleich und in seiner wissenschaftlichen Verwertbarkeit von den verschieden-

sten Momenten abhängig ist, von der Persönlichkeit des Meskalinisierten, seiner Sachlichkeit und Ehrlichkeit, seiner Fähigkeit und Übung zur Selbstbeobachtung. Er hängt weiter ab von den Vorurteilen und Theorien, mit denen an den Versuch herangegangen wird, vorschnelle Theoretisierung und Formulierung können den wahren Sachverhalt verfälschen und die ruhige, unvoreingenommene Beobachtung der Entwicklung eines Phänomens unmöglich machen. Schließlich kann auch der Grad der Bewußtseinsveränderung selbst gelegentlich den Wert der Wiedergabe dessen, was in dem Berauschten vor sich geht, vermindern. Derartige Bedenken lassen sich noch viele anführen und werden jedem gelegentlich beim Durchlesen dieser oder jener Selbstschilderung aufstoßen. In gleicher Weise hängt ja auch bei den Psychosen der Wert der Selbstschilderung von all diesen Dingen ab.

Indes sind wir ja gerade bezüglich der Bewußtseinslage nicht nur auf die Selbstschilderungen angewiesen, sie spiegelt sich ja auch im *äußeren Verhalten* wider. Und dieses weist eine unverkennbare charakteristische Gleichsinnigkeit auf. Das äußere Verhalten läßt sich zusammenfassen in folgende, stets wiederkehrende Merkmale: Zunehmende psychomotorische Gehemmtheit, übergehend in traumhafte Versunkenheit bei erhaltener Orientierung, Besonnenheit und Fremdanregbarkeit. (Abweichungen, von denen noch später zu sprechen sein wird, kommen vor, hier wird die Charakterisierung eines typischen Verlaufes wiedergegeben.) Auf der Rauschhöhe gelingt es meist nur kurze Zeit, die V.P. zu fixieren, nach kurzem entgleitet sie wieder in ein mehr oder minder tiefes Versinken. Zwischendurch tritt immer wieder ohne äußere Verursachung ein eigentümliches, abruptes „Erwachen" auf, in dem der eben noch massive Rauschzustand mit seiner gesamten Symptomatik wie weggeblasen erscheint. Aber auch solche klare Zeiten sind nur kurz. Dieser phasenhafte Intensitätswechsel, auf den wir schon bei den Sinneserlebnissen hingewiesen haben, verleiht dem Rausch oft etwas außerordentlich Quälendes und Unbefriedigendes. Dazu kommt noch, daß bei geringer Intensität der Bewußtseinsveränderung, wenn diese also eine gewisse Stufe nicht überschreitet, die Rauscherlebnisse schon durch Außenreize sehr leicht durchbrochen werden, es kommt zu einem dauernden Hin-und-Her-Geschleudert-werden zwischen Realität und Rausch, das den Gesamtcharakter der Meskalinpsychose im Sinne des Zerrissenen und Unerfüllten noch verstärkt. *Endlich ist zu beachten, daß durch Ausfragen, durch angestellte Experimente und dergleichen Erlebnisweisen und Erlebnisansätze oft in brüsker Weise unterbrochen und zerstört werden, worüber sich die V.P. nicht selten heftig beschweren.*

Von der *subjektiven Seite* aus gesehen wird der Meskalinisierte aber beherrscht vom veränderten Tätigkeitserleben an seinem Bewußtseinsinhalt. Deskriptiv lassen sich zwei scheinbar entgegengesetzte Erlebnisweisen dieser Art herausheben, auf der einen Seite ein *abnormes Abstandserleben* zwischen „Ich" und dem, was im Bewußtsein vor sich geht. Auf der anderen Seite ein *abnormes Verschmelzungserlebnis* bis zum Fallen der Subjekt-Objekt-Schranken.

Vergegenwärtigen wir uns zunächst die erste Erlebnisweise, so ist darauf hinzuweisen, daß sich der Meskalinisierte schon seinen Sinneserlebnissen gegenüber in einer besonderen Lage befindet. Diese treten unabhängig von seinem Willen auf. Ihr Inhalt ist bei der überwiegenden Mehrzahl ohne Zusammenhang mit dem eigenen Vorstellungsablauf und -inhalt, trägt meist auch keinen erkennbaren

Symbolcharakter, spielt sich in einer Eigengesetzlichkeit ab, dem eigenen Einfluß entzogen. So befindet sich die V.P. in der eigentümlichen Lage des Wissens um ich-bedingte Phänomene, aber ohne das unmittelbare Erlebnis des „Aus-mir-stammens". Sie sieht diesen zu in intendierten Akten als etwas Gegenständlichem, unabhängig von ihr vor sich Gehendem, kann sie kritischer Analyse unterziehen und weiß doch, daß sie selbst die Ursache ihrer Existenz ist. Wenn auch in besonderen Fällen gelegentlich das Urteil ihrer Scheinexistenz verloren geht und das. Realitätsurteil gefälscht wird, so handelt es sich hierbei doch nur um Ausnahmen. Im allgemeinen geht neben dem Erleben ein Wissen um den wahren Sachverhalt einher, unabhängig von der mehr oder minder großen Leibhaftigkeit der Phänomene. Es bestehen mit anderen Worten verschiedene Ich-Haltungen nebeneinander.

Aber nicht nur die Sinneserscheinungen, sondern auch die Gefühle, die auftauchenden Vorstellungen und Gedankengänge, kurzum der größte Teil dessen, was im Meskalinisierten vor sich geht, haben zwar den Charakter des „Mein", werden aber nicht als „durch mich bedingt" erlebt. Aktiv tätig erlebt sich das Ich in der objektivierenden, überschauenden Erfassung dessen, was in ihm vorgeht, passiv im automatischen Vorsichgehen einer Reihe von Erlebnissen. Dieser Tatbestand ist nicht etwa mit dem der objektivierenden Einstellung der V.P. in psychologischen Experimenten erschöpfend gekennzeichnet. Zwar geht auch die hierdurch bedingte Abstandshaltung zum Erleben in die Gesamtlage, in der sich der Meskalinisierte befindet, mit ein. Dazu kommt aber die, wie schon erwähnt, abnorme Gegebenheitsweise der Bewußtseinsinhalte im Sinne des ich-unabhängigen Auftretens. So berichtet (3a): „Ich kam in eine immer stärker werdende Euphorie, in der der alltäglichste Gegenstand Anlaß zu stürmischen Heiterkeitsausbrüchen war, ohne daß in den Gegenständen ein Grund hierfür gelegen hätte. Später saß ich im Stuhl und lachte objektlos vor mich hin. Gelegentlich tauchten vereinzelte Vorstellungen, kurze Gedankengänge auf, ohne daß ich mir bewußt war, woher diese kamen, sie schienen auch keinen Zusammenhang mit mir zu haben, ich sah ihnen verwundert nach. Zugleich änderte sich auch die Euphorie, sie schien mehr schmerzhaft, das Lachen lief an mir ab, die Lachmuskeln taten mir weh, ich wurde von Lachstößen durchschüttelt, wußte nichts mit mir anzufangen, ich saß im Stuhl, beobachtete alles, was da in mir vorging, mich alterierte und mir doch nicht eigentlich zu entstammen schien."

In diesem Beispiel kommt noch ein weiteres Merkmal dieses Zustands zum Ausdruck, nämlich daß nicht nur *ein* Erleben in dieser Weise abrollt, sondern daß verschiedene seelische Vorgänge in einem eigentümlichen Nebeneinander bestehen. Diese haben in sich zwar eine Kontinuität, sind aber ohne Beziehung zueinander, ja zum Teil widersprechend. Man kann dafür den Ausdruck der Ich-Spaltung gebrauchen, wenngleich man in der üblichen Terminologie andere Zustände hierunter versteht. Immerhin sind doch auch hier zwei oder mehr Reihen seelischer Vorgänge gleichzeitig gegeben. Auf der einen Seite das die Phänomene erlebende Ich, auf der anderen Seite das konstatierende, abstandnehmende, objektivierende und um die Gesamtsituation wissende Ich. Man wird demgegenüber vielleicht einwenden, daß es sich eben um gar keine Spaltung handle, sondern nur um einen Wechsel der Einstellung, die bald auf diese, bald auf jene Seite gerichtet ist. Dieser Einstellungswechsel sei vielleicht sehr rasch, es sei aber keine Gleichzeitigkeit im Erleben beider Haltungen. Im normalen, zielgerichteten Tagesdasein erleben wir die Summe der gleichzeitig vorhandenen Bewußtseinsvorgänge ja meist als ein einheitliches, geschlossenes Ganzes. Aber unter bestimmten Umständen haben auch wir, ohne unter dem Einfluß eines Giftes zu stehen, das veränderte Ich-Erlebnis in einem Nebeneinander von Teilvorgängen. Derartige Auflockerungszustände kommen ja unter den verschiedensten Bedingungen vor, hier sei nur an solche bei exzessiver Spannung oder Ermüdung erinnert. Hierbei erscheint uns wesentlich, daß dann in eigenartiger Weise auf keiner Seite ein besonderer Beachtungsakzent mehr liegt; so wenn etwa in Todesgefahr die belanglosesten Dinge wahrgenommen werden, die gedanklichen Inhalte eigentümlich sachlich zu Bewußtsein kommen und von einer eigentlichen Angst keine Rede mehr ist, diese vielmehr den Charakter des Wissens um eine gefährliche Situation als den eines beherrschenden Gefühls gewonnen hat. Man spricht dann gern von einer Gefühlslähmung, in der man sich vorübergehend befunden hat, und wundert sich selbst über die ungewöhnliche Deutlichkeit der Erinnerung an all das, was gleichzeitig in einem vorhanden war. Sehr viel häufiger findet sich ein ähnliches Nebeneinander der seelischen Vorgänge, wenn man sich etwa in großer Ermüdung unterhält, „automatisch" weiterredet, dabei an etwas anderes denkt und gleichzeitig irgendwelche Körperempfindung, etwa den Druck der Stuhllehne im Rücken konstatiert. All derartigen Erlebnissen, in denen das Ichbewußtsein weiter besteht, die Vorgänge in diesem aber mit gleichmäßig verteiltem Beachtungsanspruch gesondert erlebt werden, haftet mehr oder weniger stark der Charakter des „von selbst Vorsichgehens" an.

Kommen wir zu den Meskalinerlebnissen zurück, so finden wir hier durchaus Verwandtes. Bei (3a) besteht immerhin noch eine aktive, wenn auch nicht hochwertige, gedankliche Bearbeitung an den aktuellen Erlebnissen. Mit Steigerung des Rausches sinkt aber auch diese aktive Leistung mehr und mehr ab, es kommt allmählich zu keiner eigentlichen Stellungnahme mehr, diese geht schließlich über in ein Konstatieren. Gleichzeitig bekommt damit das Nebeneinander eine eigenartige Wertnivellierung und entbehrt der Differenzierung durch gesonderte Beachtungsakzente der isolierten Teilvorgänge. Diese sind nicht mehr durch gesonderte Beachtungsakzente gegliedert. Darauf beruht zum Teil auch die Schwierigkeit der Wiedergabe der Erlebnisse. Übereinstimmend geben die V. P. an, daß eine vollkommen dem Erleben adäquate Darstellung sich nicht geben lasse, *daß immer nur Seiten des Erlebens herausgehoben werden können*, die bald mehr das inhaltliche, bald mehr die Erlebnisweise wiedergeben. Es wird *stets mehr erlebt*, als gerade geschildert wird. Je mehr sich die Darstellung um das lebendige Erleben bemüht und sich nicht mit einer Zusammenziehung und mehr gleichnisweisen bildlichen Darstellung begnügt, um so schwieriger wird auch die sprachliche Erfassung. Je besser die Beobachtungen sind, um so widerspruchsvoller auch die Tatbestände, sofern man über die Einreihung in die weitgefaßten üblichen klassifikatorischen Aufstellungen psychopathologischer Phänomene hinausgeht und sich bemüht, über die Wesenheit der Phänomene etwas auszusagen.

Zusammenfassend kann man sagen, daß der Meskalinisierte sich in einem Nebeneinander verschiedener seelischer Vorgänge erlebt, wobei das „ich" gleichzeitig in einem einfachen Haben eines Phänomens, ferner in einer schlichten Beachtung, und endlich in einer reflektierenden Beobachtung gleichsam hinter

den Erlebnissen besteht und diese wie eine dünne Haut umgibt. Das Nebeneinander besteht nun nicht nur in dem Sinne, daß verschiedenartige psychische Kategorien, wie sinnliche Wahrnehmungen, Gefühle, Denkvorgänge, gleichzeitig als
solche erfaßt werden, auch im Bereich dieser Kategorien selbst besteht das Erlebnis eindringlicher Sonderung. So berichtet (27): „Um festzustellen, ob ich noch
ordentlich schreiben kann, versuche ich, meinen Namen zu schreiben. Es geht
noch; doch ich habe das Gefühl, ich muß mich schrecklich eilen und nicht ich, ein.
anderer schreibt. Es beginnt eine Scheidung der Sinne, ich kann mich sprechen
hören, die Trennung von Denken und Sprechen fällt auf, der Körper scheint dem
Willen nur auf Umwegen zu gehorchen. Es ist, wie wenn die Sinne ihre Kompetenzen verwechseln. Indem ich mir über meine Zustand klar zu werden versuche,
muß ich mich wundern, mit welcher Selbstverständlichkeit ich Gedanken ausspreche, die mir kompliziert und interessant vorkommen. Man kann wahnsinnig
schnell denken, weil man nicht absichtlich denkt, und das Gesagte erscheint mir
verblüffend gut gesagt.“ (25) beklagt sich anfänglich über die Eindringlichkeit
der Sinneswahrnehmung: „Merkwürdig, jeder Reiz, ob taktil, optisch oder akustisch, ist gleich aufdringlich, erscheint jedoch gleich wesentlich. Keine Wertunterschiede . . . . . Trotz der großen Müdigkeit vermochte ich auch nicht einen
Augenblick den Sinneseindrücken zu entfliehen. Es war mir unmöglich, mich nach
außen abzuschließen. Immerfort hörte, fühlte und sah ich und gleichzeitig, das
ich unmöglich trennen konnte. Das nebensächlichste Geräusch war ebenso wesentlich wie der experimentell erzeugte Reiz.“

In gleicher Weise wird vom Nebeneinander verschiedenartiger, sich zum Teil
widersprechender Gefühle berichtet, sowie vom Nebeneinanderherlaufen verschiedener Gedankengänge. Das Ganze in einem begleitenden Wissen um die
eigene Situation, um die eigene Lage als V.P., um die Verpflichtung zur Beobachtung und Analyse des Erlebens eingebettet.

Derartige Spaltungsphänomene, die in mehr oder minder differenzierter Form
stets beobachtbar sind, stehen in engerem Zusammenhang mit einem weiteren
Symptom, das uns jetzt zu beschäftigen hat. Während bei geringeren Dosen der
Meskalinisierte imstande ist, dem Erlebnis gegenüber eine objektive, besonnene
Haltung zu wahren, ändert sich dies wesentlich mit Steigerung der Giftmenge. Der
Rausch wird nun immer mehr als eine *Überwältigung* geschildert, als ein Hinein-
geraten in einen fremdartigen Zustand, gegen den immer wieder angekämpft wird.
Anfänglich geschieht dies noch mit Erfolg, schließlich aber nützt alle Anstrengung
nichts mehr. Zur Kennzeichnung werden immer wieder dieselben Ausdrücke verwandt, Benommenheit, Hemmung, Willenslähmung, Ermüdung. Ausgedrückt
werden soll damit eine zunehmende Unfähigkeit der freien Verfügung über sich
selbst. Es stellt sich eine eigentümliche passive Haltung ein, man selbst vollzieht
nichts mehr, der aktive Ich-Anteil am Geschehen im Sinne einer Bearbeitung,
eines Eingreifens, nimmt immer mehr ab, es schwindet allmählich jede eigene
Spannkraft. Während anfänglich noch Entschlüsse gefaßt werden und realisier-
bar sind, verliert sich zunächst die Realisierbarkeit, es kommt nur noch zur Absicht, schließlich schwindet auch diese. Endlich hört jede Stellungnahme auf, der
Meskalinisierte befindet sich in einer passiven Hingabe, in der auch alles Begleitend-
Gedankliche weitgehend zurücktritt, die Bewußtseinsbreite immer mehr zusammen-
schrumpft, zugleich die Erlebnisse eine besondere Eindruckstiefe und Gewicht be-

kommen. Man kann den Zustand dieser Passivität am meisten mit gewissen Übergangsphasen des Einschlafens vergleihen. Wir versuchen nun im folgenden, eine nähere Bestimmung dieses Zustandes, wie er sich in ausgeprägter Weise darstellt, zu geben. Wir möchten dabei betonen, daß diese eigentümliche Passivität, wie sie dem Meskalin eigen ist, von ganz grundsätzlicher Wichtigkeit zum Verständnis des Meskalinrausches überhaupt ist. Wenn sie besteht, so treten eine Fülle von neuartigen Symptomen auf. Der psychische Sachverhalt stellt sich bei voll ausgebildeter Passivität folgendermaßen dar:

Das Ich als Persönlichkeit mit all seinen Strebungen, Wünschen, mit seiner Verbundenheit mit der Welt, tritt immer mehr zurück, hat schließlich keinen Platz mehr. Es reicht nicht in die Erlebnisse hinein, hat mit diesen keine Verbindung, diese spielen sich in einer eigenartigen isolierten Sphäre ab. Die Kontinuität mit dem früheren Sein reißt ab und wird als grundlegende Veränderung des eigenen Persönlichkeitsbewußtseins erlebt. „Die Loslösung von allen Strebungen des Normallebens empfand ich als außerordentlich starke und durchgreifende Persönlichkeitsveränderung . . . Zu Hause las ich einen Brief, der mir mitteilt, daß eine für mich wichtige Angelegenheit sich in günstigem Sinne entschieden hatte, ich las den Brief vollkommen gleichgültig, ohne jede affektive Reaktion, die ganze Sache kam mir jetzt bedeutungslos vor, wie wenn sie einer vergangenen Zeit angehören würde" (32). „Triebe aber kann ich mir nicht mehr vorstellen, Sexualität, Ehrgeiz, Erkenntnisdrang, erschienen mir als einfältige Hirngespinste derer, die nicht die wahre Erkenntnis besitzen von der Einheit des Ichs mit der Welt" (23).

Das Ich in seiner abstandnehmenden Haltung zu den Erlebnisvorgängen schrumpft immer mehr zusammen zu einem Wissen um ein Ich, in dem etwas vorgeht.

Das Ich als reflektierender, bearbeitender, tätiger Beobachter besteht schließlich nur noch in einem Konstatieren, einem Haben der Erinnerung.

Das Ich als unmittelbar am Erleben aktiv Beteiligter wird passiv. Dies drückt sich aus: 1. im Verlust der Spontaneität, 2. in numerischer Impulsverarmung, 3. in einer immer stärker werdenden Abnahme der Zahl der Bewußtseinsinhalte, einer Bewußtseinseinengung. Damit ist aber *kein* Verlust der Klarheit und Deutlichkeit der Bewußtseinsinhalte gegeben, im Gegenteil, das wenige, was vorhanden ist, bekommt eine abnorme Eindringlichkeit. In den ausgeprägten Fällen hat das Einzelerlebnis jeweils Endgültigkeitscharakter, es ist zeitlos und verbindungslos. Die Inhaltserfassung geht ohne das Erlebnis der Zuwendung als etwas, das von mir aus sich auf etwas anderes richtet, vonstatten, sondern führt schließlich zu dem Erlebnis der Umkehr der Intention, die zu einem Gegenstandscharakter wird, der auf mich hinzielt, sich meiner bemächtigt. Die einzelnen Bewußtseinsinhalte sind verbindungslos nebeneinander, es besteht keine gedankliche Verknüpfung mehr, desgleichen treten in solchen Zuständen stärkster Passivität keine Denk- oder Willensakte mehr auf.

Wir haben in dieser Charakterisierung den Sachverhalt der dem Meskalin wesenszugehörigen schweren, voll ausgebildeten Passivität gegeben. Diese ist nicht dauernd, sondern Schwankungen unterworfen. Sie ist eine primäre, nicht weiter zurückführbare Störung, die sich in dem Gesamt des Erlebens auswirkt und je nach der Intensität verschiedene Bilder zeigt. Diese Aktivitätsminderung kennzeichnet die für das Meskalin charakteristische Bewußtseinslage. Wir haben diese Darstellung vorausgeschickt, da erst bei deren Kenntnis die Symptomatik des Rausches Lebendigkeit gewinnen kann. Wir belegen nun zunächst den ausgeprägten Zustand mit Beispielen, die die verschiedenen Seiten, die sich daran unterscheiden lassen, beleuchten.

„Bei der Darbietung eines äußeren Reizes versinke ich tief in die Anschauung des Objektes. Nur dieser beobachtete Gegenstand ist mir gegeben, ich vergesse mich und sonst alles um mich. Für die Dauer dieses Zustandes ist mir aller Zeitsinn verloren. Ich fühle ihn weder kurz, noch lang, noch endlos, sondern einfach zeitlos. Das reine Dasein des Gegenstandes beherrscht mich, Ich-Gegenstand und· alles ist eins. Das Gefühl, das von diesem Zustand in Erinnerung, lebendigster Erinnerung bleibt, läßt sich mit der Stimmung gut vergleichen, in die man bei Betrachtung einer ägyptischen Sphinx (nur durch Abbildung bekannt) versetzt wird. Man vergißt sich, Ort und Zeit, man ist nur beherrscht von dem Gefühl absoluter Zeitlosigkeit und zeitlosen monumentalen Daseins. Die ganze übrige Zeit ist mit solchen „Sphinxerlebnissen" ausgefüllt. Während dieses Erlebens ist jede geistige Fähigkeit tot, ich fühle mich geradezu identisch mit dem Objekt. Der einzige unterscheidende Zug der Erlebnisse ist nicht so sehr die Verschiedenheit der Objekte, als ein jeweiliges verschiedenes Gefühlsmoment, das die Erlebnisse begleitet: Gefühle monumentaler Trauer, Schwermut, Größe, Hoheit usw., weder lust- noch unlustbetont, ebenso losgelöst von mir wie alles andere. (Nicht etwa ich fühle mich traurig, ich fühle Traurigkeit, doch auch die Fassung gibt das Grandiose dieser Erlebnisse nicht wieder.) Das Objekt selbst ist nicht verändert. Ich halte es für sinnlos, die Unzahl solcher Objekte aufzuzählen, die mit jedem neuen Reiz neu waren. Einige besonders seltsame ‚Schlüsselbund der Anrichtefrau' — Eindruck: Schlüssel auf Weiß. von B: ‚Kopf, Schulter nach oben gezogen' — Eindruck: Mediziner, Arzt. Narbe im Halsgrübchen irgendeiner Frau auf der Treppe; Kohlenhaufen; Anstaltsturm: ‚Schiefer Turm zu Pisa'. Als ich feststellte, daß er ja ganz gerade ist, bringt dies mich seltsam außer Fassung. Es folgt nämlich jedem Sphinxerlebnis ein Zustand relativer Klarheit, in dem das Erlebnis auf höchst seltsame Art Objekt des denkenden Bewußtseins wird" (29). Wir haben hier zu unterscheiden einmal das Herrschen des Wahrnehmungsinhaltes bei ausgesprochener Bewußtseinsenge, ferner die abnormen Gefühlserlebnisse, die nicht den Charakter von sinnlichen oder Leibgefühlen tragen, die auch über die rein seelischen Gefühle hinausreichen, wenn man Schelers Einteilung der Gefühle nimmt, sondern die rein geistige Gefühle darstellen. Das Ich-Zuständliche ist ausgelöscht, es ist hier unseres Erachtens wörtlich Schelers Formulierung erfüllt, „diese Gefühle scheinen aus dem Quellpunkt der geistigen Akte selbst gleichsam hervorzuströmen und alles jeweilig in diesem Akt Gegebene der Innen- und Außenwelt mit ihrem Licht und ihrem Dunkel zu übergießen. Sie durchdringen alle besonderen Erlebnisinhalte".

Die Fesselung durch Wahrgenommenes in einer ganz anderen, nämlich läppisch-euphorischen Stimmungslage schildert (31): „Ich sah einen kleinen Fussel auf dem Anzug des Dr. B. Dieser Fussel nahm, obgleich er sich in nichts von den anderen Gegenständen unterschied, d. h. sich gerade so wie sie bewegte, meine ganze Aufmerksamkeit in Anspruch. Ich konnte nicht nur meine Augen, sondern auch die ganze intensive Hinwendung meiner ganzen Persönlichkeit nicht davon lassen. Es war, als ob in meinem ganzen Bewußtsein nichts vorhanden sei, als allein

dieser Fussel, als ob er mein ganzes Bewußtsein ausfüllte. Diese intensive Hinwendung empfand ich durchaus als einen Zwang, der mir selbst überaus quälend
und lästig war, und ich bat Dr. B., er möge den Fussel entfernen, damit ich endlich von ihm loskäme." Andere reden von einem Klebenbleiben an einem Gedanken, einer Empfindung oder Wahrnehmung, ein nicht mehr Loskommen von
etwas usw.

Wir finden in diesem Beispiel im Gegensatz zum vorigen immerhin neben dem
Erleben der Beherrschung durch den Wahrnehmungsinhalt doch schon Ich-
Behauptungstendenzen, Gegenantriebe, Reflexionen über die eigene Situation,
ohne daß aber der Entschluß, sich vom Inhalt loszulösen, realisiert werden könnte.
Anders dagegen ist das Erlebnis des Beherrschtwerdens in folgendem Beispiel:
„Der Zustand des absoluten inhaltlosen Glücksgefühls geht nach einiger Zeit vorüber, dagegen bleibt bis 3 Uhr nachts erhalten das Empfinden eines jeweiligen
Zustandes als einzig möglich und dauernd. Der Übergang von der Welt bei geschlossenen Augen zu der Welt mit offenen Augen hat jedesmal etwas Überraschendes, absolut Neues. Alles, was man sieht, ist ‚anders‘, isoliert und beziehungslos zu Vergangenem oder Vorgestelltem . . . An einzelnen Fragen klebe
ich absolut fest, lange Zeit z. B., wieso eine Stange am Neckarufer — vermutlich
zum Netzaufhängen — so lang sei, ob eine Fahne weiß oder gelb sei . . . Daß die
Umgebung selbst ihr Aussehen ständig und gründlich wechselt und geradezu
zwangsmäßig mein Erleben beeinflußt, z. B. der Korridor mich zum Ans-Ende-
Gehen, die Linienführung des Treppengeländers zum Zurückgehen zwingt, ergibt
für mich plötzlich, ohne daß ich nach einer Formulierung gesucht hätte — dazu
fühlte ich mich gar nicht fähig — die Erleuchtung: Umwelt und Handeln sind
identisch" (23).

Auch hier besteht die Bewußtseinseinengung, *ein* Objekt, *ein* Gedanke erfüllt
ganz und verharrt. Wiederum wird die Intention vom Gegenständlichen aus erlebt als eine Abhängigkeit, es ergeben sich die Ansätze zu einer Subjekt-Objekt-
Verschmelzung nach der Richtung der Identifikationserlebnisse hin. Bei 23 tritt
aber in der Abhängigkeit vom Wahrnehmungsinhalt an diesem als besonders
wirksam ein formales Element in den Vordergrund, die jeweilige perspektivische
Struktur der Umgebung. Die in dieser liegenden Richtungsantriebe realisieren
sich in entsprechenden Bewegungen des Meskalinisierten. Daß hier gerade die
besondere räumliche Struktur diese Wertigkeit gewinnt, ist wohl darauf zurückzuführen, daß die V.P. zahlreiche Scheinbewegungen an der Form der Gegenstände wahrnahm, so wölbte sich z. B. das Treppengeländer bald vor, bald zurück
usw. Das Erlebnis der Bestimmtheit des eigenen Handelns durch die Welt der
Gegenstände führt hier weiterhin zu einer der Mekaslinoffenbarungen. „Umwelt
und Handeln sind identisch, die Welt muß sich unserem Handeln fügen, da dasselbe ja nur ihr Ausdruck ist." Die intentionale Richtung bekommt bald positive,
bald negative Vorzeichen, ist bald Ich, bald gegenstandszugehörig und fundiert so
ein eigenartiges Bedeutungsbewußtsein, in dem wörtlich der Sinn des „es bezieht
sich auf mich" als eine dem Gegenständlichen zugehörige Intention erlebt wird.
Wir halten es auch für wahrscheinlich, daß, nachdem dieses Erlebnis einmal formuliert und gleichsam zur Einstellung geworden ist, es sich nun nicht mehr aufs
Optische beschränkte, sondern zu einer allgemeinen Erfassungsweise der Umwelt
wurde. In diesem Sinne wären dann die weiteren Äußerungen derselben V.P.

nur Folge des vorausgegangenen Erlebnisses, „was ich sehe, scheint sich plötzlich alles auf mich zu beziehen, z. B. daß ich plötzlich im Buche Bord M. G. ‚Verwirrtheit‘ stehen sehe, daß auf dem obersten Aktendeckel neben dem Schreibtisch ‚Schizo‘ steht“.

Wir waren hier in der Lage, dem Werdegang einer „Erkenntnis“ genauer nachzuspüren. Wir sehen, wie die Veränderung der Sinnesfunktionen sich in einem veränderten Bewußtseinszustand auswirkt, wie schließlich der Effekt sich bei einer bestimmten V.P. zu einem Erleben gestaltet, das auf Grund seiner besonderen zwingenden Evidenz weit über das Einzelerleben hinaus verallgemeinert wird und so den Wert einer Erkenntnis gewinnt, die die Welt in neuer Weise sehen läßt. Daß wir hier aber in der Lage sind, psychopathologische Phänomene, die uns sonst, wenn sie uns entgegentreten, oft als irgend etwas Letztes, nicht weiter Rückführbares erscheinen, gleichsam rückwärts verfolgen können bis in die zum Teil sinnesphysiologischen Ursprünge hinein, beweist *den großen wissenschaftlichen Wert, der dem Meskalin zukommt.*

Wir haben bislang den Hauptwert auf das Erleben der Passivität gelegt und einige hierdurch bedingte Symptome hervorgehoben.

Im folgenden sei nun besonders auf die gleichzeitige *Bewußtseinseinengung* eingegangen. (23) berichtet: „Mein ganzer Körper ist mir überhaupt, auch wenn ich ihn vor Augen habe, ganz unübersichtlich. Wenn ich etwa meine Hand oder mein Bein ansehe, so kommt mir alles andere nicht angeschaute wie weggeschmolzen vor.“ Dieselbe V.P. berichtet: „Als ich im Hörsaal mit M. in einer Reihe saß mit zwei Stühlen zwischen uns, hatte ich im indirekten Sehen plötzlich den Eindruck von einer tiefen Kluft zwischen uns. Erst als ich die zwei Stühle zwischen uns gesehen, ist der Eindruck verschwunden.“ Hier kommt eklatant die Unfähigkeit, eine Mehrheit gleichzeitig zu erfassen, zum Vorschein. Häufig ist damit aber auch eine Veränderung des Wahrgenommenen in dem Sinne verknüpft, daß der wahrgenommene Gegenstand auch seine Größe verändert und wächst. Beim Vergleich zwischen zwei angeschauten Objekten ist das jeweils geschaute das größere, so daß eine Entscheidung unmöglich wird. „Obwohl ich ohne Appetit esse, fühle ich mich am Ende nicht anders wie vorher. Bei den Kotelettes und nachher beim Kuchen versuche ich festzustellen, welches das größere Stück sei, was mir nicht gelingt. Sicher erscheinen sie mir ungleich groß, aber nach jedem Entscheid ist es deutlich das andere, das nun größer ist“ (23). Das Kompott auf dem Teller wächst, dehnt sich aus, droht überzufließen. Beim Vergleich der beiden eigenen Hände ist jeweils die betrachtete größer usw. In schwer beschreibbarer Weise gewinnt auch der Vorstellungsinhalt eine „Ausdehnung“. „Wie ich die Augen wieder schloß, war mein einziger Gedanke Dr. M. G. Was ich dabei sah, kann ich nicht mehr sagen, doch als ich die Augen wieder aufmachte, sah mir der wirkliche Dr. M. G. gegen das Gedankenbild winzig klein aus. Mir schien ein großes Licht aufzugehen, als ich rief: „Im Denken füllt immer ein Gedanke alles aus“ (27). Wir finden also eine eigenartige Korrelation zwischen Bewußtseinseinengung und besonderer Repräsentation des Inhaltes. Der aktuelle Inhalt ist mehr oder minder isoliert gegeben, ein scharf umschriebenes Kerngebilde ohne den unscharfen Fransensaum (James), ohne Sphäre (Schilder), nur Vordergrund (Goldstein) oder wie man auch die Tatsache bezeichnen will, daß normalerweise unser gesamtes Erleben nicht ausgestanzt, sondern mit den mannigfaltigsten Verbindungen in einem lebendigen Gesamt wurzelt. Dieses Gesamt, letzlich das Ich überhaupt, schrumpft immer mehr zusammen, ist schließlich nur punktuell, ohne Verbindung nach vorwärts, rückwärts oder nach der Tiefe. Das, was aber in diesem Zustand Inhalt ist, ist in abnormer Weise gegeben, besonders scharf, deutlich, eindringlich, es entspricht der numerischen Verminderung der gleichzeitig erfaßbaren Bewußtseinsinhalte, einer Veränderung der Gegebenheit, die sich je nach Qualität des Inhaltes in verschiedener Weise äußert. Ein Übergangsstadium, in dem diese Reizgebundenheit noch nicht das extremste Maß erreicht hat, wohl aber schon vorhanden ist und sich sowohl in einer besonderen Repräsentation der Reize (hier Empfindungen), wie auch in einer abnorm starken Heraushebung von normaler Weise unbeachteten Einzelheiten einer Handlung äußert, so daß diese zwar noch eine geschlossene Form darstellt, aber doch schon eine gewisse Tendenz zur Auflösung in Teilstücke in sich trägt, in der mehr die „Glieder als die „Kette" erfaßt werden, schildert (32). „Ich konnte mir überhaupt Vergangenes und Zukünftiges nicht vorstellen. Ich lebte ganz im gegenwärtigen Augenblick und auch hier nur in einem ganz engen Ausschnitt. Als ich einen Suppenteller vor mir sah, existierte nur dieser Teller, alles andere war für den Moment versunken. Die Erlebnisbreite war damals außerordentlich eingeengt. Innerhalb dieses engen Rahmens werden aber die Dinge richtig aufgefaßt. Den einfachen Dingen der Außenwelt gegenüber trat, soviel ich mich erinnern kann, nicht ein Auffassungszerfall ein. Ich erinnerte mich sehr deutlich, daß ich den Eindruck hatte, als ob der Suppenteller ganz tief unter mir war, als ich den Löffel ergriff, hatte ich die Empfindung, als ob mein Arm sich ungemein verlängerte. Der Löffel erschien mir ungeheuer schwer und ich hatte den Eindruck, daß ich mit ihm den weiten Weg zu meinem Munde niemals zurücklegen könnte. Auch sonst die Empfindung starker motorischer Hemmung." Hier wird also die kinästhetische Empfindung des Bewegens als eine Verlängerung des Armes bewußt, der Löffel wird abnorm schwer. Entsprechende Erlebnisse finden sich sehr häufig. Wir verweisen auf die Beispiele bei der Darstellung der Störungen des Allgemeinsinnes. An sich sind ja diese Phänomene nichts nur für das Meskalin Charakteristisches, ähnliche, wenn auch nicht so vielseitige Erlebnisse kann auch der Normale im Zustand der Ermüdung, des leeren Vor-sich-hin-Dämmerns, des Einschlafens haben. Es kommen uns dann normalerweise unbemerkte Körperempfindungen ungewöhnlich deutlich zu Bewußtsein, ja, sie gewinnen eine seltsame Ausdehnung und Gestalt. Ähnliches wird zuweilen auch in hypnoiden Zuständen erlebt, in denen man die körperliche Entspannung suggeriert. So weist (10) selbst auf die Ähnlichkeit mit Einschlaferlebnissen hin, indem er folgendes berichtet: „Einmal riß ich mich unwillkürlich am rechten Ohrläppchen und kratzte mich in dieser Gegend. Dabei war mir, als wenn mein Körpergefühl nur noch in dem Ohrläppchen säße, das ich riesengroß in meiner Hand hatte. Der ganze übrige Leib schien mir im Augenblick nicht vorhanden. Während ich auf den Vorgang achtete, verdichtete sich das Leibgefühl noch mehr an dieser Stelle, die Augen waren dabei, wie auch in der folgenden Zeit, stets geschlossen." Es ist in diesem Zusammenhang bemerkenswert, daß die Großzahl derartiger Erlebnisse am prägnantesten gerade in der Dunkelheit bei geschlossenen Augen, vor allem in der Selbstüberlassenheit auftreten, ohne daß die V.P. durch Fragen, Versuche usw. immer wieder aus dem Erleben herausgerissen werden. Dies gilt nicht nur für die Körperempfindungen,

sondern auch für die Gesamtheit der sonstigen Meskalinphänomene, mit Ausnahme der Meskalineuphorie, die meist nur zurücktritt, selten zerstört wird. „Das
Gewebe des Meskalintraumes ist so dünn, schon wenn ich mich unterhalte, geht
es kaputt. Wenn man sich bewegt, geht alles kaputt" (15). Die Abhängigkeit der
optischen Phänomene vom Grade der Passivität bezeugt (6): „. . . Das Bild
von Neapel wurde mir nun gezeigt, ich sah es in Farben, sah, wie es in der Stadt
wimmelte, wie das Meer wogte, wie das Wasser rauschte, kurzum, es war ein
lebendiges Bild vor mir, so plastisch und naturgetreu, daß ich meinen mußte, ich
wäre wirklich am Strande von Neapel. Ich war ganz begeistert von der Schönheit
und glaubte einmal, der Vesuv müßte auftauchen. Ich weiß gar nicht, wie ich
das alles sehen konnte, ich verstand es nicht, ich war doch im Keller und dennoch
stand es in Wirklichkeit vor mir. Man muß es an meiner Art zu sprechen gemerkt
haben, wie trunken ich war, zu schauen, und wie es mich durchglühte. Sobald ich
aber einen Augenblick — ja, ich weiß nicht, es klingt ja dumm, — meinen Willen
einsetzte, dann war alles wie sonst, ich mußte mich gehen lassen, dann sah ich
etwas." Also trotz der ungewöhnlichen Lebendigkeit, Eindringlichkeit, ja Leibhaftigkeit des Geschauten, verschwindet in diesem Falle alles, sowie aus dem passiven sich Hingeben ein aktives sich Zuwenden wird. Man wird sich daher fragen
müssen, ob nicht überhaupt die Veränderung der Sinnesfunktionen Folge der besonderen Haltung des Sichüberlassens ist, ob die von Mayer-Groß und Stein
beobachteten Veränderungen der Schwellenwerte etwa hierdurch bedingt sind.
Indes widerspricht dem, daß diese auch ohne die besondere Bewußtseinslage auftreten. Wohl aber ist anzunehmen, daß bei Bestehen der geschilderten passiven
Haltung ein besonders günstiges Medium für das Bewußtwerden der verschiedenartigsten Sinnesempfindungen besteht, daß diese in der Passivität sich gleichsam
besser durchsetzen können. Es ist jedenfalls von Wichtigkeit, darauf hinzuweisen, daß die ausgesprochenen Zustände *weitgehender* Körper-Ich-Veränderung das Vorhandensein der passiven Erlebnishaltung *zur Voraussetzung* haben.

Ein typisches Beispiel dieser Art gibt (22a), dessen Aufmerksamkeit plötzlich
durch die Sprechempfindungen gleichsam besetzt wurde, die nun zu einem Spracherlebnis phantastischer Ausweitung führen: „Ich hatte beim Reden den Eindruck,
daß ich die Berührung der Lippen aneinander und die der Zunge mit Zahnrand
und Gaumen, die einem sonst nicht eigens zum Bewußtsein kommen, auf einmal
ganz klar und präzis wahrnahm. Desgleichen war mir das Öffnen und Schließen
des Mundes, die Führung der Zunge wahrnehmungsmäßig bewußt. Ein Zustand,
der mir aus früheren Narkosen kurz vor der Bewußtlosigkeit bekannt ist. Das
führte weiterhin zu folgendem Erlebnis. Ich hatte die Augen geschlossen und erzählte. Da war es mir, wie wenn ich selbst in meinen Kopf hineinwüchse, meine
Gesichtsmaske von innen beachtete. Mein Körper wurde belanglos, auch der
Ober- und Hinterkopf, ich war sozusagen nur mehr Mund und Zunge. Es war,
wie wenn ich vom Schlund aus gegen die Zunge und die Mundöffnung schaute und
die Bewegungen in mehrfacher Vergrößerung beobachtete. Der Mund öffnete sich
beim Reden vergrößert wie ein Tor, schloß sich von oben ab, schob sich beim
Öffnen wieder vor, die Zunge keilte sich dazwischen usw. Es kam mir, das Ganze
ins Optische übertragen, vor, wie manche Karrikaturen oder Reklamefiguren, bei
denen ein Körperteil auf Kosten des gesamten Körpers besonders betont wird,
so daß die Figur ganz Kopf oder ganz Auge oder ganz Schuh wird. Der Zustand

dauerte so lange, bis ich die Augen öffnete." Derartige Phänomene des „Innensehens", die auch in der Schilderung von Ellis sich finden, sind bei den Indianern hoch geschätzt zur Feststellung des Sitzes einer Krankheit.

Die Mehrzahl der bisherigen Fälle der veränderten Wahrnehmung bei herabgesetzter Aktivitätsspannung betraf extreme Fälle. Bei geringeren Graden, in denen die Ich-Seite nicht so völlig vom Objekt aufgenommen wird, treten vor allem ästhetische Einfühlungs- und Verschmelzungserlebnisse auf, deren wir ja auch normalerweise durch willentliche Einnahme einer bestimmten passiven Haltung fähig sind. „Ich fühlte mich eins mit den knorrigen Ästen der Bäume und den kleinsten grünen Zweigen, die durchs Fenster schauten, die meine Augen zu berühren schienen. Es war mir, als zeige sich ein Teil meines Ichs draußen in den Bäumen als ein Zweig, als sei ich selbst in den Stimmen der Menschen, als hieße ich mich auf diese Stimmen reden. Das Klopfen draußen im Hof entstand in mir. Mein Ohr schuf dieses Hämmern in angenehmen Rhythmen aus sich und zog es in sich zurück. In mir schuf dieser Rhythmus als ein angenehmer Ausdruck menschlicher Tätigkeit den Sinn der Arbeit. Ich fühlte diesen Sinn als ein inneres Neuerschaffen der Welt, das nebensächlichste Wirken durchwirkte die Natur in ihrer Gesamtheit in allen ihren Einzelheiten. So wirkend erhält sich die Welt, ich war beglückt in diesem Gefühl, einen Zusammenhang zu finden mit jenen Gedanken, die ich am Vormittag zu denken gezwungen war, jede Einzelheit im Empfindungskomplex war so deutlich, so klar und scharf, nichts hob sich als Wesentliches von dem Gesamteindruck hervor, nichts trat als Nebensächliches zurück" (25).

Vergleichen wir den in diesem Beispiel gegebenen psychologischen Tatbestand etwa mit der auf S. 74 gegebenen Schilderung von (29), so ergibt sich in charakteristischer Weise die unterschiedliche Auswirkung der graduell veränderten Passivität. Bei (29) extremste Bewußtseinseinengung auf ein Objekt, das sich zur Geltung bringt, nicht ausgewählt wird. Bei (25) eine gewisse Bewußtseinsbreite, eine Mehrheit kann gleichzeitig erfaßt werden, knorrige Äste, Zweige, Fenster, außerdem werden nicht nur optische, sondern auch akustische Sinnesreize wahrgenommen und verarbeitet.

Neben dem numerischen Unterschied der Inhalte besteht ein solcher der Fesselung durch diesen. Bei (29) ein völliges Aufgehen, Ich und Inhalt sind eins, Abstand zum Inhalt ist unmöglich. „Ich vergesse mich und sonst alles um mich." Bei (25) kein totales Aufgehen im Inhalt, dieser wird gegliedert erfaßt, die Verschmelzung von Subjekt und Objekt ist nicht so stark, daß nicht zugleich dieses Erlebnis Gegenstand der Betrachtung wird und jederzeit leicht aufhebbar ist. Bei (29) trägt das Erlebnis den Gefühlscharakter des Monumentalen, Überwältigenden, bei (25) des Genießens ästhetischen Gefühls. Bei (29) ist das Erlebnis zeitlos, bei (25) tragen die Bewußtseinsinhalte den Charakter einer eigentümlichen Gleichwertigkeit und Gleichzeitigkeit. Während bei (29) die Kategorie der Zeit überhaupt keinen Platz im Erleben mehr hatte, weder ein Vorher noch Jetzt noch Nachher bestand, ist bei (25) das Erleben in einem seltsamen Zeitstillstand gegeben, „ich könnte nicht sagen, ob das Rufen und Sprechen der Menschen, die Fragen des Dr. M., oder das Bellen des Hundes eher an mein Ohr gedrungen war. Als ich so dachte, mußte ich erkennen, daß alles das noch fortwirkte und gleichzeitig fortbestand, so war dieser Mittag ewig, kein Ende abzusehen, wenn auch die Vernunft ein Ende bestimmte."

Zeitsinnstörung.

Wir sind damit zu der Frage der veränderten *Zeitgegebenheit* im Meskalinrausch gekommen. Wir gehen im folgenden etwas ausführlicher auf die Zeitsinnstörungen, die im Meskalinerleben auftreten, ein.

Wir gehen aus *vom unmittelbaren Zeitbewußtsein* im Erlebnis. Hier ist wiederum zu unterscheiden zwischen dem unmittelbaren Bewußtsein von augenblicklichem Zeitverlauf und dem unmittelbaren Bewußtsein von der vergangenen Zeit. Auf das Auftreten des abnormen, augenblicklichen, unmittelbaren Zeiterlebens wiesen schon Knauer und Serko hin. Man wird hier aber phänomenologisch noch weiter versuchen, zu unterteilen zwischen dem abnormen, augenblicklichen, unmittelbaren Erleben, das sich ganz auf der Ich-Seite abspielt und einem solchen, das zugleich auf der Gegenstandsseite zum Ausdruck kommt. Ein Beispiel für ersteres gibt (29): „Plötzlich tritt Dr. B. in den Raum auf mich zu und sagt leis: ‚Sie fühlen sich jetzt besser, nicht?‘ Einen Moment taumele ich, dann ist es, wie wenn etwas von mir abfiele, ich tauche langsam auf und langsam formt sich mir seltsam beglückend die Antwort ‚ja‘. Dies Auftauchen schien *wie über Stunden ausgedehnt* und gehört zu den seltsamsten und angenehmsten Erinnerungen.“ Hierher gehören auch die Erlebnisse der Zeitlosigkeit, des Zeitstillstandes, der Ewigkeit, des Grenzenlosen, von denen die V.P. als einen Zustand, in dem sie sich befinden, berichten. Allerdings wird man sich fragen müssen, wie weit man hier unmittelbares Zeiterleben und abnorme Gefühlszuständlichkeit voneinander trennen darf, wie weit nicht zur Veranschaulichung letzterer Ausdrücke aus dem Zeitlichen verwandt werden, die mehr gleichnisweise als wörtlich aufzufassen sind. Die tiefgreifenden Veränderungen des normalen Ich-Gefühls durch qualitativ und quantitativ abnorme Gefühle und auch die eigentümlichen Veränderungen des Leib-Ich im Sinne eines Sich-Auflösens entziehen sich ja letztlich einer adäquaten Wiedergabe. Aber gerade das oben angeführte Beispiel von (29) scheint doch in ziemlich reiner Form das veränderte Zeiterleben als eine reine Ich-Bestimmtheit darzustellen.

Störungen des unmittelbaren Zeitbewußtseins der *vergangenen* Zeit gehören zu den häufigsten Meskalinerscheinungen, und zwar gehen sie meistens nach der Seite einer abnormen *Über*schätzung: „Als Dr. M. das Zimmer wieder betrat, fragte ich ihn, wie lange er mich allein gelassen hatte. Er meinte 5 Minuten. Das ist nicht möglich, erwiderte ich, ich glaubte er wolle mich täuschen. Wenn man mir gesagt hätte, die Zeit habe Stunden gedauert, so hätte ich das eher geglaubt“ (25). „Ich hatte ein Gefühl völliger Leere, war wunschlos und fühlte mich außerordentlich wohl in diesem Zustand, aus dem ich ruckartig erwachte. Die zeitliche Orientierung war mir verloren gegangen, es kam mir vor, als ob ich stundenlang in nichts versunken da gesessen wäre“ (13). „Ich habe das Gefühl, daß nach den oben beschriebenen Ereignissen ein großes leeres Loch, eine Zeitspanne ohne alles innere noch äußere Geschehen folgte. Das Protokoll zeigte, daß es einige Minuten waren“ (29). „Plötzlich bemerkte ich, daß ich weit weg gewesen war in einem sonderbaren, aber glücklichen Zustand, in dem ich schwebend, losgelöst von meinem sonstigen Ich, frei von allen Empfindungen und jeglichen Gedanken und Wollen, fern von Raum und Zeit nur die Schönheit in ewigem Neugestalten von Farben und Formen gesehen hatte. Mir war, als ob ich eine ganz unfaßbare lange Zeit fort gewesen wäre“ (1 b).

Aus den bisherigen Beispielen ergibt sich ferner, daß auch die *sekundäre Zeit-schätzung* im Urteil gestört sein kann. Im allgemeinen gelingt es zwar, eine annähernd richtige Zeitschätzung zu geben, aber durchaus nicht immer. „Während anfänglich noch rein reflexiv eine annähernde Zeitschätzung der tatsächlich verflossenen Zeit möglich war, war dies auf der Höhe des Rausches auch reflexiv nicht mehr möglich. Ich konnte mir unter größter Anstrengung nicht mehr klar machen, wieviel es etwa sein möchte" (32).

Die interessantesten Zeitsinnstörungen sind aber diejenigen, in welchen die Veränderung des unmittelbaren Zeiterlebens einhergeht mit Veränderung des Zeitablaufes auf der *Gegenstandsseite*. So schildert (32): „Ich vermochte das ständige Werden der Figuren dann nicht mehr als eine Sukzession in einer bestimmten zeitlichen Richtung aufzufassen, sondern manchmal flossen die Farben und Formen zu einem unbeschreiblichen Durcheinander zusammen, wie wenn die vorher abwechselnden Figuren jetzt alle gleichzeitig erlebt werden. Hatte ich vorher die Figuren in ständiger Bewegung gesehen, so war jetzt nur noch eine bunte unsäglich verwirrende Mannigfaltigkeit, in der ich keine Bewegung mehr wahrnehmen konnte. Wenn ich in die Bewegung der Figuren ganz versank, so geschah es hie und da, daß ich zugleich auch in diesem Zeitstillstand versank, wo die Aufeinanderfolge in einer stillstehenden Gegenwart zusammenfloß. Diese Unterbrechung im normalen Zeiterleben kann ich jetzt nicht nur nicht formulieren, sondern mir auch erlebnismäßig kaum mehr vergegenwärtigen." Hier beginnt also das abnorme Zeiterleben zunächst mit einer eigenartigen Störung der sukzessiven Bewegungserfassung und führt zum paradoxen Erleben des stillstehenden Wechsels und Aufhören der Bewegungswahrnehmung. Dieser abnorme Gegenstandscharakter, den die halluzinierten Gebilde hier bekommen, wird nun zugleich als Unterbrechung des unmittelbaren Zeiterlebens auf der Ich-Seite als Zeitstillstand erlebt. Der Gegenstandscharakter der abnormen zeitlichen Gegebenheit wird gleichzeitig eine Ich-Qualität, wir haben es hier mit einer der eigenartigen Lockerungen des Subjekt-Objekt-Gegensatzes zu tun, wie solche ja schon früher als wesentliches Merkmal bestimmter Ich-Störungen aufgeführt wurden. Regelmäßig hängt ein derartiges Erlebnis von einer gewissen Intensität der Ich-Passivität ab. Im einzelnen ist nicht immer zu sagen, was Ursache und was Wirkung ist, ob der Bewegungsstillstand Folge der jeweiligen Bewußtseinslage oder ob sich dieser auch unabhängig von einer solchen vollzieht. Wir finden ja auch ohne so weitgehende Aktivitätsstörungen Bewegungswechsel der halluzinierten Gebilde bis zum Stillstand. Wir haben schon bei der Darstellung der Sinnesphänomene auf die eigentümliche Ubiquität der Bewegungsphänomene an den verschiedensten Sinnesqualitäten hingewiesen. Wahrscheinlich kommt diesen eine Eigengesetzlichkeit im Sinne einer zentralen Störung zu, die nicht an eine Veränderung des Allgemeinzustandes gebunden zu sein braucht. Wohl aber hat man den Eindruck, daß mit Zunahme der Passivität die Bewegungsstörungen mannigfaltiger und eindringlicher werden. Wir erinnern an das in einem solchen Zustand bedingte Erlebnis des Zeitstillstandes bei (28), des ewigen Mittags, wo auch in realen Sinneswahrnehmungen kein Vorher und Nachher mehr konstatierbar und die Zeit als Ablauf unerlebbar war. Man wird sich immer wieder fragen, wieweit das unmittelbare Zeiterlebnis durch eine besondere Funktion bedingt wird, wieweit es eine Resultante darstellt. Sicherlich können verschiedene Momente das veränderte Zeiterleben mit aufbauen. Hierfür folgendes Beispiel (30): „Alles war in goldenes Spätnachmittagslicht getaucht (11 Uhr laut Protokoll). Ein beseeligender Friede lag über dem Ganzen. Zwei auf dem Ufer gehende Menschen nahmen meine Aufmerksamkeit gefangen. Es kam mir so gemächlich und geruhsam vor, wie sie da spazieren gingen. Es mußten unbedingt zwei alte Herren sein, die so gut in das von mildem Lichte erfüllte Gesamtbild hineinpaßten, obwohl ich gar nicht genau erkennen konnte, um was für Leute es sich handelte. Es erschien mir alles so sonntäglich idyllisch, „wie stehen geblieben", verzaubert wie im Dornröschenschlaf. Die verträumte Langsamkeit, von der ich mich selbst beherrscht fühlte, fand ich auch in meiner Umwelt wieder. Es war so, als wenn in einem Raum plötzlich die Wanduhr aufgehört hätte zu ticken und eine fast beklemmende seltsame Stille herrschte." Auch hier das Erlebnis des Zeitstillstandes, aber vorherrschend der besondere Gefühlscharakter der Umwelt, „Goldenes Spätnachmittagslicht," zugleich eine eigene Gefühlszuständlichkeit vom Charakter einer lustbetonten verträumten Ruhe. Man wird sich fragen, wieweit die passive Hingabe an die Umwelt zu einem ungewöhnlich starken ästhetischen Einfühlungserlebnis führt, wieweit primär eine gleichsam indifferente ruhige Euphorie auf die Gegebenheit der Umwelt in besonderer Weise abfärbt und so das ganze Erlebnis fundiert, wieweit das Zurücktreten aller aktiven gedanklichen Bearbeitung im Sinne einer Gliederung des Erlebnisses in heraushebende Einzelakte am Erlebnis des „Stehengebliebens" mitbeteiligt ist, wieweit überhaupt eine Heraussonderung von Einzelheiten aus dem Gesamt eine selbst gesteuerte willentliche Hinwendung und ein Aufmerken noch möglich war usw. Man kann den Anteil des einzelnen am Gesamt nicht mit Sicherheit bestimmen, man kann nur sagen, daß auch das Vorliegen derartiger Momente, wie Gefühlslage, sinnesmäßig bedingte veränderte Wahrnehmung, Veränderung des Denkablaufs und der Denktätigkeit, vielleicht auch motorische Gehemmtheit mit in Betracht gezogen werden müssen, ohne daß man hinter alldem einen zentralen Faktor der veränderten zeitlichen Wahrnehmung ausschalten kann. Bei der eben erwähnten V. P. bestand auch *nach Abklingen* der besonderen Stimmungslage und der veränderten Umweltgegebenheit das Erlebnis der Zeitlosigkeit weiter, „in den Zeiten ungestörter Hingabe an den Reiz lebte ich im Augenblick losgelöst von Vergangenheit und Zukunft . . . Unmittelbarer aber und direkter war die Veränderung des Zeitempfindens gegeben durch die allgemein schon angedeutete Verlangsamung der Vorgänge, die ich empfand. Die Zigarette, die ich rauchte, wurde nicht kleiner, das Papier, auf dem Dr. B. schrieb, und schrieb, wurde nicht voller, ja, in manchen Augenblicken hatte ich das Gefühl, als sei alles ‚aus', regungslos, stillgestanden (wenn ich aber genauer zusah, gingen die Dinge aber doch wieder von der Stelle). Als ein Dachdecker etwas vom Dach herunterwarf, schien dieses Etwas mir unnatürlich langsam zu fallen. Manchmal jedoch machte dieses Gefühl der allgemeinen Langsamkeit einem gegenteiligen Platz, so als wir die Treppe zum Dunkelzimmer heruntergingen, da lief alles so flüchtig, daß man mit dem Verstande gar nicht mitkommen konnte. Die Kameraden, die eben noch neben mir gegeben waren, standen plötzlich einen Treppenabsatz tiefer, immerzu sah ich mich neuen Situationen gegenüber."

Bevor wir uns aber dem Zerfall der zeitlichen Kontinuität einer komplexen Handlung in Einzelerlebnisse zuwenden, sei noch einmal auf die Veränderung der Zeitform, in denen uns die Gegenstandsseite gegeben ist, zurückgegriffen. Bei der Darstellung der Zeiterlebnisse sind wir von solchen ausgegangen, die das Zeiterleben unabhängig vom Gegenständlichen schildern. Dann solche, in denen die abnorme Zeitform, in der Gegenständliches in der Sukzession gegeben war, zugleich mit einer Veränderung auf der Ich-Seite des Zeiterlebens verbunden war, wie in den letzterwähnten Beispielen. Nun ist noch von den veränderten Wahrnehmungen des augenblicklichen Zeitverlaufes allein auf der Gegenstandsseite zu berichten, ohne daß das eigene Dasein in der Zeit hierdurch verändert erscheint.

So berichtet (20) von einem veränderten Sprachtempo: „Die Worte der um mich sprechenden Herren schienen mir zusammenzufließen, der Zwischenraum zwischen den einzelnen Worten schien mir im Verhältnis der Schnelligkeit der Sprache zu kurz." Andere berichten davon, daß die Sprache der anderen abnorm langsam sei. (31) berichtet gleichsam von einem akustischen Nachbild: „Das Steigen und Fallen dieser Stimme war der Ton, den ich wahrnahm, der sich aber in meiner Wahrnehmung gleichsam wie ein Schwanz der Stimme immer hinterher zog."

Sehr viel mannigfaltiger sind die Störungen des *Bewegungssehens*[1]), die ja schon zum Teil in obigen Beispielen zur Darstellung kamen. Am eklatantesten berichtet (32) von der Unmöglichkeit der Wahrnehmung eines Bewegungsablaufes: „Als B. anfing, (realiter) Purzelbäume zu machen, wunderte ich mich keineswegs darüber, dabei sah ich die Bewegungen Bs. gar nicht vollständig. Ich sah, wie er den Kopf auf das Kissen am Boden stellte und auf einmal saß er da mit dem Gesicht gegen mich gewendet. Er mußte einen Purzelbaum gemacht haben, den Moment des Überschlagens konnte ich nicht sehen, trotzdem ich mich anstrengte, diesen einmal zu erfassen. Wenn ich meinen Arm etwas rascher bewegte, so konnte ich wohl die Anfangs- und Endstellungen mit Augen und Lageempfindung erfassen, die Bewegung selbst konnte ich nicht perzipieren. Bei ganz langsamer Bewegung war dieses Phänomen nicht vorhanden. Ich erinnere mich noch sehr gut des außerordentlich fremdartigen Eindrucks, den mir um diese Zeit die ‚Bewegung' der Person machte. Es waren gar keine normalen Bewegungen, sondern ein ruckartiges Schnellen von einer Stellung in die andere, etwa mit Marionetten vergleichbar. Besonders ist mir dies einmal von M. in Erinnerung, er stand aufrecht und auf einmal war er über mich gebeugt; die Bewegung habe ich nicht wahrgenommen." In diesem Falle wie auch bei anderen besteht also eine *direkte Abhängigkeit* zwischen Bewegungswahrnehmung und Bewegungsgeschwindigkeit. Bei langsamen Bewegungen normale Wahrnehmungen dieser, werden sie rascher, so können sie zwar noch kontinuierlich erfaßt werden, bekommen aber eine *abnorme Qualität*, ruckartig, schnellend, marionettenhaft. Werden die Bewegungen noch rascher, so tritt Verlust des Bewegungssehens ein. Es ist nur noch Anfang und Ende einer Bewegung perzipierbar. Von dieser hier konstatierten Abhängigkeit ist in anderen Fällen nichts zu erfahren, wie überhaupt eine Gesetzmäßigkeit der Phänomene im Gesamt zunächst nicht erkennbar ist. Am häufigsten finden sich Angaben, über abnorm langsames Abrollen gesehener Bewegungen, sowie abnormen Bewegungscharakter, letzteres

---

[1]) Hierzu, wie überhaupt zur Frage der Veränderung des Zeitsinnes vgl. auch Stein und Mayer-Groß. Über Störungen des Raumsinns und Zeitsinns unter Meskalinwirkung. Zentralblatt f. d. g. Neurologie und Psychiatrie Bd. XLV. 7/8.

sowohl an realen wie halluzinierten Objekten. Bei (16) sind die Bewegungen merkwürdig, zitterig, eckig und flatternd; bei (1a) automatisch, die Menschen erscheinen schwebend wie auf Rollen, wie die Bewegungen von Puppen mit aufgezogenem Uhrwerk. Anderen scheint die Bewegung bald feierlich, bald peristaltisch usw. (25) erscheint die Bewegung der die Gabel haltenden Hand unendlich langsam. Bei (31) erscheint der wahrgenommene Bewegungsablauf *abnorm schnell* und perseveriert auch noch nach Aufhören der realen Bewegung. ,,Als Dr. B. mir seine Uhr zeigte, sah ich die herabhängende Öse in einer rasenden Bewegung und über lange Zeit hin und her wackeln, als wollte sie überhaupt nicht aufhören, was mir ungeheuer lächerlich vorkam. Dr. M. bewegte zu irgendeinem Versuch seinen Arm hin und her, der mir plötzlich in eine rasende Hin- und Herbewegung überzugehen schien . . . Als ich in Dr. Bs. Zimmer war und er beim Kaffeemahlen mit der Maschine im Rhythmus des Drehens Vor- und Rückwärtsbewegungen mit dem Körper und dem Kopf machte, schien mir sein Kopf in einer raschen gar nicht endenwollenden Bewegung hin und her zu fliegen, diese Wahrnehmung hatte, wie ich selbst feststellte, derartigen Realitätscharakter, daß ich in vollem Ernst zu Dr. B. sagte, er möge sich doch mir gegenüber mehr beherrschen." Hervorzuheben ist auch hier das *plötzliche* Einsetzen der abnorm schnellen Bewegung, auch beim Betrachten des durch eine glimmende Zigarette im Dunkelzimmer hervorgerufenen Lichtkreises tritt ebenfalls von einem bestimmten Zeitpunkt an das Erlebnis abnormer Geschwindigkeit der Rotation auf. ,,Von einem ganz bestimmten Bewegungstempo an nahm ich die Bewegung mit plötzlichem ruckartigen Übergang als eine rasend schnelle wahr, so schnell, wie sie kein Mensch je ausführen konnte . . . Ich dachte, jetzt ist ihm das Ding aus der Gewalt geraten und saust selbständig weiter." Dabei besteht der Eindruck abnorm rascher Bewegung noch weiter, auch nachdem die Bewegung realiter zum Stillstand gekommen ist. ,,Die Bewegung der Hämmer nahm ich aber noch weiter wahr, auch als der Apparat still stand, was ich aus dem Aufhören des surrenden Geräusches schloß." *Abhängigkeit der Größe* des betrachteten Objektes *von der Bewegung* desselben zeigt (24): ,,Bei den Nachbildversuchen machte ich die Beobachtung, daß die vorgelegten objektiven Bilder bei Bewegung auf mich zu oder von mir fort kleiner wurden, und dies um so mehr, je schneller die Bewegung folgte." *Aufteilung einer raschen Bewegungsfolge* in eine Vielzahl gleichzeitig vorhandener zählbarer Einzelbilder beschreibt (3b): ,,Nachbildversuch langweilig, beim Herunterklappen des Farbtafelhalters diesen in verschiedenen Winkeln gleichzeitig gesehen, schätze die Winkelabstände auf 10°, einmal acht verschiedene Halter gesehen."

Gerade bei Kenntnis derartiger Phänomene veränderter Bewegungswahrnehmung wird man auf das Vorhandensein einer zentralen Funktion, die hier gestört ist, schließen. Bemerkenswert ist aber wieder, daß sie vor allem dann zum Ausdruck kommt, wenn gleichzeitig die besondere Aktivitätsstörung des Meskalinrausches vorliegt, mit der abnormen Einengung auf einen einzelnen Bewußtseinsinhalt an dem geklebt wird, so daß von einer Refraktärphase für neue Eindrücke gesprochen werden kann. Aber man wird nicht allein mit der Bewußtseinslage all diesen Störungen des Zeitsinnes gerecht werden, so daß letztere nur Folgeerscheinung der ersteren wäre. Es ist anzunehmen, daß es sich hierbei um eine besondere Funktion handelt, die in allem psychischen Erleben zum Ausdruck kommen kann und die sich entsprechend der jeweiligen Erlebnissphäre auch in unterschiedlicher Weise manifestieren wird. So berichtet (20) über eine Störung des zeitlichen Erlebns in der *eigenen Bewegungsfolge* folgendes: „Der Weg schien mir drei- bis viermal so lang als sonst, ich kam mit meinen Schritten nicht recht vorwärts, ja, ich machte sogar einige Schritte vergebens." Schließlich noch ein Beispiel der gestörten *Bewegungsvorstellung.* „Ich war aufgefordert, mir mich selbst vorzustellen, wie ich von dem Orte, an dem ich lag, in mein Zimmer ginge und sollte die Zeit, die indessen verstreichen würde, bezeichnen. Erst nach angestrengten Versuchen gelang es mir, mich selbst mir vorzustellen. Ich sah mich vor der Tür des Dunkelzimmers im Gange in einer Stellung, die einer laufenden Bewegung entsprach. Diese Vorstellung ging auf eine mir unbegreifliche Weise in ein Gefühl über, welches mit der vorgestellten Bewegung zusammenhängen mußte: es war mir, als ob ich mich *nur ganz schleichend* vom Platze bewegen konnte, als ob meine Glieder, die laufen wollten, gegen einen unsichtbaren Widerstand ankämpfen müßten, oder als ob ich an einer Stelle kleben bleibe" (31).

Wir schließen die Exkursion über die Zeitsinnstörungen im Meskalinrausch mit der Wiedergabe des Zerfalles der zeitlichen Kontinuität des *Gesamterlebens der komplexen Vorgänge,* die sich in einem gewissen Zeitraum abspielen, ohne daß etwa die Aufmerksamkeit auf die Bewegung als solche gerichtet wäre. Auch hier sind verschiedene Modalitäten gegeben. Auf Seite 82 berichtete schon (30) von einer Zerstückelung der sich abspielenden Handlung in Einzelsituation, die immer wieder isoliert und ausgestanzt als Momentbilder, ohne Verbindung mit Vorher oder Nachher bewußt wurden, wobei aber trotzdem diese in einem Gesamt zeitlicher Verbundenheit im Sinne des sich schneller oder langsamer Folgens bestand. (29) dagegen berichtete von Zeitlücken. Bei (3b) ist ein eigentliches Zeitbewußtsein des Abrollens einer Handlung überhaupt nicht mehr gegeben. „Dann Treppe hinaufgegangen, dabei begegnete uns Zimmermädchen am Fuß der Treppe, im Treppensteigen plötzlich wie festgenagelt, Momentaufnahme, die momentane Stellung von Dr. M., Dr. St. und mir im Raume aufgefallen. Dies wiederholte sich auf verschiedenen Treppenstufen. Oben angekommen, schien keine Kontinuität der Zeit vorhanden gewesen zu sein. Ganzer Vorgang aufgelöst in unzusammenhängende Einzelsituationen, die nachträglich wie beim Betrachten eines Filmstreifens aktiv daran arbeitend verbunden werden konnten, die aber sowohl im Erleben wie in der unmittelbaren Reproduktion des Geschehens danach durchaus den Charakter des Unabhängigen, Unverbundenen trugen. Ein seltsames Nebeneinander, nicht Hintereinander, sie haben keine Stelle in der Zeit, Zeit hat hier keinen Sinn."

Veränderung des Denkablaufs.

In der Darstellung der Bewußtseinslage, sowie der Zeitsinnstörung, kam die *Veränderung des Denkablaufs* deutlich zum Ausdruck. Es ist indes nicht so, daß diese an das Vorhandensein des voll ausgebildeten Passivitätssyndroms gebunden ist, das die Rauschhöhe charakterisiert und aus dem heraus die Veränderung des Gedankenganges als notwendige sekundäre Folgeerscheinung erklärt werden kann. Schon vor Eintritt der sinnfälligen Erlebnisse des veränderten Bewußtseinszustandes zeigt sich eine Störung des Denkvorganges in einer Erschwerung

höherer Denkleistungen, doch läßt sich das allmähliche Weiterschreiten der zunehmenden Veränderung im Gedankenvollzug nicht im einzelnen verfolgen. Nur
anfänglich wird im allgemeinen auf die Erschwerung des Denkvorganges geachtet.
Später tritt die Intensität des Rauscherlebens so in den Vordergrund, daß die
hierzu erforderliche introspektive Einstellung schon deshalb nur schwer möglich
ist. Im einzelnen sind die initialen Phasen verschieden. Meist wird als erstes
Symptom von Konzentrationserschwerung berichtet, es fällt schwer, die Aufmerksamkeit konstant etwa auf Gelesenes zu richten. Es zeigt sich dabei, daß die
Gedanken nicht etwa ideenflüchtig abirren, sondern daß die verknüpfende pro-
duktive Denktätigkeit im Sinne des Abstrahierens, Heraushebens, Gliederns und
Ordnens erlahmt. Als besonders charakteristisch wird von verschiedenen V. P.
angegeben, daß die Denkakte sich in einem eigentümlichen vorstellungsarmen
Milieu vollziehen, es tauchen wenig Inhalte auf, der momentane Denkgegenstand
ist eigenartig isoliert, erweckt nichts Neues. Der Denkinhalt ist dürftig, sowohl
auf Grund der Materialverarmung wie der Erschwerung des Denkvollzugs. Die
bei schwierigeren Aufgaben erforderliche gleichzeitige Beachtung verschiedener
in der Aufgabe liegender Voraussetzungen, eine gewisse Breite der Erfassung
des gedanklichen Materials leidet Not, zwischendurch kommt es immer wieder
zu leeren Pausen, auf die wieder ein erneuter Versuch, das gesetzte Ziel zu
erreichen, einsetzt. Zu dieser Hemmung, die die Akte des Denkens und Wollens
befällt, gesellt sich oft auch eine Erschwerung der Umsetzung von Impulsen ins
Motorische. Gelegentlich kommt dazu noch eine vermehrte Ablenkbarkeit durch
Sinneseindrücke. Der Denkgegenstand, auf den man gerichtet ist, kann nicht mehr
behalten werden, allmählich setzen sich determinierende Tendenzen nicht nur
nicht mehr durch, sondern solche treten auch immer seltener auf, so daß schließlich nur im wesentlichen das Wahrgenommene herrscht, wie dies ja früher schon
beschrieben ist. Vereinzelt wird aber die initiale Phase als ein Plus sowohl bezüglich der Zahl der auftauchenden Vorstellungen wie des Denkvollzugs erlebt. Vorübergehend besteht ein ungewöhnlicher Vorstellungsreichtum und erleichterter
Gedankenablauf. Das Denken scheint wie von selbst zu gehen, alles scheint verblüffend gut und treffend gesagt. Bei (25) fand sich zu Beginn eine sich über-
stürzende Gedankenfülle, die, denkerisch bezwungen, zu einem Denktaumel führte
von durchaus produktiver Qualität. Andererseits findet sich jedoch auch zwar
Vorstellungsreichtum, aber Verlust in der gedanklichen Bewältigung desselben,
Ansätze bleiben stecken, höhere Denkakte mißlingen, dem Denken fehlt das Ab-
schlußerlebnis. Fällt diese Phase mit der der impulsreichen initialen Meskalin-
deuphorie zusammen, so treten hypomanieähnliche Zustandsbilder auf. Wie schon
erwähnt handelt es sich aber hierbei um vereinzelte Vorkommnisse, schließlich
geht auch dieser Zustand in den der Denkerschwerung über.

Die *Vorstellungen* selbst, soweit solche auftauchen oder durch den Versuchsleiter gesetzt werden, sind im allgemeinen blaß und flüchtig. Vereinzelt aber wird
von ungewöhnlich plastischen Vorstellungsbildern gesprochen, ohne daß diese
aber den Charakter der Vorstellung verlieren. Darüber hinausgehend finden sich
jedoch Phänomene, wo durch willentliche Vergegenwärtigung konkreter Vorstellungen diese in einer abnorm deutlichen optischen Gegebenheit auftreten, so
daß sich von den sonstigen optischen Sinneserlebnissen nicht mehr unterscheiden.
Sie sind verhältnismäßig selten, besonders eindringlich bei (17), (1b) und (6). (1b)

berichtet: „Dann nannte mir Herr Dr. B. verschiedene Personen und Bilder, die ich mir vorstellen sollte. Nicht lange dauerte es, dieselben schienen scharf, plastisch vor mir im Wahrnehmungsraum zu stehen, einige erschienen auf dem Projektionsschirm und waren bis ins Kleinste durchgeführt. Einige Personen, so z. B. meine Eltern, glaubte ich in leibhaftiger Größe und leibhaftig vor mir zu sehen." Man kann hier nicht mehr von einer abnormen Vorstellung sprechen. Zwar war leibhaftig in diesem Falle nicht so zu verstehen, als ob hierbei Objektivitätscharakter gemeint gewesen wäre, sondern nur der Charakter der Drei-Dimensionalität Aber der Erscheinungsraum, in welchem die Personen auftauchten, hatte durchaus die Qualität eines objektiven äußeren, vom Ich unabhängigen Vorstellungsraumes. Das Gesehene war in Form und Farbe klar, eindeutig, differenziert und hielt längerer Betrachtung stand. Nachdem es einmal hervorgerufen war, gewann es gleichsam Selbständigkeit, so daß dessen Vorhandensein nicht mehr als abhängig vom eigenen Willen erlebt wurde (unmittelbare Angaben während des Erlebens).

Bestehen schon optische Sinnestäuschungen, so gelingt es meist nicht, diese vorstellungsmäßig in ihrer Gestalt, Bewegung oder Farbe zu beeinflussen. Vereinzelt setzen sich aber Teilqualitäten des Vorgestellten durch; es wird etwa versucht, eine Apfelsine zu sehen, dies gelingt nicht, wohl aber tritt ein leuchtendes Gold auf u. dgl. Willentlich erzeugte vollständige Umstrukturierungen der optischen Erscheinungen sind in unserem Material Ausnahmen.

Schließlich sei noch auf ein besonderes Phänomen hingewiesen, das der unwillkürlichen Vorstellungsillustrationen[1]). Diese zeigen sich vor allem bei abstrakten Vorstellungen. Sie können so aufdringlich sein, daß gelegentlich geäußert wird, Denken ist ὄψις. (10) berichtet: „Ich dachte halb dösend über Bewußtseinsfragen nach, die mich im Zusammenhang mit einer Arbeit beschäftigten. Dabei tauchte mir u. a. der Gedanke auf, daß es zur Kennzeichnung der Bewußtseinstrübung darauf ankomme, das Durchschnittsbewußtseinsniveau bei dem betreffenden Individuum festzustellen, das auf keinen Fall bei allen Menschen das gleiche sei. Dieser Gedanke kam mir dann in Form eines Bildes, das einen Ausschnitt aus einem Segelschiffhafen darstellte. Masten mit farbigen Wimpeln, helle klare Luft und Wasser. Der gedankliche Zusammenhang dieses Bildes mit der Idee des Niveaus oder der Art, wie dieses Niveau festzustellen sei (worüber ich nachsann) blieb mir unklar, hatte aber etwa Evidentes."

(15) berichtet: „Ich erinnere mich, am Ende einer Gedankenkette, die von der Frage ihren Ausgang nahm, ob ich berechtigt sei, mich mit Meskalin zu berauschen auch an Gewissen gedacht zu haben und sehe es als innersten Teil eines tropfenförmigen Teppichbeetes, aber nicht mit Blumen . . . Nun kommt ein Zustand, in dem das Erwachen schwierig und selten wird und in dem eine unbeschreibliche Mischung von Gesichtsbildern und Gedanken auftrat. Der gedankliche Inhalt kann nicht mehr erinnert werden, aber ich fühle genau, daß die Bilder — z. B. ein Gestänge wie das der Spitze einer in Eisen konstruierten Kuppel — von Gedankengängen begleitet sind. Das Schauen steht im Vordergrund, so daß ich Denken gleich Schauen setze und das Gefühl habe, daß die Denkoperation iden-

---

[1]) Flach, A.: Über symbolische Schemata im produktiven Denkprozeß. Arch. f. d. ges. Psychol. Bd. 52.

tisch ist mit dem Aufeinanderfolgen von Gesichtswahrnehmungen . . . Ich will
sagen, daß die Unlustgefühle, die ich im wachen Zustand habe, die mich besorgt
machen, noch vorhanden, aber gleichsam in eine andere Tonart transponiert
sind, finde aber nur die Worte filtriert, destilliert, ein an sich auch nicht schlechtes
Bild, indem Filter- oder Dampfraum die Grenze zwischen Wach- und tiefem
Traumzustand bedeutet. Unmittelbar darauf, aber deutlich später, sehe ich ein
Bild, in dem zahlreiche symmetrisch angeordnete Brunnenbecken aus farbigem,
gepreßtem Glas Wasser von der Höhe (Wachzustand) fallend auffangen und in
die Tiefe (Traum) weitergeben . . . Dr. Bs. Worte und Erklärungen treten wie
durch einen leichten Nebel sanft und angenehm zu mir. Ich äußere diesen Gedanken und sehe dann ein Bild, in dem an Stelle von meiner Stirn sich ein langgezogenes kahnförmiges Bassin aus Zinkblech befindet, das fast bis oben mit einer
Flüssigkeit angefüllt ist. Die Gedanken von Dr. B. sehe ich in Parabeln sich langsam durch die Flüssigkeit hindurch bewegen." Schließlich noch (2b): „Bei Erwachen von dieser Vision überwog das Gefühl von einer großen Ergriffenheit, die
sich in dem Worte Urzeugung verdichtete. Wiederum löste sich aus dem Wallen
von halb flächigen, halb wolkigen Gebilden ein wogiges Liniengefüge, das Leib
und Beine einer Frau andeutete, mitten in der Erscheinung, etwa auf den Schenkeln, stand unvermittelt ein durchsichtiges Kind." Derartige Vorstellungs- und
Denkillustrierungen stellen ja an sich nichts Neuartiges vor, sind vielfach Gegenstand von psychologischen Untersuchungen, besonders häufig und deutlich sind
sie im Halbschlaf. Sie treten im Meskalinrausch vor allem im Stadium des ruhigen
Vorsichhindämmerns auf, stellen sich unmittelbar ein ohne darauf gerichtete Erwartung, wirken überraschend und werden als evidente Darstellung des Denk-
gegenstandes angenommen. Die Bilder selbst konkretisieren die im Denkgegenstand liegenden Beziehungen gleichnisweise und haben auch ohne Kenntnis ihrer
Funktionen als Versinnbildlichung eine unmittelbare Eigenbedeutung im Gegensatz zu den abstrakten Denkschemata[1]). Nur bei dem letzten Beispiel der sich
durchs Wasser schlängelnden Parabeln besteht eine Mischung von abstrakten und
konkreten Bildelementen. Zeitlich treten die Bilder meist nach der Vorstellung auf.

Die optische Symbolisierung der eigenen komplexen Situation unter dem Bilde
der Autoskopie schildert (2b): „Als Dr. B. mich fragte, warum ich mich würgte,
hörte ich wiederum meine Antwort: es handle sich um die Bestie in mir, die man
gelegentlich einmal ganz kalt und sachlich würgen könne. Dabei blickte ich nach
links neben mich und sah in etwa 2 m Entfernung (unter Beseitigung des Fußbodens) ziemlich klein mich selbst, jedoch undeutlich und irgendwie eins mit einem
drachenartigen Tier, das mit einem blauen Bande gewürgt wurde."

Wir halten es für wahrscheinlich, daß sich das Meskalin dem Experimental-
psychologen, der unter bestimmter Fragestellung den bildhaften Anteil des
Denkens zu erforschen sucht, nützlich erweisen kann, vor allem in dem Sinne, daß
die im normalen Versuch doch meist recht blassen und flüchtigen Bildelemente
viel deutlicher und klarer werden und überhaupt leichter und in größerer Zahl
auftreten. Man wird dabei wohl zweckmäßig nicht über Dosen von 0,15 bis 0,25 g
gehen, um die für derartige Versuche erforderliche Aufgabebereitschaft und
Konzentrationsfähigkeit zu erhalten.

---

[1]) cf. A. Flach, a. a. O.

Gefühlslage.

Es bleibt zur Vervollständigung der Grundsymptome noch übrig, von den im Meskalinrausch auftretenden *Gefühlszuständen* zu sprechen. Bisher wurden solche nur beiläufig erwähnt, wohl aber ergab sich aus einzelnen Beispielen unmittelbar die Bedeutung, die sie für das Gesamterleben haben. Wir legen hier keinen Wert darauf, die große Zahl der unterschiedlichen Gefühlsqualitäten aufzuzählen und sie in eine der bestehenden Gefühlsklassifikationen einzureihen. Man kann auch darüber streiten, ob manchem von dem, was hier gebracht wird, die Bezeichnung Gefühl zukommt. Aber schließlich ist das, was wir allgemein unter Gefühl verstehen, ja logisch nicht weiter definierbar, und es ist doch so, daß im Augenblick, wo wir von den eindeutigen Gefühlen, die im wesentlichen durch das Erlebnis der Lust oder Unlust bestimmt werden, absehen, über vieles was sonst noch als Gefühl bezeichnet wird, weitgehende Unsicherheit bezüglich der Zuordnung herrscht. Wir werden sehen, daß neben dem Grundsymptom der nicht weiter rückführbaren Meskalineuphorie noch eine Reihe anderer Gefühlszustände auftreten und bemühen uns, einige charakteristische Gefühlserlebnisse an Beispielen aufzuzeigen, wobei sich wiederum die Schwierigkeit, die einzelne, gerade betrachtete Gefühlsqualität aus dem Gesamtzustand herauszulösen, erweisen wird.

An die Spitze zu stellen ist die für den Meskalinrausch überaus charakteristische *Euphorie*. Sie pflegt meist zu Beginn des Rausches etwa nach einer Stunde aufzutreten. Bei schwächeren Dosen tritt sie als Heiterkeit, Lustigkeit, gehobene Stimmung, Beschwingtheit in Erscheinung, meist verbunden mit leichter Hemmungslosigkeit, Geschwätzigkeit, Neigung zu Scherzen, kleinen Bosheiten und Entgleisungen im konventionellen Verhalten. Nicht immer besteht zugleich ein körperliches Wohlbehagen, es kann im Gegenteil trotz heiterer Stimmungslage ausgesprochenes körperliches Unbehagen bestehen. Sofern man den Begriff der Intensität im Psychischen überhaupt verwenden will, läßt sich die initiale Euphorie als mäßig stark bezeichnen. Sie trägt nicht den Charakter des Affekts und verleiht für eine Zeitlang dem Gesamtzustand die besondere Färbung der Stimmung. Nicht unwesentlich ist, daß sie in der eben beschriebenen milden Form „angenommen wird", zu keiner widerstrebenden Reaktion der V. P. auf diesen Zustand führt. Sie ist verpflichtungslos, man weiß eben, daß man euphorisch ist, genießt diesen Zustand, ärgert sich gelegentlich über Entgleisungen, aber ohne Nachhalt. Zugleich entsteht eine außerordentlich gesteigerte Empfänglichkeit für die Komik der Situation. Der Gegensatz zwischen der eigenen verantwortungslosen Heiterkeit und der Gesetztheit der anderen reizt zu behaglicher Ironie, in anderen Fällen steht wiederum mehr die Angst vor dem Entgleisen im Vordergrund und hindert an einem behaglichen Sichhingeben an den Zustand. (10): „Die Euphorie gewann alsbald Übergewicht. Ich fühlte geradezu ein Kitzeln, mich über alles, vor allem andere Autoritäten lustig zu machen. Das Lachen lag mir dauernd bereit, nur für Momente konnte ich es unterdrücken, und so peinlich es für Momente war, mich so wenig beherrschen zu können, so genoß ich doch mit Behagen alles Humorvolle. Besonders auf das Erscheinen von I. freute ich mich, da ich mir seiner komischen Wirkung bewußt war. Ich hielt gleichsam eine Fülle von Ironie bereit, sie über ihn auszugießen. Das Überlegenheitsgefühl war dabei nicht sehr deutlich, aber doch vorhanden, so äußerte ich mich über den Chef

despektierlich, humoristisch, mit unverkennbarer Freude des Treffenden an den
Bemerkungen. Der Gurkensalat, die Maggiflasche, das Schnappen von Dr. Gs.
Tabaksdose, alle in den Gegenständen vorhandene Komik reizte mich ungemein,
erheblich weniger Dr. Bs. Bemerkungen, denen etwas Absichtliches anhaftete."

Wesentlich anders gestaltet sich jedoch die Euphorie bei stärkerer Ausprägung
sie wird nun als Überwältigung erlebt, ohne im gesamten Ich aufzugehen. Ein
hierher gehöriges Beispiel wurde schon S. 70 (V. P. 3a) geschildert. Ein weiteres
Beispiel gibt (22a): „Der Allgemeinzustand war stark beeinflußt von einer dauernden Übelkeitsempfindung, entsprach mithin einer gewissen vitalen Unlust. Nichtsdestoweniger entwickelte sich schon in diesem Abschnitt der Ausdruck der Rauscheuphorie; Neigung zum Lachen bis zu Tränen, zu zwangshaften, kritiklosen Bemerkungen. Dabei stand die zentrale Persönlichkeit doch noch mit Kritik dahinter, mein eigenes Lachen war mir verwunderlich. Es entsprach durchaus nicht
der Grundstimmung, es wurde fast wie abgespalten erlebt. Von eigentlicher
Heiterkeit konnte schon jetzt keine Rede mehr sein . . . Das Bild eines Mannes
mit Allongeperrücke, offenbar am Ende des 17. Jahrhunderts, wurde schon wegen
seines hochfahrenden Blickes sofort als Louis XIV. bezeichnet. Wie sehr war ich
aus meiner zornigen Heiterkeit heraus erschüttert, als mich der Versuchsleiter
auf die Unterschrift unter dem Bilde aufmerksam machte und ich bemerkte, daß
ich mit dem französischen König den von mir so geliebten Händel verwechselt
hatte. Ich lachte weiter, mein Gesicht war von Lachtränen überströmt, ich spürte
es, aber jetzt mischte sich ein Bedauern, eine Spur weicher Betrübnis über meinen
beleidigenden Irtum in die heitere Erregung hinein. Ob das nun gelacht oder ge-
weint, ob es heiter oder traurig war, wußte ich nicht, konnte es auf Befragen des
Versuchsleiters auch nicht unterscheiden. Es war beides und keines von beiden,
ein Gefühlszustand wie auf des Messers Schneide, ein Zustand von Ambivalenz
der Gefühlslage, wie ich ihn höchstens aus früher Kinderzeit in Erinnerung habe . . .
Diese Unsicherheit in bezug auf die persönliche Stellungnahme zu dem Versuchsleiter verließ mich bis zu Ende des Rausches nicht, ebenso wie ich die objektive
Haltung zu meiner eigenen emotionellen Reaktion, insbesondere zu der ständigen
euphorischen Reaktion immer behielt . . . Die Euphorie war einem fast stuporösen Gleichmut gewichen. Dieser Stupor hatte nichts mit Hemmung zu tun,
war auch nicht subjektiv durch Erschöpfung oder Ermattung in Erscheinung getreten, sondern entsprach einer Inaktivität bei vollkommenem Bewußtsein, einer
motorischen Impulsarmut bei erhaltener sinnlicher Aufnahmefähigkeit und Aufnahmeneigung."

Zunächst finden wir hier den Gegensatz zwischen körperlichem Mißbehagen
und gleichzeitig bestehender Euphorie. Diese selbst trägt den Charakter des Un-
beherrschbaren mit Streben nach Entladung, das zu zahlreichen motorischen und
gedanklichen Impulsen führt, die nun in ungebremster Weise realisiert werden.
Die Euphorie wird als intensiv, trotzdem aber fremdkörperhaft, unfundiert, abgespalten erlebt neben einem zentralen, beobachtenden, gequälten Ich, dem ausdrücklich noch eine Grundstimmung zugesprochen wird, ohne daß diese allerdings näher analysiert wird. Es ist durchaus wesentlich an diesem Erlebnis, wie
auch an dem von (3a), daß neben der herrschenden Euphorie ein ausgesprochenes
Persönlichkeitsbewußtsein weiter besteht, das nicht etwa nur auf das aktuelle Erleben eingeengt ist, sondern auch noch lebendige Verknüpfungen mit dem früheren

Dasein hat. Der im normalen Zustand mit Händel verbundene Gefühlswert besteht auch jetzt noch, äußert sich in einer lebhaften Beschämung über das Miß-
verkennen gerade *dieses* Bildes und führt zu einer sekundären Gefühlsreaktion der
wehmütigen Trauer, die nun ihrerseits mit der fortbestehenden Euphorie eine
neue Gefühlslage ausgesprochener Zwiegespältigkeit erzeugt, in der aber doch die
Euphorie wider Willen vorherrscht, bis endlich auch diese einer farblosen Passivität weicht. Wir haben hier in besonders anschaulicher Weise das Nebeneinander und Durcheinander verschiedenartiger Gefühle, die in ihrer Vielartigkeit
und Uneinheitlichkeit dem Gesamterleben den besonderen quälenden Charakter
verleihen. Man kann von den verschiedenen Schichten sprechen, in denen sich
der Zustand abspielt. Man muß sich nur klar darüber sein, daß alle derartigen
bildlichen Vergleiche die Gefahr in sich tragen, daß das Bewußtsein des *gleichnisweise* Gemeinten verloren geht und dann der aus dem Bilde geschöpfte Vergleich
als essentiell vorhandener Bestandteil des Psychischen aufgefaßt wird. Das ganze
Erlebnis ist jedenfalls bestimmt durch ein dauerndes erfolgloses Sichwehren gegen
eine intensive, aber nicht aus der zentralen Persönlichkeit entspringende, sondern
gleichsam von außen dazu kommende Euphorie, die so in eigentümlicher Weise
den Charakter des Unechten trägt, deren Rasanz aber in besonderer Weise die
eigene Sicherheit erschüttert und so zu einer Unsicherheit sowohl sich selbst gegenüber wie in der Beziehung zur Umwelt führt.

Ein anderes Euphorieerlebnis schildert (31): „Die Stimmung hatte mit dem
ersten Eintreten der Phänomene eine plötzliche und ruckartige und förmlich über
mich herfallende Veränderung erlitten. Der Anblick der sich bewegenden Muster
und Buchstaben wirkte in einer überaus unmittelbaren Weise belustigend auf
mich, so daß ich in Lachen ausbrach, und so oft ich die Bewegung wahrnahm,
von neuem lachen mußte. Plötzlich bemerkte ich, wie ich mich in diesem Lachen
vollständig aus der Gewalt verloren hatte und auch ohne Reizobjekt dauernd
weiter lachen mußte. Dieses Verlieren der Haltung war für mich äußerst quälend,
wie neben dieser Qual das Lachen, das in manchen Augenblicken gar nichts mehr
Lustvolles an sich hatte, nebenher lief. Die Qual war so groß, daß ich in manchen
Augenblicken sehr deutlich die Möglichkeit spürte, daß dieses Lachen in Weinen
umschlagen könnte. Während dieser Vorgänge hatte ich doch noch die Möglichkeit, mich selbst zu beobachten, und es kam mir der Gedanke: jetzt weißt du,
was läppisch hebephren ist. Die Versuche, mich selbst wieder in die Hand zu
bekommen, gelangen mir nur einen Augenblick bei aufmerksamer Betrachtung
der Phänomene, die aber sofort wieder derartig komisch auf mich wirkten, daß
ich wieder lachen mußte. Ob tatsächlich die alberne Stimmung durch den Anblick der Phänomene hervorgerufen wurde, oder ob diese Stimmung gewissermaßen autonom nebenher lief und nur von mir ursächlich bezogen wurde, konnte
ich damals nicht unterscheiden und kann es auch jetzt noch nicht . . . Ich mußte
so lachen, daß ich mich buchstäblich kaum bewegen konnte, es war eine durchaus
objektlose Heiterkeit, über die ich mich selbst wunderte und die ich beim besten
Willen nicht abstellen konnte.‘‘

Bemerkenswert ist hier zunächst das schlagartige Auftreten des Stimmungs-
umschlags, ferner die Bezogenheit der Euphorie auf Gegenständliches. Sie scheint
zunächst gegenstandsgebunden und trägt den besonderen Charakter des im
Gegenstand liegenden Komischen, Belustigenden, wird aber später ausdrück-

lich als gegenstandslos bezeichnet. Wiederum beherrscht sie zwar die V. P., wird aber zugleich als fremdartig und nicht der Gesamtpersönlichkeit entsprechend konstatiert und in diesem Gegensatz zweier Ich-Haltungen qualvoll erlebt. Man könnte daran denken, daß nur noch die Motorik im Sinne eines Zwangslachens bestünde ohne entsprechende Gefühlsqualität, so daß nur noch eine persistierende Lachhülse vorhanden wäre, die nun als unbeeinflußbare, leiblich erlebte Repräsentation einer nicht vorhandenen·Ich-Qualität das Gefühl der exzessiven Unlust auslöst. Indes erzeugt schon normalerweise allein die Mimik des Lachens einen eigenartigen Wiederschein des entsprechenden Gefühls. Auch wenn man die Theorie von James, daß die Gemütsbewegungen nur das Bewußtsein von körperlichen Vorgängen seien, in dieser engen Fassung ablehnt, wird man doch zum mindesten nicht von der Möglichkeit absehen können, daß an die Motorik des Lachens eine bestimmte euphorische Gefühlsqualität unauflösbar gebunden ist. Man bekommt auch bei den organischen Fällen von Zwangslachen keine eindeutigen Angaben über das völlige Fehlen einer der Motorik entsprechenden, wenn auch nur ganz vorübergehenden Stimmung. Es besteht doch immer mehr als nur der motorische Ausdruck, wobei dieses „mehr" nichts mit Vorstellungen zu tun hat und neben dem Erleben des Zwanges zugleich den Charakter einer Ich-Bestimmtheit gefühlsmäßiger Art trägt. Sehr deutlich kommt hier die eigenartige Entsprechung zwischen komisch auf der Gegenstandsseite und heiter albern auf der Ich-Seite zum Ausdruck. Die eigene Gefühlszuständlichkeit bestimmt in nicht weiter rückführbarer Weise die Gegenstandserfassung über das im Sachverhalt des Wahrgenommenen liegende hinaus.

Eine Rückführung der besonderen Qualität der Euphorie, wie albern, läppisch usw., Ausdrücke, die auch von anderen V. P. oft gebraucht werden, ist hier nicht mehr möglich. Reaktive Einflüsse an der besonderen Färbung derselben durch die innere oder äußere Gesamtsituation erklären das Erlebnis allein nicht. Wir haben es mit einem primären, qualitativ abnormen Gefühl zu tun.

Wiederum von anderer Art ist das Erlebnis der Euphorie bei (32): „Das ganze Zimmer bekam etwas ungeheuer Sonniges und Frühlingshaftes. Ich wurde jetzt immer euphorischer, wobei ich den Eindruck habe, daß die optische Veränderung einen starken Einfluß auf das Wachsen dieser Euphorie hatte. Dabei das Gefühl, als ob die ganze Welt an diesem Frühling teilnehmen müßte. Eine zunehmende Gelöstheit kam über mich, alle Dinge, die mich sonst beschäftigten, schienen mir vollkommen unwichtig, alle Komplexe wurden zunichte vor dieser Frühlingsstimmung, von der ich mich befreit treiben ließ. Dabei war es durchaus nicht so, daß mir viele Gedanken durch den Kopf gingen, sondern es herrschte im Gegenteil eine ausgesprochene Armut an Einfällen. Es war ein gedankenloses Hinschwimmen in der Stimmung. Ein paar Erinnerungen tauchten flüchtig und unanschaulich auf und versanken sofort wieder. Nur eine Vorstellung wurde plötzlich bildhaft klar und deutlich: das leuchtende Gelb der Tapete erinnerte mich an ein Bühnenbild im letzten Akt der Zauberflöte, weil in einer Vorstellung, die ich vor Jahren gesehen hatte, ebenfalls ein solches Gelb der herrschende Grundton gewesen war. Durch das Auftreten dieser Erinnerung bekam die ganze Stimmung etwas geradezu Feierliches, es schlossen sich fast wahrnehmungsmäßig deutlich Reminiszenzen aus der Zauberflöte an. Rückschauend muß ich dieses kurze Stadium als das schönste des ganzen Rausches bezeichnen. Aber es waren eigentlich nur immer Augenblicke, wo ich mich von dieser Euphorie ganz mitnehmen lassen konnte, sonst war immer noch ein Rest der früheren Persönlichkeit da, die zwar zu den neuartigen Erlebnissen nicht aktiv und kritisch Stellung nahm, sie aber doch wenigstens als fremdartig registrierte und auch noch konstatieren konnte, daß diese Euphorie keineswegs wurzelecht war."

Sehen wir in diesem Falle von der Stellung der Euphorie in der Gesamtsphäre des Ich ab, die im wesentlichen vorher berichteten Beispielen entspricht, und suchen wir den Zustand während der kurzen Zeiten völliger Gefühlsversunkenheit zu bestimmen, so lassen sich folgende verschiedene Seiten herausheben:

1. Ein besonderes, autochton entstandenes passives Verhalten.

2. Fehlen willkürlicher Impulse.

3. Zurücktreten unwillkürlich auftretender Vorstellungen.

4. Was vereinzelt auftaucht, ist belanglos, blaß und flüchtig, ohne Eindruckswert.

5. Den stärksten Eindruckswert haben noch Sinnesempfindungen.

6. Diese gehen eine unmittelbare Verschmelzung mit den herrschenden Gefühlen ein.

7. Die Gestalt des Wahrgenommenen ist irrelevant.

8. Eine der Zuständlichkeit gegenüberstehende Ich-Haltung fehlt. Das Ich ist nur noch zuständlich und beziehungslos.

9. Es fehlt das Bewußtsein des Gegensätzlichen, Zeitlichen und Strebenden.

10. Die Qualität des Gefühls entzieht sich sprachlicher Wiedergabe, die zur Verfügung stehenden Worte wie: frühlingshaft, Gelöstheit, Befreitheit, schön, engen zwar das Gefühlserlebnis ein, können aber das aktuelle Einzigartige des Ganzen nicht bestimmen.

Hiermit ist ein Erlebnis der Euphorie gekennzeichnet, bei dem vor allem die besondere Bewußtseinslage bemerkenswert ist. Der Gesamtzustand trägt deutliche Ansätzr nach der Seite des mystischen Entwerdens, vor allem nachdem noch die besondere Tönung der Feierlichkeit dazu kommt. Von den vorher geschilderten Euphorieerlebnissen unterscheidet es sich durch die Einheitlichkeit, die besondere Qualität nach der Seite des Glücksgefühls und das Fehlen eines *dahinter* stehenden Ich-Bewußtseins.

Ein Gegenstück in gewissem Sinne hierzu bildet (17). Nach anfänglicher Dysphorie schlägt diese jäh in eine Euphorie um, zugleich ändert sich der Gefühlscharakter des Wahrgenommenen. Statt passiver ruhiger Versunkenheit besteht ein überströmender, unruhiger, begeisterter Glücksrausch, der subjektive Gefühlszustand wird in allem Gegenständlichen wiedergefunden, vor allem in halluzinierten Bildern. Die eigene Stimmung wird aber als echt erlebt, als Geschenk und Gnade, ein Kerngefühl, das die bestehenbleibende Persönlichkeit durchdringt und erschüttert — all dies trotz erhaltener Reflexion und Selbstbeobachtung. Folgende Beispiele mögen die besondere Qualität dieser Euphorie veranschaulichen: „Ich gab zu, vielleicht euphorisch zu sein, weil mir alles so besonders schön, gut, angenehm, lebendig und sinnvoll erschien . . . Jede Vision war von eigenem Temperament und eigener Atmosphäre, die ich irgendwie durch die ganze Haut aufzunehmen schien . . . Mit dem Sehen setzte ein packendes starkes Erleben ein, in jeder Pflanze glaubte ich das Leben selbst zu erleben, wenn nicht zu sehen, das geistige Vorbild, nach dem sie sich entfalten mußte, der Rhythmus des Wachsens, ihre Urform. Und je weiter ich diese Wiese sah, um so klarer wurde mir der geistige Plan jedes Gewächses, die große Harmonie der ganzen Wiese . . . Ich hatte nicht das geringste ästhetische Lustempfinden, nicht das Gefühl, daß gerade mir etwas angenehmes geschähe, ich sah, wußte und erlebte: das vitale Leben. Und wieder war die Atmosphäre voll Heiterkeit, Dankbarkeit und Gegenwartsfreude, aus allem erstrahlte der unerhörte Jubel einer starken Harmonie . . . Ich mußte an Verse des alten Zarathustra denken, wie die Erde sich einst über ihr Schicksal, getreten zu werden beklagte, dann aber den Sinn begriff und betete: Herr, laß mich blühen. Jetzt sah und erlebte ich in ihrer Verwirklichkeit: Herr, laß mich blühen."

Am treffendsten dürfte dieses abnorme Glücksgefühl mit dem Ausdruck der Cosmic emotion bezeichnet sein. Bucke[1]), von dem der Ausdruck stammt, definiert ihn nach James: „Das Hauptmerkmal des kosmischen Bewußtseins ist zunächst eben ein Bewußtsein vom Kosmos, d. h. vom Leben, der Ordnung im Universum. Begleitet wird dieses kosmische Erleben von einer intellektuellen Erleuchtung, welche schon an sich genügen würde, den Menschen auf eine neue Daseinsstufe zu erheben." Wir haben hier eine besondere gefühlsmäßige Erfassungsweise sowohl der Umwelt wie seiner selbst, die in den von Rümke[2]) herausgestellten vier Weisen des Erlebens des Glücksgefühls nicht aufgeht. Der Aspekt der Außenwelt wie die veränderte Färbung der innerlich erfahrenen Wirklichkeit ist in einer so engen Weise verschmolzen, daß weder die eine noch die andere Seite im Vordergrund steht, beide haben aber eine besondere geistige Wertqualität, die über die Sonderexistenz des Subjektiven hinausreicht, und in der sich Gegenständliches und Zuständliches als Träger und Indikator einer unanschaulichen Sinnhaftigkeit des Kosmos erweist.

In naher Beziehung hierzu steht das Erlebnis der Ekstase, in dem Gefühl und Erkenntnis in eigenartiger Gleichzeitigkeit und so unauflösbar verbunden gegeben ist, daß das eine stets nur eine Seite des anderen zu sein scheint. Die Gefühlsqualität kann dabei ganz unterschiedliche Nuancen haben, insbesondere in den Vorstadien, in denen die Lösung unklar geahnter Probleme bevorzustehen scheint. Hier ist besonders das Gefühl der unermeßlichen Bedeutsamkeit von etwas, das sich zu vollziehen im Begriffe ist, ohne daß dies näher zu formulieren wäre, begleitet von starker Erschütterung und aktivem, körperlich empfundenen, strebenden Ringen um die Erkenntnis. Am ausgesprochendsten fand sich derartiges bei (26a): „Die Sofainsel schwand, ich empfand mein körperliches Dasein nicht mehr; zunehmendes, sich unermeßlich steigerndes Gefühl des sich Auflösens. Eine große Spannung kam über mich. Es mußte sich mir Großes enthüllen. Ich würde das Wesen aller Dinge sehen, alle Probleme des Weltgeschehens würden sich enthüllen. Ich war entsinnlicht . . . Ein zunehmendes Gefühl der Befreiung kam über mich. Hierin mußte sich alles lösen, im Rhythmus lag letzten Endes das Weltgeschehen. Immer langsamer und feierlicher, zugleich aber auch immer eigenartiger, unbeschreiblicher wurde der Rhythmus, immer näher mußte der Augenblick kommen, wo die beiden polaren Systeme miteinander schwingen

---

[1]) Dr. Bucke: Cosmic consciousness: a study of evolution of the human mind. Philadelphia 1901.

[2]) Rümke: Zur Phänomenologie und Klinik des Glücksgefühls. Monographien aus Gesamtgebiete der Neurologie und Psychiatrie 39. Berlin: Julius Springer 1924.

konnten, wo ihre Kerne sich zu einem gewaltigen Bau vereinigten. Dann sollte
ich alles sehen können, dann waren meinem Erleben und Verstehen keine Schranken mehr gesetzt. Ein widerlicher Trismus riß mich aus dem Augenblick höchster
Spannung heraus. Die Zähne knirschten, die Hände schweißten und die Augen
brannten mir vom Sehen . . . Immer wieder kamen sie, immer wieder die
starke seelische Spannung, der Wunsch nach Lösung und immer wieder im entscheidendsten Augenblick der schmerzhafte Kaumuskelkrampf. Krystalle in
magischem Glanze mit schillernden Facetten, abstrakte, erkenntnistheoretische
Einzelheiten erschienen hinter dunstigem feinem Schleier, den das Auge vergeblich ganz zu durchdringen suchte. Wieder kamen Formen, die miteinander
kämpften. In konzentrischen Kreisen, von innen her gotische, von außen romanische Formen. Immer jubelnder, immer kühner drängten die gotischen
Spitzen zwischen die romanischen Rundbögen ein und drückten sie zusammen.
Und wieder kurz vor der Entscheidung das Zähneknirschen. Ich sollte nicht dahinter kommen. Ich stand mitten im Weltgeschehen, im kosmischen Erleben
kurz vor der Lösung. Diese Unmöglichkeit des letzten Erfassens, dieses Versagen
der Erkenntnis war verzweifelnd. Ich war müde und litt unter meinem Körper."

Während hier zwar die charakteristische Richtung auf Werterkenntnisse unanschaulicher Natur besteht, ohne daß die letzte Erfüllung eintritt, findet sich
in folgendem Beispiel der Zustand erfüllter Schau, wie er wohl etwa dem Erlebnis
der erfüllten Ekstase zukommt. (18): „Nun begann eines der ernsthaftesten und
erschütterndsten Erlebnisse meines Lebens. Ich trat meinem Charakterbild in
stundenlanger, eindringlicher Zwiesprache gegenüber. (Um Mißverständnisse zu
vermeiden, ich hatte kein Gesicht, das als Charakterbild auftrat, sondern ein
schrittweises, tiefes, brennendes, klares Bewußtwerden der eigenen Person.) Eis
und Elektrizität in extremster Weise meinen Zustand bestimmend; es war ein
Gefühl, an eine Hunderttausend-Volt-Leitung geschlossen zu sein, begann sich
als bestimmte, hier nicht weiter zu erörternde Beziehung zu meinem bisherigen
Leben zu offenbaren, als sinnvolle Formeln, die mit erschütternder Klarheit auf
Grundkräfte des Daseins wiesen. Schritt für Schritt ordneten sich tausendfach
Abneigungen und Vorlieben mit den grundlegenden Eigenschaften zu typischen
Bildern, keine visuellen Bilder, von geradezu ägyptischer Monumentalität, d. h.
ohne Details, ganz in ungeheuren Flächen und maßlos harten Konturen. Es
kamen auch Gesichte, aber als Phantasiebilder sofort erkannt, voll von symbolischen Beziehungen auf mich, und schließlich unter rapiaden tropischen Farben
ein Zusammenhangsaufschluß von schneidender Evidenz." Es bedarf keines
weiteren Hinweises auf die Analogien, die die Struktur derartiger Erlebnisse
mit der religiöser Erlebnisse hat.

Wir haben uns nun aber noch einmal zurückzuwenden von derartigen Grenzphänomenen zum durchschnittlichen Rauscherleben und uns zu fragen, wie denn
im allgemeinen, abgesehen von der Euphorie, die Stimmungslage des Berauschten
ist. Wir meinen damit jenes unmittelbare Erleben seiner selbst, das etwa mit
Ich-Gefühl bezeichnet werden kann, sich aber letztlich überhaupt nicht definitorisch fassen läßt. Grundsätzlich ist zu sagen, daß bei höheren Dosen der Meskalinisierte sich selbst *verändert* fühlt und zwar sowohl körperlich wie psychisch.
Diese enge Mischung von körperlichem und psychischem Anderssein tritt ja auch
immer wieder in den Beispielen hervor. Beide Seiten dieses Zustandes lassen sich mit

den uns aus dem normalen Erleben bekannten Qualitäten nicht vergleichen. Sehr
deutlich kommt dies bei (32) zum Vorschein, wenn er zu Beginn der Vergiftung berichtet: „Bald nachher im Zimmer von B. das Erlebnis einer Veränderung des Geschehens in mir, unbestimmte Gefühle irgendeiner Umwälzung die ich aber nicht genau
erfassen konnte. Sie schienen mir aus irgendeinem Erlebnis meines Körpers hervorzuwachsen. Diese erste Veränderung im Erlebnis meines Körpers kann ich nicht
genau beschreiben, so deutlich auch subjektiv das Gefühl des Andersseins war."

Sicherlich trägt am Zustandekommen dieses Verändertseins vor allem die besondere Passivität bei. Aber mit den hieraus entspringenden Ich-Störungen verschiedenster Art sind derartige Erlebnisse allein nicht erklärt. Das veränderte
Ich-Gefühl ist nicht nur als Folge besonderer abnormer Erlebnisweisen aufzufassen, es hat auch eine primäre, nicht weiter rückführbare Komponente, die unmittelbar und zentral eine Existenzerschütterung bedingt, bald als aufwühlend,
bald als beängstigend, irritierend, erschütternd bezeichnet, und nicht restlos aus
dem Inhalt oder der Gegebenheitsweise der Erlebnisse ableitbar. Es ist doch
eigentümlich, daß durchaus nicht selten die V. P., ohne daß außer den üblichen
optischen Phänomenen besondere Erlebnisse bestünden, von einem schwer
beschreibbaren Zustand reden, zu dessen Vergleich sie Ausdrücke wie: metaphy-
sisch, weltanschaulich usw. benutzen. Dies kommt vielleicht in den Selbstschilderungen, die sich ja meistens bestreben, in Worte faßbare Erlebnisse wiederzugeben, nicht genügend zum Ausdruck. Wir glauben auch, daß vereinzelt
paranoische Reaktionen hierin ihren letzten Ursprung haben, wie etwa bei (26a):
„Dazu kamen eigenartige Empfindungen: Während ich in Dr. Bs. Zimmer lag,
sollte mich Dr. B. beobachten? Wie war das Zimmer gebaut? Sicherlich so, daß
man mich vom Nebenzimmer aus beobachten konnte? Weswegen war er heute
morgen so lang weggeblieben? Natürlich ich sollte möglichst unbeeinflußt sein. Ob
das nun alles durch den Schreibtisch verdeckt war? Hier mußte man durchsehen
können. Oder durch das Telephon?"

An dieser Stelle muß wohl auch das eigenartige abnorme Angsterlebnis von
(31) erwähnt werden: „Ich weiß nicht mehr, an welcher Stelle es war, als mich in
Gegenwart der Anderen bei brennendem elektrischen Licht ganz plötzlich, übergangslos und unvermittelt ein unangenehmes Angstgefühl überkam. Es war eine
überaus intensive, primäre, vitale und völlig objektlose Angst die, sowie es mir
scheint, nur einen Augenblick, schätzungsweise 5—10 Sekunden anhielt. Mehr
weiß ich über die nähere Qualität dieses unsinnigen Angstgefühls nichts zu
sagen, weil mir dafür die Begriffe fehlen."

Endlich sei noch kurz erwähnt, daß ausgesprochen depressive Zustände selten
sind. Nur (32) und (3b) berichten von solchen, jedesmal im Abklingen des Rausches
oder sogar als Nachphase, nachdem der Rausch schon vorbei zu sein schien. Als
Beispiel sei das von (3b) angeführt. Nach einem kurzen Vorstadium zunehmender
Unruhe bei ausgesprochen farbloser Grundstimmung trat plötzlich eine schwere
Depression auf, während er sich, schon vom Versuchsleiter entlassen, im
Kino befand. Dort 2 Stunden dauernde „scheußliche Depression, die mich wehrlos überfiel, den ganzen Körper ausfüllte, der ich gar keinen Widerstand entgegensetzen konnte, in der, wie bei einem schicksalhaften Naturereignis, einfach alles
zusammenbrach. Kein freundlicher Gedanke mehr, an den ich mich klammern
konnte. Ich konnte überhaupt nicht mehr richtig denken, inhaltsleere, fest-

gefrorene Verzweiflung, Grauen vor der Unentrinnbarkeit — entsprechend ganz zusammengekauert und bewegungslos dagesessen — Bilder auf der Leinwand ohne Sinn, weiß heute buchstäblich nicht mehr was gegeben wurde. Aber zwingender Wunsch, nur ein Ende machen, egal wie. Dabei doch noch irgendwie froh, zwischen Leuten eingekeilt zu sein, glaube aber, daß mir in diesem Augenblick der Einsturz des Hauses Erlösung gewesen wäre."

Im Anschluß an die Gefühlslage, Erlebnisgewichtigkeit und Tiefe sei noch kurz die Frage der *nachträglichen* Stellungsnahme zum durchgemachten Rauscherleben gestreift. Sie hängt natürlich von einer Reihe von verschiedenen Umständen ab, von der besonderen Art der Erlebnisse, der Persönlichkeit des Meskalinisierten, dessen Reagibilität und Ausschlagsfähigkeit auf seelische Erlebnisse überhaupt, der Intensität des Rausches usw. ab. Aber darüber hinaus läßt sich doch sagen, daß fast immer die Meskalinerlebnisse einen ungewöhnlich nachhaltigen Eindruck machen, der nicht etwa bloß in der Unerwartetheit und Kuriosität der sich abspielenden Geschehnisse begründet ist. Nicht die Einzelheiten, sondern das Gesamt des Erlebens bleibt als etwas Fremdartiges, aber Ernsthaftes und die Persönlichkeit zu tiefst Berührendes bestehen. Die noch so weit gesteckten Grenzen normaler Erlebnismöglichkeiten sind auf kurze Zeit gesprengt und reichen in sonst verschlossene Erlebnisbereiche hinüber. Daher fällt auch das nachträgliche Bestreben um Einordnung und Einbeziehung in den Kreis des Gewohnten und Bekannten schwer, mehr oder minder behält der Rausch doch als ein fremdartiges, aber bedeutungsvolles Geschehen eine Sonderstellung zum Ich, eben einen rational nicht völlig faßbaren Erlebniswert. Es betonen uns auch immer wieder die V. P., selbst nachdem Jahre über den Rausch hinweg gegangen sind, daß das Erlebnis mit unveränderter Treue vor ihnen stünde und daß es einen bleibenden Wert für sie habe. Die Darstellung von (26 b) schildert die Stellungnahme zum abgelaufenen Rauscherleben innerhalb der ersten Wochen nach diesem in recht lebendiger Weise.

Kausale und verständliche Reaktionen im Rausch.

Wir haben bis jetzt die wesentlichen Symptome, Sinnesphänomene, Bewußtseinslage und Gefühlszustand gesondert herausgehoben. Dabei wurde von der Frage nach kausalen oder verständlichen Zusammenhängen zwischen Rauschbild und Rauschträger ganz abgesehen. Vor kurzem erhob erst Storch[1]) die Frage nach den Persönlichkeitsfundamenten am Aufbau der Meskalinpsychose in der Annahme, daß sich im Rauschbild irgendwelche Seiten der Persönlichkeit des Berauschten widerspiegeln müßten.

Bevor diese Frage aber im einzelnen erörtert wird, sei zunächst eine Darstellung der *generellen*, dem Meskalin wesenseigentümlichen Gehirnreaktionen vorausgeschickt, da deren Kenntnis ja die Voraussetzung der Auswertung der individuellen Unterschiede ist.

Ganz allgemein ist folgendes festzustellen:

1. In den hier veröffentlichten psychotischen Zuständen ist die *Ätiologie* dieser stets eindeutig bestimmt, eine wohldefinierte chemische Substanz.

2. Die ursächliche Beziehung zwischen Vergiftung und Psychose ist eine *direkte* d. h. sie tritt in engem zeitlichen Zusammenhang mit der Einverleibung des Alka-

---

[1]) Über den psychobiologischen Aufbau der Schizophrenie. Zeitschrift f. d. ges. Neurologie u. Psychiatrie. Bd. 101.

loids auf. Wie im genaueren der biochemische Prozeß vor sich geht, wissen wir natürlich nicht; es wäre von Interesse, ob sich im Serum oder Liquor Verschiebungen der jeweiligen Eiweißzusammensetzung feststellen lassen. Wir denken dabei an die Befunde von Georgi[1]) bei *akuten* psychotischen Phasen. Jedenfalls aber ist der biochemische Vorgang wohl anders zu denken als bei den Gehirngiften, die ihre Wirkung erst nach längerem Gebrauch entfalten (Frage der metatoxischen Schädigung).

3. Die Giftwirkung zeigt sich in bestimmten Gehirnreaktionen, die immer wiederkehren und daher als *typische* Reaktionen zu bezeichnen sind.

4. Neben der Qualität des Giftes ist dessen *Quantität* bekannt und nach unserem Ermessen modifizierbar.

5. Die *äußeren Bedingungen*, unter denen sich der Rausch abspielt, sind ebenfalls in unsere Hand gegeben. Die äußere Situation war bei unseren Versuchen stets die gleiche.

Es sind somit eine Reihe von festen Größen gegeben. Diesen gegenüber steht als variable Größe die V. P., deren Organismus und Seelenleben von Fall zu Fall wechselnde Beschaffenheit zeigt. Wir hätten somit im Meskalinrausch gleichsam das Versuchsmodell einer Psychose, und es wäre nun zunächst zu fragen: wie drückt sich im Rausch die besondere Beschaffenheit des Berauschten aus, bestehen gesetzmäßige kausale Beziehungen zwischen Rauschform und Individuum. Wie schon erwähnt treten bestimmte Reaktionen des Gehirns auf das Gift immer wieder auf, unabhängig von der Artung der V.P. Diese Reaktionen sind mit anderen Worten überindividuelle, dem Meskalin wesenszugehörige Reizbeantwortungen des Zentralnervensystems.

Auf der körperlichen Seite zeigen sie sich in Form eines initialen Schocks des vegetativen Nervensystems, in mehr oder minder starker Nausea. Das konstanteste Symptom, das nie fehlt, ist die Mydriasis. Auf der psychischen Seite lassen sich drei Grundreaktionen herausschälen, die als typisch angesehen werden müssen:

1. Veränderung der Sinnesfunktionen (vor allem des optischen Gebietes);
2. Meskalineuphorie,
3. Die besondere Bewußtseinslage.

Diese drei Grundreaktionen stellen sich bei durchschnittlichem Verlauf und hohen Meskalindosen meist in der angegebenen Reihenfolge ein. Sie stehen in bestimmter Relation zu der Quantität des einverleibten Meskalins. Als erste Symptome zeigen sich die Sinneserscheinungen optischer Art. Kurz danach pflegt sich die Euphorie einzustellen. Bei Dosen von 0,1—0,2 bleibt es meist hierbei, ohne daß Bewußtseinsveränderungen sowie die ganzen hiermit in engerem Zusammenhang stehenden Phänomene der Ich-Störung auftreten. In diesem Stadium werden die meisten hypomanischen Zustände beobachtet. Das einleitende Symptom in der Bewußtseinsveränderung, die Denkerschwerung fehlt meist noch, die Euphorie ist flott, ein deutliches Plus an psychomotorischem Ablauf besteht.

Mit steigenden Dosen vom 0,3—0,5 tritt die Euphorie im allgemeinen zurück, ist entweder nur von kurzer Dauer, stark durchmischt mit anderen Zügen oder kommt überhaupt nicht mehr im Rauschbild zum Vorschein. Die Sinnesphänomene hingegen bestehen fort und verleihen nun zusammen mit der Änderung der Bewußtseinslage im Sinne der zunehmenden Passivität dem Rausch die charakteristische Beschaffenheit.

---

[1]) Zur Biologie des Blutplasmas Geisteskranker. Archiv f. Psychiatrie Bd. 71.

Wir finden also, daß durch ein Gehirngift drei verschiedene psychische Gebiete Systeme, Funktionsbereiche oder wie man immer sagen will, alteriert werden. Daß es sich hierbei um gesonderte, von einander unabhängige Funktionsgebiete handelt, muß daraus geschlossen werden, daß jedes einzelne betroffen werden kann, ohne daß zugleich die anderen dem Einfluß des Giftes zu unterliegen brauchen. Dies ist eine rein empirische Feststellung. Sie haben aber auch ihrer psychologischen Wesenheit nach nichts unmittelbar miteinander zu tun, stellen nicht etwa Übergänge dar. Je weniger isoliert sie aber auftreten, je gleichzeitiger sie vorhanden sind und dann in unterschiedlicher Zusammensetzung und Wechselwirkung in Erscheinung treten, um so reichhaltiger wird die Psychopathologie des Rausches.

Bezüglich der generellen Feststellungen ist weiterhin ausdrücklich auf die Abhängigkeit des Auftretens der Grundreaktionen sowie deren zeitlichen Verharren von der Quantität der Noxe hinzuweisen; je nach der Menge des injizierten Alkaloids treten unterschiedliche Bilder auf. Dies scheint uns von theoretischer Bedeutung, die weit über die Meskalinpsychose hinausgeht. Jedenfalls erweist sich beim Meskalinrausch die Stärke der Vergiftung, also das quantitative Moment, von grundsätzlich bestimmendem Einfluß auf die Gestaltung des jeweiligen Rauschbildes. Wird die Noxe verringert, so zeigen sich ganz andere Gesamtrauschbilder wie auch Einzelsymptome als bei höheren Dosen. Während bei geringen Dosen eine Reihe von abnormen Erlebnissen, insbesondere des veränderten Ich-Gefühls kaum in Erscheinung treten, ist es auf der anderen Seite so, daß wiederum bei höheren Dosen Symptome, die bei geringen Dosen die Meskalinvergiftung grundsätzlich charakterisieren, ganz unterdrückt werden oder nur episodisch vorkommen können, so vor allem die Euphorie. Es läßt eine einmalige Vergiftung keinen Schluß in der Richtung zu, daß nun gesagt werden könnte, X hat *nur* diese oder jene bestimmte Reaktionsform auf das Meskalin zur Verfügung. Zu anderen Zeiten und mit anderen Dosen kann dasselbe Gehirn auf dasselbe Gift mit ganz anderen Erscheinungen reagieren. Im allgemeinen kann man sagen, daß bei Vergiftungen mit geringeren Dosen mehr homonome Bilder, bei solchen mit größeren Dosen mehr heteronome vorherrschen.

Specht hat die Wichtigkeit des quantitativen Momentes, das wir bei Psychosen im allgemeinen vernachlässigen, einfach weil wir nichts von der Noxe und infolgedessen noch viel weniger etwas von ihrer Quantität wissen, in seiner Auseinandersetzung mit Bonhoeffer über die exogenen Reaktionstypen ja immer wieder eindringlich betont und auf die Formel gebracht: „Wie nach Quantität und zeitlicher Entfernung die Ursache, so der allgemeine Charakter." In der Meskalinpsychose findet sich dies wenn auch nicht gesetzmäßig so doch in der Mehrzahl der Fälle verifiziert.

Wenn wir es aber bei den herausgehobenen drei Grundreaktionen auch mit ubiquitären, offenbar jedem Individuum zukommenden Gehirnreaktionen zu tun haben, so wird die Angelegenheit doch dadurch kompliziert, daß diese eben nicht immer in der Eingangs erwähnten Reihenfolge auftreten.

Wir kommen damit zur Frage des *Anteils der variablen individuellen Komponente.* Die Reizschwelle für die einzelne Grundreaktion wechselt, sie tritt nicht bei allen auf dieselbe Giftmenge auf. So bot (3) bei 0,3 g keine optischen Phänomene, und bei der großen Dosis von 0,5 waren diese bei derselben V.P. ungleich schwächer als bei den anderen ausgeprägt. Ähnliche Unterschiede lassen sich auch

bezüglich der anderen Grundreaktionen feststellen. Derartige Befunde weisen
darauf hin, daß eben neben dem quantitativen Moment noch das der individuellen
Reizbeantwortung mit bedacht werden muß. Zwar glauben wir, wenigstens auf
Grund unserer bisherigen Erfahrungen, sagen zu dürfen, daß bei jeder V. P. alle
drei Grundreaktionen hervorzurufen sind, sofern die Reizquantität genügend
variiert wird. Dies lehren uns unsere Versuche mit kleinen und großen Dosen.
Wir wissen aber noch nicht, wovon die Unterschiede der Reizschwelle abhängen.
Sicherlich wird man konstitutionelle Anlagemomente hierfür verantwortlich
machen müssen. Zugleich allerdings muß noch der Einfluß dispositioneller und
konstellativer Momente mit bedacht werden. Wir sehen zunächst von diesen ab
und werden später noch darauf zu sprechen kommen.

Derartige grobe Abweichungen vom typischen Verlauf bei bekannter Reizstärke müssen schließlich in biologischen Eigentümlichkeiten verankert sein. Es
fragt sich nur, wieweit diese für uns in der Gesamtkonstitution sonst zum Ausdruck kommen und faßbar sind.

Die Fragestellung läßt sich enger dahin präzisieren: Besteht eine Parallelität
zwischen der Unterschiedlichkeit der Reizschwellen für die Grundreaktionen und
dem irgendwie einheitlich gesehenen Gesamttypus? und ferner: besteht eine gewisse Parallelität zwischen den Grundreaktionen sowie deren besonderer Form und
bestimmten faßbaren *Einzelmerkmalen* der Persönlichkeit? Fragen wir uns etwa
danach, ob gesetzmäßige Relationen zwischen der Konstitution im Sinne der
biologisch bedingt gedachten Temperamente Kretschmers und der besonderen
Reizschwelle für die Grundreaktionen aufzeigbar sind. Zweifellos ist dies eine Frage
der empirischen Feststellung. Man könnte erwarten, daß der Cyclothyme mehr
homonome, der Schizoide mehr heteronome Bilder zeigt, daß bei einem das
euphorisch hypomanische Bild, beim anderen das der halluzinatorischen Denkerschwerung vorherrscht usw., mit anderen Worten, daß die Prävalenz dieser oder
jener Grundreaktionen im Rauschbild Indikator für eine besondere Charakter-
beschaffenheit wäre. Bislang ließen sich aber derartige Relationen nicht nachweisen. Wir sind auch bei Kenntnis der charakterlichen Artung der V. P. im
Sinne der Kretschmerschen Aufstellung zur Zeit nicht imstande, eine Prognose des zu erwartenden Rauschbildes zu geben.

Ein anderer Versuch, der hierher gehört, liegt aus der Schule von E. R. Jaensch
vor. Walter Jaensch untersuchte die Frage, ob eine Parallele zwischen der
Anlage zu Anschauungsbildern — der seiner Ansicht nach ein bestimmtes kon-
stitutionelles körperliches Korrelat zugrunde liegt — und der besonderen Neigung
zu Sinnesphänomenen nach Genuß von 1—2 g der Droge vorliege. Nach seinen
Feststellungen ergab sich in der Tat, daß eine gesetzmäßige Korrelation derart
besteht, daß bei Nicht-Eidetikern das Auftreten, bei Eidetikern aber eine Steigerung der schon normalerweise vorhandenen optischen Konstitutionsstigmen statt-
fand. Um nur eine spezielle Feststellung herauszuheben, bekamen Individuen ohne
eidetische Veranlagung durch das Anhalonium Lewinii physiologische Nachbilder
von verlängerter Dauer und verstärkter Deutlichkeit mit komplementären Farben
zum Urbild. Schwach eidetisch Veranlagte, bei denen normalerweise nur komple-
mentär gefärbte Bilder bestanden, sahen jetzt auch urbildmäßig gefärbte. Bei stark
eidetisch Veranlagten ging das Nachbild in lebhafte Halluzination über. Es interessiert uns hier nicht weiter, wieweit die Lehre von der Eidetik in ihrer Beziehung

zu den von Jaensch aufgestellten Körperkonstitutionen des basedowoiden, tetanoiden und kretinoiden Typs zu Recht besteht oder nicht. Jedenfalls aber hat Jaensch hier einen Weg der Verwertung des Alkaloids gezeigt, der über den Rausch als solchen hinausgeht und einen Beitrag liefert zur Frage der Vorbestimmtheit besonderer Symptomkomplexe einer Intoxikationspsychose in der Konstitution.

In dieser Richtung kann dem Meskalin zur experimentellen Klärung von Persönlichkeitsfundamenten große Wichtigkeit zukommen. Man wird aber zunächst gut daran tun auch nach Beziehungen zu konstitutionellen *Teilfunktionen* zu suchen, um dann von da aus weiter auf den Wirkungszusammenhang dieser in der Gesamtstruktur zu achten. Auf Grund unserer bisherigen Beobachtungen können wir irgendeine generelle Entsprechung nicht konstatieren. Auch nicht etwa in dem Sinne, daß bei motorischen, visuellen, akustischen usw. Typen gerade das Motorium, das Gesicht oder das Gehör besonders durch das Meskalin alteriert worden wäre. *Einzelne* Beobachtungen allerdings, die an bestimmte kausale Entsprechungen denken lassen, fanden sich immer wieder. So zeigte eine V.P. trotz hoher Dosis überraschend wenig Zeichen veränderter Bewußtseinslage, blieb gleichsam in hyponamisch angeregtem Stadium stecken. Dieselbe V.P. ist besonders morphin- und alkoholtolerant. Es liegt nahe, hier an eine konstitutionell bedingte Widerstandskraft gegen Gehirngifte im allgemeinen zu denken, wobei wir den größeren Wert auf die Morphintoleranz als auf die Alkoholtoleranz legen möchten, denn bezüglich letzterer ließ sich auch umgekehrtes Verhalten — Toleranz bei starker Bewußtseinsveränderung — finden. Derartige vereinzelte Entsprechungen fielen öfters auf. So zeichnete sich z. B. V.P. (17) durch eine besondere Gestaltung und Fülle ihrer optischen Halluzinationen aus. Bei einem bei derselben V.P. vorgenommenen Einschlafversuch ergab sich ein ungewöhnlicher Reichtum von plastischen hypnagogen Halluzinationen von ähnlicher formaler Gegebenheit wie die optischen Phänomene, die sie im Rausch gezeigt hatte. Aber aus derartigen Einzelvorkommnissen *allgemeine* Schlüsse zu ziehen ist *nicht* angängig. Man findet immer wieder Fälle, bei denen eine scheinbare Gesetzmäßigkeit durchbrochen wird. So zeigten sich z. B. bei der Mehrzahl der lebenskräftigen, vital gesunden, schwer erschöpfbaren, besonders leistungsfähigen V.P. die Symptome der Bewußtseinsveränderungen im Sinne des Passivitätssyndroms nur in mäßig starkem Grade. Auf der anderen Seite fanden sich vereinzelt gerade Störungen der Bewußtseinslage besonders stark ausgesprochen bei ungewöhnlich leistungsfähigen, schwer erschöpfbaren, primär ausdauernden Menschen. Auf die Gefahr vorschneller Verallgemeinerungen aus Beobachtungen an kleiner Zahl sei daher noch einmal ausdrücklich hingewiesen.

Zu allen derartigen Erwägungen kommt schließlich noch die *Variabilität der individuellen Reizschwelle selbst* beim gleichen Individuum zu verschiedenen Zeiten *durch konstellative Momente bedingt*, zum Teil ohne daß wir imstande sind, äußere Gründe hierfür anzuführen, zum Teil mag Ermüdung, Erschöpfung, Erregung usw. eine bestimmte Rolle mitspielen. Nach unserer Erfahrung spielt eine wesentliche Rolle ob die V.P. nüchtern ist, oder vorher gegessen hat. Ferner ist des Alters und des Geschlechts des Vergifteten zu gedenken. Schließlich muß man sich auch überlegen, ob nicht auch das Meskalin gelegentlich einmal „pathologisch" reagiert wird, etwa in Analogie zum pathologischen Rausch, wo wir auch nicht immer um die kausalen Ursachen seines Auftretens wissen.

Für die Wichtigkeit des konstellativen Moments spricht z. B. die Mitteilung Serkos, der drei Meskalinvergiftungen durchmachte, wobei jedesmal andere Grundsymptome vorherrschten trotz gleicher Giftmenge. Wir verweisen ferner auf die verschiedenartigen Rauschbilder, die V. P. (1) bei derselben Dosis in zwei Versuchen bot. Man wird natürlich daran denken, daß infolge der ganz anderen Einstellung beim zweiten Versuch die Rauscherlebnisse anders verarbeitet wurden, man wird aber auch den Einfluß konstellativer außer-psychischer Momente nicht ablehnen können.

Bisher stand die Frage nach kausalen Zusammenhängen im Vordergrund, daneben besteht die Frage nach *verständlichen Zusammenhängen* zwischen Rausch und Persönlichkeit. Wir sind uns bewußt, daß unsere Ausführungen hierüber lückenhaft sind, insbesondere müssen wir hier wie auch zum Teil schon im vorhergehenden manches gleichsam apodiktisch behaupten, ohne daß aus unserem Material der Beweis hervorginge, oder eine Nachprüfung des von uns Gesagten möglich ist. Die Gründe sind naheliegend. Es ist bei der besonderen Art unseres Materials aus persönlichen Gründen nicht angängig, neben der Selbstschilderung zugleich noch eine eingehende Charakteranalyse der einzelnen V.P. wiederzugeben, aber auch von einer kurzen Charakterisierung der Persönlichkeit mit wenigen Stichworten als Ergänzung ihrer Selbstschilderung, die ursprünglich geplant war, haben wir aus denselben Gründen abgesehen, zumal es immer bedenklich ist, aus einer kurzen Persönlichkeitsumreißung weitgehende Schlüsse auf die Psychose zu ziehen. Wir sind uns auch darüber klar, daß gerade bezüglich der verständlichen Zusammenhänge unser Material entsprechend der gewissen geistigen Einheitlichkeit der V. P. überwiegend Ärzte auch nur wieder einen Sonderfall darstellt, und daß in dieser Beziehung die Versuche sehr ergänzungsbedürftig sind. Vor allem wird es von Interesse sein nachzuprüfen, wie etwa primitivere Persönlichkeiten von anderer geistiger Disziplin, aus anderen sozialen Schichten usw. im Meskalin sich verhalten. Es sind dies dieselben Fragen, die uns ja auch immer wieder bei der Schizophrenie und deren Erlebnisgestaltung interessieren, und die hier einer experimentellen genaueren Untersuchung zugänglich gemacht werden können.

Gehen wir nun unter diesen Vorbehalten im einzelnen zur Frage der verständlichen Zusammenhänge zwischen Rausch und Persönlichkeit über, so lassen sich zunächst zwei Möglichkeiten unterscheiden:

1. Wäre es möglich, daß durch den Rausch unmittelbar Seiten, Eigenschaften der Persönlichkeit zum Durchbruch kommen ohne Beziehung zu den Einzelerlebnissen, daß wir es also mit den Phänomenen der Charakterenthüllung zu tun hätten.

2. Könnte sich irgendeine Seite der Persönlichkeit im Rausch selbst auswirken, auf dessen Gestaltung Einfluß haben, bestimmte Erlebnisse sowohl in ihrer Gegebenheitsart wie ihrem Inhalt nach mitbedingen oder schon vorhandene verändern.

Tatsächlich zeigen sich derartige unmittelbare Enthüllungen gelegentlich im Stadium der hemmungslosen Euphorie: sonst Verborgenes und Geheimgehaltenes kann ausgeplaudert werden, in ungebremster Weise wird ge- und abgeurteilt, in sarkastischen, bissigen oder auch ironischen Bemerkungen kommen bestimmte Grundhaltungen zum Vorschein, gelegentliche unverlangte Geständnisse können blitzartig auf Strebungen hinweisen; die sonst versteckt sind, Zu- und Abneigungen treten unverhüllt in unbekümmerter Offenherzigkeit hervor. Guttmann und Jaensch berichteten Ähnliches. Bei größeren Dosen pflegt dieses Stadium zu fehlen. Die Euphorie ist dann gegenstandsloser, der Gedankenablauf ist erschwert, die Zahl der Vorstellungen nimmt ab, meist besteht zugleich motorische Gehemmtheit. Es wird ja auch immer wieder die Unterbrechung der Kontinuität mit der sonstigen Welt der Strebungen und Wertungen betont, zu der keine Beziehungen mehr bestehen, so daß sich alles in einem isolierten Dasein abspielt.

Eine andere Kennzeichnung bestimmter Persönlichkeitsseiten zeigt die Einstellung zum Versuch als solchem, vor allem zum ersten Versuch, wo noch alles unbekannt oder nur höchstens durch Hörensagen bekannt ist. Einige derartiger, häufig wiederkehrender, zum Teil gegensätzlicher Haltungen gegenüber dem Berauschtwerden sind folgende: sachlich interessiert-unsachlich sensationslüstern; selbstsicher — unsicher; ruhig — ängstlich; gleichmütig — erwartungsvoll; widerstrebend — hingabebereit; von vornherein Kampfeinstellung aus Ich-Behauptungstendenz — der Rausch gilt als Mittel zum Zweck einer Bewährungsprobe der eigenen Willenskraft.

Im allgemeinen schwinden aber derartige Einstellungen, sowie der Rausch stärker wird. Bestehen sie trotzdem lange weiter oder bestimmen grundsätzlich die Haltung der V.P. während des ganzen Rausches, wie etwa bei (19), wo gleichsam der Rausch willensmäßig vergewaltigt wird, so wird man zwar auf die besondere Wichtigkeit der Triebfedern, denen sie entstammen, schließen dürfen, muß sich aber andererseits auch wieder fragen, wieweit das Durchsetzen der Selbstbehauptung allein Folge ihrer besonderen Wichtigkeit im Persönlichkeitsaufbau und wieweit Folge der idiotypischen Resistenz gegen das Gehirngift ist. Damit stoßen wir aber wiederum auf kausale, außerpsychologische Momente. Dies muß aber bei jeder Auswertung derartiger Zusammenhänge, in denen uns der Persönlichkeitsanteil entgegenzutreten scheint, bedacht werden. Das Fehlen eines Charakterzuges im Rausch *läßt keinerlei Schluß* auf dessen Unwichtigkeit im Charakteraufbau überhaupt. Andererseits ist das Hervortreten einer bestimmten charakterlichen Verhaltungsweise ihrerseits wiederum nicht absolut beweisend für deren prominente Stellung im Charaktergesamt. Denn dahinter steht immer die Frage: wenn bei A sich — um im bisherigen Beispiel zu bleiben — der Wille im Rausch nicht zu unterliegen, durchsetzt, bei B aber nicht, wieweit ist hieran der Unterschied der individuellen Ansprechbarkeit auf das Gift schuld, der so unterschiedliche funktionelle Störungen zur Folge haben kann, daß A mit B überhaupt nicht mehr vergleichbar ist?

Ähnliche Erwägungen gelten auch für die öfters auftretenden paranoiden Reaktionen der Berauschten auf das Verhalten der Umgebung. In den meisten Fällen sind sie uns unmittelbar verständlich, einleuchtend aus der besonderen Situation des Meskalinisierten. Man denke an die Zwiespältigkeit der Gefühlslage, die Unsicherheit des eigenen Verhaltens nach außen, den Wechsel zwischen Sich-Entgleiten und Zusammenreißen, das Gefühl des rational nicht faßbaren Verändertseins, das Wissen um den Gegensatz des eigenen Zustandes zu dem der Umgebung, etwa des Versuchsleiters, endlich die eigene Rolle als Versuchsobjekt, mit dem experimentiert wird. Die Mißtrauensreaktionen scheinen hierdurch weitgehend psychologisch fundiert und verständlich ableitbar. Man sollte a priori annehmen, daß gerade hier unter stets gleich bleibenden Bedingungen der äußeren Situation bei Kenntnis der Persönlichkeit, etwa ihrer Veranlagung zu Mißtrauen, ihrer Neigung sich unterschätzt zu fühlen usw. das Auftreten paranoischer Anflüge einigermaßen voraussagbar sein müßte. Aber dies ist nicht der Fall. Sie fehlen bei solchen V. P., die normalerweise etwa gesteigerte Verletzlichkeit, Selbstunsicherheit u. dgl. deutlich in ihrem Verhalten erkennen lassen, treten andererseits bei solchen auf, die normalerweise den Eindruck des Unbekümmerten, Selbstsicheren machen. Die verständlichen Zusammenhänge der Mißtrauensreaktionen bleiben weitgehend auf die in der Situation liegenden Faktoren beschränkt. Zusammenhänge in dem Sinne, daß aus der Kenntnis der Persönlichkeit das paranoide Verhalten sinnhaft erscheint und einen Indikator auf bestimmte Eigenschaften darstellt, bleiben problematisch. Es kann so sein, muß aber nicht so sein. Es zeigt sich auch hier wieder die Schwierigkeit, aus dem Verhalten im Rausch weitgehende allgemeine Schlüsse zu ziehen.

Wohl aber können gelegentlich emotionale Reaktionen auf den Rausch diesen selbst in besonderer Weise umgestalten. So etwa wie bei (1). Hier stand von vornherein das Problem der Willenskraft aus hier nicht weiter zu erörternden Gründen im Mittelpunkt. Die V. P. ging mit der ausgesprochenen Hoffnung an den Versuch heran, sich ihre eigene Meinung von der Kraft des Willens gerade am Rausch zu beweisen, der somit zum Prüfstein einer zu tiefst aus ihrer Persönlichkeit stammenden Auffassung werden sollte. Die Tatsache, daß sie aber vom Rausch überwältigt wurde, trotz aller gegenstrebenden Vorsätze und Hoffnungen, führte zu einem Schock, dessen Auswirkung sich in der Selbstschilderung deutlich zeigt, vor allem auch in der sonst meist fehlenden Ausgestaltung des Rauscherlebens zu einer Gesamtsituation. Man hat den Eindruck, daß so aus der besonderen Wichtigkeit, die hier das Unterliegen für die Gesamtpersönlichkeit hatte, das Hineinsteigern in den Gedanken, schizophren zu sein, entstammt, das nun seinerseits die Rauscherlebnisse in adäquater Weise färbt. Aber im allgemeinen man wird sich vorsehen müssen, zu weitgehende Schlüsse zu ziehen, wenn in der Art eines Symptoms oder dessen Verarbeitung sich bestimmte Persönlichkeitshaltungen, Wünsche oder Strebungen ausdrücken. Vergleiche hierzu vor allem das Machterlebnis bei (24). *Primitive* triebhafte Wunschrealisierungen aber pflegen im Meskalinrausch fast ganz zu fehlen. Es ist nicht so, daß ersehnte Situationen erlebt werden, wie dies im Haschisch- und Opiumrausch, vor allem auch im Kokainrausch der Fall sein soll. Geschlossenes und in sich zusammenhängendes szenisches Geschehen fehlt ebenfalls meist. In dieser Richtung hat das Meskalin keine große Ähnlichkeit etwa mit der Dynamik bestimmter Träume. Dies ist um so bemerkenswerter, als gerade bei der ausgesprochen halluzinatorischen Komponente des Meskalin rausches besonders im Inhalt der ursprünglich amorphen und ausbaufähigen optischen Erscheinungen am sinnfälligsten irgendwelche Strebungen vergegenständlichten Ausdruck gewinnen könnten. Aber bei der Überzahl der V. P. ist immer wieder die Übereinstimmung der optischen Inhalte bemerkenswert, die mit elementaren, lienearen, in sich wechselnden entoptischen Gebilden beginnt. Im weiteren Verlauf gewinnen sie Tiefegliederung, gehen allmählich in architektonische, ornamentale Gebilde über, bis endlich Landschaften, Gesichter u. dgl. auftreten. Erstaunlich ist aber immer wieder in den allermeisten Fällen die Zusammenhanglosigkeit der optischen Inhalte sowohl mit den manifesten Gedankeninhalten wie den latenten Komplexen der V.P. Der Berauschte selbst ist meist überrascht über die Fremdartigkeit der Inhalte, deren Beziehungslosigkeit zu ihm selbst. Verhältnismäßig selten treten „typische" Symbole auf. Gewiß läßt sich verschiedenes als Symbol ausdeuten, aber übersieht man das Gesamt des in den Selbstschilderungen Niedergelegten, so kommt in den Inhalten doch unerwartet wenig typisches Verdrängungsmaterial zum Vorschein, obwohl man eigentlich gerade bei der Passivität, der Verarmung an aktiven Vorstellungsabläufen und gedanklicher Leistung, bei dem Zustand der Selbstüberlassenheit annehmen sollte, daß nun gerade die gestaute Masse des Verdrängten sich mit besonderer Macht des Bewußtseins bemächtigen sollte. Aber dem ist nicht so. Von einer sichtbar gewordenen Dynamik des Unbewußten kann hier schlecht gesprochen werden. Wenn die Inhalte schon einen Symbolcharakter tragen etwa wie bei (2b), so kommt darin vor allem das gequälte und gehetzte Erleben des unmittelbar veränderten Ich-Gefühls zum Ausdruck. Daß auf dieses selbst in unterschiedlicher Weise reagiert wird, daß der vergrübelte, unfreie, sich selbst verzehrende Mensch die eigene Persönlichkeitserschütterung anders erlebt als der sonst unbeschwerte, gelassene oder undifferenzierte Mensch ist selbstverständlich. Dasselbe sehen wir ja doch auch in den Primärerlebnissen der Schizophrenen. Eine Zurückführung des „warum gerade so" auf umschriebene Seiten der Persönlichkeit scheint uns aber nicht möglich. Trotzdem scheinen gerade derartige Erlebnisse uns unmittelbarer Ausdruck der hinter allem Faßbaren liegenden Wesenheit der Persönlichkeit zu sein, die sich aber einer Fassung mit den uns geläufigen charakterologischen Persönlichkeitsbezeichnungen entziehen.

Gleiches gilt auch von der unter den Gefühlen geschilderten Erkenntnisstimmung, irrationaler Sinnerfüllung usw. Auch hier wieder zeigt sich die völlige Unberechenbarkeit der zu erwartenden Erlebnisse trotz genauer Kenntnis der Persönlichkeit, da sie gerade dann fehlen können, wenn die V. P. geradezu charakterisiert wird durch ehrliches Ringen um Probleme, die in der Wertsphäre weltanschaulicher, transzendenter Erkenntnisse liegen.

Fassen wir zusammen, so ergibt sich die große Schwierigkeit und Unsicherheit in der Auswertung des individuellen Anteils an der Meskalinpsychose, sowie man im einzelnen der Frage nachgeht. *Gesetzmäßigkeiten* ließen sich bisher nicht herausstellen. Wir haben versucht, dies an Einzelbeispielen zu verfolgen. Zwar wird man immer in der Einzelselbstschilderung die Artung des Rauschträgers durchschimmern fühlen, aber trotzdem nicht imstande sein, über ein subjektiv evidentes Erfassen hinaus *Regelmäßigkeiten* zwischen Rauschgestaltung und Persönlichkeit aufzuzeigen. Weder gelingt eine Prognose der Meskalinpsychose bei Kenntnis des Rauschträgers noch eine Diagnose der Persönlichkeit aus der individuellen Rauschform heraus, sowie man von allgemeineren, unpräzisen Formulierungen zu exakten Gesetzmäßigkeiten auf Grund des Überblicks eines großen Materials vorzudringen versucht. Bis jetzt scheint uns das Meskalin die Rolle eines Persönlichkeitstests in diesem Sinne nicht zu erfüllen. Es ist zu hoffen, daß insbesondere etwa in der Richtung von W. Jaensch sich doch noch bestimmte Zusammenhänge vor allem psycho-physischer Entsprechungen nachweisen lassen, auf die Schwierigkeiten je nach Quantität des Giftes, individueller Reizschwelle, wechselnder individueller Disposition usw. wurde ja zur Genüge hingewiesen.

Der psychoanalytisch Vorgehende wird, entsprechend den theoretischen Voraussetzungen seiner Betrachtungsweise, naturgemäß auch die Meskalinerlebnisse wie jeden psychischen Vorgang als determinativ bestimmt auflösen und als Äußerungsformen hypostasierter Triebe erklären.

Wir haben uns aber in der ganzen Darstellung des Meskalinrausches bestrebt, diesen nicht irgendwelchen theoretischen Konstruktionen und Schematismen anzupassen, es kam uns vor allem darauf an, möglichst unvoreingenommen den objektiven Sachverhalt festzustellen.

Klinische Stellung des Meskalinrausches.

Betrachtet man das *Gesamtbild* der Meskalinvergiftung sowohl nach Symptomatologie wie nach Verlauf, so kommt unseres Erachtens diesem eine klinische Sonderstellung zu gegenüber anderen Intoxikationspsychosen. Man wird das Gesamtbild, das sich aus den Selbstschilderungen unmittelbar ergibt, schwerlich mit Intoxikationspsychosen anderer Ätiologie verwechseln. Wohl aber kommen gewisse *ein zelne* Symptome bei verschiedenen Vergiftungen vor. Ob allerdings das, was der Schilderung nach das Gleiche zu sein scheint, auch wesensmäßig miteinander identisch ist, ist ohne genaue Untersuchung nicht zu sagen. Heben wir einige Einzelbeispiele heraus, so zeigt sich, daß sowohl bei Haschisch wie Cocain wie Meskalin und Hyoscin Bewegungsautomatismen auftreten können, die nicht etwa Ausdruckssymptom von deliranter Benommenheit sind. Bemerkenswert ist ferner, daß sowohl Haschisch wie Cocain und Meskalin zu einer Veränderung der Sinnesfunktionen führen im Sinne einer *gesteigerten* Sinnesempfindung. Das gleiche berichtet de Quincey[1]) als Folge chronischen Opiumgebrauches. Es bedürfte besonderer Untersuchungen, wieweit es sich jeweils um cerebrale oder periphere Steigerung handelt. Die ganzen Fragen der biologischen individuellen Reaktionen müßte auch an diesen anderen Giften geprüft werden. Man denke etwa an die Tatsache, daß manche chronischen Cocainisten überhaupt keine Sinnestäuschungen bekommen, andere nur optische oder nur akustische. Ähnliches fanden wir bei experimentellen Reihenuntersuchungen mit Hyoscin. Aber ganz abgesehen von derartigen Fragestellungen, die sich noch beliebig erweitern lassen, scheint uns besonders lohnend Vergleich und Analyse der ganz verschiedenen Bewußtseinsveränderungen, die die verschiedenen Gehirngifte hervorrufen. Soweit sich die Selbstschilderungen verschiedener Intoxikationspsychosen überhaupt miteinander vergleichen lassen, scheint die Struktur der Bewußtseinsveränderungen schon innerhalb der speziellen Giftwirkung unterschiedliche Nuancen aufzuweisen, aber sich trotz dieser Variationsbreite von der anderer Vergiftungen zu unterscheiden. Insbesondere zeigen sich Unterschiede bezüglich der Alteration des Denkverlaufs, der Vorstellungsfülle, des Impulsreichtums trotz dem äußerlich oft ähnlichen Bilde der Gehemmtheit und Passivität. Es scheinen ganz unterschiedliche Störungen der Aktivität aufzutreten. Eklatant sind die Differenzen der Art der Sinnestäuschungen und ihrer Inhalte. Gerade aus dem Vergleich spezifischer Giftwirkungen ergibt sich möglicherweise ein Einblick in die Struktur besonderer psychischer Systeme, deren Beziehung und Abhängigkeit zueinander. An den Störungen oder dem Fehlen bestimmter

---

[1]) Confessions of an english opium-eater.

Funktionen oder dem überstarken Hervortreten mag überhaupt erst deren Vorhandensein und Wichtigkeit im Gesamt des seelischen Ablaufs erkannt werden.
Man denke etwa an die Rolle des Zeitsinns, der Bewegung im Psychischen überhaupt u. dgl. mehr. *Es wäre allein schon eine wünschenswerte Feststellung aufzuzeigen, welche unterschiedlichen psycho-pathologischen Phänomene bei einer V.P.
durch Intoxikationen mit verschiedenen Giften erzeugbar sind.* Aber all derartige
Fragen können nur an Hand eines entsprechenden Materials der Lösung näher
gebracht werden, das es erst zu schaffen gibt, und zu dem die vorliegende Arbeit
einen Beitrag und Anfang gibt.

Von besonderem Wert scheint uns hierbei der *Haschischrausch* zu sein. Nach
dem bisher hiervon Bekannten zeigt er wohl von allen Intoxikationen die größte
Ähnlichkeit mit dem Meskalinrausch. Auch er stellt einen akuten toxischen
Rausch dar von ungewöhnlichem Erlebnisreichtum. Joel und Fränkel[1]) berichten in ihrer vorläufigen Mitteilung von einer Reihe von Symptomen, die mit den
durch Meskalin hervorgerufenen große Ähnlichkeit haben, insbesondere hinsichtlich der Abänderung der Sinnesfunktionen. „Die Farben werden heller und leuchtender. In der haptischen Sphäre kommt es oft zur Auflösung des Zusammen-
gehörigkeitsgefühls vom eigenen Körper und anderen eigentümlichen Erscheinungen." Sie berichten ferner von Überschätzung der Zeitstrecken sowie dem
charakteristischen Schwanken der Bewußtseinslage zwischen tiefer Versunkenheit und relativer Klarheit. Große Ähnlichkeit scheint ferner die Haschisch-
Euphorie mit der des Meskalin zu haben. Baudelaire berichtet in seinem „Paradis artificiels" von Mikropsie und Makropsie, abnormer Kälteempfindung, Ge-
räuschüberempfindlichkeit und schließlich Steigerung der Sinnesempfindlichkeit
auf allen Sinnesgebieten. Andererseits zeigen sich deutliche Differenzen gegenüber dem Meskalin, vor allem was die Denktätigkeit und den Vorstellungsablauf betrifft. So berichten Joel und Fränkel: „Die Aktivität schwindet, ein
Gefühl der Ohnmacht und Angst kann Platz greifen. Überläßt sich der Berauschte
dieser neuen Macht, so merkt er bald noch mehr, wie sehr er gefangen, gehetzt
und gepreßt ist von Vorstellungen, Gedanken, Worten, Handlungen, Gefühlen,
Gefühlsausbrüchen die er nicht will, die ihm gar nicht zu gehören scheinen.
Bilder und Bilderreihen, längst versunkene Erinnerungen treten auf, ganze Szenen
und Situationen werden gegenwärtig, sie erregen zuerst Interesse, zuweilen Genuß,
schließlich, wenn es kein Abwenden von ihnen gibt, Ermüdung und Pein." Das
Gesamt des Haschischrausches ist vorstellungsreicher, gegenständlicher, hand-
lungserfüllter, szenischer, kurz viel konkreter wie beim Meskalin. Lewin weist
ebenfalls auf den Unterschied zwischen Meskalin- und Haschischrausch hin und
charakterisiert das Meskalinerleben mit den Worten: „das in ganz anderer, man
möchte sagen edlerer Weise Funktions- bzw. Zustandsänderungen an besonderen
Gangliengruppen erzeugt." Bekannt ist ja vor allem die Darstellung des Haschischrausches von Baudelaire. Als weiteres aufschlußreiches Vergleichsmaterial
seien einige Bruchstücke aus der in Deutschland wenig bekannten Selbstschilderung des Dichters Théophile Gautier wiedergegeben. Er bekam damals durch
Moreau de Tours, von dem aus dem Jahre 1845 eine Monographie: „Du
hachich et de l'aliénation mentale. Etudes psychologiques" stammt, zu Versuchs-

---

[1]) Joel und Fränkel: Der Haschischrausch. Klin. Wochenschr. 1926.

zwecken Haschisch. Es war uns nicht möglich den Originalbericht von Gautier [1)
zu bekommen. Wir entnehmen die Bruchstücke aus der Monographie von Raymond Meunier [2)]:

> „Nach einigen Minuten überfiel mich eine allgemeine Steifigkeit. Mein Körper schien
> sich aufzulösen und durchsichtig zu werden. Das Haschisch, das ich gegessen hatte, sah
> ich sehr deutlich in meiner Brust in Form eines Smaragds, der Millionen kleiner Fünkchen
> sprühte. Meine Augenlider verlängerten sich ins Unendliche und schienen wie Goldfäden
> auf kleinen elfenbeinernen Rollen, die sich ganz allein mit einer verblüffenden Schnellig-
> keit drehten. Rings um mich war ein Rieseln und Einstürzen von Steinmassen in allen
> Farben und in stetem Wechsel, das nur mit dem Spiel des Kaleidoskops verglichen werden
> kann. In manchen Augenblicken sah ich noch meine Kameraden, jedoch verändert, halb
> Mensch, halb Pflanze, mit dem nachdenklichen Aussehen des Ibis auf dem Fuße eines
> Vogels Strauß stehend, mit den Flügeln schlagend. Alles dies war so seltsam, daß ich mich
> vor Lachen in meiner Ecke kaum halten konnte, und daß ich schließlich meine Kissen in
> die Luft warf, sie wieder auffing und mit der Schnelligkeit eines indischen Jongleurs herum
> wirbelte, um mich der Tollheit des Schauspiels anzuschließen . . .“
>
> „Die erste Phase näherte sich dem Ende und ich war ganz ruhig, ohne Kopfschmerzen
> oder sonst irgendeines der Symptome, die den Weinrausch begleiten, und war sehr über-
> rascht über das, was vorgegangen war. — Nach einer halben Stunde verfiel ich von neuem
> wieder der Wirkung des Haschisch. Dieses Mal waren die Visionen sehr viel komplizierter
> und ungewöhnlicher. Milliarden von Schmetterlingen, deren Flügel wie Fächer rauschten,
> flogen mit dauerndem Summen in einer merkwürdig erleuchteten Luft umher. Gigantische
> Pflanzen und Blumen mit kristallenen Kelchen, enorme Pfingstrosen, goldene und silberne
> Betten stiegen auf und breiteten sich rings um mich aus mit einem Knistern, das an Feuer-
> werk erinnerte. Mein Gehör hatte sich merkwürdig gesteigert, ich hörte das Geräusch der
> Farben. Grüne, blaue, gelbe Töne kamen in scharf unterschiedenen Wellen zu mir. Ein
> umgeworfenes Glas, ein Ächzen des Stuhles, ein leise ausgesprochenes Wort vibrierten und
> widerhallten in mir wie Donnergetöse. Meine eigene Stimme schien mir so laut, daß ich
> nicht zu sprechen wagte aus Angst, die Mauern umzuwerfen oder selbst wie eine Bombe
> zu krachen. Mehr als 500 Uhren sangen mir die Zeit mit flötenden, kupfernen und silbernen
> Stimmen. Jeder gestreifte Gegenstand tönte wie eine Harmonika oder eine Äolsharfe. Ich
> versank in einem Ozean von Wohllauten, in dem wie Inseln einige Bruchstücke aus ‚Luzia‘
> oder dem ‚Barbier‘ auftauchten. Noch nie hatte ich solch ein Glücksgefühl erlebt. Ich löste
> mich auf, war so weit entfernt von mir, meiner selbst so entledigt, dieses widerwärtigen
> Zeugen, der einen stets begleitet, daß ich zum erstenmal die Existenz der Elementargeister
> verstand, der Engel und der vom Körper getrennten Seelen. Ich war wie ein Schwamm
> mitten im Meer. Jede Minute durchzogen mich Wellen von Glück, die durch meine Poren
> ein- und ausgingen; denn ich war ja durchdringbar geworden, und bis ins Letzte hinein
> nahm ich die Farbe der phantastischen Umgebung auf, in die ich versetzt war. Töne,
> Düfte, Licht kamen durch unzählige schmale Kanälchen, so fein wie Haare, zu mir, in
> denen ich die magnetischen Ströme pfeifen hörte. — Nach meiner Berechnung dauerte
> dieser Zustand ungefähr 300 Jahre, denn die Empfindungen folgten sich dermaßen zahl-
> reich und rasch, daß eine Zeitwahrnehmung unmöglich erschien. Nachdem dieser Zustand
> vorüber war, merkte ich, daß er nur eine Viertelstunde gedauert hatte . . .“
>
> „Eine dritte Phase, die letzte und zugleich bizarreste, beendigte meine orientalische
> Sitzung. In dieser verdoppelte sich mein Blick. Zwei Bilder jedes Gegenstandes spiegelten
> sich in meiner Netzhaut und erzeugten eine vollständige Symmetrie. Aber bald nachdem
> die magische Substanz vollständig verzehrt war und nun noch intensiver auf mich zu wirken
> begann, war ich für eine Stunde vollkommen von Sinnen. Alle pantagruelischen Träume
> durchzogen meine Phantasie: Einhörner, Greifen, Riesenvögel usw., kurz, die ganze
> Menagerie der Traumungeheuer trippelte, funkelte, flatterte und klapperte durch das

---

[1)] Gautier, Théophile: Le club des hachichins. Feuilleton de la Presse med. 10. VII.
1843.

[2)] Meunier, Raymond: Le hachich, Essai sur la psychologie des paradis éphémères.
Bibliothèque de psychologie expérimentale et de métapsychie. Paris: Bloud & Cie.

Zimmer. Die Erscheinungen waren so barock, daß ich den Wunsch hatte, sie zu zeichnen, so daß ich in weniger als 5 Minuten das Bild des Dr. X entwarf, wie er mir erschien, am Klavier sitzend, als Türke gekleidet, eine Sonne auf dem Rücken. Die Noten entschlüpften dem Klavier als Raketen oder kapriziös auseinander gezogene Spiralen. Ein anderer Entwurf, der die Geschichte eines Lebewesens der Zukunft darstellen sollte, zeigt eine lebendige Lokomotive mit einem Schwanenhals, der in einen Schlangenrachen endigte, aus dem Rauchwolken mit ungeheuerlichen Füßen hervorsprudelten, aus Rädern und Rollen bestehend. Jedes Paar Füße von einem Flügelpaar begleitet, und auf dem Schwanz des Tieres sieht man den alten Merkur sitzen, der sich trotz seiner geflügelten Ferse besiegt davon macht. Dank der Wirkung des Haschisch konnte ich das Porträt eines Koboldes naturgetreu wiedergeben, während ich diesen bislang nur nachts in meinem alten Büfett hatte ächzen und rumoren hören."

H. W. Maier[1]) weist in einer großen Cocainmonographie darauf hin, daß das Meskalin ähnliche Erscheinungen wie das Cocain hervorrufen kann, so daß es dadurch gelegentlich bei differentialdiagnostischen Erwägungen mit in Betracht gezogen werden müsse. Es ist allerdings darauf hinzuweisen, daß Ähnlichkeiten nur in den Zuständen chronischen Cocainmißbrauches auftreten. Die Erscheinungen, die bei erstmaligem Cocaingenuß ausgelöst werden, unterscheiden sich vom Meskalinrausch ganz weitgehend. Im allgemeinen kommen derartige erstmalige Cocainvergiftungen naturgemäß nicht dem Arzt zu Gesicht. Es sei daher kurz auf die Ergebnisse an der Heidelberger Klinik[2]) mit experimentellen Cocainvergiftungen in den verhältnismäßig hohen Dosen von 0,04—0,07 g an einem größeren Versuchsmaterial eingegangen. Die wichtigsten Symptome die hierbei auftraten, wurden bereits früher veröffentlicht[3]). Bei Dosen von 0,4— 0,5 g bestand Euphorie verbunden mit Konzentrationserschwerung, Bewegungs- und Rededrang, bei höheren Dosen stumpf-euphorische Apathie und Abulie. Trugwahrnehmungen des Gesichts, des Gehörs und der Hautempfindung fehlten stets. Dem Meskalin ähnliche Sinnesveränderungen wurden nicht bemerkt, ganz vereinzelt bestanden leichte Geschmacks- und Geruchssensationen.

Dagegen treten in den verschiedenen Erscheinungsweisen, die der chronische Cocainismus annehmen kann, zwar keine Gesamtbilder auf, die dem Meskalinrausch gleichen, wohl aber zahlreiche Einzelsymptome, die in beiden Vergiftungen beobachtet werden können, z. B. Mikropsie und Makropsie, lebhafte Farbempfindungen, Veränderung der realen optischen Wahrnehmungen im Sinne einer Steigerung der Sinnesempfindlichkeit, Scheinbewegungen, synästhetische Halluzinationen, ,,Gefühl des Fliegens, die Wände verschieben sich, der Fußboden ist nicht mehr wagerecht, der Körper wird immer leichter, die Extremitäten verlängern sich eigentümlich[4])". Gelegentlich treten auch Persönlichkeitsspaltungen auf, die an die des Meskalinrausches erinnern. Die Cocaineuphorie ist meist mit einer Beschleunigung des psychomotorischen Ablaufs verknüpft. Die optischen Sinnestäuschungen sind im Gegensatz zu denen des Meskalinrausches der Suggestion zugänglich und vorstellungsmäßig erzeugbar. Bemerkenswert ist, daß beim

---

[1]) Maier, H. W.: Der Cocainismus. Leipzig: Georg Thieme 1926.
[2]) Experimentelle Untersuchungen zur Phänomenologie des Cocainismus und Vergleichsuntersuchungen mit Psikain. Inaug.-Diss. Karl Schwarz 1924. Psychiatrische Klinik Heidelberg.
[3]) Beringer, K., und Wilmanns, K.: Vergleichende Untersuchungen über die Wirkung des Cocains und Psikains. Münch. med. Wochenschr. 1924. Nr. 26.
[4]) H. W. Maier, a. a. O.

Cocainberauschten nicht selten Sexualvorstellungen, insbesondere auch solche perverser Art auftauchen und eine beherrschende Rolle spielen können. H. W. Maier geht ausführlich auf die Frage ein, wieweit etwa durch Cocainismus eine latente homosexuelle Partialkomponente zur Manifestation kommen kann und schließlich auf Kosten der normal gerichteten Libido dominiert. Im akuten Cocainrausch haben wir derartiges nicht beobachtet. Vom Haschischrausch wird gelegentlich über die Aktivierung sinnlicher Vorstellungen berichtet. Näheres hierüber ist uns nicht bekannt. Meunier [1]) zählt unter den Haschischsymptomen an letzter Stelle „des troubles génitaux" auf mit der weiteren Erläuterung: „excitation aux faibles doses, anaphrodisie aux doses très fortes et surtout dans l'intoxication chronique." Im Meskalinrausch spielt die sexuelle Sphäre keine wesentliche Rolle. Bemerkenswert ist aber immerhin, daß in zwei Fällen auffallend starke gleichgeschlechtliche Zuneigung auftrat, und zwar bei einem Massenversuch, wobei gleichzeitig vier V.P. meskalinisiert wurden, um die Frage des Einflusses des gemeinschaftlichen Erlebens auf die Rauschgestaltung zu prüfen (27), (28), (29), (30). Wir können jedenfalls nicht die Möglichkeit ausschließen, daß unter dem Einfluß des Giftes in bestimmten Situationen gewisse Triebseiten deutlicher als sonst hervortreten können. Noch ganz ungeklärt ist die Frage des Einflusses des gewohnheitsmäßigen Meskalingenusses auf die Sexualsphäre. Es ist aber immerhin auffallend, daß die habituellen indianischen Peyoteesser immer wieder auf den dämpfenden Einfluß des Peyote auf den Geschlechtstrieb hinweisen.

Schließlich sei noch ein Rauschgift aus der Reihe der Nachtschattengewächse zum Vergleich herangezogen, das Scopolamin. Wenngleich wir hier die wenigsten Ähnlichkeiten mit dem Meskalinrausch auffinden, so scheint uns doch ein etwas ausführlicheres Eingehen berechtigt, da nur wenig neuere Untersuchungen über die Psycho-Pathologie der Scopolaminintoxikation vorliegen. Lewin hat in seinem Buch über „Phantastika" eine Zusammenstellung des Gebrauches giftiger Solanazeen zu Rauschzwecken gegeben, aus dem hervorgeht, daß auf keinem Erdteil deren Wirkungsweise unbekannt geblieben ist. Offenbar finden sich unterschiedliche Wirkungsweisen, je nach der besonderen Art der rauscherzeugenden Alkaloide, obgleich diese ihrer chemischen Beschaffenheit nach in sehr enger Verwandtschaft zueinander stehen. In Europa standen nach Lewin vor allem in früheren Jahrhunderten das Bilsenkraut, der Stechapfel sowie die Tollkirsche in besonderem Ansehen (Hexensalbe!). Der Stechapfel soll insbesondere Zustände von halluzinatorischen Beschäftigungsdelirien erzeugen. In Ostafrika wird die Datura stramonium und Datura fastuosa L. zu berauschenden Zwecken von den Eingeborenen geraucht. In Indien wird ebenfalls die Datura geraucht, zum Teil zusammen mit Cannabis indica, zum Teil gemischt mit alkoholischen Getränken. In Japan sollen die getrockneten Blätter mit Tabak zusammen geraucht werden. In Amerika werden, wie schon früher erwähnt, verschiedene Arten zu Berauschungszwecken verwandt, wobei die Nachtschattengewächse in besonderem Ansehen stehen durch die ihnen zugeschriebene Eigenschaft, divinatorische Gaben zu verleihen. Der Australier benutzt zur Rauscherzeugung die Duboisia hoppowoodii. Eine genaue vergleichende Untersuchung der Wirkungsweise der verschiedenen berauschenden Solanaceen steht noch aus.

---

[1]) Meunier, Raymond a. a. O.

Methodische Selbstversuche mit Scopolamin wurden 1923 in der Heidelberger Klinik vorgenommen[1]). Mannheim[2]) berichtete über zwei Selbstbeobachtungen von Ärzten der Kölner Psychiatrischen Klinik, die mit unseren Erfahrungen übereinstimmen. Wie schon gesagt, hat im ganzen die Wirkungsweise wenig Ähnlichkeit mit dem Meskalinrausch. Sie geht vielmehr nach der Seite der Bewußtseinstrübung mit Auffassungserschwerung und schwerster psychomotorischer Gehemmtheit. Die dem Meskalin trotz der Passivität zukommende, wenn auch eingeengte Erfassungsklarheit fehlt hier. Vor allem besteht weitgehende Amnesie. Die Sinnestäuschungen tragen anderen Charakter. Wohl aber treten gelegentlich Veränderungen in der optischen Wahrnehmung auf, die denen im Meskalinrausch gleichen. Die das Meskalin kennzeichnenden Störungen das Allgemeingefühls, die Synästhesien und Verschmelzungserlebnisse fehlen. Der Gesamtcharakter des Erlebens ist dumpfer, entbehrt der eindrucksvollen Erschütterung, die Grenzen zwischen Bewußtseinstrübung und Bewußtlosigkeit liegen sehr nahe beieinander. Vor allem treten andersartige Halluzinationen auf, darunter auch solche des Gehörs. Mannheim berichtet aus der abklingenden Phase:

„Die Wirkung ist jetzt weniger peinigend. X hat nichts dagegen, daß ich mit der Bahn nach Hause fahre. Ich gehe zu Fuß, da die Straßenbahn gerade fortgefahren ist. Auf dem Wege sehe ich deutlich drei Frauen in ziemlicher Entfernung vor mir gehen. Wie ich sie einhole, sind sie plötzlich verschwunden. In der Dämmerung sehe ich ein Liebespaar an einem noch etwas entfernten Baume stehen; ich gehe an dem Baume vorüber und sehe zu meinem Erstaunen niemand mehr. Hundert Meter vor mir läuft ein kleiner, schwarzer Hund. Ich komme ihm näher, er versinkt im Straßenpflaster. Der Hund taucht wieder auf, schließlich verschwindet er in einer Nebenstraße. Den Hund, sowie die Menschen habe ich für echte Wahrnehmungen gehalten; bloß das rätselhafte Verschwinden überzeugte mich, es müßten doch Sinnestäuschungen sein. Die Landschaft ist während des ganzen Weges voller Wunder. Ich sehe schemenhafte Gebilde, über die ich mir keine Rechenschaft geben kann. Ich sehe Fratzen, Gestalten, die sehr unbestimmt sind. Wenn ich angestrengt hinsehe, sind die Spukgestalten weg. Die Landschaft ist romantisch, die Bäume, Häuser wirken merkwürdig bildhaft, alles erscheint mir reicher, seltsamer. Es geht mir ganz gut; der Gang kommt mir auffallend leicht vor."

Bei unseren Versuchen mit 1 mg Scopolamin halluzinierte eine V. P. noch 5 Stunden nach der Injektion auf der Straße einen Brautzug, lief hinter diesem her, äußerte dann plötzlich erstaunt: „Schade, jetzt ist er verschwunden." Eine andere V. P. berichtete, 4 Stunden nach der Injektion, nach scheinbarem Abklingen aller Symptome, mit Ausnahme der Mydriasis, wie sie allein auf ihrem Zimmer war: „Ich sah, als ich am Abend ganz klar bei Bewußtsein allein auf meinem Zimmer war, mehrere Male meine Hausleute und einige Bundesbrüder, die ich wenige Stunden zuvor an der Bahn getroffen hatte, auf dem Hof und auf Stühlen um mich sitzen und hörte sie reden. Ich hörte ihre Stimmen ganz deutlich außerhalb von mir und begann, mich mit ihnen zu unterhalten. Was ich gesprochen habe, weiß ich nicht mehr; ich war gerade beschäftigt, meine Bücher zu ordnen und dann mein Abendbrot zu richten. Immer aber sah ich diese Personen seitwärts von mir sitzen. Sobald ich ganz laut sprach, mich voll umdrehte,

---

[1]) **Kappes**: Ein Beitrag zur Erforschung geistiger Störungen im Hyoscinrausch. Inaug.-Diss. Heidelberg 1923.

[2]) **Mannheim**, M. J.: Die Scopolaminwirkung in der Selbstbeobachtung. 1924. Zeitschr. f. d. ges. Neurol. u. Psych.

waren sie verschwunden, und ich bemerkte, daß ich allein war. Dieses Spiel wiederholte sich ungefähr zehnmal."

Bemerkenswert und unseres Wissens bisher nicht besonders hervorgehoben ist das Auftreten von Phänomenen, die Übergänge zu den unanschaulichen Bewußtheitstäuschungen bilden. In einer Selbstschilderung von Mannheim findet sich die Stelle: „Ich fühle, daß jemand neben mir sitzt. Ich drehe mich um, ein schwarzer Mann verschwindet lautlos. Das wiederholt sich. Ich glaube auch einen blonden Knaben gesehen zu haben." Auch bei unseren Untersuchungen kehrte sehr häufig die eigenartige Äußerung wieder, es sei noch eine dritte Person im Zimmer, sie sitze neben der V. P. oder stehe neben dieser oder sitze auf dem Sofa, lehne an der Wand usw., ohne daß sie etwa in Form einer Sinnestäuschung gesehen worden wäre. Auf Grund unserer Versuche, die mit *reinen* Präparaten verschiedener Firmen erfolgten, möchten wir im Gegensatz zu der von Bumke geäußerten Ansicht, daß Sinnestäuschungen dem reinen Hyoscin nicht zukommen, deren Auftreten als gar nicht so selten betonen. Zur Veranschaulichung des Unterschiedes zwischen dem akuten Hyoscinrausch und dem Meskalinrausch geben wir eine typische Selbstschilderung[1]) einer V. P. wieder:

„Nach der Einspritzung zeigten sich zunächst keine unmittelbaren Veränderungen. Die ersten Anzeichen der beginnenden Wirkung waren eine allmählich anwachsende Benommenheit im Kopf, wie man sie etwa beim Genuß berauschender Getränke oder bei schweren Erkältungen verspürt, und zugleich eine Veränderung im Sehvermögen. Was in der Ferne lag, sah ich scharf und bestimmt. Die Gegenstände in der Nähe waren wohl auch einigermaßen scharf zu sehen; aber sie schwankten, sobald ich die Augen bewegte, vergleichbar mit dem Zustand eines Seekranken. In diesem Augenblick erkannte das Auge beim Lesen wohl die einzelnen Buchstaben. Trotzdem konnte ich nicht lesen, weil das Gehirn nicht mehr imstande war, zusammengesetzte und bisher ungekannte Fachausdrücke zu analysieren und in sich aufzunehmen. Die Schwierigkeit des Lesens lag also nicht im gestörten Seh-, sondern im gestörten Denkvermögen. Plötzlich trat ein weiteres Symptom auf: der Mund wurde bis in den Rachen hinein völlig trocken. Das Sprechen wurde dadurch schwer, ohne die psychischen Störungen wie beim Lesen. Als ich zum Mittagsmahl vom Bett aufstand, war der Gang unsicher und schwankend. Ich empfand eine starke Mattigkeit in den Beinen. Beim Stehen mit geschlossenen Augen und dicht nebeneinander gestellten Füßen fiel ich um, ohne ein namhaftes Empfinden dafür zu haben. Das Essen bereitete neue Schwierigkeiten, da das Körpergefühl so weit geschwunden war, daß ich den Löffel nicht mehr zum Mund führen konnte. Infolge des trockenen Mundes und einer plötzlich auftretenden Appetitlosigkeit lehnte ich bald jedes Essen ab. Dazu schmeckte alles so fade, nur bei den Rübchen empfand ich einen süßen Geschmack. Allmählich wurden meine Glieder immer schwerer. Ich hatte das Bedürfnis, mich gegen diesen Zustand zu wehren. Ich richtete mich im Bett auf, griff nach der neben mir liegenden Uhr und las die Zeit ab. Das war meine letzte sinnvoll durchdachte Willensleistung. Der Kopf wurde immer gedankenleerer, bis ich überhaupt nichts mehr dachte. Wenn ich etwas gefragt wurde, so versuchte ich, an eine Antwort zu denken; aber die Gedanken waren vollständig unzusammenhängend. Es war mir trotz größter Mühe nicht möglich, eine Subtraktionsaufgabe zu lösen, erstens weil ich die Aufgabe vergaß, und zweitens weil ich mich kaum mehr auf das Rechnen konzentrieren konnte. Ähnlich erging es mir mit dem Nachsprechen langer Sätze. Beim Vorsprechen konnte ich mir wohl alles vorstellen; aber kaum war das letzte Wort gesprochen, schon hatte ich alles vergessen. Weiter zurückliegende Ereignisse konnte ich mir jederzeit ins Gedächtnis zurückrufen. Je ärmer mein Gehirn an Gedanken wurde, desto lebhafter arbeitete die Phantasie. Außer mir und dem Versucher war niemand im Zimmer. Dennoch glaubte ich manchmal 6 oder 8 Personen

---

[1]) Zum kleinen Teil schon von Mayer-Groß angeführt in: Selbstschilderungen der Verirrtheit.

um mich zu sehen. Neben mir an der Wand war eine weiße Gestalt, die mit mir redete. Da ich ihre Worte nicht verstand, fragte ich. Sofort war sie verschwunden. Jetzt kamen rechts von mir zwei graue Gestalten in die Tür herein, die sich dann auflösten. Hinten am Fenster versuchte eine schwarze Gestalt an der Wand emporzuklettern. Sie war mir unheimlich, und ich schloß die Augen. Neben diesen Visionen traten auch optische Täuschungen auf. So verschoben sich die Stäbe der Fenstervergitterung in wechselnder Weise zu den verschiedensten Figuren. Noch eigenartiger waren die Farbentäuschungen: schon beim Essen war mir aufgefallen, daß das Fleisch so eigenartig grau, die Kartoffeln so fahl und die Rübchen so dumpf gelbrot aussahen. Allmählich wurde das Licht im Zimmer immer dunkler, und die Farben veränderten sich. Die ganze Umgebung war in ein gleichmäßiges Violett getaucht. Alle blauen Farbtöne erschienen mir dumpf blauviolett, alle grünen dunkelgrau, alle roten dunkelblaurot, alle gelben und braunen Töne waren in ein Zwitterding von braun und violett getaucht, für das ich keine Bezeichnung habe. Von dieser Dumpfheit des Lichts machte nur zweierlei eine Ausnahme: die Chaiselongue erschien mir kraß violett und das Fensterkreuz tief schwarz, oben und rechts von einem leuchtend blauvioletten und links und unten von einem rotgelben Lichtstreifen umrahmt. Das Geranienlaub erschien nicht grau, sondern ganz durchsichtig gelbgrün.

Die vorgetäuschten Personen hörte ich auch reden. Aber auch sonst veränderten sich die Gehörsempfindungen. Wenn man von einem Maschinenraum ins Freie tritt, erscheinen alle Leute gedämpft und schwingungslos. Diese Empfindung hatte ich beim Hören. Das Berühren der Fußsohle und Bauchhaut löste ganz unangenehme Empfindungen aus. Mein ganzer Körperzustand kam mir etwas unbehaglich vor; doch überwog meist das Gefühl absoluter Gleichgültigkeit. Wie die Störungen gekommen waren, so schwanden sie wieder. Gedanken blitzten auf. Die Mattigkeit ließ nach. Appetit stellte sich ein. Die Speisen schmeckten süß. Ich konnte wieder stehen und gehen. Eine Empfindung für die Zeitdauer hatte ich nicht. Nach dem Versuch hatte ich noch starke Gedankenflucht und gereizte Phantasietätigkeit. Ich konnte wenig unternehmen, da ich jede Tätigkeit wieder vergaß. Zusammenhängende Gespräche konnte ich keine führen. Abends wollte ich in die Brückenstraße gehen und mir einen sauren Hering kaufen. Ich blieb unterwegs vor einem Laden stehen und hatte mein Vorhaben vergessen. Völlig gedankenlos ging ich in den Laden und kaufte Himbeersaft, den ich draußen zufällig hatte stehen sehen. Hin und wieder hatte ich noch Visionen. Das Schreiben war noch sehr erschwert. Beim Versuch, einen Bericht in Stichworten zu schreiben, unterliefen mir folgende Fehler: normder statt normale, Schnerz statt Schmerz, benommer statt benommener, Werfuß statt Versuch. Am nächsten Tage war die Akkomodation noch fehlerhaft."

Wir schließen damit die vergleichende Exkursion in das Gebiet anderer Gifträusche und fragen uns nach den symptomatologischen Beziehungen zu den Psychosen im engeren Sinne. Man wird ja beim Lesen der Einzelbeispiele und vor allem auch der Selbstschilderungen stets und ständig an ähnliche Erlebnisse erinnert, die Kranke berichten. Vor allem haben die Meskalinerlebnisse mit solchen Ähnlichkeit, die *im Beginn* von Psychosen auftreten, insbesondere der Schizophrenie, jenen Zeiten überströmender Erlebnisfülle, in denen sich der Krankheitsvorgang nicht nur mit besonderer Intensität auswirkt, sondern auch qualitativ eine besondere Symptomatik zeigt, die wir mit Primärerlebnis zu kennzeichnen pflegen. Derartige Erlebnistatbestände heben sich in einer besonderen Weise aus dem Gesamt des Krankheitsverlaufes heraus, werden auch von den Kranken selbst als etwas Besonderes hervorgehoben und sind meist von zeitlich kurzer Dauer. Sie stellen oft den dramatischen Auftakt der Krankheit dar und eröffnen die Szene, oder aber sie bilden im chronischen Krankheitsverlauf immer wieder einmal Höhepunkte, die sich vom Durchschnitt des Krankheitsgeschehens deutlich abheben. Man kann sich des Eindrucks nicht erwehren, daß hier zu dem biologischen Krankheitsprozeß etwas Neues hinzukommt. Theoretisch kann man derartige Stadien bei der Schizophrenie einerseits nur als Manifestation einer

Steigerung des der Krankheit zugrunde liegenden biologischen Krankheitsprozesses auffassen, etwas, was innerhalb des Begriffes der Quantität läge. Man kann aber auch daran denken, daß in den erlebnisreichen Zuständen noch ein neuer toxischer Vorgang dazu kommt, der nicht in gesetzmäßiger Verbindung mit dem Krankheitsprozeß steht. Es ist doch oft so, daß erst nach Abklingen der akuten — wenn man so will toxischen — Phase das prozessive symptomärmere. Stadium einsetzt und nun zur Entwicklung kommt. Andererseits kennen wir die Fälle, in denen sich die Krankheit ohne Primärerlebnisse besonderer Art schleichend und symptomarm entwickelt, endlich solche, in welchen erst während des schon in Entwicklung befindlichen Prozesses, etwa einer blanden Hebephrenie, sich erlebnisreiche Phasen dazwischen schieben. Von einem regelmäßigen Einfluß dieser auf den weiteren Krankheitsverlauf kann also nicht gesprochen werden, vereinzelt tritt deutliche Verschlechterung auf, in anderen Fällen wird der allgemeine Zustand in keiner Weise verändert. Schließlich ist aber auch der Fälle zu gedenken, die nur einmal oder mehrmals in Abständen kurz, oft nur Tage dauernd, erlebnisreiche Schübe haben, ohne daß ein erkennbarer Defekt, eine allgemeine Niveausenkung oder eine progrediente Dauerschädigung zurückbleibt, obwohl die Symptomatologie der akuten Psyche sich von der der akuten Phasen mit nachfolgender Prozeßentwicklung nicht unterscheidet.

Aus der klinischen Betrachtungsweise allein wird sich also die Frage nicht lösen lassen. Jedenfalls können wir nur auf die Ähnlichkeit des Meskalinrausches mit den akuten Phasen der Schizophrenie hinweisen, vielleicht führt einmal die biochemische Forschung weiter und enthüllt uns Störungen der intermediären Stoffwechselvorgänge (Auto-Intoxikationsprozeß, endokrine Stoffwechselgifte usw.) in der akuten Phase [1]).

Wir ersparen es uns, im einzelnen noch einmal alle Beispiele von Analogien zu Symptomen anderer Psychosen anzuführen, die verschiedenartigen Störungen des Ich-Bewußtseins, der Spaltungserlebnisse, der Identifikationserlebnisse, vor allem die abnormen gegenstandslosen Gefühle, die abnormen Glücksgefühle vom rein sinnlichen Lustgefühl bis zur mystischen Ekstase, die Erlebnisse des Klarsehens und der Begnadigung; endlich aber auch die besonderen Erlebnisse des Unheimlichen, Bedeutungsvollen, vor allem verknüpft mit entsprechenden Gegenstandscharakteren.

Nur noch ein Meskalinerlebnis sei angeführt, das ohne weiteres als schizophrenes Primärerlebnis gelten könnte: „Sonderbar, der Mann ging nicht, sondern schwebte die Treppe hinauf. Ebenso eine zweite Gestalt. Unten im Gang der Poliklinik schien alles so sonderbar verändert, der Gang schien so lang, die Wände waren schief, es standen so viele Bänke da, an denen die Messingnägel so auffällig blitzten in dem sonstigen Dämmerlicht. Dann fehlte eine Tür in der Poliklinik, denn rechts an der zweiten Türe stand gleich: Bildersammlung. Es war alles so geheimnisvoll. Ich ging wieder hinauf" (1 a).

Als ungewöhnlich eindrucksvoller Vergleich zu den im Meskalin auftretenden *Veränderungen der Wahrnehmungswelt auf optischem Gebiet* seien hier die Erlebnisse einer Schizophrenen wiedergegeben, die die Einleitung eines neuen Schubes darstellten und die einige Tage bestanden. Es setzte dann eine akute Erregung mit hochgradiger klassischer Denkzerfahrenheit ein. Nach einigen Wochen klang

---

[1]) Vgl. Georgi: Zur Biologie des Blutsplasmus Geisteskranker. Arch. f. Psychiatrie u. Nervenkrankh. Bd. 71.

diese rasch ab, danach bestand wieder der status quo ante (mäßig zerfahrene, äußerlich geordnete Hebephrenie):

Ha./1926. Auf einer grünen Tapete mit goldenen gewellten Streifen im Zimmer zu Hause wurden die Ornamente zu breiten, goldenen Bändern, so daß bald das Grün kaum sichtbar war, dann wieder verschwand das Bandmuster und es wurde nur noch grün gesehen. Die Farbintensität des Goldes wechselte zwischen ganz schwach, dann wieder so leuchtend, daß es gleichsam von hinten erleuchtet erschien. Die Formen der goldenen Bänder wandelten sich, schienen bewegt, wie wenn sich ein Wurm fortschlängelt, und wurden immer größer.

An einer rot und blau gemusterten Tischdecke wechselten die Farben, rot schien blau und umgekehrt. Der Parkettfußboden wurde niedriger, sank völlig nach unten, öffnete sich dann, Erde lag da und auf dieser eine alte zitternde Handschrift. Ein abgeblaßter Perserteppich wurde dunkelrot, ein anderer mit blaßorange schien hellorange. Die Häuser hatten grelle, farbige Anstriche, so daß die Stadt ein ganz fremdartiges Aussehen bekam. Beim Blick in die Wolken teilten sich diese, wurden rot wie am Abend, dann kam es wie eine Lokomotive, die rasch durchfährt, sich ringelt und sich schließlich in einen leichten Schleier verlor.

Größenwechsel: Eine Streichholzschachtel nahm die Größe einer Schuhschachtel an, „so daß ich unwillkürlich lachen mußte". Wurde an einem Schrank in die Höhe gesehen, so wuchs dieser, wurde um ein halbes Stück größer und stieß direkt an der Decke an. Die Menschen waren um zwei oder drei Köpfe größer, so daß die Patientin sich verwunderte und dachte, ob es denn nur noch Riesen gäbe. Beim Zeitunglesen stand die Schrift schräg, aber ruhig. Eine Bonbonniere in 1 m Entfernung wurde plötzlich klein, blieb eine Zeitlang so, wurde dann ebenso plötzlich wieder groß. Dieser Wechsel ging zwei- bis dreimal vonstatten, bis wieder die normale Größe bestand. Beim Blick auf einen 3 m entfernten Nähtisch wurde dieser plötzlich ganz weit weg gesehen, „etwa 100 m", so klein wie ein Puppennähtischchen, dann plötzlich wieder so nah, daß die Patientin glaubte, er stoße an ihr Gesicht, erhielt dann wieder seine normale Größe. Das Eßbesteck bekam die Größe eines Tranchierbestecks, so daß es liegen gelassen und nicht benutzt wurde. Der vor der Patientin sitzende Arzt schien plötzlich in die Ferne gerückt und ganz klein, „wie wenn ich umgekehrt durch ein Fernrohr sehe", dann kam er wieder näher und erschien in natürlicher Größe und Entfernung. Zweimal schien er „wie ein Schattenbild zu verschwinden und gar nicht mehr da zu sein".

Bewegungsverlauf: Die Bewegungen der Verwandten schienen ihr langsamer. Außerdem hatten sie etwas „Ungeschicktes, Eckiges, wie an einem Faden". Die Leute auf der Straße waren hastiger und rascher, sahen sich öfters um, riefen dem Fenster irgend etwas zu, was sonst nicht war. Der Verkehr (in der Stadt) war überhaupt „strenger", die Autos schienen aufeinander loszuschießen, es war immer, wie wenn jeden Augenblick ein Unglück passieren könnte. Manchmal bestand jedoch der Eindruck, wie wenn alles halb eingeschläfert wäre, „förmlich Schneckentempo". Leute, die sonst ganz flott gingen, sind plötzlich langsam gelaufen, stehen geblieben, haben vor sich hingesehen. Zugleich Verlangsamung der Elektrischen und Autos, „wie wenn es mit den Menschen käme, das verlangsamte Tempo".

Die Sprache der Angehörigen war oft sehr rasch und überhastig, so daß sie gar nicht mehr mitkommen konnte und nichts verstand, „oder gerade einen Bruchsatz verstand ich". Zu anderen Zeiten wiederum wurde besonders langsam gesprochen. Die nachträgliche Erinnerung an die Erlebnisse innerhalb einer bestimmten Zeitstrecke schienen ihr zeitlich zusammengedrängt, „so ganz wie ein Momentbild". Wenn sie ihre Wohnung verließ und in die Stadt ging, etwas zu besorgen, dann wieder zurück kam, so hatte sie das Empfinden, sie wäre kaum über die Straße hinüber gegangen und hätte es sich vis-à-vis angesehen und besorgt. Dann wieder schien das eigene Tun überhaupt nicht vorwärts zu schreiten, immer auf der Stelle zu verharren, besonders langsam zu sein.

Handlungszerfall: „Die Schwester stand da, der Hund kam zu ihr her, hatte ein Stück Holz im Maul, sie bückte sich danach, will es ihm entreißen, verschwindet mit dem Hund, steht dann wieder da, und ich sehe nur noch ein Stückchen vom Zimmer, der Rest ist helles Licht." Verfolgte sie den Sprung einer Katze vom Sofa auf den Sessel, so verschwand die Katze plötzlich und saß dann am anderen Ende. Ein Vogel saß auf einem Baum, hüpfte auf einen anderen Ast, sie sah ihn ein Stück weit, „und dann war es wie ein Ruck und er saß wieder da".

Die Gegenstände vervielfachten sich. Sie sah z. B. ein geschliffenes Trinkglas (reale Wahrnehmung) in ständig wechselnder Zahl und Größe nebeneinander, „so wie Orgelpfeifen". Derartige Phänomene dauerten minutenlang.

Es bestanden Schwindelgefühle, die von der linken Seite ausgingen, dabei leichtes Übelkeitsgefühl, jedoch nie gestürzt.

Mußte sich aber doch gelegentlich am Tisch festhalten, „es hat ausgesehen, wie wenn dieses und jenes von den Gegenständen im Zimmer herunterfallen wollte". Sie sprang rasch hinzu, merkte dann, daß sie einer Täuschung unterlegen war. Das Schwanken der Gegenstände kam immer direkt auf sie zu.

Körperliche Veränderung: Das Gefühl eines Länger- und Kürzerwerdens der Arme; beim Längerwerden griff sie gelegentlich an einem Gegenstand vorbei. Gefühl des Verlustes der Körperbegrenzung, insbesondere in der linken Achsel: „es war, wie wenn das dann keine Grenzen mehr hätte". Empfindung, wie wenn die eigenen Haare kürzer würden und eine andere Farbe bekämen.

Sonstige abnorme Sinnesempfindungen: Die Luft war besonders kalt, „wie wenn sie die Haut auffressen wollte". Öfters war Aufstehen unmöglich infolge eines „gefühllosen Empfindens am rechten Fuß". Manche Stellen des Körpers waren von sehr starkem Kältegefühl durchzogen, besonders Arme und Rücken, „wie wenn jemand mit einer nassen Hand dahin fühlt, manchmal wie wenn einer mit in Eis getauchter Hand mir an die Stirn faßt".

Besonders eklatant war die Veränderung der Gesichter. Alte Leute sahen jünger aus, junge älter; „die Gesichter waren so scharf, ganz verändert, wie Napoleon etwa". Die Gesichtszüge wurden markanter; „Kindergesichter wurden wie in Modezeitungen, schöner". Zu anderen Zeiten schienen die Menschen Gesichter wie Masken zu haben, „wie gepudert oder geschminkt, die Augenbrauen schwarz oder braun gestrichen". Eine bekannte Dame sah um 50 Jahre älter aus, dabei viel interessanter, schöner. Die sonst braunen Haare waren ganz schwarz, der Teint braun, Backen rot. „Die Farben waren markanter, sie bekam eine ganz fremde Nasenform, viel länger. Die Zahn- und Mundstellung wurde ganz anders." Es schien ihr, wie wenn die Leute sich irgend etwas einbildeten, „vielleicht sie wären geistig höher stehend als andere".

Hierher gehört auch der Fall E. von Rümke[1]). „Habe Zeiten, wo alles was ich sah, enorme Ausdehnung annahm, Menschen schienen Riesen, alle Gegenstände und Entfernungen erschienen mir wie in einem großen Fernrohr. Es ist immer, als ob ich z. B. beim Sehen nach draußen durch ein Fernrohr gucke. Viel mehr Perspektive, Tiefe, Klarheit in allem."

Man pflegt im allgemeinen nach derartigen formalen Einzelheiten der optischen Erlebnisse (und dies gilt auch für die anderen Sinnesgebiete) nicht zu fragen. Unsere Exploration ist ja bei der Schizophrenie im allgemeinen mehr auf den Erlebnisgehalt als auf das formale Wie eingestellt. Es ist aber zu erwarten, daß in gleicher Weise wie etwa das Achten auf die *formalen* Kriterien des Denkablaufes neue Einsichten in das Wesen der Denkstörung zu geben imstande ist, auch das Achten auf die formalen Charakteristika der Sinneserlebnisse neue Ausblicke und Fragestellungen gibt, sowohl nach der Sinnesphysiologischen wie der psychologischen Seite. Im allgemeinen erhalten wir Kenntnis von derartigen Veränderungen der Sinnesfunktionen nur dann, wenn uns die Kranke spontan von solchen erzählt. Meist ist dies der Fall, wenn die Sinnesphänomene einen ganz besonderen Erlebniswert haben, etwa wenn sie im Gesamt einer besonderen Erlebnisstimmung auftreten, wie im Glücksgefühl, Unheimlichkeitsgefühl u. dgl. mehr. Prinzipiell ist aber zu bemerken, daß eben *nicht* derartige Gefühlszustände mit solchen Sinnesphänomenen gesetzmäßig verknüpft sein *müssen*. Dafür ist uns der oben erwähnte Fall besonders wichtig, für den die mannigfaltigen Sinneserlebnisse kein Erlebnisgewicht hatten, isoliert bestanden, erst auf darauf ge-

---

[1]) Rümke: Zur Phänomenologie der Glücksgefühle.

richtetes Befragen zum Vorschein kamen, dann wieder erinnert wurden und nun allerdings in überraschender Anzahl berichtet wurden. Auch den Angehörigen zu Hause war die Patientin in der Zeit, in der die Sinneserlebnisse am stärksten bestanden, nicht irgendwie besonders unruhig oder auffällig vorgekommen. Ähnliche Erfahrungen machten wir auch bei anderen Patienten, seit wir, durch das Meskalin veranlaßt, nach solchen Dingen regelmäßig fragen. Es ist weiterhin nicht unwichtig, daß keineswegs immer das gesamte Arsenal der Umweltsveränderung besteht, sondern daß nur ganz bestimmte einzelne Funktionsveränderungen eintreten, die etwa gestörtes Bewegungssehen oder die Sattheit der Farben oder den Farbton usw. betreffen können.

Auf der anderen Seite ist zu betonen, daß, wenn derartige Sinnesphänomene bestehen, sie entsprechend dem sonstigen Gesamt der momentanen Verfassung, Gefühlslage, Einstellung usw. in ganz verschiedener Weise verarbeitet werden können. Über den sachlichen Tatbestand der Funktionsabänderung hinaus bedingen sie einerseits in einer besonderen kausalen Weise den Gesamtcharakter des Erlebnisses mit, wie wiederum andererseits die bestimmte primäre Gefühlslage sich der Sinneserlebnisse in besonderer Weise bemächtigt und diese je nachdem in unterschiedlicher Weise tönt. Gerade an derartigen Beispielen zeigt sich auch wieder die Vielheit der Betrachtungsmöglichkeiten ein und desselben psychischen Tatbestandes, die nebeneinander einherlaufen können, ohne daß es je zu einer befriedigenden Deckung beider käme. Greifen wir noch einmal auf das Unheimlichkeitserlebnis von (1a) zurück und isolieren wir die Veränderung der Umwelt, so findet sich: 1. der Gang scheint besonders lang, 2. die Wände sind schief, 3. die Messingnägel blitzen auffällig stark. Wir fassen sie auf Grund unserer Kenntnis der dem Meskalin eigenen Funktionsveränderung der Sinne als kausal bedingt auf durch die Wirkung des Alkaloids auf die Sinnessphäre. In gleicher Weise scheinen uns die von der Patientin Ha. berichteten Symptome auffaßbar, wo sie als isolierte Sinnesalteration bestehen.

Bei (1a) bekommen die Umweltsveränderungen aber über den objektiven Sachverhalt hinaus eine Sonderbedeutung entsprechend der vorhandenen Grundstimmung, die sich ihnen als Gegenstandscharakter mitteilt.

Dieselben Sinneserlebnisse würden wohl bei anderer Grundstimmung, wie etwa dem Glückserleben von (17) in anderer Weise verarbeitet werden. Geht man aber ohne Beachtung oder Kenntnis der kausalen Bedingtheit der Sinnesphänomene nur verstehend vor, so ergibt sich ohne weiteres die Umweltsveränderung sekundär, als Ausfluß der Grundstimmung. Bei dem Unheimlichkeitserlebnis erscheint dann der besonders lange Gang, die schiefen Wände, das Blitzen der Nägel sinnvoll als affektive Umformung und adäquater Ausdruck der eigenen Gesamtsituation.

Hierbei bliebe also trotz der Evidenz des Erlebniszusammenhanges ein wesentliches kausales Moment übersehen, und die Deutung erscheint uns unbefriedigend. Was nun die schizophrenen Erlebnisse in denen ähnliches geschildert wird, anbelangt, so scheint es uns eine Hauptforderung, die Frage der kausalen Verursachungen über das Stadium der Vermutung hinaus in das des experimentell gesicherten Nachweises der biologisch bedingten Funktionsveränderung zu überführen. Denn diese Frage ist von fundamentaler Bedeutung und muß trotz der großen Schwierigkeiten, die die Gesamtverfassung der Kranken der Anwendung der subtilen exakten sinnesphysiologischen Untersuchungen entgegensetzt, durchgeführt werden.

Nachtrag bei der Korrektur.

Nach Abschluß der Arbeit erschien ein Buch von A. Rouhier „La plante qui fait les yeux émerveillés". Le peyotl (Echinocactus williamsii) Gaston Doin & Co., Paris 1927.

Im Einzelnen kann auf die Arbeit leider nicht mehr eingegangen werden. Es sei nur bemerkt, daß die durchaus sachliche Arbeit in der Art der Anlage der unserigen entspricht. Jedoch ist der botanische, chemische, pharmakologische und ethnologische ungleich breiter dargestellt und umfaßt etwa dreiviertel des Buches. Eigene Versuche werden 4 mitgeteilt die mit „panpeyotl injectable" (Gesamtalkaloide des Peyote) angestellt wurden. Der Wirkungseffekt der verwandten Dosis entspricht, soweit aus den beigefügten Protokollen ersehbar, etwa dem von 0,3 des reinen Meskalins.

Selbstschilderungen.

Selbstschilderungen.

Den Beginn der Selbstschilderungen bilden diejenigen dreier V. P., die *zweimal* meskalinisiert wurden. Darnach folgen die weiteren Selbstschilderungen, und zwar geordnet entsprechend der Höhe der verwandten Dosis. Aus äußeren Gründen war es nicht möglich, jeweils noch die Protokolle zu den Selbstschilderungen dazu zu setzen. Um wenigstens das Verhältnis zwischen Protokoll des Versuchsleiters und Selbstschilderung in einem Falle zu zeigen, haben wir bei 22 auch das Protokoll mitgegeben. Die V. P. 27, 28, 29 und 30 wurden gleichzeitig (Massenversuch) meskalinisiert. Wir haben davon abgesehen, noch einmal neben den Selbstschilderungen die besonders eklatanten Phänomene, die jeweils bestanden, in Stichworten anzugeben, weil in der symptomatologischen Darstellung ja immer die Nummer der entsprechenden Selbstschilderung, aus der die Beispiele entlehnt wurden, angegeben ist.

1a.

Ärztin.   Dos. 0,3.

Nachdem ich gegen $3/_4$10 Uhr die erste Spritze Meskalin bekommen hatte, ging ich in die Poliklinik. Hier wurde gerade ein sehr interessanter Fall exploriert: die Schizophrenie eines Studenten der katholischen Theologie. Sehr bald merkte ich, daß ich öfters den Faden bei der Exploration verloren hatte, trotzdem ich mit meinem Willen eine dauernde Aufmerksamkeit aufzubringen versuchte, mußte ich eine zunehmende Ablenkbarkeit konstatieren. Immer deutlicher nahm ich an der gegenüberliegenden Wand einen hellen Lichtstrahl in bestimmten Umrissen wahr, der wie Rauhreif glitzerte. Was war daran Realität, was Illusion? Ich konnte zu keiner Entscheidung kommen, denn die Exploration dauerte fort.

Gegen $1/_2$11 Uhr bekam ich die zweite Spritze Meskalin. Zu dieser Zeit stellte ich schon eine allgemeine Unsicherheit fest. Bei geschlossenen Augen sah ich nichts, bei Druck auf die geschlossenen Augen erblickte ich zuerst einen Gang mit sehr tiefer Perspektive, in dem im nächsten Moment zahllose bunte Kugeln in allen Farben aufleuchteten, der Gang verschwand. Nun sah ich in dem kreisförmig scharf abgegrenzten, stets gleichbleibenden Gesichtsfeld sehr schöne Mosaike und Muster in leuchtenden Farben mit scharfen deutlichen Konturen und bis ins kleinste ausgeführt. Wie im Kaleidoskop war in Farben und in Formen ein fortwährendes rasches Neubilden und Zerfließen.

Ich ging wieder in die Poliklinik, fühlte bald eine starke zunehmende allgemeine Unsicherheit: mir war es, als ob ich mir selber entglitt; mein Denken, Wollen, Handeln wurde zerfahren, mein Gang unsicher, so daß ich nach einer halben Stunde vorzog, mich in das Zimmer von Herrn Dr. B. zurückzuziehen.

Hier suchte ich nacheinander vergeblich mit dem Schreiben des Protokolls zu beginnen; dann in dem dazu von mir mitgebrachten Aschoff: ,,Allgemeine Pathologie" zu arbeiten und endlich in Kellers Grünem Heinrich zu lesen. Immer wieder wurde meine Aufmerksamkeit abgelenkt, meine Gedankengänge unterbrochen, ich brachte es zu keiner rechten Willensdurchführung; dieses Versagen bedrückte mich, zudem hatte ich ein peinliches Gefühl, in der Poliklinik so fortgelaufen zu sein, heraus aus dem Gefühl der Unsicherheit und Unzulänglichkeit. Wie konnte ich mich am raschesten retten aus diesem fatalen Zustande, in dem ich immer mehr fühlte, wie ich die Gewalt über mich verlor?

Ich wollte es noch einmal in der Poliklinik versuchen und ging hinunter. Herr Prof. H. erledigte einige Jugendamtsakte und fragte, wie weit es mit Fall ,,Demut" stände. Ich hörte wie aus weiter Ferne ,,Demut". Ganz langsam wurde mir klar, daß dieser Fall eingehend behandelt worden war, doch das war alles, — ich konnte mir dazu nichts weiter ins Gedächtnis zurückrufen. Herr Professor sagte etwas von der Krankengeschichte, mechanisch suchte ich diese heraus. Noch mehrere Fälle wurden genannt. Immer wieder das Gleiche: Ein fernes Klingen der Namen — ein deutliches Wissen der eigenen Insuffizienz. Bei der dauernden Steigerung der

Insuffizienzgefühle vergaß ich vollkommen, das ich im Meskalinrausch war. —
Das Gutachten „Demut" sollte noch erledigt werden. Man ging dazu fort aus der
Poliklinik und hinüber in das Wartezimmer. Ich ging ganz mechanisch zwangsmäßig mit und hatte die Empfindung, daß wir alle wie auf Walzen automatisch
hinüberschwebten. Weshalb gingen wir in das Wartezimmer? Daß dieses geschah,
weil in dem zweiten Zimmer der Poliklinik eine Hypnose gemacht wurde, wußte
ich in dem Zustande erschwerter Auffassungsfähigkeit nicht, ich habe dies erst am
nächsten Tage erfahren. Mir erschien das geheimnisvoll, verdächtig, das automa-
tische Hinüberschweben höchst unbehaglich, die Schränke im Wartezimmer erschienen noch höher als sonst, es war alles so sonderbar, etwas unheimlich. Dabei
hatte ich das Bewußtsein absoluter Unzulänglichkeit, ich fühlte ein völliges Versagen meines Denkens, Wollens und Handelns. Dazwischen hörte ich etwas von
Federhaltern. Da schien es mir ganz klar: Du hast eine Psychose, man ist schon
ins Wartezimmer gegangen, damit du gleich auf die Frauenabteilung geschafft
werden kannst, nun werden nur noch die schriftlichen Formalitäten erledigt. —
Meine vollkommene Unsicherheit zeigte mir keinen Ausweg; es war ein höchst
fatales Gefühl, ich konnte mich weder durch Sprechen, noch durch Fortgehen aus
dieser Situation retten. Neben mir glaubte ich schon einen Arzt der Frauenabteilung zu bemerken. — Da sagte der mir fremd Erscheinende etwas zu mir, wie etwa,
ich würde wohl lieber wieder hinaufgehen. Das war wie eine Erlösung, sofort erkannte ich Herrn Dr. K. wieder und wußte: Du bist ja im Meskalinrausch. Ich
ging wieder in das Zimmer von Herrn Dr. B.

(Einschalten möchte ich hier, daß mir dieses ganze Erlebnis in der Poliklinik
von meinem Hinuntergehen aus dem Zimmer des Herrn Dr. B. ab bis auf hierher
später höchst zweifelhaft als tatsächlich erlebt erschien. Erst am nächsten Vormittag wurde ich in der Poliklinik von der Realität überzeugt. Ich gebe zu, daß
der Wunsch hier stark der Vater des Gedankens des Zweifels war.)

Das Protokoll brachte ich nun noch weniger als früher zustande. Meine Insuffizienzgefühle verstärkten sich noch mehr. Ich fühlte mich gänzlich unfähig,
um auch nur im geringsten dem wissenschaftlichen Versuch zu genügen und empfand als äußerst fatal dieses zunehmende Versagen meines Denkens, Wollens und
Handelns. Aus diesen Gründen wollte ich am liebsten nach Hause gehen.

Nach einiger Zeit kam Veronika (das Mädchen) herein; sie ging nicht richtig,
sondern kam ganz automatisch, wie auf Walzen, setzte ein Gedeck auf den Tisch,
legte auf den Schreibtisch einen Schlüssel und meinen Füllfederhalter beiseite.
Ich hatte meinen Spaß daran, wie sie da so mechanisch Ordnung machte, wie all
ihre Bewegungen wie die einer Puppe mit aufgezogenem Uhrwerk waren. Ich
glaube, daß dann bald darauf Herr Dr. B. zu mir kam und daß ich ihn da tatsächlich erkannte. Im folgenden ist es mir unmöglich, die chronologische Aufeinanderfolge genau anzugeben, ich kann nur versuchen, meinen Zustand allgemein zu
schildern. Ich saß in der Sofaecke und schaute mir die Augendruckbilder an, an
deren ewig schönem Wechsel ich noch Freude hatte, während sonst meine Stimmung durch die so starken Insuffizienzgefühle sehr herabgedrückt war. Immer
mehr und mehr verlor ich den Kontakt mit der Wirklichkeit, immer gleichgültiger
wurde mir meine Umgebung. Mein ganzes Interesse wandte sich jetzt meinem
psychischen Zustande zu. Wie konnte ich mich wohl von diesen so peinigenden
Insuffizienzgefühlen befreien? Ich hatte das vergeblich versucht. Auch durch

meinen Willen hatte ich keine Aktivität mehr auslösen können. Ich war ja meiner selbst nicht mehr Herr.

Plötzlich bemerkte ich, daß ich weit weg gewesen war in einem sonderbaren, aber glücklichen Zustand, in dem ich schwebend, losgelöst von meinem sonstigen Ich, frei von allen Empfindungen und jeglichem Denken und Wollen, fern von Raum und Zeit, nur die Schönheit in ewigen Neugestalten von Farben und Formen geschaut hatte. Mir war es, als ob ich eine ganz unschätzbar lange Zeit fortgewesen war. — Wo war ich denn jetzt? Allmählich nahm ich wieder einen Gegenstand nach dem anderen und dann erst nebeneinander wahr. Ich hörte wieder das Ticken der kleinen Pendeluhr. Ich wußte wieder, daß ich im Meskalinrausch war. Wie lange war das wohl schon? Da bemerkte ich plötzlich im Zimmer Veronika. War sie das nun wirklich oder war das eine Halluzination im Meskalinrausch? Ich wollte dies mal untersuchen. Ob die Gestalt wohl hörte und tat, was ich ihr sagte? Ich bat sie deshalb, Herrn Dr. B. zu rufen. Das Mädchen fragte mich, wer ich sei, ich sagte meinen Namen. Also das Mädchen hörte und schwebte wie auf Walzen sofort hinaus durch die Tür. Dann ging bald darauf die Tür auf, die Gestalt von Herrn Dr. B. kam herein. Sonderbar, war das wirklich Herr Dr. B.? Ich fragte ihn darauf, er bestätigte es mir. Konnte ich das glauben? War diese ganze Sache mit dem Rufenlassen und Kommen vielleicht nur eine Autosuggestion? Spielte sich das alles nur in meiner Vorstellung ab? Ich konnte das nicht entscheiden. Dann sagte mir Herr Dr. B., ich sollte doch etwas essen. Richtig, da stand der Tisch fertig gedeckt. Doch das war sicherlich nur eine Halluzunation. Veronika war wohl einige Zeit dagewesen, wahrscheinlich auch — nur als Halluzination —, aber, daß sie Speisen hereingebracht hatte, darauf konnte ich mich nicht besinnen. Von so einer halluzinierten Gestalt ließ ich mir nichts sagen, und ich aß nicht. Als mir dann Herr Dr. B. ein Stück Apfel gab, nahm ich es in die Hand — vielleicht glaubte ich nun etwas mehr an die Realität — vielleicht tat ich es auch nur rein automatisch aber dann mußte ich das Stück Apfel wieder fortlegen. Später reichte mir Herr Dr. B. ein Glas Wasser. Ich weiß nicht, ob dann ein Moment kam, in dem ich ein etwas klareres Bewußtsein hatte oder ob ich ganz willenlos mechanisch folgte, wenigstens ich glaube, daß ich etwas Wasser getrunken habe. Ich sage jetzt: ich glaube, denn körperlich habe ich von dem Wasser nichts gespürt, mir ist nur so, als ob ich nachher das Glas mit Wasser auf dem Tisch stehen sah, etwa halb bis dreiviertel voll, also hatte ich wohl getrunken. Mich hat das in sehr gereizte Stimmung gebracht, da in einer halluzinatorischen Situation Wasser getrunken zu haben, oder wenn Herr Dr. B. tatsächlich bei mir gewesen war, so automatisch einem fremden Willen gefolgt zu sein. Ich wollte nun wirklich nichts mehr wissen von der ganzen Umwelt, ich wurde doch nicht mehr klug daraus, wußte doch nie, ob es Halluzination oder Realität war. Weshalb sollte ich auch essen? Ich hatte gar keinen Hunger. War es aber vielleicht Mittagszeit? Wie stand es überhaupt mit der Zeit? Ich wußte es nicht, wie ich mich darüber orientieren konnte. Wie lange war ich denn hier? Ich war wohl von der Poliklinik heraufgekommen? Wann denn? Ich konnte zu keinem Schluß kommen. Ganz deutlich glaubte ich noch einmal die fatale Situation der Poliklinik zu erleben. Da war es wieder, das furchtbare Gefühl, eine Psychose zu haben. Ja, sicherlich war dies Tatsache. Es paßte allerlei dazu: Versagen meines Denkens, Wollens und Handelns, die Ambivalenz, dann entweder die echten Halluzinationen oder die Paranoia, daß tatsächliche Realität eine Halluzination wäre — und mußte ich nicht endlich auch Autismus konstatieren? Sicherlich, das mußte doch eine Schizophrenie sein — eine paranoische Dementia praecox. Wie lange ich die wohl schon hatte? Hatte ich eigentlich Meskalin bekommen? War das nur eine paranoische Idee? War das Tatsache? Könnte man durch Meskalin eine Schizophrenie bekommen? Gab man das Meskalin jedem, der in der Psychiatrie arbeiten wollte? Ja, sicherlich, die meisten kamen eben darüber hinweg. Und diejenigen, die durch die Insuffizienz ihrer psychischen Aktivität in solch ein Chaos ihrer Psyche geraten, die eine solche Labilität ihres Bewußtseins bekamen, ja, wer sollte denen helfen? Konnten sie es nicht selbst, so war es eigentlich auch nicht schade um sie. — Sollte ich nun einsehen lernen, daß es nichts, gar nichts mit meinen Gedanken zum Willensproblem wäre? Alles Unsinn? Oder waren dies alles auch wieder bloß paranoide Ideen? Meskalinrausch usw.? Hatte ich vielleicht schon arg lange eine Psychose? Studierte ich wirklich Medizin? Wer war ich denn überhaupt? — In dieser Weise jagte eine Idee die andere, in rascher quälender Folge und häufiger Wiederholung ganzer Ketten von Ideen und Vorstellungen. Kein Gedanke konnte entschieden werden. Dabei wechselten Augenblicke eines mehr oder minder klaren Bewußtseins regellos.

Zwischen all diesem nahm ich öfters Gestalten wahr, mehrere Male waren Herr Dr. B. und Veronika da, wie oft, kann ich nicht sagen. Einmal stand auch plötzlich Herr Prof. G. mit Herrn Dr. B. vor mir. Sie sahen beide so anders aus, viel größer als sonst. Ich sollte wieder essen und tat es nicht. Ich konnte weder Halluzination noch Realität feststellen. Später bat ich Herrn Dr. B., den Tisch abräumen zu lassen. Heraus aus dem Affekt der Gereiztheit über diesen Angriffspunkt immer neuer Nörgeleien der Gestalten, in dem Augenblick spürte ich nur eine gewisse Erleichterung, Ruhe vor dem Anstoß ewiger Quälereien zu haben. Allerdings hatte ich dieses Gefühl nicht lange, denn bald stand Tee da, den ich trinken sollte. Überhaupt war da meine Stimmungslage ziemlich gereizt. Herr Dr. B. fragte mich allerlei. Teils ärgerte ich mich, daß ich mich da eventuell mit einer halluzinierten Gestalt unterhielt, teils, weil mich eine gewisse amnestische Aphasie bewußt quälte, teils, weil ich da Dinge gefragt wurde, die mir in jenem Zustand so entsetzlich banal erschienen, gänzlich gleichgültig waren. Ferner drückte mich je nach den wechselnden Momenten eines klaren Bewußtseins, einerseits wieder meine gänzliche Insuffizienz und andererseits reizte mich jede Frage, sah ich doch dann in jeder Frage eine Absicht, nachzuforschen, wie weit es mit meiner Psychose war. Weiterhin machten mich paranoide Ideen reizbar, z. B. war in dem Tee etwa Hyoscin?

Allmählich wurde ich etwas freier von dem Autismus, dem gänzlichen Versunkensein in mein psychisches Sein. Ich fing in meinem Körper zu empfinden an und beachtete nun meine Wahrnehmungen. Herr Dr. B. schien oft sonderbar groß, dann wieder klein und verzerrt, seine Hände wurden so eigentümlich lang und dünn, dann wieder kurz und dick. Alles um mich leuchtete so sonderbar in den verschiedensten Farben auf; gelb, grün und wenn ich hustete, trat jedesmal sofort ein deutlicher Farbenwechsel ein, meistens wurde dann alles rot. Meine ganze Umgebung hatte ein ekelhaftes Wanken, Gaukeln, Schütteln, Schweben, Schwanken. Körperlich empfand ich dies als gräßlich unangenehm. Es war keine Schmerzempfindung, doch mir war es, als ob mein Blut nun in diesem mir so verhaßten Rhythmus pulsierte. In diesen Rhythmus fügte sich weiter das mir nun unangenehm laute Ticken der Pendeluhr. Von draußen hörte ich dauernd die Straßenbahn, sie schien mir den Klang unserer Straßenbahn von daheim zu haben. In dem allem lag etwas so Hämisches, Häßliches, Ekelhaftes für mich. Jedoch psychisch traten diese Quälereien zurück vor den vorher geschilderten, dafür litt ich aber psychisch um so stärker unter diesen Wahrnehmungen. Andererseits begrüßte ich es mit einer gewissen Zufriedenheit: Ähnliches hatte ich von Serkos Meskalinrausch in Jaspers Psycho-Pathologie gelesen, die Wahrscheinlichkeit des Meskalinrausches war stark erhöht. Ich hatte wieder dadurch auch ein gewisses Interesse, mich über die Zeit zu orientieren, konnte dies aber zuerst noch gar nicht zu Wege bringen. Irre machte mich noch draußen der Befund. Als ich morgens zum Meskalinrausch in die Klinik gegangen zu sein glaubte, hatte es doch nicht geschneit? Wieder lag der Verdacht für mich so nahe, daß ich eine Psychose hatte? und eben schon unberechenbar lange in der Klinik war. Dann versuchte ich mich an den Uhren zu orientieren. An der Pendeluhr und auch auf der auf dem Schreibtisch liegenden Taschenuhr brachte ich es nicht fertig, zu einem Resultat zu kommen. Endlich fiel mir meine Armbanduhr auf. Ich glaube, ich konstatierte damit eine Zeit, und ich vergaß sie gleich wieder.

Dann bemerkte ich meine Schlüssel. Ob ich mit diesen Schlüsseln wohl herauskäme? Es ging wieder eine Zeit des Zweifelns hin, aber dann nahm ich die Schlüssel in die Hand, sie fühlten sich nicht wie Schlüssel an. Ich empfand nur, daß ich einen Gegenstand in einer gewissen Schwere in der Hand hielt, die Form konnte ich nicht ohne hinzusehen feststellen. Endlich hatte ich den richtigen Schlüssel, ich konnte die Tür öffnen. Sicherlich war ich im Meskalinrausch. Ich wollte nur mal in die Poliklinik gehen. Auf der Treppe glaubte ich, S. getroffen zu haben. Sonderbar, der Mann ging nicht, sondern schwebte die Treppe hinauf, ebenso eine zweite Gestalt. Unten im Gang der Poliklinik schien alles so sonderbar verändert. Der Gang schien so lang, die Wände waren schief, es standen so viele Bänke da, an denen die Messingnägel so auffällig blitzten in dem sonstigen Dämmerlicht. Dann fehlte eine Tür der Poliklinik, denn rechts ander zweiten Tür stand gleich „Bildersammlung". Es war alles so geheimnisvoll, ich ging wieder hinauf.

War das Realität? Oder war ich nur in der Vorstellung unten gewesen? Hatte ich etwa doch eine Schizophrenie? Jedoch die aktuelle Betätigung, der Entschluß: ich will hinunter, das Bewußtsein, ich kann diesen Entschluß ausführen, und weiter, ich habe doch diesen Entschluß ausgeführt, geben mir jetzt dem Zweifel gegenüber einen wesentlichen Rückhalt zur Erkennung der tatsächlichen Lage meines Zustandes.

Dann kam Herr Dr. B., er schien es jetzt leibhaftig zu sein, meine Zweifel schwanden. Herr Dr. B. sprach nun manches mit mir, er zeigte mir auch ein Buch von F., das er mir heute schon einmal in die Hand gegeben hatte, da hatte ich einen Ledereinband zu sehen geglaubt und nun mußte ich zu meinem Erstaunen ein Buch mit Leinwandrücken und Pappdeckel festhalten.

Wir gingen in das Laboratorium hinunter zu den Nachbildversuchen, über die ich ebensowenig wie über die eingangs gemachten Versuche berichte, da sie sofort protokolliert wurden.

Jetzt zweifelte ich nicht mehr, einen Meskalinrausch gehabt zu haben und auch auf dem Heimwege mit Herrn Dr. B. war ich dessen ganz sicher.

Zu Hause war ich erstaunt, als ich nun tatsächlich 8 Uhr konstatierte; es hätte eigentlich meiner Schätzung nach viel später sein müssen.

Noch die ganze Nacht hindurch hatte ich eine Überschätzung der Zeit und die Zweifel, ob ich mich nicht doch in der halluzinierten Situation einer Schizophrenie befinde. Erst um 5 Uhr morgens hatte ich wieder vollständig Klarheit.

1b.

Gleiche V.P. wie 1a. Dos. 0,3.

Vorausschicken möchte ich, daß ich mit dem Vorsatze an diesen zweiten Versuch heranging, möglichst alle abnormen Phänomene durch meinen Willen zu unterdrücken.

9,45 Uhr erste Spritze. Gleich darauf begann ich Weil, „Innere Sekretion" zu lesen. 10,15 Uhr stellte ich Augendruckbilder fest. Das Gesichtsfeld war kreisförmig bei leicht verschwommenem Rande. Die Muster zeigten noch nicht die leuchtenden Farben wie beim ersten Meskalinrausch; auch war das Neubilden und Zerfließen der Farben und Formen noch recht langsam. Ein leichtes Gefühl der Unsicherheit setzte ein. Um 10,30 Uhr habe ich mir „zweite Spritze" notiert, jedoch bemerkte ich jetzt, daß mir der Vorgang, wie ich vom Zimmer des Herrn Dr. B. zum Untersuchungszimmer gekommen bin, vollkommen meinem Gedächtnis entschwunden.

Um 11 Uhr bemerkte ich wieder die Augendruckbilder. Es traten jetzt starkleuchtende Farben und sehr rasche Bewegung in ihnen auf.

Um 11,30 Uhr hatte ich eine starke Übelkeitsempfindung, die ich bald völlig durch meinen Willen überwinden konnte, so daß sie auch später nicht mehr auftraten. Alle Geräusche klangen verschwommen, indem ich ihnen meine volle Aufmerksamkeit zuwandte, gelang es mir, der Verschwommenheit Herr zu werden. Die Augendruckbilder konnte ich nun durch leichten Lidschluß auslösen.

Von hier ab habe ich nun nicht mehr Weil, „Innere Sekretion" gelesen, da der Tag durch die Meskalinphänomene und die sich daran anschließenden Reflexionen ausgefüllt wurde. Bald entstand beim scharfen Fixieren eines Punktes an der Tapete ein wundersames Spiel. Vom Rande des Blickfeldes auf der grünen Tapete streckten märchenhafte Tiergestalten plastische Tatzen und Zungen nach der Mitte zu. Ich hatte eine gewisse Freude an diesem seltsamen Spiel, wunderte mich jedoch, daß dies alles nur in den verschiedenen Schattierungen des Grau vor sich ging. Gleich, als ich diesen Gedanken gehabt, leuchteten die Augen der Tierköpfe grün und rot, dann wurden die Tatzen und Zungen in Rot getaucht und nun glich das Ganze einem prächtigen Flammenspiel. Ich empfand das Auftreten der Farben da draußen im Wahrnehmungsraum urplötzlich, als mir der Gedanke daran durch den Kopf gegangen war, als höchst geheimnisvoll, und ich ließ das ganze zauberhafte Gaukelspiel aus den Augen.

Etwas später fixierte ich einen Punkt an der Decke, an der einige kleine Fliegen und Spinnweben waren. Ganz rasch schienen sich die Fliegen zu vermehren, leuchteten bald in schönen Farben zwischen den sich immer rascher in plastischer Form verwebenden Spinnfäden. Bald entstand vor meinen Augen eine wunderschöne Architektur. Wie sechseckige kleine Bienenwaben hing es von der Decke herab. Oben an der Decke lief eine jede Wabe in gotischem Spitzbogengewölbe zusammen. Wie ich so meine helle Freude an den emporstrebenden schlanken, gotischen Spitzbogen hatte, schienen diese vor meinen Augen zu wachsen, immer höher und höher hinauf. — Über mich kam dabei ein außerordentlich starkes und schönes Gefühl der Freude im Grenzenlosen und Unendlichen. Dies übertrug sich derart auf mich, daß mir nun alles grenzenlos erschien. Immer schmaler und tiefer wurde das Zimmer. Da waren sie wieder, die tiefen schönen Perspektiven, wie ich sie im ersten Meskalinrausch gehabt, aber heute war kein Stillstand in ihnen, sie wuchsen ins Unendliche. Auch mit der Zeit war es genau so. In jenen Momenten war mir jegliche Zeitschätzung abhanden gekommen, es erschien mir auch äußerst gleichgültig, fast verächtlich, nach dem menschlichen Begriff der Zeit zu denken, dieses Gefühl des Schwebens im Unendlichen, des ewigen Flusses im Grenzlosen beherrschte mich vollkommen, war aufs engste mit meinem Ich verknüpft. Ich spürte eine eigenartige Freude, hineinzuhorchen in die Unendlichkeit meines Ich, nachzuspüren der Grenzenlosigkeit jeder einzelnen physischen Funktion.

Und als ich an den Willen kam, fiel es mir ein, welche Stelle im heutigen Meskalinrausch der Wille hatte übernehmen wollen. Wie nun das physische Gleichgewicht wiederherstellen in einem Zustand, in dem ich bald eine gewisse Freude empfand, daß ich mir meine eigene kleine Welt schaffen konnte, bald staunte über das rätselhafte Zauberspiel in mir, und endlich Qualen litt, daß da so eine wilde geheimnisvolle Wucht in mir herrschte. Sowie ich nur etwas im äußeren Wahrnehmungsraum oder im inneren Vorstellungsraum anschaulich oder auch nur in der Idee fixierte, gewann es Leben und Gestalt, zog mich mitten hinein, suchte mein Ich völlig in seinen Bannkreis zu ziehen, dachte ich z. B. nur an Farben, so leuchteten die Gegenstände in meinem äußeren Blickfelde in allen Farben usw.

Herr Dr. B. kam des öfteren zu mir und zeigte mir auch eine Abbildung der Kakteen, aus denen Meskalin gewonnen wird. Wie ich nun so das Bild betrachtete und Herr Dr. B. noch etwas von Mexiko sagte, tauchte in mir ein sehr plastisches Vorstellungsbild eines mexikanischen Urwaldes auf. Ohne es zu wollen, gewann dieses Bild Leben, schien sich für mich in den äußeren Wahrnehmungsraum zu projizieren, ich glaubte schon einen stark betäubenden Duft der mexikanischen Blüten zu empfinden, als ich gleichzeitig den Gehörseindruck vom Herausgehen des Herrn Dr. B. empfand. Ich mußte mir einen Ruck geben, um zu wissen, wo ich tatsächlich war. Ganz unwillkürlich glitten mir meine Gedanken von Mexiko nach Java, der tropischen Insel, für die ich mich als Kind längere Zeit interessiert hatte. Mir war es bald so, wie wenn ich da von einem Ozeandampfer an Land ging, mich dann rasch aus dem lebhaften Gewimmel des Hafenbildes entfernte und dann in eine sehr, sehr lange und stille Straße kam, in der in großen schönen Gärten weiße Häuser lagen. Als ich aber die Hitze körperlich zu empfinden glaubte, konnte ich mich zurückreißen aus diesem wachen, traumähnlichen Zustand in die Wirklichkeit.

In dieser und ähnlicher Weise muß ich wohl längere Zeit verbracht haben, bis ich plötzlich Veronika herausschweben sah, wie damals im Januar. Ich mußte mir an den Kopf greifen, um mich wieder in die Realität zu versetzen. Auf dem Tisch war zum Mittagessen gedeckt, mir erschien das so fremdartig. Ich zweifelte stark, ob der Anblick der Veronika, mit der eine Erinnerung an das Essen vom

ersten Mekalinrausch her verknüpft ist, bei mir da vielleicht auf unbewußt auto-
suggestivem Wege einen gedeckten Tisch hingezaubert hatte. Mir war es ziemlich
fatal, hatte ich mich nun tatsächlich in dem Irrgarten des Meskalins verlaufen.
Jedoch andererseits wollte ich den Tag möglichst normal zubringen, und so unter-
nahm ich das Wagnis, zu essen. Tatsächlich geschmeckt habe ich nichts, mit
Ausnahme des Fruchtsaftes des Nachtisches, zu einer näheren Definition kam
es dabei nicht, da meine Aufmerksamkeit anderen Dingen zugewandt war. Ohne
besondere Aufmerksamkeitszuwendung waren alle Sinneseindrücke, des Standes
der Uhr usw. verschwommen. Erst beim genau bewußten Fixieren wurden alle
Sinneseindrücke deutlich und klar der Realität entsprechend.

Nach dem Essen ging Herr Dr. B. mit mir in das Dunkelzimmer. Auf der
Treppe hatte ich zuerst wieder den Eindruck, daß die Wände schief wären, durch
Aufwendung der nötigen Aufmerksamkeit und Autosuggestion gelangte ich rasch
zu klarer, normaler Wahrnehmung.

Im Dunkelzimmer geriet ich außerordentlich rasch, ohne daß ich davon etwas
merkte, in einen traumähnlichen Zustand. Es war mir so, als wenn ich auf einem
orientalischen Diwan lag. Ich schaute in tiefer Perspektive eine Flucht ineinander
übergehender orientalischer Zimmer mit ihrem ganzen märchenhaften Zauber und
ihrer Pracht an Farben und Formen in Innenarchitektur und Dekoration. Durch
die hohen Bogenfenster flutete Sonnenlicht und ließ Diamanten und Smaragde,
Rubine und Saphire, Amethyst und Topas in den schönsten Farben spielen. Ganz
von ferne glaubte ich zauberhafte Harfen- und Flötenklänge zu hören, eine jener
orientalischen Weisen, die in schönster Harmonie stand zu all dem Märchenzauber,
der mich umspann.

Dann weiß ich eine ganze Zeit nichts, weiß bloß, daß ich mich plötzlich auf
demselben Diwan befand, in der Flucht der Zimmer flackerten in kleinen Ampeln
blaue, rote, grüne, violette und gelbe Flämmchen, zudem war alles in magisches
Wandlicht getaucht. Mir war es, als ob von draußen aus den Gärten wundersam
schöner Vogelsang zu mir herüberklang. Bei all dem durchrieselte mich ein eigenartig schönes Gefühl. Doch — dabei fühlte ich wieder mein Ich — ich erschrak,
wo ich da wieder war und daß ich in jenem Zustand vielleicht geschlafen hatte.
Wie lange ja das gewesen sein mochte, kann ich gar nicht schätzen.

Später zeigt mir Herr Dr. B. ein Projektionsbild Neapel. Über dem Bild lagen
einige Fäden oder sonst etwas Ähnliches, die sich aber vor meinen Augen zusammen
ballten und als Seequallen das ganze Bild ausfüllten. Inmitten der Körper der
Tiere leuchteten wunderschöne farbige Zeichnungen und durch die äußeren durchsichtigen Massen sah ich Neapel. Ich hatte lange Mühe, durch immer neues Hin-
wegsehen vom Bilde, allmählich mal einen Moment Neapel als freies Bild vor mir
liegen zu sehen.

Dann nannte mir Herr Dr. B. verschiedene Personen und Bilder, die ich mir
vorstellen sollte. Nicht lange dauerte es, dieselben schienen scharf plastisch vor
mir im Wahrnehmungsraum zu stehen, einige erschienen auf dem Projektionsschirm und waren bis ins kleinste durchgeführt; einige Personen, so z. B. meine
Eltern, glaubte ich in leibhaftiger Größe vor mir zu sehen. Als mir Herr Dr. B.
das letzte Bild zeigte, hörte ich das Klappern des Rahmens, ich glaube, durch
diesen Klang muß es ausgelöst sein, daß dabei das Lieblings-Laterna-magica-Bild
meiner Kinderzeit auftauchte. Es war eine alte Frau, von uns die „Großmutter"

genannt, die ihre schwarzen Augen weit über ihre lustigen roten Backen herabrollen konnte. Mit dem Rollen der Augen war jenes Klappern des Rahmens verknüpft, wodurch in jenen Momenten das alte Bild in Wahrnehmungsfrische auf die schwarze Schattenfigur hingezaubert erschien, die Herr Dr. B. über das bunte Bild der beiden Männer gleiten ließ.

Ganz interessant ist es vielleicht noch, daß ich später, als ich aus dem Fenster blickte, einen Wagen vor die Klinik fahren sah, der mir eben in dem ernsten verschwommenen Gesichtsausdruck als Leichenwagen erschien. Erst besonders aufgewandte Aufmerksamkeit stellte eine einfache Droschke fest.

Allmählich konnte ich eine Abnahme der auftretenden Phänomene konstatieren, die sich um 6 Uhr vollkommen verloren hatte.

2a.

Arzt. Dos. 0,3.

1. *Allgemeingefühl.*

In der ersten $1/2$ Stunde mäßige Müdigkeit (mit Kopfdruck s. unten). Dabei Konzentrationsfähigkeit völlig erhalten (Lesen schwieriger Texte). Die Wirkung entspricht ungefähr der von Veronal und Luminal. Gegen Ende der ersten Stunde deutliche Euphorie mit Neigung zu Scherzen. Beim Lösen der Aufgaben öfters das Gefühl, es gehe alles von selbst, Besinnung sei überflüssig, man könne die Antworten nur so hinwerfen. Dabei große Ermüdbarkeit, sobald dieselbe Tätigkeit dauernd ausgeübt werden soll. In er zweiten Stunde mischt sich dazu eine Art leichter Benommenheit, das Gefühl, der Umwelt gegenüber nicht ganz sicher zu sein. Dabei aber eher ein Verlangen nach Steigerung dieses leicht ekstatischen Zustandes: die Umgebung wirkt peinlich nüchtern und normal. — Die schon in der ersten $1/2$ Stunde beginnende Übelkeit steigerte sich wiederholt zu einer Art Nausea, so daß die Möglichkeit des Erbrechens in die Nähe rückte Dabei mäßige Salivationswellen. In der zweiten Stunde Abklingen der Übelkeit, dagegen in der vierten beim Beginn des Essens eine neue Welle. Während des Essens wird die Euphorie zum Teil verdrängt durch zerfahrene Unruhe, begünstigt durch lästigen Druck in der Herzgegend bis zu leichter Atembeklemmung. Ein Drang, die Glieder zuckend zu bewegen, läßt sich nicht unterdrücken, obwohl der Vorgang ruhig beobachtet und beurteilt wird. Zu dieser ziellosen nervösen Unruhe und Irritabilität gesellen sich dann Spuren von Wahnbeziehungen (vgl. unten). Nach dem Essen auf dem Sofa eine gewisse Lösung der Unruhe, ein Schwimmen in den vorwiegend angenehmen Gesichtseindrücken, wobei die Umgebung in ihrer Geltung zurücktritt, wie verschleiert. Träume s. unten. Leicht gehobene Stimmung bleibt bis gegen Abend, während alle übrigen Erscheinungen abklingen. Ein halbstündiges Seminarreferat über „Gestaltsqualität" wird ohne stärkeres Veränderungsgefühl gehalten, höchstens im Anfang noch eine leichte Unsicherheit, ob das Gesagte ganz dem geplanten Inhalt des Referates entspreche. Abends stärkere Müdigkeit mit Kopfdruck, zumal hinter den Augen, aber ohne eigentliche Schläfrigkeit, so daß noch bis Mitternacht psychologische Arbeiten gelesen werden.

2. *Körperliche Sensationen.*

Der Druck hinter den Augen, der sich als erstes Symptom einstellt, entspricht durchaus dem in früheren Versuchen mit Schlafmitteln erlebten (besonders Veronal, Luminal, Medinal, auch Hyoscin). Übelkeit, Salivation s. oben. Aus dem Druck hinter den Augen entwickelt sich ein Schweregefühl in der linken Kopfhälfte, das bis an den Hals reicht. Auch scheint diese Partie wärmer zu sein, und zwar innerlich. Später einmal wiederholt sich das gleiche, doch so, daß das Hitzegefühl außen zu sein scheint, doch war in diesem Falle tatsächlich das linke Ohr heiß und das rechte kalt. Nach der linken war die rechte Schädel-hälfte schwer und heiß und etwas später die Kleinhirngegend, und zwar schien in diesem Falle das heiße Gewicht wie fest umgrenzt und durchaus in der Mittel-achse, während die meisten anderen Sensationen einseitig auftraten. Nur als die Schmerzhaftigkeit des linken Unterarmes nachließ, wurde der rechte Unterarm ähnlich schwer wie der linke. Das Taubheitsgefühl in der linken Hand ist wohl auf die Injektion zurückführbar, dagegen trat auch später mittags noch ein leichtes pelziges Gefühl auf der Streckseite beider Hände und Unterarme auf. Von Par-aesthesien ist noch zu erwähnen: ein wechselndes Hitzegefühl in einzelnen Körper-regionen z. B. halb gürtelförmig an der rechten Thoraxhälfte, als wenn dort Pelz die Haut berühre und einmal ein Reithosengefühl an der Innenseite der Beine, am deutlichsten an den großen Zehen und am Scrotum. Während der psycho-logischen Versuche intensives Kältegefühl an den Händen, besonders wirkte das Auflegen der Gewichte fast schmerzhaft. Objektiv waren beide Hände nachher blaß und kalt, was durchaus ungewöhnlich ist. Während des Essens traten wieder die scheinbaren Gewichtsverbindungen im Körper ein, die rechte Schädelhälfte wurde schwer und heiß, als wölbe sie sich viel höher vor als die linke, oder die linke Körperhälfte erschien allein voll körperlich und gewichtig, während sich ein gewichtsloserer Raumabschnitt nach rechts hinten unten wie trichterförmig zu erstrecken schien. Es war etwa, wie wenn diese Körpergegend in ein anderes Medium tauchte. Ein Versuch, abzugrenzen, wie weit die verschiedenen ge-wichtigen Teile reichen, gelang nicht, die Sensation ging nach wenigen Minuten vorüber.

Während des Essens stärkere Hitzewellen nach dem Kopf mit objektiver Rötung. In dem unruhigen Stadium entsprang der motorische Drang großen-teils aus dem Veränderungsgefühl, vorwiegend in den Gliedmaßen. Bald fühl-ten sich die Teile schwerer an, bald war wenigstens der Bewegungsablauf leichter als sonst, und dies nachzuprobieren, reizte dauernd. Vor und nach dem Essen in den Knien eine sonderbare Mischung von Schweregefühl und erleichterter, nicht sicher kontrollierbarer Beweglichkeit, auch in den Armen ähnliches. Beim Ergreifen von Gegenständen geringe Unsicherheit bezüglich des Treffens.

3. *Visuelle Sensationen.*

In der ersten $1/2$ Stunde bei Augenbewegungen ein geringes Schwanken der Konturen (auch dies bei anderen Medikamenten), das später vielleicht durch Ge-wöhnung zurücktritt. Fixation immer möglich. Bei den Tachystoskopversuchen deutliche Erleichterung der Auffassung gegen sonst. — Die ersten Ornamente bei geschlossenen Augen ohne Druck waren flächenhaft, zum Teil langweilig wie

Tapeten in spießbürgerlichen Farben und Formen. Vielfach rot, schwarz, grau und gelb. Sie blieben stetig, so daß man sie fixieren konnte. Auch mischten sich mehrfach reale Objekte, wenigstens mit einer Kontur, ein, so einmal das Knie einer sitzenden Person mit farbigem Gewand, ein Baumstamm und dergleichen. Diese Konturen leuchteten dann hellgrün oder goldig auf und verschwammen langsam mit herandrängenden helleren Farbenspielen. Bei den Beobachtungen ohne Augendruck überwogen gegen Mittag und auch noch nachher die Einblicke in weit verzweigte Gewölbe. Dabei waren meist nur die Gewölbe und einige Pfeiler ohne Kapitäle zu sehen, selten auch der Boden. Starke Farben zeigten sich nicht immer. Häufig begann es mit Grau in verschiedener Tönung, mehrmals in der Tiefe ein Braun, dann hellte es sich auf nach Blau, Grün, Gelb. An den Gewölben sah man meist Muster. Häufig unregelmäßige Streifen, die jedoch eine Art Gitterwerk bildeten. Einige Male erstreckte sich ein tiefer Korridor von mir weg, dessen Wände sich schnell wandelten in bewegte farbige Bänder, dann wieder erschien ein schmaler tiefer Gang, dessen Wände so reich verziert waren wie späte englische Gotik oder Alhambragewölbe. Auch in Kuppeln blickte man häufig, die sich gewöhnlich stetig dehnten. Meist begann es mit einem schrägen Einblick an einer Bogenkontur vorbei. Dann schwand diese, und die Kuppel wurde immer tiefer, trichterförmiger, schmaler, wobei Farbenspiele aller Art auftraten. Ein Versuch, diese Erscheinung flächenhaft zu sehen, mißlang regelmäßig. Manchmal ging es bis auf eine zentrale Öffnung, dann entstand in dieser zugleich ein Strudel, und sie weitete sich wiederum zur Kuppel.

Mit Augendruck: Nach 10—20 Sekunden starke Aufhellung des Gesichtsfeldes meist von links her in wolkigen Schwaden über Grau, Hellblau, Hellgrün, Gold bis zu glänzendem weißen Glanz. Dann, fast stets vom Zentrum ausgehend, Bienenwabenmuster, die sich nach außen bewegen, bei starkem Druck explosionsartig, sonst langsamer, aber selten das ganze Gesichtsfeld füllen, sondern wie Butzenfenster eingeordnet sind. Diese fensterartigen Flächen meist von ganz hellem Rande umgeben. Die einzelnen Waben meist wie einseitig beleuchtet, ähnliche Teilflächen werden aus Kreuzen, Wellenkränzen, Balken gebildet, immer in dieser „kubistischen Art" mit einem dunklen Rand, der sich über grau nach weiß aufhellt und dort meist zerfließt. Auch hier wieder ist die Kuppelvorstellung nicht zu beseitigen. Die Ornamentformen werden größer, wenn sie sich der Peripherie nähern. Haben sie Fensterform, so sind sie stark peripherisch zum Zentrum zugespitzt (vgl. Holzschnitte von Gustav Wolf, Karlsruhe). An dies vorwiegend graue Stadium (manchmal mit Gold durchmischt) schließt sich regelmäßig ein buntes, in dem zumeist erst kleine perlenartige Farbenpunkte erscheinen und sich zu einem kaleidoskopartigen Farbengewirr erweitern, zwischen hinein fahren starke einfarbige Wellen grün, rot, blau, violett, so daß zeitweilig das Gesichtsfeld wie ein Kleisterpapier aussieht. Dazwischen springen dann wieder Ornamentformen auf. Bei diesen Druckversuchen entstehen keine Hallenbilder, sondern nur Kuppeln und unbestimmte Gemische, die aber selten flächenhaft werden. Die Ornamentfarben waren zum Teil einfach geometrisch, aber meist nicht ausschließlich, sondern untermischt mit geschlängelten Formen. Anfangs überwogen orientalische Motive, unregelmäßige Flecken, Kurven, Schlangenlinien und Punkte die die Flächen eng ausfüllten. Auch später traten diese immer wieder auf.

Nachtrag zu den Versuchen ohne Druck.

Nach 2 Stunden einmal längere Zeit Einblick in einen weiten Raum von oben nach rechts unten, alle Wände orientalisch bunt, aber matt, Anklang an den kürzlich gehabten Einblick in die Züricher Universität. Dieses Bild liegend mit dem Blick nach oben.

Im dämmerigen Raume ließen sich Ornamente auf die Wand projizieren, aber niemals ganz deutlich. Beim Fixieren einer Person im weißen Mantel traten schwimmende helle Farben auf, das Bild behielt jedoch das Obergewicht. Im dunklen Raum bei offenen Augen überwogen die Hallen- und Gewölbebilder. Eine hineingehaltene Zigarette störte die Beobachtung nicht, sondern wurde als fremdes Licht in dem halluzinierten Raum gesehen. Eine Säule z. B. befand sich stets hinter der sich hin und her bewegenden Zigarette (eine tatsächlich , im Raume stehende Säule war beim Hellmachen einen Meter rechts von der halluzinierten). Durch ein Prisma ließ sich im dämmerigen Raume das negative Nachbild nach Augendruck nicht verändern, obgleich es mehrfach deutlich in den Raum unter die Decke projiziert werden konnte. Das Nachbild eines weißen Quadrates auf schwarzer Fläche war negativ, verschwand langsam, indem sich in das schwarze Bild grüne und blaue Fäden mischten, es zu einem Korbgeflecht machten und von oben nach unten abbauten. — Nachdem eine Skizze von einem Gewölbeteil mit roten und schwarzen Strichen auf Papier entworfen war, zeigten bei geschlossenen Augen die Gesichtsbilder etwa 1 Minute lang positive Nachbilder, indem fast ausschließlich schwarze und rote Striche auf weißem Grunde sich bewegten.

Eine Tiefenlokalisation der Ornamente in den imaginären Raum war nicht möglich. Sobald man ihn fixierte, wichen sie in der Mitte zurück und drängten an der Peripherie nach vorne.

Von den normalerweise zu erzeugenden Farbspielen unterschieden sich diese dadurch: sie waren farbiger, verweilten anfangs länger und brachten einen bedeutenden größeren Reichtum an Einzelformen. Die Gewölberäume und die tiefen Einblicke in Kuppeln sind ganz eigenartig. Die Wabenmotive entstehen auch normalerweise und scheinen dann ebenfalls aus einer Trichtermitte hervorzusprudeln. Aber niemals ist die Raumillusion so zwingend, und meistens kann man das Ganze dann sogar als Fläche sehen.

Versuche, bestimmte Gesichtsbilder zu erzeugen.

1. Rosen (2 Uhr); nach etwa $1/2$ Minute flimmernde dunkelrote Punkte, nicht genau fixierbar, dazu grüne Flecken, eine Art Tapetenmuster für Backfischzimmer; die roten Flecken wachsen, die Zentralen scheinen zu zerblättern, rosenähnlich, aber nicht scharf.

2. Sonnenblumen: Nach etwa $1/2$ Minute mattgelbe Lotosformen auf grauschwarzem Grunde, beweglich, dann Rieseln von mattgelben Blumenblattformen, dann eine Art runder Teppich, der sich vorwölbt wie der Blütenboden der Sonnenblume; zuletzt an dessen Rand ein schnelles Flimmern von kleinen mattgelben Zotten.

Nach einer Aufforderung von L., wobei er 1 m entfernt stand, bei Augendruck positives Nachbild seiner Nase völlig deutlich, daneben sogleich ein Ornament mit leuchtenden Punkten und bläulichen Dreiecksformen. In der zweiten Stunde oft zottige Formen, darin gelegentlich eine Art Streichholzmännchen, das sich langsam bewegt.

Akustisch: Nur in den ersten Stunden eine Art Resonanzsteigerung des Gehörten wie bei beginnender Narkose.

4. Wahnhafte Beziehungen.

Während des Essens leichte Unsicherheit im Verkehr mit den Kollegen. S. hat bei der Begrüßung einen merkwürdig lächelnden Zug um den Mund, ich vergewissere mich durch nochmaliges Hinschauen, und es zuckt ihm wiederum am Mundwinkel. Obgleich ich mir sage, das scheine eine Wirkung meines Zustandes zu sein, bringe ich es nicht über mich, durch eine Frage die Sachlage zu klären. G. kommt mir auffallend abweisend vor, und ich suche nach Gründen, was er etwa gegen mich haben könnte. Als ich von einem früheren Morphinversuch erzählt habe, bin ich im Zweifel, ob man über ein drolliges Detail lacht, oder ob ich bei der Darstellung, ohne es zu merken, etwas Auffälliges gesagt habe. Nach 20 Minuten Ruhe auf dem Sofa, wobei ich wiederholt Schritte auf dem Korridor ziemlich deutlich gehört, also sicherlich nicht tief geschlafen hatte, werde ich durch L. in der Erwägung über einige Traumstücke unterbrochen, deren Inhalt vielmehr Realitätscharakter behält als es sonst bei Träumen der Fall ist. Es handelt sich um folgendes:

1. Ein Fürst Chlodwig III. von Hohenzollern oder so ähnlich spielte eine wichtige Rolle, und zwar lag zuletzt nur ein Brustbild von ihm mit einer längeren Unterschrift vor mir. Ich konnte nun das Gefühl nicht los werden, als beziehe sich dieses Traumstück auf irgendeinen real bedeutsamen Zusammenhang, der mir nur momentan nicht einfiele.

2. Mir wurde ein Blatt gereicht, auf dem zwei Zeilen standen. Diese stammten, wie mir unmittelbar gewiß wurde, von einer befreundeten älteren Dame, die mich darin ungefähr ihren lieben Sohn und Bruder nannte und mich als Erben und Verwalter irgendwelcher geistiger Güter bestimmte, wobei die Anrede Du gebraucht wurde. Wiederum gelang es mir nicht, mir klar zumachen, was an wirklichen Beziehungen dahinter stecke. Immer wieder erwachte die Forderung, ich müsse mich des realen Zusammenhanges nur besinnen. Tatsächlich ist nichts vorhanden, was diesen Inhalt determinieren könnte.

Noch ein paar Traumstücke: Eine Bauernfrau mit ein oder zwei Kindern vor einem Haus mit Baum sitzend. Aus dem lebendigen Anblick wird wieder ein Bild, darunter ein Vers, der zugleich ertönt, der Inhalt des Verses wird nicht ganz klar, es ist eine Art Kinderlied. Der erste Teil geht ausschließlich auf den Vokal e, der zweite auf u und der dritte auf a. Ich wundere mich darüber und überlege, ob das sonst in solchen Versen auch vorkommt.

Beim Aufwachen sehe ich auf weißem Grund ein unregelmäßiges, baumartiges Ornament aus grünen Spritzern und habe zugleich ein Zucken vom linken Mundwinkel über die Backe. Diese beiden Phänomene sind mir durchaus als eins bewußt. Während mir das absonderliche eines solchen Zusammenhanges auffällt, entsteht das Zucken wiederum von neuem und zugleich das grüne Spritzornament, so daß die Zerlegung der Eindrücke einer gewissen intellektuellen Bemühung bedarf.

2 b.

Gleiche V.P. wie 2a.　Dos. 0,5.

10 Uhr. *Injektion.* 0,25 g.

10,10 Uhr. Ansteigen des Hautwärmegefühls, besonders im linken Arm (Injektionsstelle und Kopfhaut). Druckbilder: Wabig, fast farblos, d. h. wie gewöhnlich am Tage.

10,20 Uhr. Nach Steigerung des Hitzegefühls und Druckes im Schädel Umschlag in 3—4 Minuten zu mäßiger Kühle (Hautoberfläche). Druck in den Ohren, dann nochmals mäßige Wärme.

10,35 Uhr. Nach einer Wärmewelle von 3—4 Minuten geringe Benommenheit (Isolierungsgefühl), Druckbilder: Farbige, helle mit wenig blau und rot, nicht nur zentriert, sondern dekorativ, tapetenmäßig, gefüllte Fläche mit spitzigen Kristallformen.

10,50 Uhr. Noch Wärmeschwankungen. — Konzentrationsfähigkeit gut — geringe beschwingte Benommenheit, wodurch das Druckgefühl überlagert wird, das weiter vorwiegend in den Ohren besteht, nach hinten-unten ausstrahlend. Druckbilder: Dunkle, reiche, farbige, vielgestaltige, zum Teil ruhig stehende Formen (Wolken).

11,05 Uhr. Ohrendruck stärker, ausstrahlend gegen Kieferwinkel — leichtes Nauseagefühl.

11,15 Uhr. Nauseagefühl bleibt. Kiefergeräusch (bzw. Masseteren Spannung). Von dort in den Schädel wie mit Druck gegen das Dach — leichte Unruhe — Abnahme der Konzentrationsfähigkeit. Druckbilder: Stark farbig aber starr, vielfach kristallinisch in doppelten Konturen.

11,20 Uhr. *Zweite Injektion.* 0,25 g.

11,30 Uhr. Nach mäßiger Steigerung der Nausea beschwingtes Gefühl. Tendenz zur Verschmelzung mit dem Raum. — Speichelfluß. Wandernder Kopfdruck. Spielerische Impulse leicht durch Willensspannung zu überwinden. Etwas unsicher und Tremor in der Hand.

Irritierendes Exanthem an der zweiten Injektionsstelle mit (11,40 Uhr) Lähmungsgefühl, Pelzigkeit im Ulnarisgebiet, Steigerung der Unruhe ohne neue Symptome, nur bei Geräuschauffassung manchmal erhöhte Aufmerksamkeit, flüchtige Erwägung der Lokalisation und der Realität, aber mit objektivem Interesse ohne eigentliche Zweifel.

11,45 Uhr. Erneutes Einsetzen des Ohrendruckes, leicht traumhaft verwischter Charakter der Umgebung, jedoch retouchierbar durch aufmerksame Einstellung auf die Realität. Druckbilder: Stark farbig, reich, langsam wogend mit viel rot.

Wird es draußen lauter? Ohrdruck lästig — Schluckzwang. — Flimmern des Umweltbildes bei gesenktem Blick (Lidflattern). Die schreibende Hand zittert unheimlich wie eine Schlange, wenn ich sie im seitlichen Gesichtsfeld beachte. — Es steigt etwas im Halse auf, wie in der Wirbelsäule und im Hinterkopf gegen das Schädeldach. Druckbilder: Sonderbar starre, oft mehr konstruierte, kristallartige Erscheinungen, unbestimmt, flächenhaft. — Das Schwanken zwischen Einstellung auf Realität und auf gefühlsmäßige Verschmelzung mit der Umwelt wird ausladender.

12,05 Uhr. Ein hohles Geräusch läßt sich nicht identifizieren. Nach einem Schritt auf dem Flur muß ich mich durch Türöffnen vergewissern, ob jemand gegangen ist, und sehe niemand. — Das Versinken in Kontemplation wird jetzt schon schön. Die Schwankungen werden immer stärker, wie Schall in Differenzen an- und abschwellend zwischen großer Ferne und einem „in mir". Sobald man sich ausliefert, nimmt es einen völlig mit, aber man fängt sich leicht wieder durch Einstellung auf die Realität.

Bericht des Versuchsleiters.

Dunkelzimmer: L. klopft Prof. B. Nach meiner Rückkehr Versuch, chronologisch zu ordnen und Erlebnisse zu erzählen; unmöglich. Beginnt immer mit Rhadames, summt Melodie, entgleitet in Erlebnis, dabei offenbar Verpflichtungsgefühl, nur zu erzählen, fängt etwa sechsmal an, bleibt immer im Anfang stecken, dann abgelenkt. Zum Teil körperliche Sensationen, linke Seite fehlt, Kopf dehnt sich nach rechts in Unendliches aus. Gleichgewicht? Optische Erscheinungen. Erlebnisse überstürzen sich, summt fortdauernd, Rhythmus im Vordergrund.

W. kommt. Ungewöhnlich lebhaft, redselig, Versuch, das noch „Beieinandersein zu zeigen", wird aber durch die jetzt helle Umgebung abgelenkt. „Ich wollte mir Bekannte vorstellen, ist nicht individuell erschienen, alles was konturlos ist, das geht, und ersteres irritiert, was da ist (mit Bezug auf den hellen Raum, auf W.) und dann bleibt es nicht (Realitätswechsel)." „Verfluchte Zweiteilung bürgerlicher Existenz" (immer unruhiger, wankend hin- und hergehend, faßt alles an, Kartons genieren, nervös, erregt, hastig). „Nicht zufrieden mit dem, was da ist, das andere wirkt jetzt stärker, interessanter, wenn man von der anderen Seite kommt und Kontakt gewinnt."

„Man könnte sonst doch . . ." Weißer Fleck an der Wand erregt Aufmerksamkeit. „Kommt heraus, mir entgegen. — Nun wird es unheimlicher. — Ich bringe es nicht so ganz sicher zurück."

Geht herum, summt, stößt Satzbruchstücke heraus — ich versuche, mich in die Kitsch-Tenor-Existenz eines Rhadames — Musik — daraus Verklärung an sich und aus Carusos Mund bedeutet hat. — Ich versuche, das Erlebnis zu konzentrieren. — Und zwar aus der Beobachtung. — Ja, ich habe versucht die Tonhöhe. — Ja, richtig die Tonhöhe (summt). — Es ist nicht festzustellen, ob ich das richtig und sachgemäß mache. — Aber ob das der Kuppelzauber ist — (bleibt stehen, schaut den Boden an, zieht Kreise, scheint diese auf dem Fußboden zu sehen, Blick fällt auf Klavierstuhl). — Ja, jetzt an dem Klavierstuhl, das ist das Reale — wenn sagt — den Faden finden — das ist etwas anderes, nein, ah!!! — Also jetzt wollen wir sehen, wie es ging. — W. kam herein. — Er ist heraus, ich habe angeführt — ich hatte mir eine Erinnerungsdarstellung an eine Individualität machen können — nein, das Ganze ist jetzt anders, ich kann eins sagen — (fährt sich hastig mit den Händen an den Kopf) — aber ich kann nicht hin — das ist jetzt ein Durchbruch von wo anders her — so geht es nicht, Durcheinandersein — (stampft auf den Boden auf, in prüfender Absicht). Ja!!! ja!!! — (denkt gequält nach). Eigentlich kann nichts durcheinander sein, es ist alles da — (skandiert): Es ist alles da? — aber ist es Verbindung? — Ja, es ist dasselbe, in nüchternem Zustande könnte man darüber lachen, es ist doch alles Tatsache (schaut Bilderbuch an)."

Verlangt von selbst dunkel. Summt fast immer, in verschiedenen Rhythmen. Dabei oft unverständlicher Dialog, abgehackt. — „Jetzt sitzt aber der B. da — ich habe den *Mund* im *Finger* — ich! meine Nase — Kristall — Kuppel — bürgerliches Leben" — (Mundharmonika wird abgelehnt; jedes Außengeräusch wird wahrgenommen und analysiert; tiefes, langes Schnaufen; keine Inhaltsangabe des Erlebten), körperliche Sensationen.

Licht: Aufforderung zum Essen, sitzt im Liegestuhl, taktiert vor sich hin, — „Rhythmus, alles Probleme von mir — (mehr und mehr Neigung, das gesprochene Wort zu singen). (Verächtlich) linke Hälfte — pelzigó — neurologischer Begriff."

Fortsetzung der Selbstschilderung.

Ich folgte Dr. B. in das Dunkelzimmer ohne Bedenken mit der Einstellung des Beobachters. Die vorigen Schwankungen des Realitätsgefühls traten zunächst zurück, stellten sich unten erst nach einigen Minuten wieder ein. Beim Hinlegen keine starke Unsicherheit über die Lage im Raum. Zunächst bei geschlossenen Augen reiche Gewölbeverschiebungen, nicht deutlich plastisch, sondern in wirren Bogen wie bei kubistischen Zeichnungen, so daß eben der Charakter des Gewölbes noch erhalten blieb. Dann verschwand das Bewußtsein meiner horizontalen Lage und ich war ohne jede Orientierung in farbige, bewegte Bilder eingeschlossen. Bei Einstellung auf das Lagegefühl (Aufforderung Dr. B.) setzte ein völlig anderes Körpergefühl, mehr dem gewöhnlichen entsprechend, ein, und alsbald war ich wieder klar über meine Lage, um wieder zu entgleiten, wenn die kritische Einstellung aufgegeben wurde. — Ausgesprochener Drang, die Geräusche zu identifizieren (Türe, Schritte, einen Saitenton). Als Dr. B. an das Telefon gerufen wurde, begann ich zu summen und wurde von dem resonanzreichen Klang des Gewölbes sozusagen fortgezogen, durchaus schwelgerischer Charakter. — Plötzlicher Einfall: Arie des Rhadames aus Aida, wird sogleich Aufgabe von seiten des kritischen Beobachters: Ich wollte mich durch Singen der Arie in die Rolle des Rhadames hineinsteigern, um zu erproben, ob ich etwa völlig damit verschmelzen würde. Die Situation, das dunkle Gewölbe, schien mir eine passende Unterstützung dieser Autosuggestion, und ich erwartete, mit Hilfe meiner Realitätsgelüste würde ich das Kitschige überwinden, das mir mit der Haltung eines Tenors, der reproduzierend Ekstase verkörpert, für mich lag. Tatsächlich summte ich nun aber zunächst nicht die Arie, sondern ähnlich wie später, wenige Töne, die irgendeine Unendlichkeitsbeziehung hatten. Dann überlegte ich wieder, ich müßte aus meiner Baßlage in die Tenorlage umstellen, wenn ich mit meinem Plane ernst machen wollte. Es bedurfte jedoch erheblicher Bemühung, um aus dem mehr passiven Summen wenigstens in die erste Phase jener Arie (Celleste Aida) überzugehen, die ich nun wohl ziemlich oft hintereinander wiederholte. Dabei schwamm ich nun zwar in schwelgerischen Klängen, die zugleich in mir und um mich waren, jedoch kam ich nicht zu einer Identifikation mit der gewünschten Figur, wie sie mir bei Wachreproduktionen ganz natürlich ist. Hingegen veränderte sich die Situation bei jeder Aufmerksamkeitseinstellung sofort vollkommen: Ich war sozusagen ein müder Beobachter, der mit unzulänglichen Schematismen vergeblich expansive Erlebnisqualitäten einfangen will, und wurde immer mehr geneigt, diese Art Beobachter aufzugeben, wobei nur die Umgebung mich etwas irritierend hinderte.

Der Eintritt von W. riß mich gewaltsam in die kritische Beobachtung zurück und zu eifriger Betonung dieses Standpunktes, über den ich jedoch selbst erstaunt war (vgl. Bericht von B.!). Darnach begann noch bei Licht der Fußboden sich vollkommen aufzulösen in ein farbiges Geschiebe von leicht wogenden, zum Teil kristallinischen, doch nicht sehr scharfkantigen Formen, ähnlich wie vorher das Gewölbe über mir. In diesen Anblick versank ich, ohne im geringsten über das Aufhören des festen Bodens beunruhigt zu sein. Von hier ab überwog durchaus die Orientierung von dem halluzinatorischen Bewußtseinszustand, und jede reale Erscheinung wirkte als Störung und mußte neu verarbeitet werden. So bemerkte ich erst nach längerer Zeit und, wie mir schien, erst nach längerem Hin- und Hergehen, daß mitten in dem farbigen, aufgelösten, durchsichtigen Fußboden ein schwarzer Klavierstuhl stand, den ich alsbald berührte und als real körperlich erkannte, und zwar mißbilligend, denn im gleichen Augenblick war das ganze gläserne Fußbodenphantom verschwunden. Gleich darnach bemerkte ich auf der weißen Wand einen großen Kranz von weißem, fädigen Gespinst oder venezianerglasartigen Gebilden, die aus der Wand heraus zurückstrebten, ähnlich Sonnenflecken durch Laubwerk, aber überzeugend räumlich. Ich griff darnach, — es blieb nur ein weißer Fleck, der mir von B. als real bestätigt wurde.

Bei nochmaligem Hinlegen, das ich wieder mit dem Entschluß ausführte, objektiv zu beobachten, versank ich nun völlig und weiß nur, daß ich in farbigen Räumen, für die keine Orientierung nach oben, unten usw. möglich ist, hinschwamm und meines Körpers in keiner Weise mehr inne war, außer in den Augenblicken, wo ich mich zu besinnen trachtete. — Dies bei Aufforderung von seiten des Dr. B. bei Gelegenheit eines neuen Klanges, der sofort automatisch als real und störend entlarvt wurde. — Mehr und mehr mischten sich alle Sinnesqualitäten so vollkommen, daß es unmöglich ist, irgendeine gesondert zu analysieren. Der Drang zum Summen setzt sich immer wieder durch und zwar so, daß erst das Summen da war und dann mein Wissen davon, wobei dann eine partielle Hinüberleitung zum Gefühl des eigenen Körpers eintrat, jedoch mit dem Drange, diesen Stimmenklang (wie das Bewußtsein konstatierte) als Ausdruck oder Symbol einer unendlichen Einheit zu erläutern. Beim Übergang in das Stadium der vollkommenen Auflösung versuchte ich mit einer gewissen unwilligen Erbitterung (über den Zwang des Beobachtenmüssens?), mir den Hergang der Dunkelzimmerereignisse genau zu reproduzieren, wobei ich jedoch stets den Faden verlor wegen der immer stärker andrängenden Auflösungserlebnisse. Als zweite Komponente zu diesem Drang stellte sich Angst und Besorgnis ein, das Erlebte könne mir später verloren gehen. Zu dem Summen, in das mir dann auch ganz zwangsmäßig Worte einflossen, die ich erst nachher, wie wenn sie von einer fremden Instanz produziert wären, bemerkte, gesellte sich zunehmend eine andere Tendenz: zu rhythmisieren. Diese wurzelt schon in dem erwähnten, schallwellenartigen Schwanken zwischen Realität und Traumreich, und erschien zeitweilig wie ein gleichmäßiges Wogen des Alls, mit dem ich eins war. Trat nun, stets unwillkommen, der Kontakt mit der Realität ein, so nahm ich diesen wallenden Rhythmus mit einer gewissen Angst in den Summton mit hinein, mehrmals deutlich in dem Sinn, hierdurch den Kontakt mit dem überwiegend schönen Rauschreich nicht zu verlieren. Für Augenblicke taucht dann eine Erinnerung an die theoretische Einleitung meines Buches auf, in der die Funktionen der Ordnungstendenzen in der Gestaltung mir stets beson-

ders wichtig waren, ohne daß ich zu voller begreiflicher Klarheit darüber je hoffte
gelangen zu können. Manchmal ging der Rhythmus auch in die rechte Hand über
und wurde auf dem Liegestuhl geklopft. — Mehrmals geschah der Übergang zum
(stark reduzierten!) Wachbewußtsein durch Berührung des eigenen Körpers:
Beißen auf die Lippen, Kneifen (vorwiegend Lippen), Beißen auf den Finger, Berühren der Nase; der übrige Körper war in diesem Stadium an normalen Körpergefühlen nicht mehr zugänglich. Beim Aufstehen berührte ich meine Schlüssel in
der Tasche, konstatierte, daß sie es seien, zugleich aber, daß meine ganze rechte
Seite konturlos in die Umwelt überging und selbst bei aufmerksamer Hinwendung
nur für Augenblicke abzugrenzen war.

Schon beim ersten Niederlegen war das gleiche mit dem Kopf geschehen. Ich
sah einen wasserkopfartigen Umriß in gelblicher Fläche, eine Ausdehnung dieses
Umrisses nach rechts oben, in dem aber nun mein Kopf völlig enthalten war —
vielmehr es war eine Einheit. Diese Form dehnte sich mehr und mehr wellenförmig aus, bis keine Abgrenzung mehr da war. Nach einer Zeit vollkommener
Ausschaltung des Bewußtseins, über deren Maß ich nicht die geringste Vorstellung
habe, fiel peinlich hart B.s Aufforderung, zum Essen hinaufzukommen.

Fortsetzung des Berichtes des Versuchsleiters.

Korridor: Schwankender Gang, mühsam. — Abfluß woher! Realität.

Fenster: Gärtner und zwei Leute in Diagonale über den Hof. Werkmeister im
Hintergrund. Nächstes Fenster, Frage, ob die drei eben vorbeigingen. — Erstes
Fenster, rekapituliert die Szene, kommt nicht los. — Wieder zweites Fenster, nochmals erstes Fenster. — Zwischendurch kurze Zeit mit geschlossenen Augen, seitlich nach hinten gebeugt. — „Wie lange war dies eben? — 2 Sekunden (verächtlich) Sekunde, was soll ich damit anfangen? Das sagt doch nichts." — An der Türe
plötzlich mit Blick auf mich: „Sind Sie ein Tunese — Pumphosen?" (versinkt
wieder in Summen). „Das ist die Verbindungsbrücke, an der zieh ich mich wieder
heraus. — *Wenn das mir nur nicht verloren geht.*" Theorie über mimischen Affekt-
ausdruck, der Affekt erst erzeugt.

Oberer Korridor: Dauernd Melodien summend, vor sich hinmurmelnd. Dr. Oe.,
Dr. M. „Wieder Einbruch der Welt; es ist viel schöner — alles ein Zusammenhang;
Klangzusammenhang. — Also, wie war es dies merkwürdige Summen — (ener-
gisch). Also wir müssen zum Schluß kommen —."

Fortsetzung der Selbstschilderung.

Der Korridor erschien mir einen Augenblick ganz vertraut, wie überhaupt
bei jeder Bewegung von einem Zimmer in ein anderes zunächst das gewohnte Er-
innerungsbild mit alten Beziehungen sich durchsetzte; sogleich drängte sich ein
Wogen des schwarz-weißen Steinfließenbildes auf; alle Geräusche wirkten fremd
und unheimlich, am unheimlichsten aber war der Durchblick durch das erste
Fenster in den Hof. Eine gelblich-olivgrüne Gesamtfarbe lag auf dem ganzen Bild
wie drohendste Gewitterstimmung. Darin standen Maschinenhaus und Küchen-
gang zwar als bekannt identifiziert, dennoch in unbegreiflicher Irrealität. Etwas
durchdringend Bläulichgrünes (Zinnsoldatengrün, aber durchscheinend opalend)
erkannte ich staunend als einfaches Glas. Ging ein Mensch über den Hof, so suchte
ich nach einem Beweismittel, daß er körperlich wirklich sei, auch wenn ich ihn
erkannte. Ich mußte immer wieder Dr. B. um Bestätigung bitten, daß meine

Wahrnehmung zutreffend sei. Auf einmal schritten von hinten nach links quer über den Hof in sonderbar feierlichem Rhythmus in gleichen Abständen drei Gestalten, unter denen ich den Gärtner erkannte. Als ich weitergehend durch das zweite Fenster wieder auf den Hof schaute, war ich stark beunruhigt, was mit diesen drei Gestalten gewesen sei. Indem ich mir die Tatsache reproduzierte, sie seien eben dort vorbeigegangen, mußte ich zwangsmäßig an das erste Fenster zurückgehen, um mir von dort Gewißheit zu verschaffen. Nachdem ich Dr. B. nochmals gefragt hatte, verwirrte sich die Reihe der Bilder mit den Erwägungen so vollkommen, daß ich trotz quälender unruhiger Bemühung keine Klarheit in die Beziehungen mehr bringen konnte, sondern immer darin stecken blieb, daß die drei Männer (worunter der schöne, schlanke Gärtner, wie ich mehrmals sagen mußte) mehrmals vorhanden sei, nämlich einmal ganz richtig, ein zweites Mal durch das andere Fenster etwas anders, ein drittes Mal in der Frage an Dr. B., ein viertes Mal im zweiten Durchblick durch das erste Fenster.

Im Stehen versank ich stets von neuem in den Traumzustand, um stets an kleinen Realitätswahrnehmungen, die aber jedesmal nur durch Tasten sicherzustellen waren, zu einem krampfhaften Ringen und zu der Verarbeitung der Realität zurückzukehren. So fürchtete ich mich plötzlich über ein Abflußsieb mitten im Korridor zu gehen und fragte, ob es wirklich sei, überzeugte mich durch Tasten mit dem Fuß und hörte mich ironisch sagen: Aha, das ist der Weg zur Realität! — wobei ich mich besann, ob das einen Sinn habe und wie die ironische Note, die ich in der Gesichtsmuskulatur spürte, zu verstehen sei. Diese Beobachtung, daß die Gesichtsmuskulatur bestimmte mimische Bewegungen automatisch mache, deren ich dann erst nach Konstatierung der entsprechenden psychischen Bedeutung inne war, trat noch häufig auf und veranlaßte mich, später Dr. B. u. a. aufzufordern, dies genau zu beobachten, da man die James Langsche Theorie der Gefühle dadurch in einem neuen Licht sähe. Auf der Treppe zwischen Hof und Korridor begegnete uns ein Junge mit einem Zementsack, den ich vorher auf dem Hof gesehen hatte. Ich war beunruhigt, ob es derselbe wäre, und wie das zusammenhinge. Mir schien, es kam noch einer, bei dem derselbe Zweifel sich wiederholte, und zwar mit der Konstatierung, es sind drei, können die eins sein. — Die rote, schmutzige Wand an der Treppe repräsentierte mitten in diesen Identifizierungszweifeln die Realität, und ich beklopfte sie öfters zur Kontrolle.

Stark unheimlich wirkte eine plötzliche Veränderung des Dr. B. in seiner Erscheinung, als wir den unteren Korridor verließen. Sein Gesicht war auf einmal verzerrt, zum Teil stark grün, zum Teil gelb-blau (Stirn), die Augen kobalten (luziferisch). Er hatte Pumphosen und braune Strümpfe (oder Beine), über die ein grünliches Licht sich ergoß. Ich verspürte einen jähen Impuls, dieses starre Bild zu zerstören — in dem Augenblick hatte Dr. B. wieder seine gewöhnliche Gestalt angenommen, und sofort suchte ich festzustellen, was soeben vorgefallen sei, indem ich die Erscheinung beschrieb und in einzelnen Teilen mit dem realen Dr. B. verglich.

Fortsetzung des Berichtes des Versuchsleiters.

Im Zimmer: Ich bin doch kein Insekt —. (skandiert). — Wie — ich — ge — sagt — in — den — gan — zen — Zeit — raum — das — Jahr — " (nun zunehmend euphorische Stimmung, erregbar, sehr ablenkbar.) — „Jetzt wieder ein Stück

Realität — (Alberstimmung) Schnupfen — Schnopfen — Schopfen usw. — (lacht
laut; einige Inhalte kehren immer wieder, kommt nicht davon los) — da wollte
ich dem Ausbruch meiner Paralyse beiwohnen — kann man dies nicht mit
irgendeiner Farbe?" —

Eßzimmer: (Setzt sich nicht, steht an Wand gelehnt, Kopf zurück, vorwärts
gebeugt. Schlägt mit rechter Hand an die Mauer, klopft taktmäßig) — Mauer mir
— Gespräch mit O. — Salomon — Schalon Abt — (lacht) Kopierpapier — Klosett-
papier — Suppenschüssel — Meerbusenbuchtung. — Wenn das bloß nicht verloren geht. — (Ißt nicht, glaubt, Zustand verschwindet dann. Setzt sich vor die
Suppe.) — Jetzt wird es Ernst, das ist doch unwiderstehliches Halluzinieren.
Darüber muß man sich klar werden — (nimmt öfters leeres Wasserglas, schaut
durch). — Sehr interessant von Ihnen, sehr interessant von Ihnen. — Der ver-
hungerte Asketiker — (Seitenblick auf B.) Pfannkuchen geht auf und nieder
— Ungeheuer — Chitinschicht — (eine Zeitlang wie in sich versunken, halb geschlossene Augen, tiefes Schnaufen, plötzlich sich am Kragen reißend) — man muß
experimentieren, roh gegen sich sein."

Fortsetzung der Selbstschilderung.

In den bewußten Momenten bemächtigte sich meiner nun eine dumpfe Unruhe,
denn ich fühlte, wie das andere Reich immer noch mächtiger wurde. Dies nämlich
schlich sich nun öfters an den Übergängen zwischen den beiden Bewußtseinszuständen ein: Daß von jenem Traumreich her alle Schranken niedergerissen
wurden und die dämonischen Untergründe des Lebens sich offenbaren würden,
wenn man auf jede bürgerliche Hemmung verzichten könnte, daß ich der Bereit-
schaft zu diesem schrankenlosen Sichgehenlassen aus Milieuirritation nicht nachgeben konnte, legten sich als schwerer Druck und als Angst auf mich und schlug
in bewußten Augenblicken in spöttische Ironie um. Die Anwesenheit von Oe. war
mir außerordentlich wohltuend, was ich scheinbar nicht entsprechend zum Ausdruck gebracht habe. So hätte ich ihn gern dabehalten, habe dies aber offenbar
nicht entsprechend geäußert. Die Begegnung mit Dr. M. und W. auf der
Treppe ist der komischste Moment zwischen 1 und 4 Uhr und steht ganz fremd,
nüchtern (sicher wegen der Wiederholung altgewohnter, ähnlicher Situationen) in
dem Verlauf dieser Stunden. In Dr. B.s Zimmer wirkte äußerst beunruhigend,
daß ich Oe., der neben mir stand, plötzlich von hinten mir schräg über die Schulter
schauen sah, und zwar in Kopfhöhe über meinem Kopf und bald darauf über die
andere Schulter, so daß ich mich schnell umdrehte und fragte, was das bedeute.
Die Szene mit Oe.s Uhr ist nur undeutlich gegenwärtig, jedenfalls mischte sich
darein eine große Zahl von schnell verlaufenden Impulsen und sprunghaften
Einzelwahrnehmungen (römische Ziffern, violette Zeiger; Fehlen meiner Uhr;
Wiederfinden auf dem Tisch usw.). Im Eßzimmer berührte mich zunächst die
neue Tapezierung und die Umstellung des Tisches gegen früher. Am phantastischsten war die Suppenschüssel. Indem ich mich ihr näherte, weitete sie sich zu
einem See; zugleich glitt ich in den Dämmerzustand und schwamm — daher bei
der Aufforderung zu essen, die höhnische Abweisung dieser Zumutung, denn
Kartoffelsuppe essen und das Erlebnis des Sees an Stelle der Schüssel, das gab
einen lächerlichen Kontrast. Später, als ich vor dem Teller saß, und nachdem man
mir versichert hatte, durch Essen würde der Zustand nicht unterbrochen, hatte ich

für Augenblicke die Absicht zu essen, jedoch nicht das geringste körperliche Verlangen darnach. Einmal schillerte die Oberfläche der Suppe in meinem Teller in prachtvollen Farben, wie durchscheinende orientalische Teppiche, aber unendlich im Kleinen. In dies Bild mit dem Löffel zu fahren, schien mir wieder der Höhepunkt der Absurdität. An der Wand mit der Blättertapete versank ich sehr schnell wieder in einen Traumzustand. Als ich beim Aufwachen mühselig einen Versuch zur Orientierung machte, war mir die Laubtapete echter Wald in Unendlichkeitsdimensionen, und durch leises Hinlehnen und Neigen des Kopfes schwebte ich wogend und mich dann verschmelzend in diesem kosmischen Walde. Beim Aufwachen klopfte ich gegen die Wand, brachte aber zunächst die Trennung von Wald und ich nicht zustande; ein durchdringender klarer Moment trat ein, als ich plötzlich mein Klopfen zählte 1, 2, 3, 4 . . . In diesem Augenblick fühlte ich mich herausgelöst aus dem uferlosen Gewoge und behielt diesen Moment auch im Gedächtnis.

Als ich das leere Glas in die Hand nahm, veränderte es sich in ungeheurer Weise, indem es zuerst groß wie ein Bierglas und kelchförmig erschien. Dann als ich meine Hand vergleichend beobachtete, wohl in entsprechender Größe, löste es sich in eine perspektivisch immer kleiner werdende Anordnung vieler Gläser auf, von denen ich immer nur eins, ein ganz verschwindend kleines, fixierte. Nach Oe.s Weggang kam jemand und sprach von einem Referat, welches Wort mich zur Auflösung und zum Ersetzen durch andere veranlaßte: Was heißt hier Referat, hier ist ein Coenaculum. Dann identifizierte ich M., ging aber nicht auf das Referat, das er mir reichen wollte, ein, sondern wendete mich ab. Beim nächsten Aufwachen quälte mich die Beziehung einer Serie von Eindrücken: Es war eine blaue Weste da, Oe. war da, M. war da, die blaue Weste paßte zu Oe., ich weiß aber, daß er eine weiße hat, ein Referat war da, von meiner Tasche war die Rede. (Ich fand dort tatsächlich das Referat.) Was war geschehen? Wie gehören diese Dinge zusammen? —Ich kam zu keinem befriedigenden Resultat. Einmal erwachte ich, indem ich einen schnarchenden Laut von mir wahrnahm. Mein Kopf lag weit hintenüber; ich hatte zwei Finger vorn in den Kragen gesteckt und drehte an diesen mich würgend, und zwar mit dem dumpfen Pathos einer zwangsmäßigen Handlung im Dienst irgendeiner Macht. Als Dr. B. fragte, warum ich mich würgte, hörte ich wiederum meine Antwort: Es handle sich um die Bestie in mir, die man gelegentlich doch einmal ganz kalt und sachlich würgen könne, dabei blickte ich links neben mich und sah in etwa 2 m Entfernung (unter Beseitigung des Fußbodens) ziemlich klein mich selbst, jedoch undeutlich und irgendwie eins mit einem drachenartigen Tier, das mit einem blauen Bande gewürgt wurde. Später weiß ich, daß ich auf eine Frage Dr. B.s ironisch sagte: Eigentlich wäre es doch schade, weil ich nicht weiß, im Namen wovon es geschehen soll, und dann bliebe vielleicht ein reiner Engel übrig, mit dem ich gar nichts mehr anfangen könnte. Das Erscheinen des dicken Schneiders wirkte unsinnig, töricht und etwas ärgerlich. Merkwürdig war, als ich vor dem Hörsaal stehend an der Tür des Kasinos den Schneider wieder erblickte und höchst beunruhigt fragte, wie der Mann dorthin komme, er habe soeben hinter mir gestanden. Es war nicht möglich, eine befriedigende Lösung dieses doppelten Auftretens der gleichen Person in zwei verschiedenen Richtungen von mir zu finden.

Fortsetzung des Berichtes des Versuchsleiters.

Gang auf Zimmer. — „Bürgerliche Existenz." — Diskussion über das Ironisieren. — „Nun bringen Sie meine Doktrinen." —

Eintritt ins Zimmer widerstrebend. Bemerkung, daß alles „kinematographisch aufgenommen werden müßte". — „Das Kreuz!" — (Versuchsleiter abberufen).

Bei Wiederkehr am Tisch sitzend und linken Handballen beißend. Realitätsbewußtsein beginnt in schwankenden Phasen stärker zu werden. Hinlegen auf Sofa. — Zum Schluß „Urzeugung".

Fortsetzung der Selbstschilderung.

In Dr. B.s Zimmer folgten die unheimlichsten Augenblicke. Nachdem er auf dem Korridor etwas von der Skepsis im persönlichen Lebensaufbau gesagt hatte, warf ich ihm schroff und, wie mir scheint, in einer etwas fremden, starren Haltung entgegen: „Wozu bringen Sie mir meine Doktrin!" wir gingen in sein Zimmer, noch von diesem Thema sprechend, das mir ungeheuer wichtig vorkam und deshalb aufregend, weil mir von außen her entgegen gehalten wurde, was ich als gewohnte und rücksichtslos auch gegen mich selbst angewandte Anschauung kannte. Als ich in der Mitte des Zimmers an B. vorbeiging, sah ich plötzlich wieder eine Art dämonische Veränderung in seinen Zügen, wieder die opalenen Augen, hinter ihm ragte die hohe Kommode; er stand steif, ohne daß ich etwas Bestimmtes sah, fuhr es mir heraus: Sollte das etwa mit dem Kreuze enden — und ein Impuls zwang mich, in krankhaft gespannter Muskulatur nach links umzuschauen, bereit auf etwas Drohendes, Überwältigendes mich zu stürzen. In dem Augenblick wurde Dr. B. abberufen. Ich versank zwar in das Traumland, aber bei jedem Erwachen lag der Druck von etwas Unverständlichem, Gewaltigen über mir, gegen den ich vergeblich skeptisch geltend machte, daß ich mich wohl genügend kenne, um mich allem auszuliefern, was kommen mag. Aber das Versinken und die Gewaltimpulse erschienen mit dem Moment des Wachbewußtseins doch so drohend, daß keinerlei Garantie mir sicher schien, wenn ich allein wäre. Es überwogen dabei drei dumpfe Antriebe: Jemand zu erwürgen, alles zu zerstören, mich selbst endgültig in das All einzuordnen. Dafür erschien mir das immer weiter Hinaussteigen auf einer schrägen moleartigen Mauer, die sich mehr und mehr von fester Masse und vom Wasser trennte und in den leeren Raum hineinragte, als nicht deutlich konstruiertes, aber doch eindeutiges Symbol im Traumbewußtsein, und ich fand mich im Zimmer langsam auf das Fenster zugehend und mit unendlich sanfter Gewalt hinaus- und hinaufgezogen, mich orientierend und unfähig, einem dieser Impulse wirklich nachzugehen, befürchtend, daß das Traumland vollkommen versinken und der Erinnerung nicht bleiben würde, bemächtigte sich meiner eine furchtbare dumpfe Unruhe und Angst, in der ich aufschrieb um 2,55 Uhr: Will mich — etwas — überwältigen? B. hat gesagt — er ist nicht da, man klopft, was war das mit der Möglichkeit des Geräusches?? Was geschieht, weiß ich nicht — Einbruch eines wirklichen dicken Mannes! — Man soll sich nicht auf die *Vernunft* der Mitmenschen verlassen, selbst wenn man es selbst und Psychiater ist, Subjekt und Objekt in einer Person — man ist nun doch ausgeliefert den Dämonen, die man (wiederum Subjekt und Objekt, aber möglichst irrational) kennt. Es schien mir leichtsinnig, daß Dr. B. mich allein gelassen habe, da ich nirgends eine stichhaltige Hemmung mehr fand, dem dunklen Drange in irgendeiner Richtung nachzugeben. Dann erwachte ich, indem ich fest in das Grundglied meines linken Daumens gebissen hatte und mit zitternden Kiefern immer wieder zu lösen versuchte, indeß der Drang blieb, fester zuzubeißen. Es war weniger ein Beschädigenwollen oder Sichteilenwollen als ein Drang, etwas Ungeheures zu tun, zu verschlingen, um dieses Glückes und dieser dumpfen Angst ledig zu sein.

Von nun an wurde nach Dr. B.s Rückkehr der Charakter der Erlebnisse langsam milder; ich selbst wieder passiver, widerwillig die Beweise der äußeren Realität annehmend. Es ging immer mehr über in eigentlich gelöste Kontemplation ohne irgendeine Tendenz zur skeptischen Beobachtung mehr, nur noch mit der Bemühung, dieses zu verlieren von dem, was in dem anderen Reich geschah. Das wurde jetzt bildhafter, und das Andringen der äußeren Eindrücke kombinierte sich mit den Bildern, die auftauchten. Körperlich setzten immer stärkere Schauer ein, in denen ich mich wie in mir selbst zusammenkrümmte, die aber Unendlichkeitscharakter hatten und zusammenhingen mit hinter mir aufsteigenden kristallinischen, kuppelartigen, aber sich spitz übersteigenden Gebilden wie ungeheure Domtürme. Mit diesen war ich wohl noch eins wie mit den früheren Verschmelzungen, sah sie aber dennoch etwas mehr von mir getrennt. Die Schauer hingen häufig zusammen mit rhythmischen Erweiterungen und Ausdehnungen dieser Kristalltürme nach oben. Einmal war es anders. Eine unendliche Kurve ging nach links oben wohl in kleiner Spirale auslaufend, die man aber nicht wahrnehmen konnte, und darin maurische Architekturen; es schwamm etwas von den ferneren Punkten bis in die Nähe und durch mich, und ich wußte, hier ist die Verbindung mit dem Unendlichen. Dann wieder bewegten sich wallend weite Flächen, über die riesige Spinnennetze gespannt waren. Eine undeutliche Teilung trat ein, eine Mitte hob sich heraus in brodelnden, aber ins Ornamentale übergehenden Formen sich bewegend. Nun waren es zwei Mächte, zwei Lebewesen, die sich vereinigten und ineinander auflösten, jedoch ohne etwa menschenähnliche Formen sich entwickelten. Es war ein ungeheures Wogen und eine Art von Wohllust, die zwar in den Schauern des Körpers wurzelten, aber den Akzent durchaus nach der Seite des Allgefühls hatten, so daß die Beziehung zur engeren Sexualität absurd, kleinlich, unzulänglich erschien. Beim Erwachen von dieser Vision überwog das Gefühl von einer tiefen Ergriffenheit, die sich in dem Wort „Urzeugung" verdichtete. Wiederum löste sich aus dem Wallen von halb flächigen, halb wolkigen Gebilden ein wogiges Liniengefüge, das Leib und Beine einer Frau andeutete — mitten in der Erscheinung etwa auf den Schenkeln, stand unvermittelt ein durchsichtiges Kind.

Einmal starrte ich beim Erwachen meine rechte Hand an und erwog, was die Tatsache besagt, daß diese blaßrötliche Masse als meine Hand gelte, und vermochte zu keinem Schluß zu kommen. Wie ich die Hand mir näherte, wuchs sie zu ungeheuren, plumpen Formen an, was mich darin bestärkte, es sei mit der Konstatierung gar nichts Wesentliches gesagt.

Indeß sang draußen eine Drossel, was ich automatisch registrierte, um nun aber den Unterschied dieses Drossellautes und des Vogels draußen von dieser Masse (meiner Hand) als ein ungeheuer aufklärendes Erlebnis aufzufassen. Dann wieder erschien mir im Erwachen eine Fläche, erst liegende, dann stehende Gestalt, die mich halbblau sagen machte: Ja, man kann ihre Realität in jedem Register und in jeder Liste sicherstellen. — Dabei hatte ein Flußlauf und eine Fischerei irgendwelche Bedeutung.

Nach Verlassen der Klinik gegen 6 Uhr vibrierende Erregung und gewisse
Sperrung gegen die nüchterne Anerkennung der Realität. Beim Gespräch mit
mehreren Professoren der Drang, sofort zu sagen, woher ich komme, um etwaigen
Entgleisungen vorzubeugen. In der Stadt fand ich das Antiquariat S. nicht und
hatte mit dem Zufall zu kämpfen, ob ich etwa doch in der Straße (Hauptstraße)
mich geirrt habe, oder ob hier etwas verändert sei. Dann setzte ein intensiver
Hunger ein, der sich auf derbe Nahrung (grobe Wurst) richtete. Beim Anhören
von Musik 3 Stunden später ein gewisses Enttäuschungsgefühl über die rationale
Klarheit bei Bach, Beethoven, nur Schubert hatte Kontakt mit diesen Erlebnissen.

3a.

Arzt. Dos. 0,3.

Die Einspritzungen waren kurz nach der Injektion etwa $1/4$ Stunde lang sehr
schmerzhaft und erzeugten das Gefühl der Schwere im Arm. Merkliche psychische
Veränderungen beobachtete ich um $1/2$ 1 Uhr, nämlich eine ganz eigenartige Euphorie, die für mich das bei weitem Wichtigste im ganzen Versuch war. Vorher aber
spürte ich Hunger, dann erhebliches Frieren, Zähneklappern, schließlich Übergang
in subjektives Wohlbefinden, Wärme. Dies etwa gegen 12 Uhr. Von da an all-
mählicher Übergang in eine grundlose Heiterkeit, die zuletzt das ganze Ich beherrschte. Anfänglich war der Zustand einem leichten Rausch am ähnlichsten,
zumal ich auch das Gefühl hatte, daß die Glieder mir nicht mehr ganz folgten,
aber doch so, daß es kein anderer merken konnte. Die Heiterkeit war grundlos,
alles erschien mir ein Anlaß zum Lachen oder Kichern, ob mir X oder Y über
den Weg lief, ob ich jemand versehentlich anstieß, ob ein Zigarettenstummel auf
dem Weg lag, alles brachte mich zum Lachen. Allmählich kam ich in eine immer
stärker werdende Euphorie, in der der alltäglichste Gegenstand Anlaß zu stürmischen Heiterkeitsausbrüchen war, ohne das in den Gegenständen ein Grund hierfür gelegen hätte. Später saß ich im Stuhl und lachte objektlos vor mich hin.
Gelegentlich tauchten vereinzelte Vorstellungen, kurze Gedankengänge auf, ohne
daß ich mir bewußt war, woher diese kamen. Sie schienen auch keinen Zusammenhang mit mir zu haben, ich sah ihnen verwundert nach. Zugleich änderte sich
auch die Euphorie, sie schien mehr schmerzhaft, das Lachen lief an mir ab, die
Lachmuskeln taten mir weh, ich wurde von Lachstößen durchschüttelt, wußte
nichts mit mir anzufangen. Ich saß im Stuhl, beobachtete alles was da in mir
vorging, mich alterierte und mir doch nicht eigentlich zu entstammen schien.
Im Zimmer allein gelassen versuchte ich, mein Gesicht wieder in ernsthafte
Falten zu ordnen, sah mich im Spiegel lachen, verbeugte mich mehrere Male vor
meinem Spiegelbild, gravitätisch, um gleichsam so durch die äußere Haltung auch
eine entsprechende Mimik zu erlangen, bis ich ein ernstes Gesicht hatte, ging dann
aus dem Zimmer, um plötzlich wieder loszugrinsen. Sehr schwierig war für mich
das Mittagessen. Da saßen ernste Leute, die redeten ernsthaft und forderten geradezu zu einer Verulkung heraus. Aber diese Verulkung war nicht etwa frei-
mütig, im Gegenteil, es war mir sehr unangenehm, schließlich mußte ich aber doch
wieder losplatzen. Ich merkte ganz deutlich, wie eine leere Albernheit mich völlig
überfiel und konstatierte in einem Teil meines Ichs verwundert und sehr unangenehm berührt, daß sich mein anderes Ich vorbei benimmt. Mein Denken war

sonst durchaus intakt, ich konnte der Unterhaltung durchaus folgen, es fiel mir auch allerlei dazu ein, und nur einmal, wie ich mit Rücksicht auf das anwesende Dienstmädchen beim Essen eine Angelegenheit lateinisch ausdrücken wollte, brachte ich die gewünschte Formulierung nicht mehr zustande. Gleichzeitig mit der Heiterkeit beschäftigte mich sehr die Nivellierung meiner eigenen Gefühlszumessung zu irgendwelchen Personen, Dingen usw. Alles, woran ich dachte und was ich sah, erschien mir ohne jegliche subjektive Wertqualität. Ob von einer Kranken oder einem Streichholz gesprochen wurde, ob ich an meine Angehörigen oder den Hausdiener dachte, alles war gleich nivelliert in der Gefühlsresonanz für diese verschiedenen Dinge. Ich wußte wohl, was sie mir vor dem Rausch gewesen waren, konnte aber das normalerweise zu ihnen gehörige Gefühl nicht in mir vorfinden. Es schien mir dies nicht nur etwa die Folge der albernen Euphorie zu sein.

Um aus der albernen Stimmung herauszukommen, starrte ich minutenlang vor mich hin, hörte das Gespräch der anderen unbeteiligt an meinem Ohr vorbeifließen und befand mich so in einer spannungslosen Isolation der Leere, aus der ich mich aber jederzeit selbst wieder herausziehen konnte. Stark beschäftigt hat mich der Gedanke, ob meine Hemmungslosigkeit in einem fremden Milieu und nicht in der mir wohlbekannten Umgegend der Klinik und des Kasinos wohl ebenso stark wäre. Ich glaube, in einer Gesellschaft fremder Leute hätte ich mich so beherrscht, daß mir niemand etwas angemerkt hätte. Dafür scheint mir ein Beweis zu sein, daß ich nach dem Essen eine ziemlich schwierige dienstliche Angelegenheit mit einem anderen zu erledigen hatte, wobei ich mich geordnet und unauffällig benahm.

Die Euphorie dauerte über Stunden hindurch unvermindert an, bis sie ganz plötzlich wie abgeschnitten aufhörte. Eben mußte ich noch in unbezwingbarer Weise lachen ohne zu wollen, einen Augenblick später nicht mehr, und es kam nun jäh einsetzend die Erkenntnis, der Rausch ist vorbei, und ich glaubte wieder der Alte zu sein. Nicht uninteressant ist, daß meine Angehörigen indessen sich über mein absonderlich lebhaftes, etwas unstätes Verhalten und Gerede an diesem Abend wunderten, wie ich nachträglich erfuhr. Ich selbst glaubte durchaus wieder in normaler Allgemeinverfassung zu sein. Ich habe einen ähnlichen Zustand noch nie erlebt. Zu gewissen Phasen war er quälend und erschütternd, vor allem zu den Zeiten, wo der Verlust der Wertzumessung sehr eindringlich empfunden wurde. Ganz in Worte fassen läßt sich das Erlebnis überhaupt nicht. Schließlich bemerke ich noch, daß mir die Literatur über Meskalin vor Anstellung des Versuches unbekannt war.

3 b.

Gleiche Versuchsperson wie 3a. Dos. 0,5.

Allgemeinverfassung ausgeglichen, seit Monaten ohne schwere Erschütterung. Erwartung vom Versuch: nicht nach bestimmter Richtung, aber Wunsch, optische Phänomene zu erhalten. Erste Injektion sehr schmerzhaft. Schweregefühl im Arm, Schmerzen beim Fingerbewegen. Gefühl einer Lähmung. Objektiv zur eigenen Überraschung frei beweglich. Psychisch nach der ersten $3/4$ Stunde keine Veränderung. Unterhielt mich lebhaft interessiert, vielleicht etwas gesprächiger als sonst.

Zweite Injektion weniger schmerzhaft. Auf Dr. M.s Zimmer. Zunehmendes angenehmes Fiebergefühl, verbunden mit innerer (körperlicher) Leere ohne Hunger. An getünchter, schmieriger, grauweißer Wand Bewegung der Striche in verschiedenen Tiefen gegeneinander, horizontal und vertikal. Zunächst schob sich ein Gitter wie eine schmiedeeiserne Tür von links nach rechts über das Bild. Zugleich Bewegung im Bild hinter diesem Gitterwerk. Beides vollzog sich unabhängig voneinander und wurde plastisch in zwei oder mehreren Tiefen gesehen. Die Striche konnten ausgedeutet werden, mit dem Ausdeuten wurde das Bild auch deutlicher. In der Mitte der Wand herrschte ein als Haus gedeuteter Fleck vor, kleine Flecken ergänzten das Ganze mühelos zu einem schloßartigen Gebäude, Fenster und Auffahrt, Rampe wurden gesehen. Ein davor sich schwungvoll hinziehender Strich war das Ufer eines Teiches, das sich sehr plastisch entlang zog. Das Schloß spiegelte sich im Wasser. Hinter dem Schloß, weit weg, ein Gebirgskamm, „Panorama-Abschluß". Darüber langsam von links nach rechts ziehende Wolken. Gelegentlich zog vor das ganze Bild wieder das Gitter, ging dann wieder zurück. Beim Nachlassen der ausdeutenden Mitarbeit hielt zunächst das ganze Bild an, dann tauchten andere wechselnde Bilder auf, gestalteten sich langsam. Zunächst hoben sich nur Linien immer stärker ab, bis irgendetwas entstand, ohne daß mir eine Mitarbeit bewußt war, bis irgendeine Ähnlichkeit mit etwas auffiel. Dann ziemlich rasch Herausheben der Kontur wie im Vexierbild ... Es war mir nun nicht mehr möglich, nur die Striche zu sehen, es war immer etwas da, zunächst immer wieder die erstgeschilderte Schloßteichlandschaft, bei Abkehr vom Ganzen auf Teile der Wandfläche entstanden dann die eben erwähnten Einzelheiten, die nichts mehr mit der Landschaft zu tun hatten. Gewolltes Vorstellen unabhängig von dem Linienmaterial mißlang. Was ich an Einzelheiten gesehen habe, war eigentümlich beziehungslos, mal altertümlicher Hausrat, Spinnrad, eine Kommode, einmal ein Kahn, der aber lange brauchte, bis er richtig wurde, einmal zwei Frauen in Renaissancekleidung mit weißer Haube, die sich bewegten, ziemlich klein. Beim Beachten einer Einzelheit verschwand der sonstige Bildhintergrund. Im ganzen ein angenehmer Zeitvertreib. Ich glaube, daß bei Alleinsein allmählich die Erlebnisse reichhaltiger geworden wären, und das Gefühl des Unabhängigseins der Ereignisse auf der Wand von mir aufgetreten wäre. Märchen hätten sich abspielen können, nichts Aufregendes, alles angenehm sauber, zeitlose Idylle in Permanenz. Anwesenheit Anderer stört. Eigentümlich irritierende, verdünnte Stimmung eines japanischen Holzschnittes. Überhaupt weltabgewandt. Dazu passend müdes Körpergefühl, innere Wärme, inhaltlose Gesättigtheit. Zittern, Frieren, Injektionsschmerz nur ganz peripher wahrgenommen und durch den Kontrast zum inneren „Höhensonnenkern" genießerisch erlebt. Zahnschmerzen hätten den Genuß sicher noch gesteigert. Schmerzwohllust. Überhaupt war Gefühlsstörung und Körpergefühl nicht mehr voneinander zu trennen. Mein leibliches Ich war während der ganzen Zeit als irgendwie unkörperliches Gefühl und doch somatisch gegeben, wobei eine Spannungs*empfindung* vor allem, die den ganzen Körper erfüllte, in merkwürdiger Weise zugleich Gefühlszuständlichkeit war. Dr. S. mit einem Glastrichter wirkte grotesk, kann nur mathematisch erfaßt werden: personifizierter Logarithmus, aber angenehm. Dr. M. menschlich immer gleich nahe.

Flimmern ist störend, Farbenintensität im Zimmer wird stark, Blumen auf
Tisch leuchten, irisierend. Ausgesprochenes ästhetisches Genießen, Form und
Farbe in ihrer Untrennbarkeit besonders eindrucksvoll. Tischdecke fällt als far-
benschön auf, Falten heben sich stark ab, wie Gebirgsrelief.

Dunkelzimmer: Geräuschüberempfindlich, „Knallen im Ohr", leider keine farbigen optischen Phänomene, aber wellenartige Helligkeitsempfindung, durch
Klopfen von Dr. M. steigert sich die Helligkeit. Wenn ich die Augen geschlossen
hatte, so wurde es immer heller um mich, es war ein zwingendes Sichaufhellen
vor mir, durchaus vom Erlebnischarakter des Sichabspielens im objektiven Sehraum, nicht etwa im Augenschwarz oder einer Art von subjektivem Vorstellungsraum. Die Helligkeit hatte ein gewisses Wogen an sich, sowie eine gewisse Tiefe,
wie wenn etwa dichte Nebel immer dünner werden und in Bewegung kommen,
oder wie wenn kurz vor Ausfahrt eines Tunnels das Tageslicht durch die Rauchwolken bricht. Diese Helligkeit, die Tiefe hatte, nicht etwa eine sich erhellende
Fläche darstellte, und die keine Grenzen hatte, wuchs immer mehr, und zwar so
zwingend, daß verschiedene Male trotz des Wissens um den Aufenthalt im dunklen
Zimmer und der geschlossenen Augen die Kritik angesichts der sinnlichen Lebhaftigkeit kapitulierte, und ich die Augen öffnete mit der selbstverständlichen
Erwartung, in einem hellen Raum zu sitzen. Dabei bestand der Helligkeitseindruck weiter fort. Ich drehte mich um, um nachzusehen woher die Lichtquelle
denn käme. Dabei war es aber sehr eigentümlich, daß es zwar hell war, aber daß
man nichts sah.

Sinnesphysiologische Untersuchungen sehr störend, möchte am liebsten weiter
dämmern. Sehr überraschend war die Wahrnehmung der bewegten glimmenden
Zigarette. Kein einheitlicher Strich oder Kreis wie sonst (im Dunkelzimmer), sondern lauter kleine Glühbälle. Am Ende der Bewegung sah ich noch die ganze Bewegung, gleichsam festgenagelt durch einzelne, in der Luft stehende Glühbälle,
die dann in komischer Hast plötzlich in den Zigarettenglühkopf hineinsprangen,
aber immer entlang der Bahn, die dieser beschrieben hatte. Sie erloschen nicht,
sondern gingen alle auf der Bewegungsbahn in den Endpunkt wie auf einem
Gummiband aufgerollt. Dies war so deutlich, daß ich die Glühbälle zählen konnte,
einmal zählte ich 16; zwischen den Glühbällen war keine Leuchtspur, es war dunkel dazwischen. Ich erinnere mich an folgende Bilder, die in der Luft stillstanden,
um dann in den Endpunkt hineinzufließen. Bei Abb. 3 fiel mir besonders auf, wie

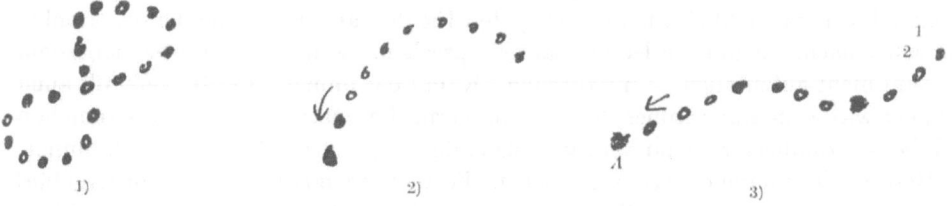

auch die Bälle 1 und 2 noch die ganze geknickte Linie durchliefen, bis sie in den
Schlußpunkt *A* fielen. Je langsamer das Glühballspiel war, je deutlicher. Je rascher
die Bewegungen, um so mehr Übergang der Kugeln in Striche, zugleich Verminderung des Abstandes dieser voneinander. Auf Augendruck ganz zart getönte
Muster mit einem verblichenen Braun als Grundfarbe. Nachbildversuch sehr lang-

weilig, beim Herunterklappen des Farbtafelhalter sah ich diesen gleichzeitig in verschiedenen Winkeln; ich schätze die Winkelabstände auf 10°, einmal acht verschieden geneigte Halter gezählt.

Am Försterschen Adaptometer sitzend, ging M. linksseitlich vorbei. Ich sah nur seinen Mantelzipfel, ohne darauf zu achten. Unwillkürlich ergänzte er sich zu der Gesamtgestalt von M., und ich hatte nun eine Art Vorstellung von einer ganzen Anzahl von Ms., die in einer gewundenen Linie sich von mir wegbewegten, der Vorderste war der Kleinste. Im einzelnen bin ich außerstande zu sagen, ob es sich hier um eine sehr starke Vorstellung oder schon um eine Sinnestäuschung gehandelt hat, erlebnismäßig war die Vervielfachung von M. als ein im realen Raum des Dunkelzimmers sich abspielender Vorgang hinausprojiziert.

Längeschätzen des Korridors geht gut. In der Schwarzweißtäfelung des Bodens drückt das Weiß das Schwarz zurück, so daß bei Blick auf Ende des Korridors fast nur noch Weiß gesehen wird. Bei Blick durch Korridorfenster auf den Hof fällt die sehr eigenartige Weise auf, in der ein alter schizophrener Endzustand nach öfteren halb Rechts, halb Linkswendungen über den Platz geht und dabei immer zu uns blickt. Sein Tun schien mir auffällig und zwecklos. Obwohl ich ihn als verschroben kenne, gewinne ich die sichere Überzeugung, daß er von Dr. M. hierzu bestellt war, es sollte eine Prüfung für mich sein, zugleich war der ganze Hof fremdartig in der Gesamtstimmung und etwas unheimlich. Ich war im Augenblick froh, daß M. und S. neben mir standen und zugleich geärgert über ihre Ableugnungsversuche. Dann Treppe hinaufgegangen, dabei begegnete uns Zimmermädchen am Fuß der Treppe. Im Treppensteigen plötzlich wie festgenagelte Momentaufnahme, die momentane Stellung von Dr. M., Dr. St. und mir im Raum aufgefallen. Dies wiederholte sich auf verschiedenen Treppenstufen. Oben angekommen schien keine Kontinuität der Zeit vorhanden gewesen zu sein, ganzer Vorgang aufgelöst in unzusammenhängende Einzelsituationen, die nachträglich wie beim Betrachten eines Filmstreifens aktiv daran arbeitend verbunden werden konnten, die aber sowohl im Erleben wie in der unmittelbaren Reproduktion des Geschehens danach durchaus den Charakter des Unabhängigen, Unverbundenen trugen. Ein seltsames Nebeneinander, nicht Hintereinander, sie haben keine Stelle in der Zeit, Zeit hat hier keinen Sinn.

Mittagessen gestört durch Anwesenheit der anderen. Ich konnte den Gedanken dieser nicht folgen, das Gesagte schien mir belanglos, jeder war isoliert trotz konventionellem Interesseheucheln, jeder saß auf seiner Insel und täuschte Verbundenheit vor, tatsächlich glaubte ich jeden für den anderen resonanzlos. Dachte darüber nach, warum die leeren Larven sprechen, bemühte mich aber trotzdem — um nicht aufzufallen — mitzureden. Kam aber immer zu spät, versank auch immer wieder in angenehmes, leeres Dämmern. Leer nur im Sinne des spärlichen Habens formulierter Gedanken, gefühlsmäßig dagegen erfüllt von hauchdünner, zitternder Stimmung des Grenzenlosen, in die auch irgendwie in mein Körpergefühl in nicht näher definierbarer Weise einging, des Gegenstandslosen, Realentrückten. Intensiv und angenehm empfundene Bewußtseinsleere.

Besonders deutlich in Erinnerung ist das Musikerlebnis, Klavierspiel füllte mich ganz aus. Die Töne füllten mich ganz aus, ich war zum erstenmal der Musik völlig hingegeben, fühlte die Schallwellen im Ohr, es füllte mich ganz aus, wie wenn ich auf Tönen fortgetragen wäre. Die Töne durchdrangen mich, irgendwie

ein konkretes, greifbares, körpernahes Musikempfinden, die Musikaufnahme ist
gleichsam vom Denken ins Gefühl, vom Kopf ins Ohr gerutscht. Ich hätte gern
lange zugehört, hatte aber so geringe Eigenanregbarkeit, daß ich es zu keiner
Wunschäußerung brachte. Nur verschwommene Erinnerungen an begleitende optische Empfindungen. Bemerkenswert scheint mir noch folgendes: Beim Anschlagen einzelner Töne Übergang dieser in halluzinierte Frauenstimmen. Ich schlug
eine Taste an, der Ton verhallte langsam und ging über in einen hellen fernen
Frauenchor, wie wenn etwa Nonnen in der Maiandacht singen. Trotzdem ich mir
bewußt war, daß es eine Sinnestäuschung sein mußte und sie zu verscheuchen
suchte, war es bei mehrmaligen Versuchen immer wieder dasselbe, der Gesang
hielt an, noch lange nachdem der Ton verhallte.

Allmähliches Nachlassen der besonderen gelösten Gefühlslage, wieder wirklich-
keitsnäher, Realität trat fordernd an mich heran. Dies etwa gegen 5 Uhr. War
aber noch recht arbeitsunlustig und etwas verträumt, zu keiner Arbeit willig.
Gegen 6 Uhr allmählich auftretende Unruhe, mehr körperlich wie psychisch zunächst empfunden, ohne ausgesprochene Grundstimmung. Ich hing so im Leeren.
Dieser Zustand wurde nun immer stärker, das Zimmer bedrückte mich, ich ging
auf die Straße, die Menschen und Häuser bedrückten mich, ich wollte allein und
doch nicht für mich sein. Schließlich ging ich ins Kino gegen 7 Uhr, ohne irgendetwas gegessen zu haben, da ich keinerlei Hungergefühl verspürte. Dort Eintritt
einer etwa 2 Stunden dauernden scheußlichen Depression, die mich wehrlos überfiel, den ganzen Körper ausfüllte, der ich gar keinen Widerstand entgegensetzen
konnte, in der wie bei einem schicksalshaften Naturereignis einfach alles zusammenbrach. Kein freundlicher Gedanke mehr, an den ich mich klammern konnte,
ich konnte überhaupt nicht mehr richtig denken, inhaltsleere, festgefrorene Verzweiflung, Grauen vor der Unentrinnbarkeit — entsprechend ganz zusammengekauert und bewegungslos dagesessen — Bilder auf der Leinwand ohne Sinn, weiß
heute buchstäblich nicht mehr, was gegeben wurde. Aber zwingender Wunsch,
nur ein Ende machen, egal wie. Dabei doch noch irgendwie froh, zwischen Leuten
eingekeilt zu sein, glaube aber, daß mir in diesem Augenblick der Einsturz des
Hauses Erlösung gewesen wäre. Erst ganz allmählich Lösung, dann Wiedergewinn
der Denkbeweglichkeit, Vorstellungen fließen reichlicher, Selbstaufmunterung
wird möglich. Depression schwindet. — Bis morgens um 3 Uhr schlaflos, danach
ganz ungewöhnlich plastische, farbige Träume, in denen aber auch nur Einzelbilder, kein szenisches Geschehen, auftauchen. Verschiedene Male aus dem Traum
hochgeschreckt, aufgewacht und dabei noch zunächst in dem von der Morgen-
dämmerung schon erhellten Zimmer die Traumgestalten sehr deutlich wahrgenommen, bis sie dann nach vielleicht 10 Sekunden zerflossen. Zusammenfassend
möchte ich betonen, daß die Depression so scheußlich war, daß ich zunächst keine
weiteren Meskalinversuche mehr unternehmen möchte.

4.

Arzt. Dos. 0,3.

Erste Injektion.

Um 9,15 Uhr stellt sich ein Gefühl von Übelkeit ein, das aber, wenn man sich
darauf konzentriert, nicht existiert. Der linke Arm ist wie gelähmt, ein Wärme-

gefühl geht über den ganzen Körper; die Bewegungen sind unsicher, ein heftiger
Speichelfluß setzt ein, unangenehmer fader Geschmack im Munde; beim Lesen
tritt heftiger Schmerz in den Augen auf.

9,22 Uhr. Die Nausea hat sich erheblich verstärkt. Angst vor Erbrechen,
Gefühl von Leere im Magen. Alle diese Erscheinungen vergehen, wenn man sie
beachtet. Etwas später gehen abwechselnd Kälte- und Wärmewellen den Rücken
hinunter. Bei jedem Atemzug erhebliches Kältegefühl in Mund und Rachen,
ähnlich wie nach dem Essen von Pfefferminz.

9,36 Uhr setzt deutlich Frieren in der Kreuzgegend ein; der Kopf erscheint
unbegrenzt, Sensationen im Schädel, nicht näher zu definieren. Die Schädel-
decke ist nicht vorhanden, der Kopf scheint vergrößert, schwankt hin und her,
ähnlich einem dicht gefüllten Federkissen; Spannungsgefühl in den Wangen, die
Haut liegt straffer über den Knochen.

11 Uhr. Die Nausea hat aufgehört. Bisher keine Veränderungen der Umwelt.

Zweite Injektion: 11 Uhr.

Kurz nach der Injektion erneut Übelkeit, Willenlosigkeit, Wurstigkeit, man
möchte sich schlaff hinlegen, träumen oder schlafen, jedenfalls an nichts denken,
sich mit nichts beschäftigen. Beim Lesen kann man sich noch etwas konzentrieren,
es fehlt aber jedes Interesse. Der Gang ist etwas unsicher, die Füße sind wie
dick, die linke Hand fühlt, wie wenn sie dick behandschuht wäre. Die Umwelt
ist nicht verändert.

Labor bei Augendruck im Dunkeln.

Bei Druck auf die Augen tritt zentral ein hell leuchtender Fleck auf. Von
einem Punkt in der Mitte gehen feine Linien aus, auf denen eigenartige Figürchen
erscheinen, die sehr regelmäßig angeordnet sind; alles leuchtet in grellen Farben,
der Hintergrund ist düster, violett, blau oder dunkelrot; in allen Farben des
dunkeln Ostwaldschen Halbkreises. Auf diesem Hintergrund sieht man plastisch kugelförmige, durchbrochene Kunstgegenstände, ähnlich den Heckelschen
Radiolarien, oder beim Nachlassen des Druckes, dunkler werdend und einem
großen handgeschmiedeten Leuchter gleichend. Die Teilfigürchen ändern sich je
nach Druck und Zeit. Beim Anhören einer Melodie werden die Farben entsprechend der Höhe der Töne heller. Nach Öffnen der Augen im hellen Raume
erscheint die Luft wie von einem dichten, durchsichtigen Dampf erfüllt. Die
Personen im Raum sind verzerrt, die Gesichter grotesk, die Nase eines Kollegen
schaut himmelwärts, die Adern treten dicht hervor, alle Kontraste sind sehr deutlich, der Boden, der bisher eine glatte Fläche darstellte, zeigt sich gerippt, man
sieht jeden Riß, jede Reibfläche, jedes Pünktchen. Die Wände sind nicht eben,
sondern zeigen sich gekörnt.

Labor bei offenen Augen im Dunkeln.

Der Raum ist vollkommen dunkel, keine Adaptation. Nach kurzer Zeit treten
ähnliche Figuren auf, wie bei Augendruck, nur ist der Hintergrund dunkler, die
Figuren gröber und viel größer. Der Hintergrund ist weit weg; wenn man das
Bewußtsein verlieren würde, Meskalin zu haben, würde man sich hoch oben in
einem Turm glauben, der wie ein aus Laubsägearbeit aufgebauter runder Käfig
aussieht mit einer Achse in der Mitte, die vom eigenen Leib ausgeht. Durch
die durchbrochenen Stellen leuchten Farben herein, je nachdem heller oder dunkler,

alles sehr farbenprächtig; dazwischen Feuerkugeln oder Lichtblitze. Öfter kommt das Ganze in Bewegung und dreht sich wie ein großer durchbrochener Schirm. Die ganze Figur, die man sieht (das Häuschen), wölbt sich über einem; die einzelnen Streifen der Figur wechseln abwechselnd ihre Farbe in rot, braun, oder werden von silbernen oder goldenen Borden eingefaßt. Fixiert man eine Stelle dieses Netzes, so entsteht ein hell erleuchtetes Rohr; die Figur ist wie eingeschlagen, die Linien der Figur züngeln von allen Seiten in dieses hellerleuchtete Loch hinein, fließen aber, solange man die betreffende Stelle fixiert, nicht zur Figur zusammen. Plötzlich tritt eine Störung ein, das Auge ist adaptiert; von der hellen Wand heben sich verschiedene Gegenstände ab; ein breiter viereckiger Gegenstand wird als der Hinterteil einer Kuh verkannt; man greift etwas bestürzt darnach, dabei zuerst ins Leere; die Gegenstände erscheinen erheblich größer und näher als sie in Wirklichkeit sind. Das Auge adaptiert sich weiter; vor dem störenden Gegenstand erscheint plötzlich ein feines goldglänzendes Netz, brokatartig, metallglänzend. Dabei einzelne Stücke, die allerverschiedensten Muster; man sieht jeden einzelnen Faden deutlich; oft sind 8—10 Fäden zu einem Band zusammengefaßt und diese Bänder zu Flächen verwoben. Blickt man näher hin, kommt die ganze Sache in Bewegung und es drehen sich die grellsten Stoffe immer metallglänzend von rechts nach links und von links nach rechts. Beim Betrachten der Hände erscheinen diese etwa fünfmal größer, dabei hat man ein Gefühl bis zum Mittelglied und auch dies sehr wechselnd. Die anderen Teile der Finger sind braun, verdorrt wie bei einer Mumie. Bewegt man die Hand, kann man sie begrenzen, sonst sind die Finger unbegrenzt. Allmählich sieht man von den Fingern ausgehend braune Streifen, die sich beim Bewegen der Hände bewegen wie angebrannte weiche Kordeln; dabei kann man die Hand mit den Kordeln bis dicht ans Gesicht heranbringen und wieder zurückbewegen und die Hand gleichsam in die Kordeln einstülpen. Um den Grad der Adaptation festzustellen, wird der Fuß vom Boden erhoben; er ist schwerer als gewöhnlich, scheint verkürzt. Ich glaube, einen Chinesenfuß zu haben, einen Pferdefuß, der nur bis in die Mitte des Schuhes reicht, oder dann befähigt zu sein, den Fuß bis in die Mitte des Schuhes plantar zu flektieren. Diese Empfindung ist Autosuggestion zugänglich, denn der andere Fuß, dem man die Beachtung nicht geschenkt hat, hat seine normale Länge, nur scheint auch er eine vergrößerte Beweglichkeit zu besitzen. Wie ich mir beim Anblick dieser Netzfiguren eine Apfelsine vorstellen soll, wird alles goldgelb, metallglänzend, die Apfelsine kann ich mir nicht vorstellen, dagegen erscheint rechts ein kleiner, etwa 1 m hoher goldgelber, aus weicher Masse aufgebauter Dom mit zwei Türmen auf grell violettem Hintergrund. Zeitweise hat man das Gefühl, hoch oben in einem Turm zu stehen und durch dunkelbegrenzte Lücken in ein violettes Weltall zu sehen. Oft wieder ist man oben in einem tiefen Schacht, gewissermaßen schwebend und schaut die glühend erleuchteten Wände hinunter.

Labor im hellen Raum.

Das Netz entdecke ich plötzlich auf dem Boden; die einzelnen Figuren sind symmetrisch eingeordnet, man glaubt, sie nachzeichnen zu können; kommt man aber in die Nähe mit den Augen, so werden die Umgrenzungen der Einzelfiguren unscharf und man sieht, daß es Striche, Vertiefungen am Boden sind, die zu einer vorgefaßten Figur zusammengestellt we rden; währenddem eben solche Striche

und Schatten, die dieser Figur nicht entsprechen, zurücktreten. Im Gang, der
mit quadratischen Platten bedeckt ist, legt sich das Netz von Figuren symmetrisch
über die einzelnen Platten, wobei jede Einzelfigur eine Platte ausfüllt. Allmählich verstärkt sich dieses Netz, es legt sich auch über die Wände, über die Decken,
über die Anzüge der Anwesenden. Auf dem karierten Tischtuch springen einige
Karos schwarz hervor.

Stimmung beim Mittagessen.

Der Körper erscheint straffer und kleiner; man kommt sich viele Jahre jünger
vor, wie ein ausgelassener Junge. Die Stimmung ist durchaus euphorisch, Lach-
krämpfe wechseln die Stelle mit ruckweisen Peinlichkeitswellen, in denen man
sich am liebsten entfernen wollte und sich heftige Vorwürfe macht, in Gesellschaft der Professoren sich jungenhaft benommen zu haben. Man beißt die Zähne
zusammen, gibt sich die größte Mühe, der Situation gerecht zu werden. Dann
folgen wieder Zeiten, wo einem die Situation nicht fremd vorkommt, ich bin,
wie es sein muß, aber der Professor benimmt sich so dumm, führt irgendeinen
Ulk auf; es ist ein großes Durcheinander; alle Anwesenden sind der Situation,
in der ich mich vollkommen regelrecht benehme, nicht gewachsen. Ich möchte
dem Professor um den Hals fallen, um ihn aus seinem geheuchelten Ernst heraus-
zureißen; es ist mir peinlich, daß die Umgebung durch ihr Benehmen mich
am „laisser aller“ hindert. — Kein großer Appetit; ausfahrende Bewegungen mit
den Armen; man kann eine Platte nicht richtig reichen und ist deshalb lieber
unhöflich; die Beine kommen allmählich in starken Tremor. Durch das ewige
Ankämpfen gegen die eigene Stimmung tritt Müdigkeit ein, die sich mit einem
Schlage verzieht, als die Tafel aufgehoben wird.

Urteilskraft, Kritik, Kombinationsfähigkeit, Interesse nicht gestört. Beim
Gehen hat man das Gefühl großer, dicker Füße und noch größerer Schuhe.
Überall sieht man das Netz vor sich.

Labor nachmittags.

Allein im Labor sehe ich zunächst das Netz ruhig, unbewegt, allmählich beginnt es sich zu bewegen, schwimmt am Boden, an der Decke, am Schrank vorbei,
dann ist es plötzlich nicht mehr direkt am Boden, sondern auf einer etwa 5 cm
dicken Schicht von dickem Dunst, der vollkommen transparent ist. Verschiedene Schichten des Netzes liegen kreuzweise übereinander in diesem Dunst drin.
Dieses Netz schwimmt in Stücken; meine Füße stehen auf zwei unbeteiligten
Ovalen; ein Stück schwimmt gegen mich, schwimmt an mir vorbei, so daß ich
allmählich in Bewegung komme und vorwärts fahre, wie durch Eisschollen mit
Netzzeichnung, die durcheinander treiben. Bald kommt von links, bald von rechts
ein Ruck und dann schwimmt ein Stück wieder in anderer Richtung davon.
Kommt man dem Boden mit den Augen näher, so wird die Dunstschicht dünner,
man sieht schwarze Stäubchen darin schwimmen, daneben Wattebäuschchen oder
Schleierchen, 1 cm groß, gegen den Strom. Beim näheren Zusehen zeigt es sich,
daß die Stäubchen Punkte am Boden sind; die fliegenden Schleier aber, die Scharen
von wandelnden Frauen anzugehören scheinen, sind 10 cm große, birnförmige
Schliffflächen am Boden. Der Dunst aber verdampft, je näher man kommt;
man sieht ihn am deutlichsten an hellen Stellen. Es liegt wieder der Boden vor
einem, auf ihm schaukelt das Netz wie der Schatten eines bewegten Leuchters,

dabei sind beide Lampen vollkommen ruhig und haben auch, wenn sie bewegt werden, keinen Einfluß auf diese Zeichnung.

Subjektives Gefühl von Schwanken.

Eine Kartonwand, die vor mir steht, schwankt regelmäßig mit der Atmung.

Plötzlich sind die Umrisse der Gegenstände von einem etwa 1 cm breiten, hellblauen, duftigen Schein umgeben, besonders auffällig an den Haaren eines Kollegen (ähnlich einem Heiligenschein). Die Gegenstände scheinen breiter zu sein; die Menschen sind plumper, vor allem dicker.

Labor im Dunkeln bei Augendruck.

Bei Augendruck erscheinen keine Figuren mehr, man sieht in eine etwa 1 m lange Lichtpyramide; die Spitze ist grell, weiß erleuchtet. Konzentriert man sich auf sie, hat man Blendungsgefühl. Nach unten zu gehen die Wände der Pyramide von den hellsten Farben gegen das Gesicht zu in die dunkeln Farben über, alle sehr grell, wie auf Glas gestrichen. Die Pyramide wandelt sich allmählich in einen Lichtkegel; die Wand ist nicht glatt, sondern besteht aus quadratzentimetergroßen Rechtecken, die wie gewölbte Fensterscheiben aussehen. Besonders auffallend sind die grellen, violetten und roten Farben, wie man sie sonst nie zu sehen bekommt. Bei einfachem Augenschluß sieht man wieder die verschiedensten Figuren; alle durchbrochen, durch die Lücken fällt Licht; plötzlich ziehen von links oben nach rechts unten etwa 3 mm dicke Wollfäden in allen Regenbogenfarben, wobei jeder einzelne Wollfaden alle Farben enthält. Dann wieder sieht man dachziegelartig übereinander gelegte Plättchen, die nicht dicht schließen so daß verschiedenfarbiges Licht durch die Lücken fällt. Bei rhythmischem Pfeifen erscheint eine Spirale in braun, ein breites Band, das sich mit wahnsinniger Geschwindigkeit um eine vertikale Achse dreht. Im Takt mit dem Pfeifen geht die Bandspirale wie eine Ziehharmonika auf und zu, wobei durch die Zwischenräume helles Licht hereinfällt.

Von jetzt an liegt das Netz nicht mehr ruhig, sondern es bewegt sich immer. Sonst nicht auffällige Zeichnungen, Unebenheiten des Bodens, z. B. Rißchen, Gummiabdrücke, verlegen sich in die Figuren, schwimmen weg und bleiben doch an ihrer Stelle.

An Stelle des Frierens ist eine angenehme Wärme getreten. Auf der Straße erscheinen alle Gesichter sehr spaßhaft; man ist zu Ulk aufgelegt; den Mädchen wirft man schelmische Blicke zu, doch in durchaus kindlicher, nicht erotischer Weise. Die Farben sind störend; alle glänzenden Fensterscheiben schimmern in irgendeiner Farbe; man sieht kein weiß mehr; man sieht alles wie durch ein leicht gefärbtes Glas. Die farbigen Damentoiletten erscheinen geschmacklos grell, wie wenn über die farbigen Stoffe eine grelle Farbe gestrichen wäre, wie lackiert.

Lesen: Beim Lesen fließt von links eine blaue Farbe über das Papier, die Worte schweben nach oben davon, bleiben aber doch an ihrer Stelle; von unten kommen dieselben Worte wieder heran und überdecken die alten Druckstellen, so daß man einen Augenblick ein vollkommen scharfes Bild hat; dann schwimmt die ganze Geschichte wieder davon; und zwar schwimmt das Wort davon, sobald man es angesehen hat. Das Lesen ist dabei ungestört. Schriftzüge kommen einem wie Spiegelschrift vor, oder von rechts nach links geschrieben; man muß aktiv aufmerksam sein, um diese Empfindung zu meistern. Die Räume sind perspektivisch verändert, die Wände laufen nach oben zusammen, ein langer Gang verschmälert sich stark. Nach 4 Uhr subjektives Schwanken.

Ich sitze gegenüber einem Gestell, das an der Wand hängt, und auf dem Gestell stehen verschiedene Flaschen, leere Gläser und Reagenzröhrchen. Das Gestell hat nicht seine normale Form; die Bretter sind geschweift wie aus Kautschuck, das ganze Gestell wird niederer und höher, neigt sich gegen mich und geht wieder an die Wand zurück. Diese Bewegungen werden auch von anderen Gegenständen im Gesichtsfeld mitgemacht. Die Flaschen benehmen sich wie aus Kautschuck, klappen wie Zylinder zusammen; wie Seifenblasen steigt aus jeder Flasche eine gleichgeformte und fliegt davon. Bei Augenschluß sieht man die Umrisse des Gestells dunkel einige Zeit weiter.

Das Taumeln nimmt zu, das Stehen ist unangenehm, doch möglich. Bei geschlossenen Augen sehe ich in einem weiten stahlblauen Raum ohne Begrenzung hin und wieder einen Funken; plötzlich schwebt mit großer Geschwindigkeit ein Drache auf mich zu, nicht körperlich, sich kaum von der Umgebung abhebend, wie in die Luft gemalt, gleichsam das Drahtgestell eines Tieres, wobei deutlich sichtbar nur Kopf und Schwanz sind, verbunden durch einen blauen Strich. Am deutlichsten ist das Gesicht, lang gestreckt, mit wilden Augen, langen Ohren, nur für Momente sich gleich bleibend, dann ist wieder ein anderes da, ohne daß man ein neues Tier vorbeifließen sehen würde. Wenn man sichs überlegt, ist das Tier eigentlich immer an derselben Stelle, rechts oben, aber man hat das Gefühl großer Geschwindigkeit und Bewegung in seinen Zügen. Es sind Lufttiere, Pinselstriche in der Luft. Hin und wieder sieht man einen Lichtschweif, der diesem Wesen aus den Augen springt, aus dem Mund oder aus dem Hintern, blendend leuchtend. Selbst hat man das Gefühl, irgendwo in diesem Raum herumzupendeln und muß sich immer wieder daran erinnern: Ich bin im Meskalinrausch. —

Auf dem Weg zur Bibliothek schwimmen alle Flecken an den Wänden oder auf der Treppe davon und werden von neuen Farbenflächen überdeckt, ähnlich den Worten beim Lesen. Die Stimmung ist erwartungsvolle Euphorie.

In der Bibliothek bei Dämmerung Blick willenlos ins Halbdunkel gerichtet. Plötzlich leuchtet es irgendwo in der Luft rot, blau oder gelb auf; es erscheint ein kleines Holzgesichtchen wie ein kleiner Apfel, oder noch kleiner gelbes Gesicht, grellblaue Knopfaugen, rote Lippen, rote Haare; plötzlich sind es drei, vier in einer Reihe, darüber ordnen sich wieder Reihen; die einzelnen Köpfchen ordnen sich in einen großen Kopf, und schließlich baut sich das Ganze zu einer flächenhaften Pyramide auf, in der Luft zwischen Türe und Bücher gestellt, grell leuchtend. Dabei ist das Ganze nicht bildhaft, sondern in steter Bewegung, die Reihen wechseln, die Köpfe wimmeln, verändern sich, rollende Knopfaugen, die Augen drehen sich um die Sehachse; von einem Auge zum anderen springt über den Nasenrücken wie ein Blitz ein greller Strahl; dann verschwindet das Ganze bis auf eine leuchtende Ecke, die dann auch weg ist. Irgendein Affekt wird nicht ausgelöst. Es erscheint undeutlich eine schiefgestellte Ackerfläche; plötzlich ein Männchen, etwa 30 cm hoch mit langem Bart, hoher spitzer Kopfbedeckung, stechenden Augen; die Männchen mehren sich; sie sind in den buntesten Farben gekleidet; man sieht sie wie aus der Vogelperspektive, doch ist der Blick schief auf sie gerichtet. Alle diese Männchen rennen geschäftig, furchtbar wichtig-

tuerisch herum, man sieht aber keinen Sinn, hat nur das Gefühl, daß sie etwas
furchtbar Wichtiges vorhaben. Am deutlichsten zu sehen sind stets die Gesichter,
besonders die Augen. Auch dieses Bild verschwindet. Man sieht ein schiefgestelltes Feld, bedeckt mit etwa 10 cm hohen Stäbchen, und plötzlich sitzt auf
jedem Stäbchen ein Gummischwamm: es ist eine Ausstellung; keine Bewegung
im Bild; kaum will man hinsehen, ist alles weg und neue Bilder erscheinen. Es
sind Tiere in rasender Bewegung, ein Rabe, eine schwarze Katze, die heranrennen
und hinter ihnen in fünf, sechs Exemplaren genau dasselbe Tier; kaum daß sie
einen Augenblick anhalten und man sie deutlich sieht, schachteln sich die hinteren
Tiere in das vordere hinein. Es sind Lufttierchen. Man hat das Gefühl einer in
die Luft gemalten Fläche, in die die nachfolgenden Tierchen hineingeschlüpft
sind. — Nun erscheint in einem Glaskasten ein kleines Tier aus leuchtenden Federn,
einem Kopf wie ein Hammel, deutlich sichtbar, die Hörner aus gedrehten
roten Federn, blaue Knopfaugen, schwarze Linie als Nase und Mund; dieser Kopf
auf einem Drahtgestell. Wandelt sich in eine Buttermaschine, ist plötzlich ein
Mühlrad, dann eine Schiffsschraube, rot und blau, grell belichtet, und schließlich
wird es zu einer kleinen, deutlich sichtbaren Elektrisiermaschine. — Verschwindet.
— Dann erscheint wie eine große aufgehängte Marionette ein buntes Schwein
oben in der Ecke des Zimmers, deutlich sichtbar, der lange Rüsselkopf, der abwechslungsweise kürzer wird, dann wieder vorstürzt und sich wieder zurückzieht.
Den Körper sieht man nicht, die Beine sieht man nicht, denkt sich aber das alles
hinzu. Hinter den Ohren des Schweines sitzt eine rotbehoste Holzfigur, deren
Zipfelmütze undeutlich in die Marionettenschnur übergeht. Beim Betrachten
dieser Figur erscheint von rechts überraschend und ziemlichen Schreck auslösend
ein fahles Mädchengesicht mit rotem Kopftuch, wie ein russisches Mädchen. Ich
sehe deutlich, plastisch das Gesicht, wobei der echte Teil des Unterkiefers recht-
eckig ausgeschnitten ist. Das rote Tuch sehe ich nur, soweit es das Gesicht ein-
rahmt, dann verschwimmt es undeutlich im Dunkel, ebenso geht der Hals undeutlich ins Dunkel über. Der Mädchenkopf ist zwischen dem Büchergestell und
meinem Platz. Will ich ihn näher ansehen, so entsteht eine ovale, graue Fläche
und — weg ist er. — Plötzlich steht wieder ein Männchen da, verändert sich fortwährend, schlägt sich mit den Händen in die Augen, hat bald einen Bart, bald
keinen, die Kopfbedeckung ändert sich; es macht furchtbar eckige Bewegungen,
richtige Gelenke sind nicht da, nun mehren sich die Männchen wieder, bis eine
ganze Reihe dasteht, alle in turnerischer Bewegung. Die Bewegungen wie Hampel-
männer, eckig und schlaff. Einer beginnt und alle machen ihm die Bewegungen
nach. Einer dreht sich den Schnurrbart, und gleich dreht sich die ganze Reihe
mit wahnsinniger Geschwindigkeit die Schnurrbärte. Ich gebe ihnen willkürlich
eine Kaffeemaschine in die Hand und alle drehen; dann machen sie wieder ihre
turnerischen Bewegungen und sind verschwunden. — Plötzlich sehe ich eine
Halde, eine Landstraße, kann nicht entscheiden, wieviel dabei Vorstellung ist,
erinnere mich aber, das könnte bei Arosa sein, da bin ich mit meiner Frau einmal
durchgegangen, Kinder haben Beeren gesucht, die Halde wird dunkler, es sitzt
ein kleiner Franzose in roten Hosen da, weitere folgen ihm, und schließlich ist
die ganze Halde von hampelmannartigen, französischen Soldaten bedeckt. Wenig
Bewegung. — Die Dämmerung ist stärker geworden, die Büchergestelle neigen
sich wie ein Gewölbe über mich; wenn ich unüberlegt nach oben blicke, bin ich

momentan erschrocken und beängstigt durch die dem Herabstürzen nahen Bücher.
Die Büchergestelle sind wie überlastete Kautschuckgestelle, verbogen und aus-
geschweift; die Bücherrücken ebenso; dabei stehen die Bücher nicht in Linien,
sondern oft in einem Kreis im Gestell. Oben an den Wänden erscheinen plastische,
blasse, teils bärtige, teils bartlose Gesichter. Sie beängstigen nicht, scheinen leb-
los, da beginnt einer über der Türe, wie ich den Kopf bewege, seinen Schädel
zu schütteln. Ich nicke, er nickt mit; er öffnet den Mund, streckt die Zunge heraus,
und nun geht eine fortdauernde Verwandlung in diesen Gesichtern vor sich. Ei-
mal wechselt die Form des Gesichtes, das Alter, das Geschlecht; aus einem Mann
mit spitzer Zuckerhutmütze wird ein dickes lächelndes Kindergesicht; Frauen-
gesichter sind auffallend selten. Beim Betrachten dieser Gesichter erscheinen
plötzlich von rechts über dem Büchergestell flächenhafte Menschengesichter, zum
erstenmal im Profil, grau in die Luft gemalt. Eines fällt auf die Leiste des Bücher-
gestells und löscht deren Begrenzung im Bereich des Gesichtes aus. Diese grauen
Gesichter sind nicht deutlich begrenzt. Oft haben zwei Gesichter zusammen drei
Augen. Andere wieder sind wie ein Blumenstrauß zusammengehalten. Sie lösen
einen gewissen Affekt aus, doch nicht allzulange. Sie ängstigen nur, wenn sie
plötzlich überraschend von rechts her erscheinen, während ich in voller Euphorie
mit den Holzfigürchen beschäftigt bin. Ich versuche, mir ein bestimmtes Haus
vorzustellen. Nach einiger Zeit erscheint ein anderes Haus, das die Türe auf der
mir zugekehrten Hausecke trägt. Kaum habe ich mir überlegt, es ist ein braunes
Holzhäuschen, etwa 1 m hoch, verwandeln sich die Wände rechts und links von
der dunklen Türfüllung zu zwei dunklen Beinen ohne Füße; das Ganze dreht
sich mit einem Sprung nach rechts, und ich sehe ins Nichts. — Bald erscheint
ein dunkelblaues, mit zwei Türmen versehenes Gebäude; heran kommt ein Reiter,
dann mehrere, ich überlege mir, sind es Japaner oder Franzosen? Erst sind es
Franzosen, energisch aussehend, schwerfällig reitend, dann plötzlich erscheinen
größere Reiter mit Quadratschädeln, rechteckigen Augen, Ohren, rechteckigem
Mund und rechteckiger Nase. Der Raum ist ganz dunkel geworden. Je länger
ich allein bin, um so mehr gebe ich mich diesem Theater hin, bin sehr zufrieden,
muß nur hin und wider mal, wenn ein ängstigendes Gesicht erscheint, mir in
Erinnerung rufen, du hast Meskalin; sonst aber nehmen die beweglichen Figuren
die ganze Aufmerksamkeit in Anspruch.

Auf ganz dunklem, violettem Hintergrund erscheint deutlich plastisch, greifbar, hellerleuchtet, der Abguß eines breiten, runden, halb menschlichen, halb
tierischen Gesichts; es ist wie aus Zuckerguß; die Augen, der Mund leuchtend
hell, wie wenn das Ganze durch eine elektrische Birne von innen erleuchtet wäre.
(Grober Vergleich Kürbislaternen, doch ist das Gesicht meiner Figur viel plastischer ausgearbeitet, schneeweiß und von der Unterlage deutlich abgehoben.)
Plötzlich schmilzt am rechten Augenlid ein Tropfen ab und fällt in die bulbus-
lose Öffnung. Das ganze Augenlid zerschmilzt wie Wachs; schließlich fällt auch
die Nasenwurzel ein, und ich sehe einen hell erleuchteten Spalt, der von einem
Augenwinkel zum anderen zieht und in mir die Erinnerung an den Einwurf einer
Sparbüchse hervorruft. Es erscheint eine neue Figur, Gebilde zwischen Menschen-
und Hundekopf. lange Nase, grellrote Nasenspitze, grellrote Lippen. An der
Nasenspitze fällt ein roter Tropfen ab, es fällt mehr Rot ab, die Nase zerschmilzt
innerlich; die Haut des Nasenrückens hängt herunter und schwingt plötzlich fettig

glänzend über das rechte Auge auf die Stirne. Daraufhin erscheinen ähnlich Figuren, Menschengesichter, denen die Nase abbröckelt, die Ohren abbröckeln usw. Diese Gesichter haben den Erlebniswert von Plastiken, heben sich, im Gegensatz zu den beängstigenden Menschenfiguren, haarscharf von der Unterlage ab, besonders nach oben. — Wie Dr. M. eintritt, fällt mir neben der Türe der Rahmen mit den vielen Photographien auf. Gleich darauf, jetzt im halb erleuchteten Raum, sehe ich im Bereich der obersten zwei Photographien und des darüberliegenden Papierstreifens einen plastischen, stark behaarten Menschenkopf erscheinen; er verändert sich fortwährend, einmal ein Kind, dann ein Schaf, dann ein Hammel. Ich versuche, mir meinen Vater vorzustellen; er erscheint nicht, das Bild blaßt einen Augenblick zu einem grauen Oval ab; erscheint wieder, und plötzlich ist N i e t z s c h e da, doch nur für einen Moment. Ich blicke an eine andere Stelle. Nach kurzer Zeit erscheinen fahle, traurig aussehende Menschengesichter, doch keines von dem Erlebniswert des russischen Mädchens. Ich blicke an die ursprüngliche Stelle zurück und erblicke, einen Augenblick erschrocken, an derselben Stelle immer noch den Kopf.

Unten im Untersuchungszimmer bei voller Beleuchtung sehe ich nach einiger Zeit, an die Wand gemalt, einen Mann, eine Frau, und dazwischen dasselbe runde Kindergesicht wie oben. Dann erscheint ein Kuhkopf, ein Schafskopf usw.

Es sei hervorgehoben, daß die meisten Bilder damit begannen, daß irgendwo in der Luft ein roter Streifen, ein Spalt in einem Karton, oder irgendeine Landesfahne erschien, an deren Stelle sich dann weiterhin die Holzfigürchen zeigten.

Die Farbenwirkungen bei geschlossenen Augen leuchteten im Moment des Öffnens besonders stark auf. Der Kopf im Rahmen leuchtete, als Dr. M. ein Streichholz anzündete, einen Augenblick deutlich plastisch auf und dann sah ich die Photographien.

Der Rauch der Zigarette steigt in irgendeiner Farbe auf. Blickt man auf eine elektrische Birne und nachher mit geschlossenen Augen weg, so hat man *längere Zeit* ihr Bild in rot im grünen Feld; dann plötzlich wird ihr Bild grün, das Feld rot; man öffnet die Augen und noch lange sieht man abwechselnd neben der richtigen Birne dieses Grünrotbild an der Decke herumfahren. Bei offenen Augen sieht man Farbenpaare, grün-rot, blau-gelb oder braun-rot auf- und abschweben wie Kugeln. Diese Farben können sich in die Form eines kleinen Kätzchens, eines Vogels oder eines zierlichen Damenschühchens gießen. Ein solcher Schuh schwebt etwa 5 Minuten über mir, er war violett; wenn er herunterkam, wurde die Sohle immer heller, schließlich weiß, dann stieg er wieder und wurde wieder violett.

Deutlich überempfindlich gegen Geräusche. Auf dem Heimweg klirrt das raschelnde Laub. Man hat Angst, den Gummi des Rades zu zerschneiden, es könnten Glasscherben sein. Die Menschen gehen furchtbar laut. In der Wirtschaft ist ein furchtbares Gabelgeklimper. Die Nickelfelgen des Rades leuchten in allen Regenbogenfarben; die Laterne wirft heute einen rötlichen Schein. Zu Hause im Bett fühlt man sich am Rande eines Abgrundes, doch keine Angst. An der Grenze zwischen Wachen und Schlafen erscheinen einige Menschenköpfe mit zerfließenden Augen, eckigen Gesichtszügen; scheinen lebend zu sein. Der Schlaf ist unruhig, viele szenische zum Teil beängstigende Träume. Am Morgen beschwerdeloses Erwachen. Im Laufe des nächsten Tages stellt sich mäßiges Kopfweh im Genick ein.

Nachtrag.

Ich sehe plötzlich in einem Zigarettenladen die buntesten Zigarettenschäch-
telchen, sie liegen schief auf den Tischen; plötzlich drehen sie sich in wildem
Wirrwarr um ihre eigene Achse, ruckweise, gleichsam als wollten sie sich von
allen Seiten zeigen.

In der Ecke erscheinen etwa 20 cm groß im Viereck aufgestellt, vier nackte
Damen, den Kopf weit zurückgebogen, auf den erhobenen Händen irgend etwas
Undeutliches, Graues tragend (porzellanartig).

5.

Arzt. Dos. 0,4.

10 Uhr vormittags erste Injektion; etwa $1/2$ Minute darauf starke ziehende
Schmerzen im Unterarm. Nach 5 Minuten alle Bewegungen der linken Hand erschwert und ungeschickt, keine Kraft, leichter Tremor der Hand; nach $1/2$ Stunde
zunehmende Übelkeit, immer stärker werdende Schmerzen im Arm. 11,15 Uhr
zweite Injektion, unmittelbar darauf starke Schmerzen von der neuen Injektions-
stelle ausgehend; zunehmende Müdigkeit, um 11,30 Uhr sehr müde starke Nausea.
11,50 Uhr nach dem Treppensteigen starkes Flimmern vor den Augen, starke
Übelkeit, Schmerzen und heißes Gefühl im Arm. 12,45 Uhr dritte Injektion.
Höhepunkt der Übelkeit, vorübergehender Brechreiz, starkes Müdigkeitsgefühl,
Glieder waren deutlich schwer, Frösteln. Nach etwa 5 Minuten ziemlich schnelles
Schwinden der Übelkeit, Andeutung von Euphorie, mehr aber Gleichgültigkeit.
Dann nahm allmählich mein Hungergefühl stark zu, trotzdem fehlte mir der
einigermaßen klar formulierte Wunsch, zum Essen zu gehen; ich glaube, aus eige-
ner Initiative hätte ich mich überhaupt nicht von einem Platz zum anderen be-
wegt. Daran war außer dem deutlichen Initiativmangel auch das ausgesprochene
Gefühl der Schwere in den Gliedern schuld, außerdem nahm bei Bewegungen die
Nausea zu, das Gehen fiel mir schwer, und ich hatte das Gefühl, unsicher zu gehen.
Auch die Bewegungen der Hände und Finger fühlte ich als unsichere. Dazu kam,
daß ich im linken Arm — dem injizierten — über keine große Kraft verfügte, daß
ich selbst bei angestrengtem Interesse und mit energischer Absicht damit keine
schnelle Bewegung und keinen festen Druck ausüben konnte. Die Apathie ging
dann ziemlich rasch in allgemeine Wurstigkeit über; in Augenblicken wurde ich
mir dieser Einstellung bewußt, machte aber ohne Notwendigkeit keine Anstrengung, sie zu korrigieren. Anders war das beim Essen, d. h. da strengte ich mich
immer wieder an, mich zusammenzunehmen, entglitt mir aber immer wieder, und
dieses Sichentgleiten wurde mir in unangenehmer Weise bewußt. Es resultierte
daraus eine Unsicherheit und Angst vor faux pas. Dazu kam, daß es mich immer
zum Lachen reizte, ohne daß ich wußte, warum ich lachen mußte. Es war nicht
so, daß mir irgend etwas oder ich selbst komisch vorkam, ich mußte einfach lachen,
spürte so etwas wie einen inneren Kitzel. Einige Male habe ich auch beobachtet,
daß es mir in den Lachmuskeln zuckte, daß ich meine Mine zu beherrschen versuchte, daß es mir aber nicht gelang; daraus resultierte dann ein unangenehmes
Gefühl. Nach dem Essen, als dann der Zwang des Milieus wegfiel, fühlte ich mich
dann ganz behaglich, und dies wohl deshalb, weil ich wußte, daß ich jetzt ruhig
einmal unmotiviert lachen oder eine dumme, deplacierte Bemerkung machen

konnte, ohne damit unangenehm aufzufallen. Ich erinnere mich auch, daß ich einige Male etwas Albernes sagte und dabei ausgesprochen Angenehmes empfand, dadurch, *daß* ich so reagieren durfte. Daß ich mich dann läppisch heiter benahm, kam mir von Minute zu Minute wieder zu Bewußtsein und nach einigen vergeblichen Versuchen, mich zu beherrschen, ließ ich mich dann gehen und das Selbstbeobachten ließ dann nach.

Die optischen Erscheinungen, die ich dann im Dunkelzimmer hatte, waren so unendlich großer Zahl, daß mir jetzt der Versuch, sie wiederzugeben eine Unmöglichkeit erscheint. Besonders im Anfang war es, abgesehen von dem Merkwürdigen der Erlebnisse, auch ein so rascher Wechsel der Gesichte, und sie zogen so schnell vorüber, daß mir nur wenige in Einzelheiten im Gedächtnis blieben. Das heißt, ganz zu Anfang war die Folge der Bilder noch keine so rasche, dafür war ich aber an ihren Anblick noch gar nicht gewöhnt. Ich weiß nicht, sah ich nicht rasch genug hin — ein gewisses Sehenlernen war, glaube ich, dabei — oder verschwanden die Bilder tatsächlich schneller als später, ich erinnere mich wenigstens von diesen ersten Erscheinungen nur, daß ich bunte Gebilde, Farbengemische, darunter teilweise einige auffallend leuchtende Farben, sah, keine genauen Muster, mehrfarbig verschlungene Streifen, hier und da auch schon Teppichmuster. Diese sah ich dann im nächsten Stadium und jetzt schon deutlicher, habe sie aber noch nicht, wie später, als Teppiche, also nicht etwa die einzelnen Härchen, nicht plastisch gesehen. Dazwischen machte ich dann Versuche mit Augendruck. Da sah ich ganz wunderbare Farbenkompositionen, teils ineinanderfließende farbige Streifen, teils ausgesprochene Tapetenmuster. Und zwar kamen alle Gebilde aus einem von mir nicht gesehenen Loch heraus, das an der rechten Grenze des Gesichtsfeldes lag. Wenn ich nach dieser Quelle sehen wollte — d. h. nach rechts blickte —, sah ich einen Augenblick gar nichts — auch nicht schwarz —, dann ging dieses Hervorquellen, Fließen, Flattern, auch Hervorschießen wieder los. Ich habe immer nur kurze Zeit auf die Augen drücken können, weil die entstehenden farbigen Gebilde jeweils bald derartig an Leuchtkraft zunahmen, daß es mich blendete, daß ich Schmerz empfand und dann den Druck verminderte. Dann sah ich Tapetenmuster in teils matten, teils leuchtenden Farben, Muster, die sich gegeneinander verschoben, ineinander verschwammen. Einmal, da sah ich schon beinahe richtig „Tapeten" — nicht Muster —, sah ich auf mattem schwarzem Grunde goldene Ornamente, worunter die französische Lilie vorherrschte, und ganz oben sah ich undeutlich ein goldenes verschnörkeltes Füllhorn, wenigstens eine Figur, die einigermaßen einem Füllhorn ähnelte, und daraus flossen nach unten zu die anderen farbigen Gebilde, flossen in leuchtendes Gold, Gelb und Braun deutlich *vor* der schwarzgoldenen Tapete herunter. Sie glitzerten teilweise lebhaft, sahen aus, wie wenn es aus Stanniol geschnittene Streifchen wären. Dann kamen von oben her — das „Füllhorn" sah ich nicht mehr — zahlreiche Muster, teilweise als bunte Stoffe erkennbare Gebilde, unter den Farben herrschte Giftgrün vor. Wenn ich z. B. nach Andrehen des Lichtes und erneuter Verdunkelung des Raumes wieder von neuem etwas sah, waren es Farbenklekse oder wieder großfigurige Tapetenmuster in giftgrüner Farbe mit Schwarz gemischt. Das Giftgrün trat dann bei den kommenden Erscheinungen nach und nach hinter anderen Farben zurück.

Später sah ich dann nicht mehr bloße Farbengemische und Tapetenmuster oder Figuren, sondern stofflich anschauliche Gegenstände, ich erinnere mich im

Augenblick an zahllose Teppiche, die ich sah. Sie waren in ganz wunderbaren
Farbenzusammenstellungen „angefertigt", die Farben waren teils sehr schön
leuchtend und eindrucksvoll, aber ganz und gar nicht von dem sonderbaren Charakter der übermäßigen Helligkeit wie bei den Augedruckversuchen. Ich erinnere
mich auch nicht, einen Teppich gesehen zu haben, bei dem irgendeine Farbe auffällig hervorstach, vielmehr wechselte der Helligkeitswert und die Leuchtkraft der
Farben in ihrer Gesamtheit von einem Teppich zum anderen. Ich sah zahllose
Teppiche, wie ich sie in Wirklichkeit gesehen habe, sah dabei ganz genau die Anordnung der Muster usw., sah die Fransen des Teppichs und andere Einzelheiten,
dann kamen aber wieder Teppiche in so herrlichen Farbentönen und von einem
ganz eigenartigen Glanz, wie ich sie mir jetzt nicht einmal vorstellen kann.

Dann sah ich ganz plastisch Hallen und Säulengänge, soweit ich mich jetzt
erinnere alles in orientalischem Stil, und zwar konnte ich mir dabei schon Einzelheiten betrachten; so fiel mir z. B. wiederholt auf, daß wo zwei Deckengewölbe
aneinanderstießen, sie durch eine ganz scharfe Kante getrennt waren, seitlich von
der das eine Gewölbe auffallend hell, das andere beschattet war, auffallend im
Vergleich zum anderen. Ich glaube, daß ich mir bei langsamer Blickwanderung
verschiedene Einzelheiten betrachten konnte, wenigstens weiß ich noch genau,
daß ich aufgefordert wurde, anzugeben, wie lang der eine Säulengang sei, daß ich
dann in dessen Tiefe schaute und die Länge abschätzte. Ich sah den seitlich offenen Gang von links aus, was auf der anderen offenen Seite war, weiß ich nicht
mehr, erinnere mich aber noch, daß auch da nur Säulen und keine geschlossene
Wand war. Ich schätzte meine Entfernung von mir am nächsten liegenden Punkt
des Ganges auf $1\frac{1}{2}$—2 m. Wie sich die gesehenen Räumlichkeiten, also z. B. dieser
Gang, dann veränderten, weiß ich nicht mehr, habe es auch wohl nie genau beobachten können. An eines erinnere ich mich noch: als ich nach dem Ende des
Ganges sah, wo er vorher rechtwinklig in einen anderen nach links umgebogen
war, sah ich auf einmal eine Wendeltreppe mit Fenster, durch das Licht fiel, wodurch diese Treppe im Hintergrund wesentlich heller war als der Gang. Ich suchte
dann dort nach Einzelheiten, z. B. sah ich, daß die Treppe mit dicken Teppichen
belegt war, daß auch an der Wand einige kleine Teppiche hingen, und als ich dann
in den Gang zurücksehen wollte, sah ich ihn nicht mehr, sah dafür dann plötzlich
einen geschlossenen Raum, d. h. Wände, Fußboden usw.

Ich sah dann alle Einzelheiten eines geschlossenen Raumes, meistens sah es
aus wie in einer Moschee oder in einem orientalischen Hause. Ich erinnere mich
an verschiedene Kuppelbauten; ich sah an den Wänden teils gemalt, teils auf
Teppichen orientalische Schriftzeichen, sah Ampeln, die aber nie brannten. Die
Beleuchtung in den Räumen war immer gedämpft, aber doch noch so hell, daß
ich Einzelheiten, z. B. die Farben und Muster der Teppiche erkennen konnte.
Eine Bewegung der Wände, ein Wackeln oder Schwanken sah ich nie, weiß auch
nicht wie sie verschwanden; wenn ich aber den Blick nach der Seite wandte, war
oft — nicht immer — die vorher gesehene Wand nicht mehr da, statt dessen eine
andere oder eine Nische oder ein anderer Kuppelraum, neben dem großen, der
sich über mir wölbte. Auf Aufforderung sah ich nach oben und sah, zeitweise in
beträchtlicher Höhe, die Kuppel über mir. Einmal beschrieb ich in deren höchsten
Punkt eine Ampel, die etwas hin- und herpendelte, um die herum war oben ein
Kranz von geschmacklosen Glasperlen — ich gab es auch an, daß diese direkt das

Bild störten, die Ampel brannte nicht, und ich konnte nicht sehen, woher das
Licht kam, das sie erleuchtete. Auf Aufforderung — ich hatte das sitzend nach
oben blickend gesehen — sah ich nun nach unten, wollte den Fußboden betrachten. Ich sah aber wieder den Kuppelbau, und zwar wieder den gleichen, nun unter
mir, hatte aber, obwohl ich darauf achtete, keineswegs das Gefühl unter mich zu
sehen, *sondern glaubte wie vorher in die Höhe zu blicken* und über mir das Gewölbe der Kuppel zu sehen.

Dann sah ich vor, neben und über mir ein etwa 2—3 m hohes Zimmer, ganz
mit Teppichen an den Wänden bekleidet und etwas links von mir ging die wag-
rechte Decke zu einem gewölbeartigen Raum nach links schräg in die Höhe. Alles
war greifbar und von leibhaftiger Qualität. Ich schätzte die Umbiegungsstelle auf
etwa 2—3 m vom Erdboden entfernt; hinten war dann eine Nische von dem
großen Raum aus zurückspringend. Dr. L. hielt seine glimmende Zigarette hin
und frug, wie weit er von der Decke entfernt sei; ich schätzte ab, er näherte sich
der niedrigen Decke und als die Zigarette etwa 15—20 cm von der teppichbekleideten Decke bzw. Wand entfernt war, sah ich um die glimmende Zigarette herum
die Teppichmuster viel heller und deutlicher. Als Dr. L. dann noch näher an die
Decke herankam, wich sie immer mehr nach oben aus, ich mußte, wie festgestellt
wurde, den Kopf erheben und die Augen höher richten, wodurch wohl das Bild
der Decke und der Wand nach oben rückten. Dieses Mitwandern war aber nicht
immer zu beobachten. Ich gab z. B. einmal an, links vor mir eine Säule zu sehen,
in deren oberstem Teile einige Gewölbe zusammenstießen, und als ich aufgefordert
wurde, die Säule zu beschreiben, sah ich in der Richtung hin und bekam sie mitten
ins Gesichtsfeld. Den halluzinierten Raum sah ich ganz deutlich, war mir über
die Entfernungen der einzelnen Punkte ganz im klaren, glaubte einige Dinge greifen zu können, trotzdem *fühlte* ich mich aber nicht etwa in einem orientalischen
Saale. Es gelang mir auch nicht, mir eine der anwesenden Personen in diesem
gesehenen Raum vorzustellen. Dagegen sah ich einmal im Hintergrund einen
lebensgroßen Mann, sah ihn halb von der Seite, sah, daß er klein war, einen weißen
Turban trug und einen Bart hatte. Er machte Bewegungen, ich konnte zunächst
nicht sagen, was er machte; dann glaubte ich zu sehen, daß er den Boden kehrte
— was den vorher beobachteten Bewegungen entsprach —, er drehte sich dann
auch etwas mir zu, so daß ich dann den Besen erkannte. Ich konnte auch die
Gesichtszüge des Mannes so deutlich sehen, daß ich ihn z. B. auf einer Photographie
wiedererkennen könnte. Der Mann stand in dem entferntesten Teil des Raumes,
von mir etwa 8—10 m entfernt.

Einmal sah ich oben in der Empore einer Kirche eine große schwarze Orgel
mit helleren metallenen Pfeifen; diese wurden nach oben zu immer kleiner; zuerst
sah ich die Orgel stabil, dann lösten sich aus den obersten Pfeifen immer mehr
kleine und kleinere Pfeifen, die nach oben zogen, denen immer neue Pfeifen folgten; die Bewegung war ziemlich langsam, ich konnte das Steigen der Pfeifen deutlich verfolgen. In der Höhe verschwanden die davonschwebenden Pfeifen, ich
sah dann wieder nach unten, wo weiter keine Pfeifen aufstiegen. Die Orgel erblickte ich in ziemlich großer Entfernung, vielleicht 12—15 m von mir entfernt.

Dann sah ich eine spitzwinklig umbiegende Straßenecke; die Häuser sah ich
sehr klein, unwirklich plastisch, etwa wie ein Spielzeug. Ich befand mich nicht
etwa auf der Straße, sah alles etwas von oben; die Häuser rutschten von beiden

Seiten über die dazwischenliegende Straße gegeneinander, und zwar etwa so wie
herabgelassene Rolläden. Das ganze Haus sank nach dem Boden zu, dann über
die Straße dem anderen ihm entgegenfließenden Haus zu. Ich folgte den sinkenden
Häusern bis zur Mitte der Straße, wo sie ineinander verschmolzen, dann sah ich
immer wieder nach oben und verfolgte das Spiel von neuem.

Am auffälligsten war für mich der plastisch ohne jede räumliche Verzeichnung
deutlich sichtbare, geschlossene orientalische Raum. In der Art ihn zu sehen fand
ich keinen Unterschied gegenüber dem Betrachten einer wirklich vorhandenen
Umgebung. Trotzdem verlor ich nicht einen Augenblick die Orientierung; einen
Fremdheitscharakter wiederum hatten die gesehenen Gebilde nicht. Ich wußte,
daß ich im Keller war und daß ich den halluzinierten Raum statt der wirklichen
Umgebung sah. Es schien mir allerdings möglich, daß man in diesem Stadium
der Meskalinwirkung sich gewissermaßen in die halluzinierte Umgebung hinein-
leben kann, daß man bei entsprechender Absicht sich aus der Betrachtung der
teppichbekleideten Wände, der gedämpften Beleuchtung der Räume usw. ein Gefühl der Behaglichkeit suggerieren könne, das steigerungsfähig wäre, bis man
schließlich die wirkliche Umgebung vergessen und sich in dem halluzinierten
Raum glauben würde. Ich machte in dieser Richtung keine Versuche, war mir
vielmehr stets bewußt, daß es sich um Halluzinationen handelte, deren Existenz
mir ein merkwürdiges, wunderliches Gefühl produzierte. Ich versuchte wiederholt
durch ganz ruhige Überlegung, daß es doch um mich dunkel sei, und ich gar nichts
sehen könne, die Gesichte zu zerstören, es gelang mir nicht. Ebensowenig brachte
ich es fertig, mir in dem orientalischen Raum eine der Personen meiner Umgebung
vorzustellen oder sonst willkürlich irgendeinen in die Umgebung passenden Gegenstand, z. B. einen Schemel, zu sehen. An zwei gesehene Räume kann ich mich erinnern, die sich über mir wölbten, in denen ich mir in Ruhe Einzelheiten betrachten konnte. Sonst war es meistens so, daß ich gerade vor mir — oder wenn ich lag
über mir — liegende Gegenstände genauer betrachten konnte, wenn ich aber dann
seitlich liegende Objekte, z. B. eine Säule zu meiner Linken betrachten wollte,
verschwand sie ziemlich schnell; daß die vorher betrachteten Gegenstände bei der
Blickänderung mitwanderten, beobachtete ich nur in ganz vereinzelten Fällen.
Zu dem vorher erwähnten willkürlichen Betrachten von Einzelheiten fällt mir ein,
daß ich berichtete, ich sähe vor mir eine schlanke Säule, in deren oberem Ende vier
Kuppelgewölbe aneinanderstießen. Ich hatte die Säule und die Gewölbe deutlich
gesehen, wußte z. B., daß die Säule kein Kapitäl trug, daß jedes Gewölbe aus vier
spitzbögigen konkaven Flächen bestand, die in scharfen Kanten aneinanderstießen usw.; ich wurde aufgefordert, zu beschreiben, wie die Säule oben aus-
sähe, blickte dann scharf nach ihrem oberen Ende, da verschwand die Säule
nach oben in die Gewölbe hinein, die ich dann genau so sah wie vorher, nur daß sie
von keiner Säule getragen wurden.

Erhellung des Kellers störte die Halluzinationen immer, und wenn ich mich
an die Dunkelheit adaptiert hatte, brachte das Bemerken des Tageslichts, das
durch einen Spalt fiel, die Halluzinationen schnell zum Schwinden. In diesem
Zustand der Adaptation erlebte ich dann einige Illusionen, bzw. trat zu wirklich
Geschehenem irgend etwas hinzu oder die reellen Sinneseindrücke wurden durch
die hinzukommenden überdeckt oder verdrängt. So sah ich nach dem schwarzen
Schirm, der den Raum gegen Tageslicht abdecken soll. An einigen Stellen ist er

etwas lichtdurchlässig, so daß er da leicht grau erscheint; von diesen helleren
Stellen hoben sich einige querverlaufende Holzleisten dunkel ab. (So beobachteten
es auch die übrigen Anwesenden.) Ich konnte diesen Eindruck jeweils nur einige
Sekunden wahrnehmen, dann trat sofort eine Art von Flimmern auf, und ich sah
auf dem Schwarz oder helleren Grau lauter schnell bewegliche Figuren bzw. helle
Linien von der Helligkeit eines schwachen Kreidestrichs. An 10—20 Stellen sah ich
kreisförmig um einen Punkt angeordnete gleichgroße Ellipsen, deren einer Scheitel in
dem Punkt lag. Unter dauerndem Flimmern vergrößerten sich diese Ellipsen alle
gleichmäßig, dann sanken sie wieder ineinander, vollkommen symmetrisch, so wie
sich etwa im Kaleidoskop eine Sternfigur immer mehr verkleinert und dann wieder
an Größe zunimmt. An anderen Stellen sah ich statt der Ellipsen Kreissektoren
oder Segmente in gleicher konzentrischer Anordnung um einen Punkt, ebenfalls
immer flimmernd und schnell an Größe zu- oder abnehmend. Dieses Phänomen
trat nach wiederholter Unterbrechung durch Wegwenden des Blickes oder Erhellung des Raumes sofort nach Erneuerung der ersten Versuchsbedingungen wieder auf. Noch eines beobachtete ich dabei: wenn ich versuchte, die dunklen Quer-
leisten zu fixieren, behielt ich diesen Eindruck immer nur wenige Sekunden lang.
Dann entfernte sich das Bild der Leiste in wellenartigem Schwingen nach oben
und von mir weg. Fixierte ich dann wieder die Leiste, begann das Spiel von neuem;
von ausdauerndem Fixieren derselben Stelle wurde ich erstens durch das Ent-
schweben des Bildes und dann auch durch die umliegenden flimmernden Ellipsen-
gebilde abgelenkt.

6.

Stud. med.   Dos. 0,35.

Nach der ersten Injektion vormittags kurz vor 10 Uhr fühlte ich keine besonders auffallenden Folgen. Anders nach der zweiten Injektion kurz nach 11 Uhr.
Ich kam allmählich in eine heitere, vergnügte Stimmung, in der ich über alles
mögliche und unmögliche lachen konnte — etwa genau so, wie wenn ich ein Viertel
Wein zu mir genommen hätte. So mußte ich mich auch, um gerade zu gehen,
wirklich zusammennehmen. Lektüre, die hingelegt war, konnte ich nicht vertragen; nach zwei Sätzen fehlte die nötige Konzentration, um den dritten Satz
im Zusammenhang mit dem vorhergehenden zu verstehen. Also eine richtige
Rauschstimmung: So amüsierte ich mich über die nette Uhr mit dem roten,
flammenden Herz besonders deswegen, weil auf ihr „anno 1720" stand und es
doch 1922 ist. So allmählich um 12 Uhr herum fing es an, vor meinen Augen zu
flimmern, ich sah wie die Wand wellenförmig hin- und herwogte. Jede Bewegung
im Sonnenschein — sei es, daß ein Vogel draußen vorbeiflog, sei es, daß ich meinen
Fuß bewegte — pflanzte sich sofort im Zimmer fort. Kurz vor dem Essen hatte
ich zum erstenmal die schönen Farbenbilder auf Augendruck, und zwar kleine
Kuppeln in dunkelrot, dunkelviolett und dunkelgrün. Das Licht kam von rechts
und von links — also von der Schläfenseite des Auges — und schloß sich bogenförmig in einer kuppelförmigen Lichtquelle zusammen, dabei sah ich im Scheitel
der Kuppel eine schwarze Zeichnung. Dieses Muster (in schwarzer Farbe) änderte
seinen Farbenton nicht. Eigenartigerweise fiel mir auf, daß sich auf den Druck
der Finger des Versuchstellers viel eher Farbe und Form änderte, mir kam es vor,

als ob eine hypnotische Kraft von ihnen ausging — das war mir nicht angenehm.
Nun das berühmte Gastmahl! Ich mußte mich andauernd zusammennehmen, um
nicht laut herauszulachen und hatte so fast keine Energie mehr zur Verfügung, um
auf die Gespräche und die Eßtechnik zu achten. Ich glaube fest und sicher — und
wenn es auch ein Armutszeugnis ist, ich will es ehrlich sagen —, ich hätte mich
bestimmt vorbeibenommen, wenn nicht Sch. mir zum Vorbild gedient hätte. Die
Gespräche, die geführt wurden, kamen mir recht alltäglich vor (Skisport, Thema
„Schwestern" usw.), und ich war während des ganzen Essens erstaunt über L.,
ich dachte immer, er würde tiefere Gespräche führen können. Ich fühlte mich
eben mit Gedanken nicht mehr so ganz auf der Erde, ich konnte auch meistens
nur schwer den Gesprächen folgen, ich war in einer gehobenen Stimmung, die viel
schöner als Weinlaune oder Rausch überhaupt ist. Das Essen dauerte meiner Meinung nach endlos lange, und ich war froh, als wir den Weg in den Keller antraten.
Ich setzte mich auf den Stuhl, schaute nach der Ecke, und plötzlich stand vor
mir ein hoher Bau, vielmehr ich stand in ihm — ich weiß bestimmt, daß ich einen
ähnlichen schon gesehen habe in irgendeiner Weltgeschichte. Ich habe zu Hause
danach gesucht und leider nicht gefunden. Der Bau war eine Ruine — im Prinzip
ähnlich gebaut wie das Kollosseum in Rom, d. h. es stand eine Säulenreihe auf
der anderen, nur nicht so regelmäßig wie beim Kollosseum, und es war so, daß
über dem Scheitel eines Rundbogens im nächsten Stockwerk eine Säule stand.
Die Bogen sind höher gewesen, das Muster war kleiner und schwarzweiß, wie
im Gang des Kellers der psychiatrischen Klinik. Es waren ungefähr vier
Stockwerke übereinander. Durch die Fenster sah ich den Himmel einfarbig
und dunkelrot in dunkelviolett und dunkelgrün wechseln. Es war ein farben-
prächtiges Bild. Halt, bevor ich dieses sah, stand ich erst in einem Tunnel,
ganz lang und weit, dessen Wände in den drei Farben — immer nur in
diesen drei Farben wechselten. Dann glaubte ich, ich stände in einem großen
gedeckten Kuppelbau, ich sagte dann, entsprechend der Peterskirche in Rom,
heute muß ich sagen, daß der Bau viel einfacher ausgestattet war, oder vielmehr
auf kleine Einzelheiten, wie Pfeilvorsprünge, Säulenverzierungen usw. paßte ich
nicht auf; so geht es mir auch stets, wenn ich in eine Kirche oder einen weiten
Raum gehe, ich achte immer mehr auf den Gesamteindruck als auf Einzelheiten.
Da fällt mir gerade ein — ich will es nicht vergessen —, während all der Bilder
die ich sah, durchwehte mich ein angenehmes Gefühl und freudige Stimmung, als
dürfte ich etwas, was ich schon einmal gesehen hatte, in schönerer Form und
Farbe, eben wie es in Wirklichkeit aussehen mag, schauen. Nun wurde Musik
auf der Harmonika gemacht, über den Eindruck berichtete ich schon; wenn der
Ton stark wurde, so kam helles, weißes Licht von den Schläfenseiten her und vereinigte sich zu einem Licht strahlend wie eine Bogenlampe; wurde aufgehört, so
verschwand es langsam schwebend und sich teilend in mehrere und darum nicht
so helle Lichter wieder nach den Schläfenseiten. Wurde ein Signalrhythmus
angewendet, so machten die Lichtchen den Rhythmus durch hin- und herschweben
mit, beim Triller mischten sich die sternförmigen Lichtchen durcheinander. Nun
setzte ich mich dem Fenster gegenüber, als ich plötzlich wieder in dem Tunnel
stand, wie ich überhaupt kein Gewölbe sah, das höher als lang war. Ich saß kurze
Zeit, als ich auf einmal eine Landschaft sah — aber undeutlich, ich definierte sie
nicht. Ich wurde gefragt, was für eine Stadt oder was es sonst wäre, als ich Heidel-

berg im Schema erkannte. Auch hier ist es eigenartig, daß ich Heidelberg mit dem Schloß vom Philosophenweg aus sah, und zwar was es meines Wissens dort in der Gegend gar nicht gibt — aus einem Steintor oder -bogen, wie sie sich oben am Schloß beim Aufstieg vom Burgweg her befinden. Ich schaute es mir weiter an und fand, daß plötzlich zuviel Wasser da war, als ich schon das Bild von Neapel erkannte, das ich am Morgen beim Nachbildversuch gesehen hatte. Auch hier sehe ich das Bild nicht so, wie ich es in Wirklichkeit gesehen hatte — ich meine am Vormittag — sondern es kam mir so vor, als sei mehr Wasser da und die kleine Landzunge fehlte. Ich sehe das Bild von Neapel vor mir, als stände ich mehr unten am Meer. Nun gingen wir in das Versuchszimmer, das Bild Neapel wurde mir gezeigt, ich sah es in Farben, sah, wie es in der Stadt wimmelte, wie das Meer wogte, wie der Vesuv rauchte, kurzum, es war ein lebendes Bild vor mir, so plastisch und naturgetreu, daß ich meinen mußte, ich wäre in Wirklichkeit am Strande von Neapel. Ich war ganz begeistert von der Schönheit und glaubte auch einmal, der Vesuv müßte auftauchen. Ich weiß gar nicht, wie ich das alles sehen konnte, ich verstand es nicht, ich saß doch im Keller, und dennoch stand es wie die Wirklichkeit vor mir. Man muß es an meiner Art zu sprechen gemerkt haben, wie trunken ich war zu schauen, und wie es mich durchglühte. Sobald ich aber einen Augenblick — ja, ich weiß nicht, es klingt ja dumm —, meinen Willen einsetzte, dann war alles wie sonst, ich mußte mich gehenlassen, dann sah ich etwas. Daß mir das Bild mit der Burg gezeigt wurde, daß es genau begrenzt war, indem die Konturen und Linien stärker betont waren, das verstand ich ebensowenig, wie die Aufforderung vorher, mir Herrn X. vorzustellen; das konnte ich nicht, es paßte nicht in die schöne hohe, farbenprächtige, quasi unbegrenzte Stimmung. Nichts Alltägliches und Enges konnte mich jetzt reizen. Nun wurde das Licht ausgedreht, und plötzlich fühlte ich mich in einem Turm, ich will lieber sagen einem Tor mit Turm, wie sie in dem Mittelalter üblich waren, es war dunkel darin. Da kam auf einmal Rothenburg ob der Tauber vor meine Augen, ich sah es in der herrlichsten Sonnenbeleuchtung, wie ich damals im Herbst mit Herrn N. nach dem Tal herunterfuhr. Ich sollte nun an Dinkelsbühl denken, ich kenne es nicht, dann an den Karlsruher Marktplatz, aber auch der paßte nicht; plötzlich, als der Name Schloß fiel, da stand ich am Theater und schaute beim schönsten Sonnenschein auf das Karlsruher Schloß mit seinem klotzigen Turm, eigenartigerweise vermißte ich die Bäume, die zwischen Theater und Schloß stehen, sie waren eben nicht da. Bei dem hellen Viereck sehe ich den Schloßaltan vom Heidelberger Schloß, wenn man vom Burgweg her auf der Treppe den Altan besteigt, eigentümlich war es zu sehen, daß die Gestalten, die am Friedrichsbau in Stein gehauen dastehen, sich bewegten. Nun gingen wir wieder aus dem Keller, und es kam mir vor, als hätte ich 5—6 Stunden dort zugebracht; wir setzten uns nun auf das Zimmer, mir kam alles so fremd, so menschlich, so erdenmäßig vor. Das Buch habe ich ja leider verschmiert, statt schön angemalt, aber ich sah die Konturen andauernd in anderen Farben und zwar rot, gelb, grün (im Gegensatz zum Keller: dort dunkelrot, dunkelviolett, dunkelgrün). Ich ärgerte mich beim Anschmieren darüber, daß man sich unterhielt, das störte mich im Schauen, zu eigenartig! Nun ging B. weg, nachdem er mir noch einmal durch Augendruck Farbenbilder entstehen ließ; in diesem Augenblick hatte ich den Eindruck, als ob er mich hypnotisiert hätte, daß mindestens eine Kraft — wie soll ich mich ausdrücken? — von ihm auf mich überging, die

diese Farbenbilder — es waren farbige Kuppeln — hervorrief. Dann machte B.
einen Krankenbesuch, inzwischen begleitete mich S. zuerst auf die Toilette, der
Schritt war immer noch schwankend, und so ein Gefühl in mir, als gehörte ich
eigentlich nicht auf diese Welt, als wäre ich mehr als das, was hier unten sein
kümmerliches Dasein fristet. Auf der Toilette angekommen, bemerkte ich das
Becken, als ich plötzlich glaubte, ich wäre Petrus, und die Erde würde durch
meine geistige Sprengerei mit Schnee versorgt — eine Vorstellung, die ich als Kind
einmal hatte, es sollte der Grund für das Zustandekommen von Regen sein. Eigenartig war es, daß ich einen Augenblick stutzte, ob ich wirklich noch ich wäre, mich
wiederfand und in B.s Zimmer zurückging. Hier fühlte ich nun noch immer so
ein Befremden über meine Umgebung, vieles kam mir so menschlich vor, und ich
fand erst einige Ruhe, als ich mich in das Kissen mit den großen roten und den
kleinen weißen Blumen vertiefte. Sie alle kamen mir wie lange Gänge, die nach
unten sich weit hinzogen, ganz, ganz unten, am äußersten Ende war der Mittelpunkt zu sehen, und da meinte ich auf einmal, ich wäre Gott, der auf seine Welten
hinunterschaute, die Sehnsucht der da unten zu verstehen, die wollten, daß ich
Ordnung schaffe, ich konnte aber nur sagen: Mir gefällt dieses Regellose, ich
schaffe keine Ordnung. Dann dachte ich plötzlich daran, daß auf einer der Welten
da unten Walter K. sei, überhaupt die Menschen, die ich gewöhnlich um mich
sehe, und ich fühlte mich schließlich ganz allein, aber es war schön und befriedigend, und ich konnte nur schauen und schauen. Aber auch das ging wieder vorüber, ich setzte mich, nachdem ich im Zimmer hin- und hergelaufen war, wieder
hin und wollte an meine Straßburger Freundin denken, ich wollte sie gern einmal
sehen, so, wie sie auf den Photographien ist, die sie mir zu Weihnachten geschickt
hatte. Kaum dachte ich an sie, als ich plötzlich vor einer dunklen Treppe stand,
einer alten, steinernen, breiten; drei Stufen von mir stand Aschenbrödel und zwei
Stufen höher lag der eine Tanzschuh, sie stand auf der rechten Seite, ich unten
links, sie trug einen Leuchter im Arm, der nicht sehr hell machte, nur ihr goldenes
Haar blinkte stark; am Gesicht konnte ich keine genauen Züge feststellen, ich sah
es auch nur einen Augenblick, weil ich S. gleich sagte, ich sähe das Aschenbrödel,
als es auch schon wieder verschwand. Nun kam B. wieder, und wir gingen noch
einmal in den Keller, wo ich nach der Nachbildsprüfung — im Liegestuhl
liegend — mich wieder schweben fühlte, aber im Gegensatz zum ersten Keller-
besuch war das Schweben und die Bilder, die ich hatte nicht mehr intensiv
wie die zuerst erlebten Ereignisse. Wir gingen ja dann gleich nach Hause, und
ich hatte auch noch auf der Straße immer das betrübende Gefühl, du hast
doch heute schon so Schönes erlebt und warst in Stimmungen, die der Durch-
schnittsmensch nicht hat, was hast du hier unten bei den Menschen? Also richtig
das Gefühl, daß man besser wäre, als das, was an einem auf der Straße vorbei-
läuft! In dieser Stimmung kam ich nach Hause und hatte immer wieder den
Drang — auch noch den nächsten Tag —, noch einmal in den dunklen Keller der
psychiatrischen Klinik im Wunder- und Traumland zu leben. Ich könnte mir gut
vorstellen, daß es Meskalinisten gäbe, wenn das Gift bekannter wäre!

   NB. Nach der Musik im Sitzen schwebte ich plötzlich über der Erde hin, und
ich sehe nur ab und zu unter mir ein helles Aufleuchten, ich kam mir vor, wie
ein Engel, obschon ich keine Bewegungen machte und mit dem Bauch nach unten
in der Luft glitt. Es war wunderschön.

Ebensowenig wie den Karlsruher Marktplatz konnte ich mir den Heidelberger Bismarcksplatz vorstellen, nur Plätze, Straßen und Gebäude, an die ich eine Erinnerung habe, oder — soll ich sagen — an denen ich weihevolle Augenblicke erlebt habe, nur solche für mein Leben historische Momente konnte ich in solcher gehobener Stimmung vor meine Augen treten lassen.

7.

Dr. phil. (Kriegsblinder). Dos. 0,4.

Die nachstehenden Aufzeichnungen sind unmittelbar nach Rückkehr aus der psychiatrischen Klinik 5,20 Uhr nachmittags niedergeschrieben, ohne durch Alltagsablenkungen beeinflußt zu sein, und bedürfen einer gewissen Energie und anstrengender Gedankenkonzentration und einer noch nicht vollkommen hergestellten Auffassungsfähigkeit; auch die Hände funktionieren bei Handhabung der Schreibmaschine noch nicht mit der gewohnten Behendigkeit. Längere Pausen, die sonst beim Schreiben nie notwendig werden, sind wohl als Folge einer gewissen „Benommenheit" hin und wieder Bedürfnis. — Die unterwegs verspürte Frische und Wohlbehaglichkeit ist wohl unter Einfluß der Zentralheizungszimmerluftatmosphäre einer gewissen Gedankenträgheit und Müdigkeit gewichen. — Unter dieser Einstellung müssen auch die nachstehenden Selbstaufzeichnungen bewertet werden.

Großes Durstgefühl läßt mich immer wieder zum Selterwasserglas greifen; nur langsames Erinnerungsvermögen; das sonst gut ausgebildete Orientierungsvermögen noch gehemmt und gestört. Keine Kopfschmerzen, aber das Gefühl einer gewissen Benommenheit; verstopfte Ohren. Die Gedanken lassen sich noch schwer ordnen und trotz energischen Wollens noch keine klare Erinnerungsmöglichkeit. Pelziges Gefühl in Ober- und Unterlippe; auf Fragen meiner Frau nur langsames Reagieren.

Beim Niederschreiben des Datums fast minutenlanges Ausbleiben jeder auch nur annähernden bestimmten Zeitfolge; auch bei Niederschrift dieser mir selbst belanglos erscheinenden Dinge oft Ausbleiben des Gedankenabschlusses; also eine Art Ideenflucht, wie sie mir sonst fremd ist. — Geringe Eßlust, was nicht den sonstigen Lebensgepflogenheiten meines sonst stets regen Appetits entspricht. Rückerinnernd folgende mir gebliebene Eindrücke:

10,15 Uhr die erste Spritze Meskalin. Rechter Unterarm allmähliches Lahmwerden der Hand speziell des Mittelfingers, ohne besonders unangenehm empfunden zu werden. Aufgeräumtheit wie immer, namentlich bei Unterhaltung mit Geistesarbeitern. Gemeinsame Bekannte usw. ohne wesentliche Eindrücke bis etwa meiner Schätzung nach 11,30 Uhr erstes flüchtiges Auftauchen von auffällig bunt gewirkten Farben. Kleine Farbenteilchen rot, grün, gelb, kehren nach für meine Erinnerung unklarer Zeit wieder. Es erfolgt die zweite Einspritzung, linker Unterarm, sofortiges Lähmungsgefühl; in der Hand mir auffällig rasches Reagieren des linken Armes, vielleicht auf Linkshändigkeit des Unterzeichneten zurückzuführen. Die Farbenvorstellungen werden klarer und frischer und kehren zunächst in kleinen Pausen, dann ohne solche kaleidoskopartig wieder, etwa wie Straminstickerei. Einzelne Farbenperlchen nebeneinander, vorwiegend blau, violett und gelb; mir auffallend nie rot oder grün, und auch bei energischer Willenseinschaltung

gelang es auffälligerweise nicht, rot und grün in die sonst farbenprächtige blau-
violettgelbe Vorstellung hineinzubringen. — Körperlich durchaus behagliches Gefühl; zeitweise Fehlen des Raumbegriffes; der eigene Körper kommt einem objektiviert vor, die Füße sind weit fort, die Hände weit weg. Man hört die Stimme
des im Zimmer Anwesenden wie in weiter Ferne, allerdings nur zeitweise, dann
wieder Überwiegen des Intellekts; das unsichere Gefühl einer komischen Situation,
wechselnd mit den farbenprächtigsten Vorstellungen. Zeitbegriff noch vollkommen intakt, der Raumbegriff setzt zuweilen aus. — Mittagessen. Schon bei der
Suppe derartig starkes Auftreten der Farbenerscheinungen, daß die sonst sehr rege
Eßlust dadurch beeinflußt und gehemmt wird. Manchmal das Gefühl einer Lächer-
lichmachung.

Während des Essens die Farben besonders intensiv. Gelbe langgezogene Blüten
blaue, violette sternenförmige Blüten, die fast greifbare Wirklichkeit annehmen,
dann wieder mehr als Ornamente eines bunten Teppichmusters empfunden werden.
— Durch Einwirkung der Mundharmonika keine wesentliche Veränderung der
Farben, höchstens ein noch frischeres und klareres Heraustreten der Farben. Das
Gelb setzt oft ganz hellgelb ein, fast weiß werdend, was mir auffällt, da bisher
außer rot und grün auch weiß fast vollkommen gefehlt hat. Seit dem Hören der
Mundharmonikaklänge verlieren die Blumensterne das Flächenartige und flau-
schen sich wollig auf, wie etwa Federn einer Boa. Eine Vorstellung oder Erinnerung an Daheim oder sonst vertraute Situationen ist fast nicht möglich trotz
stärkster Willensaufbietung, da durch die leuchtende Farbenfülle in einer nie gesehenen Vielgestaltigkeit alles andere als nicht hineinpassend zurückgedrängt wird.
Die Farbenerscheinungen scheinen mir in ziemlich regelmäßigen Zwischenpausen
wiederzukehren oder fehlen eigentlich besser gesagt, nie mehr ganz, behindern mich
sogar unbedingt beim Essen. Es wird mir nur schwer möglich, so klar wie sonst
den Fragen des Dr. B. zu folgen; er kommt mir unendlich weit weg von mir vor,
und erst durch seinen Händedruck wird mir die tatsächliche Nähe zur Gewißheit.
— Erst jetzt beginne ich eigentlich hin und wieder einsetzende Kälteschauer zu
bemerken, die mir allmählich immer eine besonders scharfe, klare Farbenvorstel-
lung ankünden und damit zusammenzuhängen scheinen. Bei den allmählich ebenfalls sich wiederholenden Gefühlen des körperlich Losgelösten, daß man nur noch
Kopf oder nur noch Gedanke sei, treten ähnliche Begleiterscheinungen bzw. Vor-
anzeichen auf: Kälteschauer. — Erhabenheitsgefühl, als sei man auf einem Hoch-
plateau und schwebe über allem anderen, besonders dem Leib auf dem Kanapee.
Stimmung etwa, wie es in dem Kehrreim des Kanapeeliedes ausgedrückt ist; zu
meinem Bedauern eigentlich ist es mir nie möglich gewesen, einmal mich vollkommen gehen zu lassen und den Intellekt oder Willen einmal vollständig auszu-
schalten. Eine gewisse Veranlagung zu einer nüchternen realistischen Auffassung
der Dinge mag das unmöglich machen, läßt mich dieses Gefühl des Schwebens oder
Fliegens auf der Menschheit Höhen nie vollkommen zur Entfaltung bringen. Bei
stärkeren Dosen oder gefühlsmäßig eingestellteren Personen, etwa Frauen, wird
sich dies sicherlich steigern und erhalten lassen. — Danach wieder Augenblicke
ziemlich klaren Bewußtseins von der Art und dem Zweck der Anwesenheit in der
realistischen tatsächlichen Umgebung, dann aber in einzelnen Wellen wiederkeh-
rend das Gefühl dieser gänzlichen Körperlosigkeit, das sich etwa an meine Vorstellungen vom Nirwana angleichen ließe. Wiederholt eine Art „Hamletgefühl",

eine dauernde Spaltung von Körper und Geist, zwei nebeneinander und nicht miteinander funktionierender Teile. Hier taucht mir der von Begriff der Schizophrenie auf, von dem ich mir bisher nie ein Bild machen konnte und nunmehr glaube, es mir vorstellen zu können. Die Farbenvorstellungen bleiben nun aus; können mit einiger Anstrengung in Erinnerung gerufen werden, haben aber an Lebendigkeit, Frische und Ursprünglichkeit eingebüßt und sind nicht mehr ursprünglich. Vogelstimmen und Nachtigallengezwitscher tritt kurz hintereinander, etwa drei- bis viermal, als neues Phänomen ein, hervorgerufen durch ein klanglich verklärtes tatsächliches Sperlingsgezwitscher vor dem Fenster der Klinik. — Illusionsstörend wirkte wiederholt das Eintreten der Schwester, anfangs das lauten Ticken einer Uhr, während der ganzen Zeit das Geräusch von im Hause arbeitenden Maurern usw. Wiederholt Tanzmelodien, die ich am liebsten mitsummen oder pfeifen möchte, aber durch eine Spannung in den Mundwinkeln und Kiefern nicht auslösen kann. Überhaupt ein pelziges Gefühl in den Lippen und Trockenheit im Hals. Neben dem Hamletgefühl immer wieder das Gefühl königlicher Erhabenheit. Wiederholt die Vorstellung des Kopfes auf der Schüssel, aber ohne jeden häßlichen Nebengedanken, sondern anscheinend nur ausgelöst durch dieses Gefühl, daß der Kopf ganz oben schwebe, und die Beine, die doch greifbar nahe auf dem Sofa liegen, tief drunten wären. — Überhaupt durchgehend das Gefühl des „angenehmen Geschwächtseins". Beim Aufstehen von der Chaiselongue Trunkenheitsgefühl in den Beinen, kein besonderes Bedürfnis nach Essen, auch der Kaffee schmeckt mir nicht, im Gegensatz einer sonstigen Vorliebe für Kaffee. — Die Farbenvorstellungen haben fast vollkommen aufgehört, das Gefühl des Entrücktseins kehrt in Zwischenräumen wieder.

Abgeschlossen 7,15 Uhr immer noch mit dem Gefühl einer gewissen Benommenheit oder Unbeteiligtheit, auch das Gehör noch etwas dumpf und die Gedankenkonzentration noch schwer. Wenig Appetit zum Abendessen. Verlangen nach frischer Luft, sonst aber wohl. Eine geschliffene, geschmeidige Formulierung der reichlich unheimlich scheinenden Erlebnisse entgegen sonstiger Veranlagung zu gutem Stil und Schreibgewandtheit heute abend nicht mehr möglich gewesen. Es fehlt noch die Möglichkeit, ganz über der Sache zu stehen.

8.

Maler. Dos. 0,4.

Stimmung etwa nervös und erwartungsvoll.

Vor Beginn des Versuches weiß ich nur, daß es manchen Menschen gleich nach der Injektion schlecht wird, und daß ich als Maler eventuell besonders geeignet bin, woraus ich schließe, daß die Sache irgend etwas mit den Augen zu tun hat. 8,30 Uhr erste Injektion am rechten Unterarm. Darnach außer etwas Schmerzen im Arm und Bewegungshinderung in der Hand keinerlei Beschwerden. Nachbilderversuch — meine Aussagen dabei wurden aufgezeichnet. Nach einiger Zeit zweite Injektion am linken Unterarm. Wieder keinerlei Beschwerden außer den obengenannten. Kurz vor der zweiten Injektion sagt ein anderer, der die gleiche Dosis zur selben Zeit bekommen hatte, er habe von Euphorie noch nichts gespürt. Wie ich das höre, kommt mir erst zum Bewußtsein, daß ich mich selbst in ganz lustiger und angeregter Stimmung befinde, die mir über das normale Maß hinaus-

zugehen scheint. Diese Heiterkeit wächst aber nicht mehr. Ich habe jetzt, zurück-
schauend, eher das Gefühl, als hätte ich sie, sobald ich etwas bewußt wurde, unbewußt unterdrückt. Ich fühle mich nun in einem etwas benebelten Zustand, vergleichbar der Wirkung von Alkohol. Die Beine werden schwer und unsicher, das
Treppensteigen fällt mir schwer, ich verliere leicht das Gleichgewicht. Leichte
Unebenheiten im Boden machen mich schwanken. Die Stimmung ist gleichmäßig
gut, es fällt mir aber immer schwerer, mich auf einen längeren Gedankengang zu
konzentrieren.

Bald nach der zweiten Injektion schließe ich auf Aufforderung des Arztes die
Augen und übe mit den Fingern auf beide Augäpfel einen Druck aus. Ich werde
gefragt, ob ich etwas sehe. Zunächst sehe ich nichts, bald aber erscheint ein grobes
Teppichmuster, rechts und links ein grobgezackter Rand, in der Mitte eine unregelmäßige geometrische Figur, die in ständigem Wechsel begriffen ist. Die Farben
sind abwechselnd grau und rot, bald hellfarbige Figuren auf dunklem Grund, bald
umgekehrt dunkle Figuren auf hellfarbigem Grund. Wie ich das, was ich sah,
schildern will, fällt der vor mir liegende Teppich auf: sein Muster ist meiner Erscheinung sehr ähnlich. Ob ich den Teppich vorher gesehen habe, weiß ich nicht,
sicher nicht mit Bewußtsein. Daß ich unbewußt einmal darauf gesehen habe, ist
wahrscheinlich, da ich längere Zeit und unmittelbar davor gesessen habe. Bald
danach, eben wie ich die Augen wieder zumache, erscheinen deutliche Gesichter,
zuerst maskenhaft in ständigem Wechsel, grün und rot, meist dunkel auf farbigem
Grund und zwar so, daß der farbige Grund unmittelbar neben der dunklen Silhouette einen leuchtenden farbigen Rand bildet. Die Farben werden überhaupt
leuchtender, während sie im Anfang ziemlich matt waren. Sie erinnern an die
grau und roten Signallaternen bei der Eisenbahn. Nun erscheinen viele Gesichter
in rascher Folge, dazwischen komplizierter werdende teppichartige Muster. Außer
grün und rot tauchen keine anderen Farben auf. An zwei Gesichter erinnere ich
mich deutlich. Sie sind im Gegensatz zu vorher stark plastisch. Ihre Farbe ist
undefinierbar bleich. Ein eiförmiges Gesicht mit kahlem Schädel, großen ab-
stehenden Ohren, langer lächerlich dicker Nase. Das Gesicht verweilt eine Weile
so, dann wird es bald lang, bald breit. Die Augen sind groß und gläsern, ohne
Blick. Manchmal glaube ich deutlich, große runde Brillengläser zu sehen. Das
Gesicht verschwindet, um anderen herumströmenden Formen Platz zu machen.
Die Figuren kommen von keiner bestimmten Richtung, sondern entwickeln sich
unmittelbar aus dem Raum oder scheinen sich aus den vorhergehenden zu bilden.
Der Wechsel ist meist noch zu rasch, als daß ich ihre Formen deutlich im Gedächtnis behalten konnte. Es ist mir nicht möglich, die Erinnerungen deutlich in
den Raum zu lokalisieren. Sie scheinen mir ziemlich nah, aber unbestimmt in der
Luft zu schweben. Ein anderes Gesicht erscheint, dessen auffallende Ähnlichkeit
mit dem Kopf ganz rechts auf dem Bilde „Die Freunde" von Kokoschka mir
sehr rasch auffällt. Ich habe während des Versuches an das Bild bestimmt nicht
gedacht, es aber an den vorhergehenden Tagen öfters in der Reproduktion betrachtet. Der Kopf steht rechts oben, ebenso wie er in Kokoschkas Bild steht.
Jetzt kann ich ihn eine Zeitlang ruhig betrachten, dann zieht er sich in die Länge
und verfließt nach rechts oben. Ich sehe alle Erscheinungen deutlich, indem ich
einfach die Augen schließe, ohne mit den Fingern daraufzudrücken. Die Gesichter
sehe ich mit wenigen Ausnahmen alle von vorne. Nur an eins erinnere ich mich

deutlich, rund, etwas kindlich mit auffallend kleiner Nase, Hornbrille, das sich einen Moment im Halbprofil zeigt, um sofort wieder zu verschwinden. Die Erscheinungen von menschlichen Gesichtern werden seltener und hören schließlich ganz auf. Die Teppichmuster nehmen zu an Lebhaftigkeit und Regelmäßigkeit. Die Farben werden leuchtender, aber immer nur grün und rot. Die Erscheinungen dauern ununterbrochen fort. Es kommt nie vor, daß ich die Augen schließe und nichts sehe. Mit offenen Augen im hellen Zimmer sehe ich nichts verändert, auch keinerlei Erscheinungen.

Wir begeben uns ins dunkle Zimmer. Die Erscheinungen sind nun da, gleichgültig, ob ich die Augen schließe oder offen halte. Ich kann sie nicht bestimmt in den Raum lokalisieren. Ich habe aber die Vorstellung, als ob sich die Erscheinungen gewissermaßen in meinen Augen abspielen, ähnlich wie wenn man einmal unversehens in die Sonne geblickt hat, und einem nach längerer Zeit ein Flecken vor Augen schwebt. Gesichter erscheinen keine mehr; dagegen immer komplizierter und regelmäßiger werdende Ornamente. Auf Aufforderung versuche ich, mit Willen die Erscheinung des Schlosses hervorzurufen, aber ohne Erfolg. Die Farbflecke werden leuchtender und kleiner, oft ordnen sie sich in Reihen an, wie kleine, leicht gekrümmte Pinselstriche, wie man sie auf bemalten Tassen sieht, nach einer Seite immer kürzer werdend, so daß manchmal perspektivische Wirkungen entstehen. Meist ordnen sich die in lebhaftem Wechsel begriffenen farbigen Flecken und Kurven um einen leuchtenden Mittelpunkt an, manchmal auch zwei solcher Punkte, so daß ich das Gefühl habe, ich sehe mit jedem Auge ein besonderes Gesichtsfeld. Öfters bilden sich, manchmal ganz an der Seite, scheinbar unabhängig von den übrigen Erscheinungen, lange schmale Trichter, in deren Öffnung ich hineinsehe, deren Spitzen in der Ferne als leuchtende Punkte erscheinen. Ihre Wände und deren perspektivische Wirkung werden meist durch kleine, parallel laufende Striche gebildet, die in der oben beschriebenen Weise angeordnet sind. Die Farben werden immer leuchtender, grün und rot; manchmal tauchen kleine blaue Punkte und Striche auf, aber noch undeutlich. Eine längere Folge von Tönen, vom Arzt durch Pfeifen hervorgebracht, bleibt ohne Wirkung auf die Erscheinungen. Ich werde einige Zeit, auf dem Liegestuhl liegend, allein gelassen. Die Erscheinungen machen keinen besonderen Eindruck auf mich. Ich überlasse mich nicht ungern einer gleichgültigen, angenehmen Stimmung, fühle mich aber etwas zur Beobachtung verpflichtet. Die Erscheinungen unterhalten mich schließlich durch ihren ständigen Wechsel und durch ihre schönen Farben. Die Ornamente werden regelmäßig, wie mit dem Zirkel konstruiert, und kommen schließlich zu einer bleibenden Form, die jedoch innerhalb ihrer Grenzen ständig wechselt: um ein unsichtbares rechtwinkliges Kreuz, von dem nur der Schnittpunkt als leuchtender Farbfleck sichtbar ist, ordnen sich vollkommen symmetrisch, wie mit dem Zirkel gezogen, Kreisbogen an. Es läßt sich diese Erscheinung vergleichen mit den „Tonbildern“, die sich auf einer mit Sand bestreuten Metallplatte bilden, wenn man die Platte mit einem Violinbogen anstreicht, nur viel komplizierter. Die Erscheinung ist nach außen hin nicht deutlich abgegrenzt, sondern ich konnte sie mir über mein Gesichtsfeld hinaus in regelmäßiger Wiederkehr fortgesetzt denken, ähnlich wie bei Tapeten oder Vorsatzpapier. Alle letzten Erscheinungen, seit wir uns ins Dunkelzimmer begeben hatten, haben etwas Filigranartiges. Der Arzt tritt wieder ein, wir begeben uns wieder ins Helle. Im hellen Zimmer sehe ich mit offenen Augen nichts verändert. Nur die farbigen Ornamente schweben manchmal undeutlich vor mir. Das Gehen fällt mir schwer. Ich spüre leichte Müdigkeit in den Beinen und verliere leicht das Gleichgewicht. Meine geistige Beziehung zur Umwelt wird undeutlich, aber nicht verändert. Ich kann ohne Mühe antworten, und wenn ich mich etwas konzentriere, kann ich klar meinen Zustand überschauen. Aber ich lasse mich gerne in eine Art Dämmerzustand versinken. Alles scheint etwas ferner gerückt (geistig nicht optisch).

Wir begeben uns bald zum Mittagessen, an dem noch mehrere Ärzte teilnehmen, von denen mir drei völlig unbekannt, einer vom Sehen und aus gelegentlichen Schilderungen, ein anderer nur vom Hörensagen bekannt sind. Das Essen widersteht mir etwas. Ich esse sehr langsam. Oft merke ich plötzlich, wie ich eine ganze Weile regungslos vor mich hinstarre. Das fällt mir auf, da ich sonst gewohnt bin, schnell zu essen. Zwischendurch bin ich durchaus fähig, einzelne Tischgenossen genauer zu betrachten, ihrem Gespräch zuzuhören, auch mir Vorstellungen über sie zu machen, wie das als Portraitmaler so meine Gewohnheit ist. Zur Unterhaltung fühle ich mich nicht aufgelegt, was aber nicht viel heißen will, da ich auch sonst zu mir bisher ganz fremden Menschen nicht so rasch unmittelbaren Kontakt bekomme, besonders wenn mehrere zusammen sind. Außerdem hat die Situation an sich schon etwas Befangenes, da die anderen wissen, daß mein Nachbar und ich sich im Rausch befinden. Ich merke, daß mein Nachbar mit einem Lachreiz zu kämpfen hat, was aber keinerlei ansteckende Wirkung auf mich ausübt. Ich kann mir auch denken, daß das Ungewohnte der Situation mich unbewußt zu starker Selbstbeherrschung veranlaßt.

Nach kurzem Aufenthalt im hellen Zimmer, wobei außer dem unaufhörlichen filigranartigen Farbenspiel keine besonderen Erscheinungen auftreten, begeben. wir uns ins dunkle Zimmer. Ein Versuch, die Erscheinungen durch Töne zu beeinflussen, vom Arzt diesmal auf einer Mundharmonika hervorgebracht, bleibt wieder erfolglos. Bald aber erscheinen wieder Gesichter, in bunten Farben wechselnd (auch blau und gelb treten häufiger auf), dann steht plötzlich ein großer Kopf vor mir, wieder von undefinierbarer Farbe, dessen Ähnlichkeit mit einem Herrn, der mir bei Tisch schräg gegenüber saß, sofort auffällt. Das Gesicht ist karrikaturhaft entstellt, unten unförmig dick, ohne Hals in einen weiten Kragen übergehend, nach oben schmäler werdend, mit großen Ohren, dicker Nase, sehr unangenehmen Ausdruck, der mit dem bei Tisch gewonnenen Eindruck in Widerspruch steht. Der Kopf verschwindet, andere treten flüchtig auf, meist nur eine seitliche Kontur eines Kopfes mit einem Ohr daran, manchmal silhouettenhaft vor einem Fensterkreuz. Der Wechsel von Formen und Farben wird äußerst lebhaft. Überhaupt scheint mein Zustand seinen Höhepunkt erreicht zu haben. Die verschiedensten Dinge bewegen sich neben- und übereinander vor meinen Augen. Das filigranartige Ornament entwickelt sich weiter. Dazwischen leuchten gelbe und vor allem leuchtend blaue Flecke auf. Ein Bündel parallel laufender Farbstriche gerät plötzlich in rasende Rotation, ein anderes bewegt sich sehr rasch von links kommend über das ganze Gesichtsfeld, einen hellen Streifen zurücklassend. Rechts bleibt es einen Augenblick deutlich stehen und zerfließt dann: ein buntes Gewimmel, das sich nicht beschreiben läßt. Die Erscheinungen werden wieder ruhiger, das filigranartige Ornament tritt wieder in den Vordergrund, immer komplizierter und schöner, wobei sie mehr und mehr die Form von Pflanzenornamenten anzunehmen scheinen.

Zum erstenmal fesseln mich die Erscheinungen ganz und versetzen mich in Aufregung. Der Arzt dreht das Licht an und fordert mich auf, auf einem Stuhl Platz
zu nehmen, gegenüber der Wand, an der sich die beiden durch dicht schließende
schwarze Rouleaus verschlossenen Fenster befinden, so daß mein Blick gerade auf
eines dieser Fenster fällt. Der Arzt löscht das Licht aus, ich sehe sofort ein großes
helles Quadrat an der gegenüberliegenden Wand. Der Arzt sagt mir, das sei ein
Rouleau, das etwas Licht durchließe. Ich verliere einen Augenblick die richtige
Vorstellung, glaube, das Licht kommt von hinter mir, und ich sehe den Schatten
des Arztes, der hinter mir stand, sich bewegen. Ich drehe mich um, um mich zu
überzeugen, und fordere den Arzt auf, sich ruhig zu verhalten, damit ich die Täuschung los werde. Ich blicke wieder nach dem hellen Quadrat. Ich weiß nicht,
wie das Fenster hinter dem Rouleau beschaffen ist, mache mir auch keine Gedanken darüber. Meine ganze Aufmerksamkeit wird nun von dem gefesselt, was
ich jetzt sehe, so daß ich auch die farbigen Phantasmen, die ich ununterbrochen
vor Augen habe, unbeobachtet lasse, daß sie mir zeitweise gar nicht zum Bewußtsein kommen. Ich sehe deutlich in der linken oberen Ecke des großen Quadrates
ein kleineres helleres, ganz in die Ecke gerückt. Eine Seite des kleinen Quadrates
ist etwa ein Viertel einer Seite des großen. Das kleine Quadrat ist durch ein
dunkleres Kreuz, wie durch ein Fensterkreuz in vier gleiche Felder geteilt. Vor
diesem kleineren Quadrat sehe ich deutlich sich schattenhafte menschliche Gestalten hin- und herbewegen. Ich sehe nur Halbfiguren, die Beine ragen ins
Dunkle. Ich kann keine Einzelheiten unterscheiden; ich sehe nur, wie sie sich,
anscheinend in einer bestimmten Tätigkeit, deren Sinn ich nicht erkennen kann,
hin- und herbewegen. Die Gestalten scheinen näher als das Fenster. Ich befinde
mich also in einem langen Raum, der nur vom Fenster (dem kleinen Quadrat)
schwaches Licht empfängt, in dem die Menschen hin- und herlaufen. Manchmal
erscheint mir aber die Erscheinung so, wie wenn man von der Straße aus in einem
von innen erleuchteten Fenster sich Schatten bewegen sieht. Die Erscheinung ist
völlig farblos und dauert ununterbrochen an. Das große Quadrat bleibt frei. Seine
Ränder verschwimmen und bilden sich neu. Es ist dies die einzige Erscheinung, die
ich bestimmt in dem Raum lokalisieren kann, die eine gewisse Körperlichkeit an-
nimmt. Sie läßt sich durch Bewegungen meiner Augen oder meines Kopfes nicht
beeinflussen. Das Licht wird wieder angedreht; durch Emporziehen des Rouleaus
überzeuge ich mich von der Beschaffenheit des Fensters: Es hat vollkommen
symmetrische Scheibeneinteilung. Auch scheint mir das vorhin beschriebene
große Quadrat erheblich größer gewesen zu sein als die Fläche des Fensters in
Wirklichkeit. Wir begeben uns wieder ins Tageslicht. Nun fällt mir auch eine
Veränderung der Farben an den Gegenständen auf. An allen Konturen bilden sich
farbige Ränder. Die Farben der Flächen sind intensiver. Der helle Fleck, den das
einfallende Licht auf dem Boden erzeugt, hat stark violette Ränder. Alles sieht
aus wie eine schlecht farbige Reproduktion, bei der die verschiedenen Farben nicht
exakt aufeinander gedruckt sind. — Das Gehen fällt mir nicht mehr so schwer,
meine Gedanken sind wieder klarer. Der Höhepunkt scheint überschritten. Wir
begeben uns wieder ins helle Zimmer. Ich habe keine Hemmungen in der Unterhaltung. Während ich an die seltsame Erscheinung im dunklen Zimmer denke,
fällt mir ein, daß ich bei Tisch nach links blickend, die eine Hälfte der Tischgesellschaft als dunkle Silhouette gegen das helle Fenster vor Augen hatte. (Auch

fällt mir jetzt nachträglich noch ein, was vielleicht interessiert. In letzter Zeit kam das Motiv: dunkle Gestalten vor einem hellen Fenster in meinen Zeichnungen vor.) Ich probiere noch mehrmals, was ich bei geschlossenen Augen sehe. Die Sternform bleibt nun den ganzen Abend, die Detailformen wechseln dauernd, auch die Zahl der Zacken verändert sich sehr rasch. Es gelingt mir aber nie, die Zacken zu zählen. Die Farben sind sehr matt geworden.

Nochmals Nachbildungsversuch — meine Aussagen werden wieder aufgeschrieben. Gegen 5 Uhr, nachdem sich die Wirkungen sehr abgeschwächt haben, verlasse ich die Klinik. Auf dem Nachhauseweg noch etwas beklommene Stimmung, auch sehe ich die Farben noch etwas intensiver als sonst. Es ist dunkel, ein erleuchtetes Fenster erscheint sonderbar grell bläulich, am westlichen Horizont noch ein lebhaft roter Streifen. Nach dem Abendessen Kopfschmerzen, die beim Hinlegen zu äußerster Heftigkeit anwachsen. Ich fühle mich wie wenn ich Fieber hätte: Heißer Kopf, kalte Füße, etwas Schüttelfrost. Die Kopfschmerzen lassen etwas nach; das sternförmige Muster sehe ich bis zum Einschlafen in matten Farben vor Augen. — Keine besonderen Träume. Am nächsten Morgen keine Beschwerden mehr.

9.

Cand. med.   Dos. 0,4.

9,30 Uhr vormittags erste Injektion.

9,45 Uhr leichtes zunehmendes Schwindelgefühl. Übelkeit.

10 Uhr Störung des Konzentrationsvermögens: Es wird mir schwer, bestimmte Bücher von einem Bücherbrett auszusuchen. Die Orientierung über die momentanen psychischen Situationen wird unmöglich.

10,15 Uhr. Beim Liegen Besserung, die Augenlider zittern beim Versuch, sie zu schließen. Spannung im Gesicht, besonders im Kiefergelenk, wie beim Schüttelfrost, die Füße werden kalt: „von innen her", so daß eine Decke nichts nützen würde. Beschleunigter Puls.

10,30 Uhr zweite Injektion.

Ich höre eine Stimme, die wie die von Julius Bab klingt. Ich denke dann, es müßte die von Dr. R. sein.

Ein Staubsaugeapparat, der auf dem Korridor arbeitet, setzt mich durch sein Geräusch in Angst: ich habe das Gefühl, Wahlrosse und Robben kämen schnaubend auf mich zu. Dann glaube ich, eine Säge zu hören, die aber nicht wie sonst mit dumpfem rauhem Ton sägt, sondern mit dem schrillen einer elektrischen Klingel. Als Augendruckbilder sehe ich Teppichmuster in sehr bunten Farben, hauptsächlich grün, rot, gelb, violett. Aus dem Muster der Zimmertapete sehe ich chinesische Mädchenköpfe heraus. Dann habe ich beim Augenschließen das Gefühl, ich sei im „Reich des Stils": Ich höre Jahrmarktsmusik, Karussells drehen sich, die zu Türmen übereinander gebaut sind. Ihre Dächer sind wie chinesische Sonnenschirme. Von ihrem Rand hängen Perlenketten. Die Kreisradien der Karussellböden waren „besetzt" mit Reihen ägyptischer Frauenfiguren, die Schalen in ihren rechtwinklig abgebogenen Händen hielten. Die Fensterstäbe des Zimmers sehe ich jetzt mit Nebenfarben, wie durch ein Prisma, vor allem rosa und weiß. Alles dreht sich ineinander, lauter Farbenspiele und Linien, dann ein plötzlicher Zwang, nach links zum Fenster hinauszusehen: es ist mir, als wären die Lichtstrahlen Gummifäden, die mich anziehen, aber nicht mit physischer Kraft, sondern irgendwie „magnetisch".

Dann auf dem Weg zum Dunkelkabinett habe ich das Gefühl, ich wäre nur ein Gesicht, ein ganz großes. Den Hinterkopf und den übrigen Körper „spüre" ich nicht mehr als vorhanden, höchstens die Beine ganz winzig unter dem Kinn. Ich habe dabei das Gefühl, mein Gesicht wäre verzerrt wie im Lachkabinett; nur mit dem Unterschied, daß man in einem Spiegelkabinett nur zweidimensionale Verzerrungen konstatieren kann, während ich mein Gesicht auch in der dritten Dimension verzerrt spürte. (Ich assozierte daran: so ist der „gekrümmte Raum" bei Einstein.) Im Dunkelkabinett sah ich hinter mir eine horizontale weiße Linie, darüber Figuren wie Brunnenornamente. Sie waren undeutlich und schienen Löwenköpfe zu sein. Dann sah ich eine weiße Pyramide ungefähr 1 m hoch, die auf mich zuwackelte. Ich hörte etwas knacken, wie wenn man einen Telephonhörer aushakt; darauf klang Dr. B.s Stimme wie durch ein Telephon, so entfernt und künstlich. Als ich ihm sagte: „Sie sprechen ja wie durchs Telephon," gab er mir Antworten, deren Sinn ich nicht verstand. Ich sagte ihm: „Sie reden schizophren, denn Sie haben die Logik verloren."

Beim Essen im Kasino:

Beim Eintreten habe ich sofort den Eindruck: das Zimmer sei eine Szenerie aus einem Stück von Strindberg. Es erscheint mir als Gemisch von Eßzimmer (Büfett, gedeckter Tisch), Sprechzimmer (Waschtisch mit fließendem Wasser) und Küche (ein Tisch sah aus, wie ein Küchentisch, und eine runde Uhr wie eine Küchenuhr). Gleich nachdem Dr. B. und ich eingetreten sind, kommt Prof. G., wäscht sich die Hände und scheint mir besonders gesprächig. Dann habe ich plötzlich den Eindruck, Dr. B. und G. hätten ihre Röcke vertauscht. Ich habe das Vertauschen nicht gesehen: es war, wie wenn im Kino der plötzliche „Sprung" von einem Bild zum nächsten erfolgt.

Dann setzten wir uns hin zum Essen. Es kommen noch mehrere Ärzte, denen ich vorgestellt werde, was mir bald sehr lästig wird, weil es mich beim Reden stört. Die Gespräche der Ärzte scheinen mir einstudiert, um zu sehen, wie ich auf einzelne „Stichworte" reagiere. Ich habe den Eindruck, die Ärzte haben ihre Gespräche gut „gelernt". Mir ist noch immer, als wäre ich in einem Stücke von Strindberg. Was im Kasino vorgeht, erscheint mir als eigentümlich verzerrte Wirklichkeit. Das Aussehen und Verhalten von Ärzten, Dingen und Zimmer hat den eigentümlichen Ton und die eigentümliche Atmosphäre der Gespenstersonate und der Brandstätte. Ich „ahne" — ohne sicheres, klares und bestimmtes Wissen — daß außerhalb dieser künstlichen Umgebung eine andere — wirkliche — Wirklichkeit ist. Das Dienstmädchen, das das Essen bringt, scheint mir nicht in die Strindbergsche „Wirklichkeit" zu gehören. Sie scheint „aus dem Rahmen zu fallen". Ihr Verhalten scheint mir „ganz objektiv" und nicht auf mich bezogen wie das „einstudierte" der anderen Menschen im Raum. Mein Reden scheint sich doch ganz einzupassen in die Gespräche der Ärzte, obwohl ich das Gefühl habe, daß sie nicht hinreichend eingehen auf das, was ich spreche, sondern ihre „Lektionen" herunterreden. Ich rede sehr viel und habe dabei das Gefühl: „sublimierter Exhibitionismus". Vor lauter Reden komme ich nicht zum Essen. Dr. B., der mir gegenüber sitzt, scheint mir der Offizier aus dem Traumspiel zu sein,

der auf der Schulbank sitzt und seine Aufgaben nicht gelernt hat. Dr. Bl., der
neben mir sitzt, scheint mir so eigentümlich „seitwärts in die Kulisse" zu sprechen.
Die Gespräche scheinen mir immer wieder auf mich sich beziehende Stichworte
zu enthalten: ich höre das Wort Puppe, es erscheint mir gesprochen in der Absicht, festzustellen, ob ich aus Königsberg bin (dort gibt es einen Arzt namens
Puppe). Das Wort Schreier scheint mir gesprochen, um meine politische Ge-
sinnung aufzudecken, weil es mich nötigt, daran den Namen eines Königsberger
Kommunisten namens Scheyer zu assoziieren. Ein Gespräch über Eisenbahn-
wagen scheint mir geführt zu werden, um mich zum Bekennen meiner Vorliebe
für Eisenbahnen und Reisen zu veranlassen. Ich bemühe mich, immer wieder
nachzuweisen, daß ich diese Absichten, durch Reizworte etwas aus mir heraus-
zubekommen, durchschaue. Ich habe überhaupt das Gefühl, daß mit mir ein
Versuch gemacht wird, oft sogar das ganz klare Wissen von der Meskalininjektion.
Ich bemühe mich deshalb nicht nur, die Absichten der Ärzte aufzudecken, sondern
ich versuche zugleich immer wieder, alles in Zusammenhang mit dem Experiment
zu bringen und hinter die Strindberg-Realität zu kommen. Einmal sage ich
zu Dr. B.: „sagen Sie bitte zu mir, ich solle meinen Arm heben: ich will sehen,
ob ich das noch kann." Ich hatte das Gefühl, es wäre ein anderes, wenn ich den
Arm aus eigenem Entschluß höbe und ein anderes, wenn ich es auf Befehl täte.
An die normale Wirklichkeit hatte ich nur eine ganz schwache Erinnerung: Ich
sagte: „sonst ist mein Denken longitudinal, jetzt ist es transversal." Was damit
gemeint ist, läßt sich rational eigentlich gar nicht fassen. Ich habe den Eindruck,
daß ich damit das normale, geradlinige, nur eindimensional bewegte Denken und
das aus der logischen Linie seitlich abgelenkte, von Assoziationen schwankend,
bestimmte, in die Breite gehende Meskalindenken symbolisieren wollte. Während
des Essens sehe ich plötzlich einen Kometen im Zimmer, der schnell verschwindet.
Dann fällt mir auf, die Messerbänkchen sind verbogen wie bei alten Leuten, die
sie lange benutzt haben. Ich merkte auch, daß ich essen konnte wie sonst, während
alles andere verändert war und ich sagte: „der Nahrungstrieb ist so ursprünglich
und liegt so tief, daß er durch eine Meskalininjektion nicht beeinflußt wird."
Dann sah ich, daß G. eine Nudel auf den Ärmel eines anderen Herrn spritzte.
Der Kopf von G. „verschob" sich zu einem grinsenden rothaarigen Knaben-
gesicht und ich hatte den Eindruck, er hätte absichtlich seinen Nachbar mit
einer Nudel beworfen. Nach dem Essen gingen alle Ärzte fort außer Dr. Bl.
und Dr. B. Dann sah ich auf dem Fußboden Figuren, ganz stilisiert und eigentlich
nur aus zarten, rot und grün linierten Schleiern bestehend. Es waren Frauen,
die nach irgendeinem Rhythmus ihre Schleier bewegten. Dazu hörte ich Musik,
sie und die Bilder bildeten durchaus eine Einheit und ordneten sich um den
Rhythmus, gewissermaßen als seine konkave und seine konvexe Seite.

Als Dr. Bl. aus dem Zimmer gehen wollte, schien er mir plötzlich ich zu sein
Als ich dies sagte, blieb er stehen und lehnte sich an die Tür. Dabei schlug er ein
Bein über das andere in einer Haltung, die ich oft habe. Ich sagte: „ich will
mal sehen, ob Sie ich sind, denn so lehne ich selbst oft an der Wand." Sein
Gesicht verschob sich inzwischen so, daß es nicht nur meinem sehr ähnlich war,
sondern ganz aussah, wie ich meines im Spiegel sehe. Ich sagte: „ich will sehen,
ob Sie ein Spiegelbild von mir sind, oder ob ich noch einmal da bin. Ich werde
meinen Arm bewegen, wenn Sie ein Spiegelbild sind, werden Sie ihren auch be-

wegen." Das geschah aber nicht. Darauf habe ich den Eindruck, ich existiere noch einmal, aber die Duplizität scheint nur irgendwie körperlich zu sein, mein „Seelisches" scheint an *meinen* Körper gebunden und in den anderen nicht einzugehen. Die doppelte Existenz meines Körpers erfüllt mich mit Staunen, das sich aber nicht so sehr auf die *Tatsache* der Duplizität bezieht als auf das „komische" dieses Phänomens.

Dann gehe ich mit Dr. B. und Dr. Bl. in Dr. B.s Zimmer. Während ich auf einem Sofa liege, werde ich „ausgefragt" über meine Erlebnisse. Ich wache allmählich aus dem Rausch auf. Ein Brief wird vom Briefträger gebracht und von Dr. Bl. vorgelesen, sein Inhalt erinnert mich an ein Gespräch, das ich beim Mittagessen flüchtig gehört hatte. Ich habe sofort den Eindruck: man will ein künstliches déjà vue fabrizieren. Im übrigen erinnere ich mich an die Zeit des Aufwachens nur dunkel und viel unklarer als an den Rausch selbst. Beim Nachhausegehen habe ich ein ungeheuer angenehmes Gefühl, wie ein Entrücktsein von allen lästigen Dingen und als ginge mich „Überirdischen" die peinliche irdische Welt nichts an. Später verliert sich das und ich fühle mich wie nach dem Genuß von sehr starkem Kaffee: ein angespanntes Abgespanntsein, Schlaflosigkeit die ganze folgende Nacht hindurch, ein zusammenziehendes, lanziges Gefühl im Hinterkopf bis zum Scheitel nach vorn.

10.

Arzt. Dos. 0,4.

Schon einige Zeit nach der ersten Einspritzung stellt sich leichtes Übelsein, Brechneigung, Kältegefühl der Haut ein. Dabei ein gewisse Unruhe, Drang sich zu beschäftigen, um sich von dem allgemeinen Übelbefinden abzuleiten und sich besser beherrschen zu können. Ähnlich, wie es einem bei einer Verdauungsstörung flau ist. Schmerzgefühl in den Unterarmen wird nur durch Ableitung überwunden. Um mich zu betätigen, rasiere ich mich, das geht ohne Schwierigkeiten vonstatten. Neben dem Brechreiz, der aber nicht zum Würgen führt, auch augenblicksweise Stuhldrang; kein Genuß an einer zur Bewahrung der Haltung angezündeten Zigarette (9,45 Uhr).

Um 10 Uhr Müdigkeit der Glieder, Konzentrationserschwerung: ich schreibe zwei einfache Postkarten, muß mich dazu zusammenreißen. Dann sehe ich einen Zug im Fahrplan nach, muß lange blättern, bis ich die richtige Stelle finde, verliere einmal den Faden der Handlung, reiße mich aber leicht wieder zusammen. Gefühl der Kälte und Schlaffheit.

10,30 Uhr bei der zweiten Spritze machte Dr. B. eine Bemerkung über das Messer, die ich nicht sachlich auffasse, sondern einen Augenblick zuckt der Gedanke auf, ob sie nicht zu irgendeinem erxperimentellen Zweck erfolgt, ich beantworte sie aber durchaus sachlich.

10,40 Uhr Druckvisionen ganz vorwiegend schwarz und grau, wenig gedämpftes Rot, Teppichmuster, langsam sich verwandelnd, Auftauchen einzelner lebhaft farbigen Punkte, vor allem hellblau und gelb. Angenehmes Gefühl in der Betrachtung der Druckbilder zu versinken, zunehmende unlustbetonte Müdigkeit, Räkeln und Strecken.

10,50 Uhr. Herunter und herauf ohne Schwierigkeiten bei den Bewegungen. Unterwegs schlage ich mir einmal mit der Hand aufs Knie, empfinde selbst diese

motorische Entladung als meiner Stimmung nicht recht angemessen. Ich formu-
liere meine Stimmung als vergnügt und etwas übel. Die Zähne im Munde kommen
mir erstmals kalt vor. Vom sonnigen Himmel vor dem Fenster habe ich ein sehr
deutliches langes Nachbild, von dem ich infolge Schwierigkeit der Aufmerksam-
keitsleistung nicht recht loskomme. Druckvisionen, Teppichmuster, die sich zittrig verändern. Dies Zittern empfinde ich als angenehm, weil es dem zittrigen
Kältegefühl meines Körpers entspricht.

Augendruck: Wenig farbig, über die schwarzen und grauen Muster huschen
einzelne lebhafte Farben wie die Sonnenflecken über eine Landschaft, hell leuchtende Stellen sehe ich durch das Gitter der dunklen Muster hindurch. Versuch,
ärztliche Fragebogen auszufüllen, gelingt, jedoch nur mit einem Gefühl der
Wurstigkeit, Konzentration fällt schwer.   Kleben an Erinnerungseinfällen,
Gähnen, Müdigkeit.

11 Uhr Augendruck: Schöne Muster, orientalische, expressionistische Tapeten,
gedämpfte harmonische Farben. Dann schwarz-weiße Muster, Wiener Werk-
stättenstoffe; der am Haken hängende Rock erscheint mir sehr blau, viel heller
und starkfarbiger als ich ihn aus der Erinnerung kenne.

11,05 Uhr Neigung, die Augen geschlossen zu halten, nicht etwa geblendet,
sondern aus Müdigkeit, Hindämmern. Die Glieder sind überflüssig, man weiß
nicht, wohin damit, räkelt sich. Frühstücksbrot schmeckt wie sonst, nicht aus
Hunger genommen, sondern aus Flauheit und Bewegungsdrang.

Dann setzt allmählich eine Fröhlichkeit ein, die ich von Zuständen starker
körperlicher Ermüdung auch sonst kenne. Beim Fortsetzen der stenographischen
Notizen bin ich unsicher mit der Hand und froh, als Dr. B. das Notieren über-
nimmt. Die Druckvisionen werden viel farbiger, die Skala der Farben größer,
orientalische Muster überwiegen, doch bleiben die Farben gedämpft, sehr ge-
schmackvoll aufeinander abgestimmt. Erst später, wann, ist mir nicht mehr
erinnerlich, kamen grelle Muster von größerer Buntheit wie Bauernkunst.

Die Bilder an den Wänden erscheinen mir verschleiert und entfernt, die Farben
unverändert, der Teppich im Zimmer, über den ich mich lustig machte, in seinen
Farben reiner als sie ernstlich sind. Ebenso die Tischdecke; bei ihrem Anblick
Erinnerung an ihre Herkunft, die tatsächlich des komischen Einschlags nicht
entbehrt, Heiterkeitsausbruch. Zu jener Zeit etwa auch eine Mattigkeit und
Schmerzen in der Kreuzgegend; jetzt wußte ich erst recht nicht, wie ich mich
setzen oder bewegen sollte, so abgeschlagen und schlaff fühlte ich mich. Dabei
bestand nach wie vor, anscheinend aus der Kälteempfindung entstehend, ein
starker Bewegungsdrang.

Während wir in den Keller gingen, schien trotz aller Bemühung, Haltung zu
bewahren, die Euphorie zuzunehmen. Von da ab ist mir auch die zeitliche Ordnung des Erlebten nicht mehr deutlich im Gedächtnis. Ich schwankte nur wenig
auf der Treppe, lebhafte Nachbilder der sonnenbeschienenen Fenster schwammen
mir vor den Augen, vor allem auch nach der Verdunkelung unten. Das Laboratorium erschien mir nüchtern, der gegenwärtigen Stimmung wenig angemessen,
die Versuche mit der Laterna magica kindlich, ich machte es halb ironisch mit.
Die ringförmigen Bilder entlockten mir mehr Heiterkeit als die eigentlich lustigen
Szenerien. Ich sah die Kränze bald plastisch hervortretend, bald ganz flach,
die schwarze Umgebung und Mitte war bald in die Tiefe zurücktretend, bald

vorgewulstet wie bei den bekannten Gitterfiguren, die man „umschalten" kann. Doch konnte ich die Gestaltverhältnisse nicht willkürlich ändern, dazu hatte ich mich selbst nicht mehr genügend in der Hand, ich hatte Mühe, dauernd hinzuschauen, nicht aufzuspringen, die Aufmerksamkeit auf den Spalt zu konzentrieren. So vermochte ich auch bei den Nachbilderversuchen nicht den dreieckigen Fleck ruhig entakkommodierend anzuschauen und das Nachbild ruhig zu fixieren. Die Zahnarztszene gewann erst nach leichter Exposition Plastizität und Lebendigkeit, genau so, wie die Kränze um so schöner, detaillierter wurden, je länger ich sie ansah. Zuletzt sah ich tatsächlich das vorquellendė Auge des Patienten sich nach dem entrissenen Zahn hin bewegen. Als ich dann auf dem Stuhl vor dem Fenstervorhang saß, verlor auch er bei längerem Hinblicken die mir bekannte Nüchternheit. Die Umrahmung und ihre Schatten ergaben eine an ägyptische Motive erinnernde Architektur in horizontalen Linien angeordnet wie verwaschene Friese mit Gestalten, dazwischen größe Tierfiguren, alles wenig deutlich, aber von künstlerischerem Rhythmus ohne jede Komik, etwas steif, hieratisch.

Als ich dann allein im Dunkeln lag, versank ich noch mehr in einen dämmerigen Zustand, der an den vor dem Einschlafen, zwischen Wachen und Schlaf, erinnerte. Ich hatte sofort den Eindruck, daß ich von dem, was jetzt vorgehen werde, das meiste vergessen werde, weil ich aus Erfahrung weiß, daß von den Erlebnissen vor dem Einschlafen mir fast nie etwas bleibt. Die Vorgänge waren mir keineswegs ungewohnt und fremd, weil sie sich mit dem, was ich vom Einschlafen her kenne, fast durchaus analog zu sein schienen. Nur weniges habe ich mir einprägen können.

Einmal riß ich mich unwillkürlich am rechten Ohrläppchen und kratzte mich in dieser Gegend. Dabei war es mir, als wenn mein Körpergefühl nur noch in dem Ohrläppchen säße, das ich riesengroß in meiner Hand hatte. Der ganze übrige Leib schien im Augenblick nicht vorhanden. Während ich auf den Vorgang achtete, verdichtete sich das Leibgefühl noch mehr an dieser Stelle. Die Augen waren dabei, wie auch in der folgenden Zeit, stets geschlossen. Wenn ich sie öffnete, sah ich die von außen hereinkommenden Lichtstreifen und war nüchtern in der nahen Situation. Zeitweise schienen mir die fernen Laute im Haus und auf der Straße wie ferne Geigenmusik. Einzeltöne, musikalisch, wie das Stimmen eines Orchesters. Ich dachte halb dösend über Bewußtseinsprobleme nach, die mich im Zusammenhang mit meiner Arbeit beschäftigten. Dabei tauchte mir unter anderem der Gedanke auf, daß es zur Kennzeichnung einer Bewußtseinstrübung darauf ankomme, das Durchschnittsbewußtseinsniveau bei dem betreffenden Individuum festzustellen, das auf keinen Fall bei allen Menschen das gleiche sein könne. Dieser Gedanke kam mir in Form eines Bildes, das einen Ausschnitt aus einem Segelschiffhafen darstellte: Masten mit flatternden Wimpeln, helle klare Luft und Wasser. Der gedankliche Zusammenhang dieses Bildes mit der Idee des Niveaus oder der Art, wie dieses Niveau festzustellen sei (worüber ich dann nachsann), blieb mir unklar, hatte aber etwas Evidentes. Es schlossen sich unklare Gedanken über den Willen an und über dessen Rolle für das Bewußtseinsniveau. Später versuchte ich über die (gleichfalls in meiner Arbeit wichtigen) Hereditätsprobleme nachzudenken, kam aber nur knapp zu einer Vergegenwärtigung des Standes meiner bisherigen Bemühungen. — Im Zusammenhang mit Gedanken über häusliche Vorkommnisse dachte ich an die farbigen Muster der

Druckbilder und sah dann ein aus grauer Wolle gestricktes Gewölbe mit farbigen
Fäden. Zwischendurch empfand ich die Härte des Lagers, genoß meine gute Laune
im Gegensatz dazu, hatte aber nicht eigentlich lustige Einfälle. Die Kälte spürte
ich jetzt erheblich weniger.

Im Dunkeln sah ich etwas später schattenhafte Gitter, schwarz in Grau, dann
auch ein Muster von roten Teufelsschwänzen und -ohren, sehr spaßhaft und bald
darauf an der Decke einen grünen, humoristisch-grausigen Drachen, etwa in der
Farbe der Wandgemälde einer verräucherten Weinkneipe. Um den Boden herum
kam im gleichen trüb-grün-braunen Ton allerlei Getier zum Vorschein, immer
humorvoller, Herrgötter, Schlangen, aber dazwischen Kochlöffel, Schweinsköpfe,
Tritonen, Zwerge, „Aquariumsmythologie", ohne viel Plastizität, schemenhaft
wie Traumbilder.

Wie ich zum Essen hinaufging, weiß ich nicht mehr genau, ich hatte noch
den Wunsch, meinen weißen Mantel auszuziehen und sah beim Hinuntergehen
ins Eßzimmer mit einem Blick Frl. A. hinter mir herkommen. Ihr Gesicht mutete
mich sehr komisch, ins seehundartige verzerrt an, wie ich es hinter dem Treppen-
gitter sah. Ebenso erinnerte mich die Kontur des Kopfes von Th. unmittelbar
an eine Löwin, während der Kopf von Dr. B. gleichfalls eine löwenartige, stark
komische Form hatte.

Die Euphorie gewann alsbald völlig das Übergewicht. Ich fühlte geradezu
einen Kitzel, mich über alles, vor allem alle Autoritäten, lustig zu machen. Das
Lachen lag mir dauernd bereit, nur für Momente konnte ich es unterdrücken,
und so peinlich es mir für Momente war, mich so wenig beherrschen zu können,
so genoß ich doch mit einem großen Behagen alles humorvolle. Besonders auf
das Erscheinen von Dr. J. freute ich mich, da ich seiner komischen Wirkung
gewiß war. Ich hielt gleichsam eine Fülle von Ironie bereit, sie über ihn auszugießen. Das Überlegenheitsgefühl war dabei nicht sehr betont, aber doch deutlich
vorhanden. So äußerte ich mich über den Chef despektierlich-humoristisch mit
unverkennbarer Freude des „Treffenden" an den Bemerkungen. Der Gurkensalat, die Maggiflasche, das Knappen von G.'s Tabaksdose, alle in den Gegenständen vorhandene Komik reizte mich ungemein. Erheblich weniger Dr. B.s
Bemerkungen, denen etwas Absichtliches anhaftete.

Nach Tisch in Dr. B.s Zimmer (das Essen erschien mir ebenso wie die vorausgegangenen Zeitabschnitte sehr lange gedauert zu haben) stellte sich mit
dem zunehmenden Kältegefühl eine große Unruhe ein, trotzdem ich mich andererseits gerne niederlegte. Der Zustand war nach wie vor dämmerig, un-
beherrscht, aber nicht ohne Reiz zum Zusammennehmen. Obwohl die Euphorie
schwand, blieb ein starkes körperliches Wohlgefühl, das mit der Kälteempfindung
nicht im Gegensatz stand. Trotz der halb dösigen Unkonzentriertheit fiel es mir
leicht, über mich selbst zu reflektieren und auffallend leicht davon zu reden.
Dabei tauchten keinen Augenblick irgendwelche Zweifel an mir selbst, meiner
Person, der Richtigkeit oder der Angemessenheit meines Verhaltens auf. Ich
fühlte mich im Gegenteil meiner selbst recht sicher, dies als eine unmittelbare
Grundstimmung, völlig unreflektiert. Das helle Fenster rief stark farbige, in den
Farben wechselnde Nachbilder hervor, die mir angenehme Unterhaltung bei ge-
schlossenen Augen gaben. Aus den Gittern wurden Teppiche mit entsprechender
Musterung, die lange sichtbar blieben. Inzwischen wuchs die Kälte, infolge deren

ich auch direkte Sonnenbestrahlung nicht als warm empfand. Die Kälte fühlte
ich weniger auf der Haut, vorwiegend im Inneren der Glieder, oft als ob die Knochen und das Fleisch von innen heraus abkühlten. Die Kälte strahlte von der
Herzgegend und der Mitte des Rückens aus, die Füße fühlten sich oft so an,
als ob sie nackt in nassen Schuhen steckten, die Handflächen waren frisch und
eisig. Tauchte irgendwie die Kälte besonders stark auf, so mußte ich zucken,
besonders mit den Teilen der Rückenmuskulatur. Diese Bewegungen vermochte
ich willenmäßig zu beherrschen, es war mir aber angenehm, wenn ich den Impuls,
der anscheinend von dem Kältegefühl ausging, nachgeben konnte. Die Bewegungen erinnerten mich an eine Art Zurechtrücken, das ich beim Einschlafen mache,
doch habe ich inzwischen festgestellt, daß sie diesen Bewegungen doch sehr wenig
ähnlich sind.

Das Kältegefühl gab sich, trotz einer gewissen Neigung, auf mich selbst zu
achten und über mich zu sprechen, nicht in Form kühler Reflexion im Seelischen
kund (im Kopf spürte ich übrigens nichts von Kälte, Schmerzen an den Zähnen,
überhaupt keinerlei Kopfdruck oder Eingenommenheit, was ich im Alkoholrausch
stets habe), sondern wieder träumte ich halb, indem ich mit geschlossenen Augen
nachdachte. Davon sind mir zwei ,,Bilder'' in Erinnerung geblieben: einmal eine
Art Bronzeornament, Urnen darstellend, die sich durcheinanderflochten und sich
am Rande immer wieder vorrollten; ich dachte dabei an Buddha-Arme, die sich
im Rhythmus meiner Zuckungen zu bewegen schienen. Das Ganze ging mich
irgendwie sehr nahe an, machte weniger einen ästhetischen Eindruck, schien mir
eine Art Darstellung meiner Verfassung. — Das zweite von längerer Dauer von
erheblich tieferem und nachhaltigerem Eindruck, ausgesprochen die ästhetische
Seite des Fühlens ansprechend, war das Teilbild einer von eisernen Stäben getragenen Betonkuppel, durch die in regelmäßigen Abständen angebrachten Eisenträger fiel helles Licht; das Ganze sah etwa so aus:

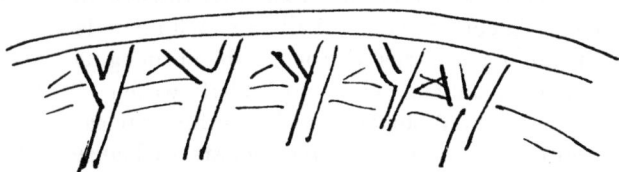

Es wirkte plastisch, als ob ich im Inneren der Kuppel wäre und auf diesen Teil
hinaufblickte, von einem erhöhten Standpunkt, von dem aus man das Gestänge
der Träger unmittelbar vor sich sah. Gleichzeitig hatte ich eine Art körperliche
Empfindung der ganzen Konstruktion, eine Einfühlfähigkeit in derartige großzügige
Eisenbetonbauten, wie sie mir sonst unbekannt ist. Mit einer Lebendigkeit und
Nachempfindungsfähigkeit für weitgespannte Eisenkonstruktionen, die ich wie
körperlich nachzuempfinden vermochte, schlug ich die Augen auf und konstatierte,
wie sehr solche Bauwerke jetzt meinem inneren Zustand angemessen waren. Etwa
gleichzeitig hatte ich das Gefühl, daß Musik allein dem jetzigen Zustand angemessen wäre, vor allem Orgel, eine Fuge, mit allen gezogenen Registern oder eine
Beethovensymphonie. Alles Kleine, Idyllische, Liebliche hätte ich weit von mir ge-
wiesen (wofür ich sonst viel Sinn habe), nur Wichtiges, Heroisches, Monumen-
tales schien mir angemessen. So verletzte mich die zappelnde Uhr, und ihre

Heimatkunst, die Phase des Scherzhaften von zuvor schien weit hinter mir zu liegen. Die Musik auf der Mundharmonika berührte mich gar nicht, wenn sie mir auch, weil es überhaupt Musik war, nicht unangenehm war. Im Rhythmus des Walzers schwang ich ganz innerlich mit, doch erfüllte er mich längst nicht so, wie es der Rhythmus einer großen klassischen Musik hätte tun können. Es war eine Art Ergriffenheit, eine herrlich großartige, beherrschte Haltung, in der ich mich befand. Die Stimmung, die wie mir schien, immer noch ausschlaggebend von dem Körpergefühl der Kühle bestimmt war, kann ich mit nichts, was ich sonst erlebt habe, vergleichen. Sie hatte trotz der Einengung des Bewußtseins durch die noch bestehende leichte Dämmerigkeit etwas reines, kraftvoll Klares und wurde durch die Reflexion darüber, die auffallend leicht fiel, nicht zerstört. Das Ich war völlig ungeteilt in dieser Stimmung, trotz des Nachdenkens darüber, dieses ging widerspruchslos in sie ein. Dabei blieb das Gefühl der eigenen Persönlichkeit voll erhalten, nichts verlor sich, nichts schien anzuzweifeln, die Unannehmlichkeit des Kältegefühls in den Knochen, vor allem auch in den Zähnen war wie ein Stachel des Genusses des Gesamtzustandes.

Noch ein Ornament einfacher Linien, wie man sie an geschnitzten Renaissancemöbeln findet, tauchte bei geschlossenem Auge auf und wurde gleichfalls mit Hochgenuß nachgefühlt, wiederum als ein starkes ästhetisches Erlebnis, wie es mir bei diesem Gegenstand sonst unbekannt ist. Es war wiederum ein Schmelzen in den Proportionen und Konstruktionslinien.

Religiöses schien mir dem Zustand nicht angemessen, dazu war er mir zu unverantwortlich und willensmäßig zu wenig lenkbar. Auch das Denken über den Zustand war mir nicht folgerichtig genug, ging nicht schrittweise, sondern bald dieser, bald jener Faden wurde streckenweise aufgegriffen. An das dämmerig genießende Selbstgefühl, das ziemlich stark betont war, reichten Begriffe wie Unendlichkeit, Gott, Schicksal nicht heran, ich war viel zu sehr dem Genuß des Augenblicks hingegeben und konnte mich zu einer solchen Idee, auch willentlich, nicht aufschwingen. Vielleicht auch deshalb, weil ich niemals ganz davon loskam, daß die ganze Stimmung auf das Körpergefühl zurückging. Vollends die Beachtung der Zuckungen, die zeitweise sehr lebhaft waren, störte mich dann am Auskosten des ästhetischen Wohlgefühls. Immerhin war es mir außerordentlich wohltuend, den ersten Satz einer Beethovensonate zu Hause zu hören, während mir slavische Tänze von Dvorak wenig zusagten. Einfache Etüden mit Läufen und anderen lebhaften Figuren waren mir viel lieber. Mozart und vollends Chopin (die ich sonst am liebsten höre), lehnte ich von vornherein ab.

Trotz des zweifellos gehobenen Selbstbewußtseins in der Phase der Kälte war es mir angenehm, wenn ich nicht allein war und mich aussprechen konnte. Einmal wohl, weil mir wohltat, den, wie mir schien, wichtigen und wertvollen Zustand gleich Dr. B. zu schildern, der mir wirklich eine ganz neue Erlebensform war. Dann wollte ich die lebhaften Reflexionen, die mir aber doch wieder nicht recht durchdacht erschienen, gleich an den Mann bringen. Endlich war überhaupt der Drang zum Sprechen und zu motorischer Entäußerung trotz des immer vorhandenen leichten Müdigkeitsgefühls groß. Diese Müdigkeit veranlaßte mich, um 9 Uhr zu Bett zu gehen, mein Kopf war aber heiß und obwohl die Kälte in den Beinen bald verschwand, konnte ich trotz aller Bemühung erst nach 2 Uhr schlafen. Die Spannung und Unruhe wollte nicht aus dem Körper weichen.

Nachtrag:

Im Stadium des kühlen Genießens war mir das Rauchen einmal als motorische Entäußerung wohltuend, ferner schmeckte mir die Zigarette besser als sonst; endlich tat mir ihre Wärme wohl und das Aufsteigen des Rauches als ein gewohnter Anblick in der ungewohnten Stimmung. Doch hatte ich nichts von Angst oder Unheimlichkeit, war meiner selbst sicher und ruhig.

11.

Arzt. Dos. 0,4.

Als ich mich gegen 1,30 Uhr am Tor der Klinik vom Kollegen B. verabschiedete, hatte ich das Gefühl, wie ich es vor 10—12 Jahren zuletzt gekannt habe: Wenn man am Tage vorher tüchtig gezecht hat, am Morgen keinen „Kater", d. h. keine Kopfschmerzen hat, aber ein Gefühl nicht unangenehmer Mattigkeit verbunden mit dem Gefühl, daß man etwas für sich tun müsse. So schlenderte ich die Straße entlang und stellte fest, daß ich recht tüchtigen Hunger hatte (ganz entsprechend den früher bei mir typischen Gefühlen in postalkoholischen Zuständen). Ich beschloß also, in den Bayerischen Hof zu gehen und Mittag zu essen. Obgleich ich ziemlichen Durst hatte, habe ich nichts zum Essen getrunken, um nicht eine Alkoholwirkung auf die Meskalinwirkung zu setzen. Die Kellnerinnen kamen mir nicht weniger häßlich vor als sonst, eine Verschiebung der Auffassungen nach der schönen Seite war also jedenfalls nicht mehr vorhanden. Dagegen ein ausgesprochenes Mitteilungsbedürfnis. Während ich aß, ging ein Student an mir vorüber, den ich nur flüchtig kenne. Ich erwiderte seinen Gruß nicht nur, sondern redete ihn an, fragte was er machte, und erzählte ihm, daß ich noch unter der Nachwirkung eines mexikanischen Kaktusgiftes stünde. Nach dem Essen ging ich in einer für mich ganz ungewöhnlichen Beschaulichkeit und Langsamkeit durch die Hauptstraße und Akademiestraße zu einer Konditorei in der Anlage, um dort eine Tasse Kaffee zu trinken und vor allem Kuchen zu essen, da ich — und zwar nach Süßigkeiten — Verlangen hatte. Dort traf ich die Kollegen G., S. und H. und war sehr froh, sofort von dem Experiment erzählen zu können. Die Herren werden darüber Auskunft geben können, inwieweit ich einen psychisch ungewöhnlichen Eindruck gemacht habe. Mir gegenüber sagten sie, wenn ich nichts erzählt hätte, wäre ihnen vielleicht eine auffällig gehobene Stimmung aufgefallen. Auf dem Wege zum Café hatte ich noch ganz das wohlige Gefühl der Gelöstheit, das Gefühl, nichts arbeiten zu mögen, aber auch nichts zu müssen. Das ist eine Stimmung, die mir auch aus früherer Zeit als postalkoholisches Symptom bekannt ist. Früher war ich der Meinung, daß ich in diesem Zustande besonders leicht und gut wissenschaftliche Einfälle hätte. Heute hatte ich diesen glücklichen Glauben nicht mehr. Mag sein, daß der Maßstab für das, was eine gute wissenschaftliche Idee ist, strenger geworden ist mit den Jahren, mag sein, daß die Abnahme der Produktivität mit den Jahren so stark geworden, daß sie sich unter solchen Umständen nicht mehr regt, jedenfalls hatte ich nicht das Gefühl, daß mir irgend etwas Wertvolles jetzt einfallen könnte. Ich hatte auch eine deutliche Abneigung gegen die Vorstellung, daß ich mich gleich nachher hinsetzen und einen Bericht über meinen Meskalinrausch schreiben sollte. (Bis hierher habe ich in einem Zuge geschrieben. 3,50 Uhr nachmittags.) Nachdem ich dann knapp 15 Minuten nach Eintritt ins Institut mit geschlossenen Augen auf dem Sofa gelegen hatte, fand ich mich soweit erfrischt, daß ich an die Niederschrift gehen konnte.

Körperlicher Zustand: Bei 19° C Zimmertemperatur habe ich kein Gefühl des Fröstelns mehr. Es besteht noch das Gefühl einer leichten Mattigkeit. Handhabung der Feder macht keine Schwierigkeiten; Hand ist nicht zittrig. Beim Ausstrecken der Finger bemerke ich aber noch einen deutlichen kleinschlägigen Tremor. Am linken Unterarm ist die Stelle der ersten Injektion noch deutlich schmerzhaft, die Bewegungen der linken Hand sind dadurch ungeschickter, der Tremor in ihr ebenso wie in der rechten.

Wenn ich meine Erlebnisse im Rausch schildern soll, so kann ich zunächst sagen, daß bis kurz vor 11 Uhr eigentlich nichts Auffallendes erlebt wurde. Die ersten Zeichen einer Veränderung wurden mir sicher, als ich das Druckproblem prüfte. Wenn ich jetzt (4,05 Uhr) die Prüfung wiederhole, sehe ich Schachbrettmuster in schwarz und hell von großer Zierlichkeit, wie ich mich nicht entsinnen kann, sie früher beobachtet zu haben. Bei rhythmischem Reiben der Bulbi ist mir ein oszillierendes Schachbrettmuster von früher bekannt. Im Beginn der Meskalinwirkung traten aber Züge auf, die mir unbekannt waren. So war das Muster kein einfaches Schachbrettmuster mehr, sondern das Schachbrettmotiv vervielfältigte sich, die Gliederung wurde immer feiner, die Einzelheiten nahmen den Charakter von Ornamenten an und außerdem war ein regelmäßiges Bewegen, ich möchte sagen ein Fließen zu beobachten. Dann traten Farben auf. Satte blaue und gelbe Töne, die auf einzelnen, und zwar wechselnden Teilen des ornamentalen Musters ruhten. Ich verglich die Muster mit den romanischen Ornamenten aus der Capella Palatina in Palermo, die mir seinerzeit großen Eindruck gemacht haben. Eigentlich drängte sich bei einer Reihe von Mustern der Vergleich mit mexikanischen Ornamenten auf. Wenn ich ihn nicht aussprach, so liegt das daran, daß ich nur sehr oberflächliche Vorstellungen von aztekischen Kunstwerken habe und — bei Kenntnis der Herkunft der Droge — die assoziative Beeinflussung so nahe lag, daß sie aus Selbstkritik unterdrückt wurde. Nachher habe ich ja Herrn Kollegen B. gegenüber diesen Zustand erwähnt.

Entoptische Wahrnehmungen, die über das Geschilderte hinausgehen, habe ich nicht machen können. Doch: als weitergehend muß ich den Eindruck eines körperlichen Sparrenwerkes bezeichnen, das bei geschlossenen Lidern auftrat. Es war ein Eindruck, als sähe ich in einen halbdunklen Raum, der durch einen hellen Sonnenstrahl von schräg oben beleuchtet wird und erfüllt ist von kreuz und quer ziehenden großen Sparren oder Balken. Die Stellen, an denen der graubraune Lehm durch Löcher der Tapete schimmerte, wurden als mit Goldbronze bestrichen aufgefaßt. Einen hellen Metallglanz hatten diese Stellen freilich nur zeitweise, ebenso blitzte es von Zeit zu Zeit wie metallglänzende Pünktchen im Muster der Tapete auf

Als mich dann etwa 11,45 Uhr vormittags Kollege B. ins Dunkelzimmer führte, war offenbar der Höhepunkt der Wirkung erreicht. Ich hatte das deutliche Gefühl, so weit berauscht zu sein, daß es eines Zusammennehmens bedurfte, um Dritten gegenüber den Eindruck des Nüchternen zu machen, hatte aber auch das deutliche Gefühl, daß solch gesellschaftliches Zusammennehmen noch völlig möglich sei. Dagegen hatte ich ein deutliches Mißtrauen gegen die Zuverlässigkeit meiner sinnlichen Beobachtung, wie ich es in ähnlichem Maße — soviel mir erinnerlich — im Alkoholrausch nie gehabt habe. Die Scheinbewegungen des Tapetenmusters haben mir offenbar dieses Mißtrauen gegen meine sinnlichen Wahrnehmungen eingeflößt, während die glänzenden und wechselnden Farben der Tapete mich viel weniger in diesem Sinne beeinflußt haben. Als mich Kollege B. im Dunkelzimmer allein ließ, erwartete ich zunächst, daß sich vielleicht ein Lichtfleck, der in dem sehr schlecht verdunkelten Raum sofort auffiel, halluzinatorisch umgestalten würde. Ich lag zunächst mit offenen Augen, aber es erfolgte nichts. Ich prüfte meine Dunkeladaptation, indem ich versuchte, das Leuchtzifferblatt meiner Uhr abzulesen, was nicht gelang (also etwa 5—7 Minuten Adaptationszeit). Ich schloß die Augen, erhielt aber keinerlei entoptische Wahrnehmungen. Dabei kam ein ärgerliches Gefühl über mich: Ich war so schön im Zuge, bei einiger weiterer Anregung im *warmen* Raum angeregt durch Unterhaltung oder besser noch durch Beeinflussung des Vorstellungslebens in der Richtung auf Gesichtshalluzinationen, hätte ich sicher etwas gesehen, und nun war ich allein in ein kaltes Dunkelzimmer gesperrt und fühlte, wie der Rausch rasch schwand. Ich sah wieder auf das Leuchtzifferblatt meiner Uhr und konnte jetzt erkennen, daß es gerade 12 Uhr war (also etwa 15 Minuten Adaptationszeit wohl). Von diesem Zeitpunkt an hatte ich das deutliche Gefühl, daß der Rausch rasch schwand und kahle Nüchternheit des Alltags an die Stelle der Euphorie trat. Ich rauchte zwei Zigaretten und als dann etwa 12,20 Uhr Kollege B. erschien, sagte ich ihm, der Rausch sei vorüber.

Abschluß, nachdem noch einmal durchgelesen: 4,55 Uhr nachmittags. Ich habe noch ein etwas zittriges Gefühl, leichten Druck im Hinterkopf, geringe lokale Beschwerden am linken Unterarm und Hunger.

Dem gestrigen Bericht über den Verlauf des Rausches habe ich nach erneutem Durchlesen nichts hinzuzufügen. Es ist nur noch über eine Reihe körperlicher Symptome zu berichten. Harndrang bestand nicht. Erste Harnentleerung gestern 3 Uhr nachmittags nicht reichlich, dann noch eine 10,25 Uhr beim zu Bett gehen. In der Nacht nach 12,00 Uhr eine Harnentleerung, von der ich heute früh feststellte, daß sie fast völlig farblos wie Wasser aussah. Diese war reichlicher. Starke Verstopfung, während gestern Morgen der Stuhl reichlich und dickbreiig gewesen war.

Gefühl des Fröstelns trat gegen Abend wieder deutlich hervor, ich habe im Bett (nach 10,25 Uhr) sehr warm zugedeckt einige Male mit den Zähnen geklappert. Dann kam das Gefühl starker trockener Hitze und endlich zwischen 12 und 1 Uhr Schweißausbruch. Gleichzeitig mit diesem Ausbruch wurden kollernde Darmbewegungen bemerkt, während vorher der Darm anscheinend ganz still gelegen hatte.

Einschlafen konnte ich gestern sehr schwer, bis gegen 1,30 Uhr glaube ich das Bewußtsein gar nicht verloren zu haben, dann kurzer Schlaf bis 2,15 Uhr und dann allmählich festerer Schlaf. Heute früh um 7 Uhr ziemlich frisch erwacht, aber es besteht ein ganz leichter Kopfdruck.

Die Druckbilder konnte ich gestern Abend um 11 Uhr noch in strahlender Helle mit sehr feinem Muster rasch oszillierend feststellen, zwischen 12 und 1 Uhr waren die Erscheinungen schon wesentlich ärmer geworden. Jetzt unterscheidet es sich nicht mehr deutlich von dem mir von früher bekannten Bildern.

12

Arzt. Dos. 0,4.

9,30 Uhr erste Injektion.

10,30 Uhr. Übelkeit, Brechreiz, Schmerz der Injektionsstelle. Psychisch: ziemlich unverändert zwischen Skepsis und Erwartung.

11 Uhr. Kein Brechreiz mehr. Unangenehmes Allgemeingefühl. Frieren und Schaudern. Tremor an Händen und Füßen. Schlafneigung. Krankheitsgefühl wie bei beginnender Infektionskrankheit.

11,20 Uhr zweite Injektion.

(Oberflächlich) nur kurz dauernder Lokalschmerz. Müdigkeit. Druck und Benebeltsein im Kopf sowie Übelkeit wie bei leichter CO-Vergiftung. Krankheitsgefühl willensmäßig unterdrückbar. Bei Augendruck unbestimmte farbige Ringe und Lichter bzw. Funken.

12,10 Uhr. Starkes Fiebergefühl, Wechsel zwischen Hitze- und Kälteempfindung. Tremor. Magengefühle ähnlich dem Sodbrennen. Gefühl von starker Ataxie ohne objektive Störung der statischen und lokomotorischen Gleichgewichtsfunktion. Überschwänglichkeit der Gefühle, unterdrückbar. Akustisch: nur das Objektive.

Auf dem Bett liegend und warm zugedeckt fühlt man das Nachlassen des Fiebergefühls. Das Müdigkeitsgefühl führt trotz der fehlenden Gegenimpulse und bester Schlafgelegenheit nicht zum Schlaf.

Bei allem psychischen Wohlbefinden hat man doch ein körperliches Mißgefühl von Vergiftetsein, wie es bei alkoholischer Vergiftung nicht ähnlich auftrat.

Optisch bei geschlossenen Augen sofort allerlei unbeeinflußbare Bilder, die rasch wechseln. Alle sind flächenhaft, sehr bunt, mosaikartig, oder wie bunte Teppiche oder Vorhänge mit geometrischen Mustern; die Buntheit ist außerordentlich, die Lichtstärke sehr wechselnd, symmetrische Teile des Musters sind gleichzeitig leuchtend und blassen wieder gleichzeitig ab, wofür dann die übrigen Felder zu leuchten beginnen. Diese geometrischen oder heraldischen Muster haben nur selten eine gewisse Plastizität, so daß der Eindruck eines Reliefs oder eines Majolikaschrankes entsteht. Die Bilder wechseln kaleidoskopartig, aber sind in ihren Gegenständen viel reichhaltiger als ein solches, wie von einer fremden nicht sichtbaren Lichtquelle. Die Beleuchtung des Bildes bewegt sich ab und zu streifenförmig von links nach rechts oder umgekehrt, nie von oben nach unten, während der Lichtwechsel *meistens* nach Art einer Lichtreklame in Aufblitzen und sich wieder Verdunkeln vor sich geht. Manchmal geht der Lichtwechsel in ein und demselben Bilde mehrmals vor sich. Man wird an das Phänomen des Fettfleckes auf dem Papier bei wandernder Lichtquelle erinnert. Auch entsteht gelegentlich der Eindruck, als schöben sich einzelne Felder wie Zapfen aus dem Niveau der Bildfläche heraus dem Beschauer entgegen, indem sie heller und größer werden, um sich verdunkelnd wieder zu retouchieren. (Als ob Teig durch ein weites Sieb gedrückt und wieder zurückgezogen würde.) Außer diesen mehr schematischen Figuren sieht man auch stilisierte Tiergestalten (bekannter Art), die alle glatt gedrückt und unbeweglich an Laubsägearbeiten, Spielwaren oder Wasseralfinger Reliefabgüsse erinnern. Die einzige kompliziertere Komposition, die man sieht, ist ein postkartenartiges Bild des Brüsseler Justizpalstes, bei dem die Kuppeln merkwürdig, zwiebelartig „indisch" aussehen. Der Wunsch, die Gebäude des Brüsseler Marktplatzes zu „sehen", kann nicht realisiert werden. Dagegen merkt man, daß das Vorstellungsvermögen qualitativ und quantitativ erhöht ist. — Zu bemerken ist, daß man tags zuvor von den genannten Brüsseler Örtlichkeiten sprach.

Sämtliche gesehenen Bilder haben- eine Bekanntheitsqualität, es tritt nichts absolut Neues, etwa Befremdendes auf. Neu ist nur die Reichhaltigkeit, der bunte unbeeinflußbare Wechsel dieser ziemlich klaren Bilder. Der Zustand dieses Sehens mit geschlossenen Augen wird sehr angenehm empfunden. Man fürchtet, aus dieser Entrücktheit, für deren Dauer man keinen Maßstab hat, gerissen zu werden. — Eine eigenartige Stellung hat man zu dem Befehl, Notizen über die Erlebnisse zu machen. Er steht isoliert, fremdkörperartig im Bewußtsein, wie ein Rest aus einer anderen Welt. Ähnlich wirkt die Aufforderung zu Tisch zu kommen, die man unmotiviert aber unwidersprechlich findet.

12,35 Uhr. Immer noch Magenübelkeit und Fiebergefühl. Großes Erstaunen, daß nicht Stunden, sondern Minuten seit der letzten Notierung vergingen. Veränderung der *Gehörsempfindungen*: Man hört, sobald man sich dem Sonderzustand überläßt, einen förmlichen Jahrmarktslärm vor dem Fenster. Die wahrgenommenen Geräusche, denen allen ein realer Reiz entspricht, klingen laut und sehr melodisch. Sonst unangenehme Geräusche (Schieferbearbeitung) haben einen weichen xylophonartigen Klang. Diese akustischen Empfindungen sind reizvoll und lustbetont. Man kann sich ihnen entziehen, wenn man sich aus dem Sonderzustand wach macht und gespannt am Fenster lauscht, dann werden alle Schallquellen im einzelnen kontrollierbar, man hört sie dann leiser, unmelodisch hart, häßlich (Hühnerhof, Straßenbahn, Eisenbahn, Schreien, Dachdeckerarbeit). Sobald man sich wieder entspannt, tritt die qualitative und quantitative Steigerung wieder ein.

In bezug auf die optischen Empfindungen ist noch hervorzuheben, daß die Kontrastfarben rot-grün, schwarz-weiß, gelb-blau den Bildern einen besonderen Reiz geben, doch ist ihr Wechsel in diesem Stadium noch nicht so markant wie später.

Haptische Sinnestäuschungen fehlen, es wirkt lediglich ein realer Frostschauer bei geschlossenen Augen ungewöhnlich aufschreckend. Wenn man sich dem Sonderzustand überläßt, vergißt man die körperlichen Mißempfindungen des „Vergiftet-Hochgespanntseins". Überhaupt erscheint es wünschenswert, sich ungestört dem Zustand überlassen zu können, um so mehr, als man sich allen realen Anforderungen gegenüber insuffizient fühlt. (Besonders Mittagessen im Kasino!)

1 Uhr. Appetit wie sonst, glänzend. Ataktisches „Gefühl" ohne eigentliche Ataxie. Bei Tisch ist abgesehen von dem Gefühl, dauernd aus der Rolle zu fallen, und einer gewissen Abruptheit der Bewegungen (die man selbst wahrnimmt), die klare Unterscheidung auffällig, die man zwischen der Komik auf reale Anlässe hin und der unbegründeten Heiterkeit und Lachlust des Sonderzustandes unwillkürlich macht.

2 Uhr. Auf dem Sofa bei Dr. B. Körperliches Mattigkeitsgefühl ohne den Erfolg des Schlafes. Höhepunkt der Erregung. Tropisches, d. h. irgendwie ungesundes, hochgespanntes Wohlgefühl. Beim Liegen mit geschlossenen Augen sieht man die prächtigsten Bilder in raschem Wechsel, heraldische Muster, Teppiche mit

Perlen- und Goldstickereien, Keramiken, Mosaiken, meist symmetrische, selten asymmetrische Zeichnung, die Farben sind lebhafter als 12,30 Uhr und wechseln jetzt ausgesprochen nach ihren Kontrasten, zumeist rot-grün. Der Umschlag erfolgt rasch wie bei einer rotierenden Signallampe (Leuchtturm!). Nie erscheinen einfarbige Bilder, der Wechsel der Farbe erstreckt sich stets auf Teile des Bildes. Teils auf Anregung, teils aus Wohlbehagen spontan beginnt man zu pfeifen, immer dieselbe stark bewegte und kontrastreiche Melodie „Kubelick-Serenade" W. Drdla. Es ergibt sich nun eine höchst frappante und stark lustbetonte Harmonie zwischen der gepfiffenen Melodie bzw. der Ausdrucksbewegung des Pfeifens einerseits und der Lichtstärke und dem Farbenreichtum der Bilder andererseits: Mit dem Höhersteigen der Töne (bzw. der sie erzeugenden intensiveren Pfeifbewegung) steigert sich die Lichtstärke und Sattheit der Farben, bei tiefer Tonlage dagegen werden die Farben ruhiger und dunkler. Nicht selbst erzeugte Musik beeinflußt das Optische nicht in nachweisbarem Maße.

3,20 Uhr. Frieren, Fiebergefühl. Ungewöhnliche Tachykardie wie bei körperlichen Anstrengungen. Besuch eines Kollegen. Große Ablenkbarkeit. Man ist gezwungen, sich sehr zusammenzunehmen, um bei einem Thema zu bleiben. Auch motorische Unruhe, Kontrolle der realen Reize der hyperakustischen Empfindungen durch den Kollegen.

4 Uhr. Versuche im psychiologischen Laboratorium. Beim Aufsuchen desselben erschwerte Orientierung.

4,30 Uhr. Keine Magensensationen mehr, dumpfer Kopfdruck. Ruhebedürfnis ohne Schlaf. Fiebergefühl. Gefühl, daß die Kulmination der Erregung vorbei ist, zunehmendes Katergefühl, starke Hyperakusis: „Jahrmarktslärm" außerordentlich melodisch, Kuhglockenklang, xylophonartiges Klingen sonst unangenehmer Geräusche. Die Furcht vor Störung steigert sich zur Angst (vorübergehend).

5,30 Uhr. Es fällt eine merkwürdige Gefühlsüberschwänglichkeit auf, Labilität der Affekte, Empfindlichkeit und daneben Unternehmungslust, man hat den Wunsch, eine Autofahrt nach Nizza zu machen. „Paralytikerstimmung."

6,30 Uhr. Die optischen Erscheinungen bei geschlossenen Augen werden mit zunehmender Dunkelheit (und Nachlassen der Vergiftung) an Licht und Buntheit schwächer, in der Zeichnung feiner, der Wechsel der Farben und Bilder erscheint langsamer. Man übersieht mehr die allmähliche Ausgestaltung und folgende Verwandlung der Bilder, auffallend häufig treten Strukturen in feinster schwarzer Zeichnung in den Bildern auf, es erscheinen spinnwebartige Gebilde oder konzentrische Kreise und Quadrate. Bei Erschütterungen des Kopfes (Tremor) werden diese feinen Linien zittrig und nehmen die Gestalt geographischer Höhenkurven an. Als kompliziertestes Bild erscheint jetzt ein großer pyramidenförmiger Bergtrichter (mit quadristischem Grundriß) mit graduierten Wänden, die an die Struktur eines Amphitheaters erinnern. Auf dem Grunde des sehr tiefen Trichters sieht man ein tempelartiges Rundgebäude oder Schloß aus weißem Stein mit blauem Dach inmitten eines schwarz-grünen Sees, das Bild ist zunächst ziemlich dunkel, wird aber dann in gut wahrnehmbaren Zeitabständen dreimal durch das Auftreten einer glänzend goldenen Krone, die sich kuppelartig erhebt, feenhaft erleuchtet. Dieses Bild sieht man ziemlich lange und in allen Einzelheiten, wobei eine gewisse Tendenz, es festzuhalten, vorliegt. Auf eine äußere Störung verschwindet es und läßt sich nicht wieder erzeugen.

Bei offenen Augen hatte man nie irgendwelche optischen Sinnestäuschungen. Auch auf den anderen Sinnesgebieten keine Halluzinationen.

Nach 8 Uhr abends keine „Bilder" mehr.

Abends Kopfdruck. Bei zweistündigem starken Spaziergang große Frische. Nachher im Zimmer stärkere Müdigkeit. Trotz dem verspäteten Einschlafen sehr tiefer traumloser Schlaf.

13

Ärztin. Dos. 0,4.

Ungefähr $1/2$ Stunde nach der ersten Injektion hatte ich im Gesicht die Empfindung der Asymmetrie, und zwar so, als ob die ganze rechte Gesichtshälfte nach unten verschoben sei, besonders ausgeprägt war die Empfindung des Herunterhängens des rechten Augenlides. Kurz nach der zweiten Injektion im Zimmer des Versuchsleiters kam es mir vor, als ob ich mich mit dem Sessel, auf dem ich saß, für Augenblicke nach links herumdrehe, vor allem aber schwankten sämtliche Gegenstände im Raum hin und her, während ich selbst in Ruhe war. Während derselben Zeit bewegte sich vor dem rechten Auge ein Schleier mit blassen Regenbogenfarben von oben nach unten; ähnlich wie das herabfallende Wasser eines Springbrunnens, in dem sich Sonnenstrahlen brechen. Im Muster des Teppichs traten leuchtend gelbe Flecken hervor, das Rot des Musters blieb unverändert. Ebenso erschienen mir die Umschläge der Krankengeschichten leuchtend türkisblau. Bei geschlossenen Augen traten leuchtende Farben, Muster bildend, von beiden Seiten ins Gesichtsfeld, um in der Mitte zusammentreffend — ohne daß dabei die Farben ineinander übergingen — nach unten zusammenzustürzen und zu verschwinden. Die Bewegung der Farbenmuster war außerordentlich schnell, dauernd wechselten in der Bewegung sowohl Farben wie Muster. Eines derselben ist mir verhältnismäßig klar in Erinnerung geblieben: große sektorförmige Ausschnitte zu verschiedenen Mustern zusammengestellt, waren angefüllt mit Farbquadraten, hauptsächlich marineblau, grün, mattes gelb und rot. Die Farben waren fast alle leuchtend, im Ton sehr gut aufeinander abgestimmt. Fast alle Muster waren — auch später noch — aus geometrischen Figuren zusammengesetzt. Eine Änderung in der Schnelligkeit der Bewegung der Muster trat ein, als durch Klopfen ein bestimmter Rhythmus angegeben wurde, und zwar folgte nunmehr die Bewegung der Muster im jeweils angeschlagenen Takt, wobei jedem Klopfzeichen das Eintreten und Verschwinden eines Musters entsprach, z. B. beim Wirbel wurde der Wechsel und die Bewegung so rasend schnell, daß ein eindrucksmäßiges Festhalten nicht mehr möglich war.

Beim Öffnen der Augen verschwanden die Farben, dagegen wechselten nunmehr Raum und Gegenstände andauernd ihre Form und Größe. Die Wände schienen weit zurückzutreten, der Raum und entsprechend der Teppich wurden weit und groß; dann wieder erschien das Zimmer breit und kurz im nächsten Augenblick schmal und lang. Bei der dauernden leichten Bewegung, in der sich die Gegenstände befanden, fiel mir einmal die Formveränderung Bewegung des Schreibtischsessels, auf dem der Versuchsleiter saß, besonders auf. Dr. M. verlängerte sich mit dem Stuhl nach oben, pyramidenmäßig sich verjüngend, um dann wieder, abwärts sich bewegend, übernormale breite Formen anzunehmen. Bei Willensanstrengung und scharfem Fixieren trat keine Formveränderung ein.

Gegenstände vorgehaltener Bilder traten beim etwas längeren Hinsehen völlig
plastisch heraus, als wenn sie durch ein Stereoskop gesehen würden; in den Bildern
sah ich viel mehr Tiefe als gewöhnlich.

Allmählich wurde es mir immer schwerer, meine Aufmerksamkeit auf Gegenstände außerhalb von mir zu richten, die Fähigkeit, mich zu konzentrieren,
schwand, die Gedanken wurden flüchtig, unbestimmt und waren plötzlich abgeschnitten. Ich hatte ein Gefühl der völligen Leere, war wunschlos und fühlte mich
außerordentlich wohl in diesem Zustand, aus dem ich ruckartig aufwachte. Die
zeitliche Orientierung war mir verloren gegangen, es kam mir vor, als habe ich
stundenlang in Nichts versunken dagesessen.

Im Dunkelzimmer trat sofort bei offenen Augen das Farbensehen wieder auf.
Auch jetzt noch zogen die Muster in außerordentlich raschem Wechsel vorüber,
stets von rechts vorne kommend, diagonal vorbeiziehend und links hinten verschwindend. Dieser Farbenstrom, nur in geometrischen Figuren auftretend, glitt
flächenhaft vorbei, während kurze Zeit danach sich vor meinen Augen ein völlig
neuer Raum bildete, eine große zylinderförmige Halle, an deren Wandrundungen
entlang die Farbenmuster von beiden Seiten aufeinander zuglitten, um kurz vor
dem Zusammentreffen sich von der Wand abzuheben, auf mich zuzukommen und
in der Mitte des Raumes sich flächenhaft aufeinanderzulegen und zu verschwinden,
ein Spiel, das sich in sehr rascher Folge immer wiederholte. Das Bewußtsein, im
Laboratorium zu liegen, war mir geschwunden, ich fühlte mich in der geschauten
Halle stehend, die allerdings nur im Bereich meines Blickfeldes abgegrenzt vorhanden war, während hinter mir völlige Leere, Unbegrenztheit zu sein schien.
Zwischendurch erwachte ich mehrmals ruckartig und war dann sofort räumlich
orientiert, erkannte den erhellten Laboratoriumsraum, dessen Wände ständig vor-
und zurücktraten. Auch die beiden Versuchsleiter schienen ganz weit entfernt von
mir zu sitzen, ich hätte die Entfernung nicht schätzen können, dabei trat aber keine
perspektivische Verkleinerung auf. Auch die Sprache schien mir von weit herzukommen, war aber deutlich, nicht abgeschwächt. Trotz Willensanstrengung war
dem Zurückversinken in den desorientierten Zustand nicht auszuweichen. Der
Übergang war ähnlich wie beim Einschlafen, einem Zwischenstadium von Halb-
bewußtheit folgte das plötzliche Hinübergleiten in den gewissermaßen „traumhaften" Zustand. Die Farben nahmen immer mehr an Intensität ab, wurden
zarter, feiner angestimmt (rosa, blasses grün, fraise, graublau) und gewannen dabei
in ihrem Zusammenklang eine ganz besonders wohltuende Harmonie. Während
einer der wachen Zustände war der erhellte Raum mit flachen, auf einer Ecke
stehenden Rhomben von rosa und grüner Farbe erfüllt, die transparent waren, so
daß ich Dr. St. deutlich hinter ihnen wahrnahm, oder das Gesicht von Dr. M. war
mit Quadraten in unausgeprägter Farbe — ins Graue spielend — bedeckt. Dann
wieder erschien mir plötzlich der Zigarettenrauch leuchtend rot den ganzen Raum
für Momente erfüllend. Für Augenblicke hatte ich das Gefühl einer grenzenlosen
Verlassenheit und Verlorenheit, alles rückte weg von mir, die Zeit spielte keine
Rolle — alles schien sich zu verlieren, alles zusammenzustürzen. Ich selbst war
nicht mehr in mir, nicht mehr in meiner Haut, es war das Gefühl des Einssein mit
der Luft, ich verlor das Gefühl der körperlichen Einheit. Der Gedanke, ich könnte
einen Arm oder ein Bein beiseite legen, vom Körper getrennt, kam mir ganz natürlich vor. Die Beurteilung, wie weit die einzelnen Glieder voneinander entfernt

seien, wie ihre augenblickliche Lage sei (bei geschlossenen Augen) war unmöglich. Das Lagegefühl war vollkommen aufgehoben, die Beine erschienen mir unproportioniert, das rechte Bein war dick und verkürzt. Beim Bewegen des rechten Mittelfingers hatte ich deutlich das Gefühl, die drei Glieder des Fingers seien verdickt, kantig, winklig abgebogen und der ganze Finger stünde quer zur Hand.

Das Farbensehen hörte allmählich ganz auf und wurde durch Synästhesien ersetzt. Das Primäre war ein Gehörseindruck, den ich für eine Gehörshalluzination hielt. Mir schien von tief unten herauf — wie aus einer Gruft — ein dumpfer Chorgesang aufzusteigen, ein An- und Abschwellen, mit einzelnen Oberstimmen, ohne daß aber eine eigentliche Melodie zu erkennen war. Im selben Augenblick bewegte sich langsam ein Zug von rechts unten kommend in spiraligen Windungen nach links oben. Ohne daß ich einzelne Gestalten in diesem Zug unterscheiden konnte, war es mir sofort klar, daß es ein Mönchszug sei. Dabei hatte ich den unbestimmten Eindruck, der ganze Zug sei von einer großen, weißen Mönchskutte bedeckt. Nach kurzer Unterbrechung glaubte ich, Orchestermusik zu hören, und zwar mit Hervortreten von Pauken und Geigen. Im Gegensatz zu dem schweren, dumpfen Charakter des vorher gehörten Gesanges stieg es jetzt in einem wundervollen Zusammenklang vieler Instrumente wie in einem Rausch wie eine jubelnde Fanfare auf. Gleichzeitig sah ich ein metallenes Füllhorn vor mir, aus dem die Töne zu quellen schienen. Das Subjekt-Objektbewußtsein verlor sich und ich fühlte mich aufgelöst im Orchester mit den Tönen aufsteigend. Dieser ekstatische Zustand war von einem unbeschreiblichen Glücksgefühl begleitet.

Ein drittes Erlebnis blieb undifferenziert, kam nicht zur vollen Deutlichkeit. Ich glaubte für Momente eintönige, scharf rhythmisierte Negermusik zu hören, begleitet von der nur andeutungsweise aufsteigenden Vorstellung eines Negerlagers, um sofort von dem Gedanken verdrängt zu werden, es könne ein über holprige Steine fahrender Wagen sein, wobei ich aber nicht an den Häuser- und Straßenkomplex der Klinikumgebung dachte und mich örtlich auch gar nicht weiter orientierte.

Dennoch ging mir die örtliche Orientierung nie wieder ganz verloren. Während der ganzen Zeit hatte ich immer ein leises unbehagliches Gefühl, ich kam mir gewissermaßen ausgeliefert vor, konnte ein ganz leichtes Mißtrauen nicht loswerden und konnte vor allem nicht beurteilen, was ich alles geredet hatte. Ich kam mir unendlich geschwätzig vor, hatte einen heftigen Rededrang; dabei aber eine Erschwerung der Wortfindung, so daß ich oft nicht auf die einfachsten Ausdrücke kam. Die Konzentrationsfähigkeit war stark herabgesetzt, was bis spät abends anhielt und sich im Gedankenjagen und einer gewissen inneren Unruhe trotz großer Müdigkeit zeigte. Noch während des Mittagessens waren ataktische Störungen — Vorbeigreifen, Zuweitgreifen, Unsicherheit im Gang — vorhanden. Als ich gegen 2 Uhr in mein eigenes Zimmer kam, war ich überempfindlich in bezug auf Farben und Formen. Alles erschien mir unharmonisch, geradezu aufdringlich und grob, die Stoffe waren derb, die Farben, besonders das indifferente Grau des Schrankes, waren beleidigend. Ebenso war ich überempfindlich gegen die mir vorgespielte Musik, die ich als unerträglich hart und im Rhythmus forciert empfand. Irgendwelche besonderen Eindrücke traten danach nicht mehr auf.

14

Arzt. Dos. 0,4.

Etwa 20 Minuten nach Injektion der zweiten Spritze trat eine starke Trockenheit des Gaumens ein, die Zunge begann am Gaumen festzukleben und gleichzeitig hatte ich das Gefühl, als würde mein Gesicht von der Oberlippe an nach oben gezogen. In den Oberschenkeln hatte ich in der Hüftgegend ein unbestimmtes Zusammenziehen. Beim Druck auf die Augen sah ich in den vier Quadraten eines Koordinatenkreuzes sich Bänder bewegen, die anfangs aus zwei Farben — weiß und braun — bestanden, dann sich vermischten, anderen Farben Platz machten, darunter stark leuchtendes rot, grün und gelb. Zuletzt blieb in der Mitte eine wie aus Elfenbein geschnittene Frauengestalt bestehen, deren Oberkörper von einem silbernen Panzer bedeckt war, außen herum war eine glänzende blaue Umrahmung. Über das Ganze hinweg zogen hauchartig Schleier von allen möglichen Farben. Ich selbst hatte am Körper ein leichtes Gefühl des Gedunsenseins mit Gefühlsherabsetzung. All diese Erscheinungen verschwanden beim Hereintreten des Dieners. Bald danach bemerkte ich, daß die Wand des Raumes nicht mehr in einer Ebene war, sondern leichte Wellenbewegungen darüberzogen. Die Fensterseite schien aus drei im stumpfen Winkel zueinander stehenden Abschnitten zu bestehen. Das Rot des Teppichs wölbte sich nach oben, während das Grün stark eingezogen war. In dem Rot war eine leichte Wellenbewegung. Der Boden schien in der einen Zimmerecke sich stark nach unten zu neigen. Beim Sehen in das schneebedeckte Freie sah ich grüne und rote Punkte, die sich plötzlich bewegten und hin- und herwogten. Wenn ich mich dann wieder ins Zimmer setzte, so sah ich im Tapetenmuster symmetrisch angeordnet rote Punkte. Die Schultern kamen mir höher als der Kopf stehend vor, mein Kopf schien zwischen den Schultern eingeschoben.

Wenn ich hörte, daß jemand sich der Zimmertür näherte, wurde ich, der ich unruhig im Zimmer auf und abging, unwillkürlich an die Tür gezogen. Das Ticken einer Uhr störte mich, so daß ich die Uhr abstellte. Die Gegenstände des Zimmers erschienen mir nicht verändert. Ich fühlte plötzlich den Drang, Wasser zu lassen, da ich das Angstgefühl bekam, beim Fortschreiten der Erscheinungen könnte das Wasser unwillkürlich abgehen. Ich ließ mich zum Abort führen. Auf dem Wege dahin hatte ich keinerlei Erscheinungen. Die Finger waren ziemlich im Gefühl herabgesetzt, so daß alle Bewegungen etwas Unsicheres an sich hatten. Als das Wasser lief, bewegte ich unwillkürlich die Zunge an den trockenen Gaumen. Dieses Gefühl löste in mir die Angst aus, ich könnte nicht Wasser lassen, da ich merkte, wie sich die Vorderwand und Hinterwand der Blase aneinanderlegten und wie der Gaumen vollkommen trocken war. Trotzdem sah ich den Harnstrahl, der aber anscheinend keinen Zusammenhang mit mir hatte. Zurückgeführt, hatte ich das Gefühl, als sei mein Gesicht vollkommen geschwollen, und auch Prof. W., der mir begegnete, hatte ein ballonartiges etwas in die Breite verzerrtes Gesicht. Auf seine Worte antwortete ich rein mechanisch, wobei mir das Sprechen infolge des geschwollenen Gesichts schwer fiel. Als er mir die Hand gab, erwiderte ich diese Bewegung, hatte aber dabei nicht das Gefühl des Zusammenhanges meiner Hand mit meinem Körper. Meine Hand erschien mir verkleinert und irgendwo im Raum schienen sich unsere Hände zu vereinen. Das Aufrichten nach einer Verbeugung gelang mir nur schwer, da ich das Gefühl hatte, daß mein ganzer Körper in seinen einzelnen Abschnitten aufgeblasen sei und es Mühe machte, die einzelnen Abschnitte gegeneinander zu bewegen, da zuerst die aufgeblasene Form der Bewegung einen Widerstand entgegensetzte.

Wenn ich im Zimmer den Teppich ansah, so bekamen nach einiger Zeit die einzelnen Fäden des Gewebes Bewegung und krochen wie kleine Räupchen umher, was einen ähnlichen Anblick hervorrief, wie die Bewegung der Zöpfchen einer Strongyloideskultur.

Im Dunkelzimmer sah ich zuerst nur auf Augendruck lebhafte, äußerst glitzernde, schnell wechselnde Farben, die keine bestimmte Form hatten, sondern punkt- und strichförmig durcheinanderwogten, wobei die Punkte im oberen Abschnitt glitzerten. Unter Musikeinwirkung nahmen diese Erscheinungen mehr Bandform an, wobei die hohen Töne lebhafte grelle Farben und die tiefen Töne mehr stumpfe matte Farben und mehr eintönige hervorriefen. Außerdem schienen die tiefen Töne mehr aus der entgegengesetzten Richtung zu kommen und hatten einen berauschenden zarten Klang. Die zuerst wild durcheinander wogenden Farben nahmen unter den Klängen der Musik eine ruhige Wellenbewegung an, die besonders bei tiefen Tönen verlangsamt wurde. Bei geöffneten Augen nahmen diese Erscheinungen nach einiger Zeit mehr Gestalt an und es erschienen in rascher Aufeinanderfolge Bildeindrücke ähnlich den Malereien rot-schwarz der Antike, nur daß diese Bilder noch einige andere Farben aufwiesen. Eine Trireme, ein Spitzbarthaupt, horenähnliche Gestalten wechselten mit Erscheinungen mehr ägyptischen Einschlags, teilweise nur halb erscheinend und durch das nachfolgende Bild überlagert. Während der Dauer dieser Bilder erlosch das Bewußtsein des Körperlichen und ich fühlte nur eine Bleischwere in der Gegend in der mein Kopf, meine gekreuzten Hände und Füße lagen. Der Aufforderung, mich zu erheben, als wieder Licht gemacht worden war, konnte ich nicht nachkommen, da ich nicht imstande war, irgendeine Bewegung auszuführen. Ich mußte erst aus der horizontalen in die senkrechte Lage gebracht werden, ehe ich mich bewegen konnte. Ich hatte das Gefühl, daß ich gar nicht zu dem Körper gehöre, ich konnte ihn ja doch nicht mehr regieren. Es war unmöglich. Ich spürte nur noch ein schweres Gewicht. Nach Verlassen des Dunkelzimmers erschien mir die Umgebung nicht verändert, nur die Steinfließen des Kellerbodens erschienen mir vergrößert. Im ganzen Körper hatte ich das Gefühl der Schwere und des Druckes, ähnlich dem, das man beim Schwimmen unter Wasser empfindet. Das Treppensteigen erfolgte rein mechanisch und auch das Hereinführen in das Eßzimmer erfolgte automatisch. Herrn Dr. M. begrüßte ich. Er hatte ein leicht geschwollenes, in die Breite verzogenes Gesicht. Ich setzte mich, ohne im vollen Bewußtsein meiner Handlung zu sein, an den Tisch und begann, nachdem ich die Serviette mechanisch ausgebreitet hatte, mit dem Löffel in der Suppe zu rühren. Die Unterhaltung der beiden anwesenden Herren hörte ich in veränderter Stimme, besonders Dr. M. schien eine sehr hohe Stimme zu haben. Der Klang der Worte kam aus einer über mir liegenden Gegend. Bald nachdem ich angefangen hatte, in der Suppe zu rühren, begann unter meinem Löffel die Suppe starrer und starrer zu werden und plötzlich konnte ich weder vor- noch rückwärts irgendeine Bewegung mit meinem Arm machen, trotzdem ich den besten Willen hatte, zu essen und das neben mir stehende Maggifläschchen wegzuschieben. Ich saß vollständig gehemmt da. Erst die Worte von Dr. B. ,,Es ist am besten, wir gehen aufs Zimmer", lösten diesen Beharrungszustand; ich stand auf, warf die Serviette auf den Stuhl und ließ mich hinausführen. Nach einiger Zeit kam ich wieder zu mir und fand mich im Zimmer auf dem Sofa liegend. Dr. B. deckte mich zu. Dann merkte ich nach einiger Zeit, daß jemand etwas auf den Tisch gestellt hatte, konnte es aber zu keinem Entschluß bringen, etwas zu tun. Nach einiger Zeit stand ich auf, legte die mich bedeckende Decke weg und wurde etwas mißtrauisch, da ich mir nicht erklären konnte, wie die Decke hergekommen war. Ich erhob mich und sah mit Befremden auf dem Tische einen Teller Suppe stehen. Mein Mißtrauen steigerte sich, da ich mir nicht erklären konnte, wie der Teller hergekommen war und mich undeutlich erinnerte, schon mal bei Tisch gewesen zu sein. Ich verspürte beim Anblick der Suppe ein starkes Durstgefühl, weswegen ich einige Glas Wasser trank. Bald darauf kam Dr. B. zurück und brachte mir auf einer Untertasse einen Apfelstrudel und forderte mich auf, denselben zu essen. Ich war immer noch mißtrauisch und hätte ihn am liebsten weggeworfen. Ich war jedoch zu keiner Bewegung fähig. Nach einiger Zeit fing ich an zu essen und aß, als ich merkte, daß der Strudel ganz irdisch schmeckte, ruhig weiter. Die Untertasse, die ich währenddessen in der rechten Hand hielt, wurde immer schwerer und schwerer, es war mir jedoch unmöglich, sie wegzustellen. Endlich löste sich die Hemmung und ich konnte mit der rechten Hand die Untertasse fortstellen. Dafür wurde die linke Hand gehemmt und ich am Weiteressen verhindert. Als diese Hemmung überwunden war, legte ich den Rest Essen weg, da ich mich nicht getraute, weiter zu essen. Als B. anfing, mich etwas Alltägliches zu fragen, gab ich mechanisch Antwort, wunderte mich jedoch sehr, daß in diesem Zustand derartige gewöhnliche Dinge zur Sprache kamen. Im Gesicht von B. sah ich ein Gitter von horizontalen gelben bis grünlichen Streifen. Ebenso setzte es mich in Erstaunen, als B. anfing, sich zu rasieren, da mir derartige Dinge nicht in diese Welt zu passen schienen. Ich bewegte mich ihn ansehend um ihn, bekam es aber nicht fertig, ihn mal zu fragen, warum das alles sei, trotzdem ich zu sprechen versuchte. Mittlerweile war ein starkes Kältegefühl über mich gekommen. Meine Glieder kamen mir schwer und starr vor; ich hatte das Gefühl, als wäre ich vereist. Als B. mal mich zu sich aufs Sofa setzen ließ, sprang ich auf, da ich vermeinte, ich habe mich auf Eis gesetzt. Trotz des starken Kältegefühls machte ich verschiedentlich, als B. weg war, das Fenster auf und stellte mich davor, ohne zu spüren, ob von draußen Wärme oder Kälte hereinkam. Auch hatte ich eine Abneigung bekommen, auf Fragen zu antworten. Denken erschwert, brach ab, vergaß nun die Gedanken, sah auf die Uhr, ohne etwas daraus schließen zu können. Ich kam etwas zu mir und wir gingen zum zweitenmal in das Dunkelzimmer. Diesmal stellten sich andere Farbenerscheinungen ein. Ich sah bandförmig schnell vorüberziehende Bilder, die an moderne Reklameschilder erinnerten. Auch diesmal war im unteren Abschnitt des Bandes mehr zu sehen als im oberen Teil. Bald stellten sich wieder durcheinanderwogende Farbenbänder ein. Auf das Zimmer zurückgekehrt, kam nach und nach langsam das Gefühl für die Umwelt. Nur über die Zeit war ich nicht orientiert Unter 4 Uhr konnte ich mir nichts vorstellen. Auch das Blau des Himmels und das Landschaftsbild kam mir verändert, wenig plastisch vor. Beim Blick auf den Schnee hatte ich noch bis 6 Uhr rotviolett und blaue Farbenerscheinung. Ungefähr bis gegen 7 Uhr sah ich beim Blick auf Zeitungen, wie dieselben deutliche peristaltische Bewegungen ausführten, ebenso bemerkte ich beim Blick auf meine Hand, wie dieselbe bald sich ausdehnte, bald zusammenzog. Die Haut darüber machte ebenfalls leicht peristaltische Bewegungen. All diese Resterscheinungen waren gegen 8 Uhr verschwunden. Es resultierten nur leichte Kopfschmerzen. Als ich nach dem zu Bette gehen die Augen schloß, sah ich anfangs Schaufensterausstellungen und Säle mit langen Stuhlreihen. Diese Erscheinungen verschwanden mit Einsetzen des Schlafes. Es entstand leichtes Hitzegefühl.

15

Arzt. Dos. 0,4.

V.P.: Selbstcharakterisierung 38 Jahre, gesund. Im allgemeinen schon, besonders aber während des Versuchs, durchaus kritisch eingestellt, sehr wenig geneigt und befähigt, sich von neuen Eindrücken übermannen zu lassen. Zur Beobachtung veranlagt und geschult; Bedürfnis, sich neuartige Beobachtungen zu erklären, an bekanntes anzugliedern. Unter normalen Verhältnissen durchaus kein „sensibler" Mensch.

9,20 Uhr erste Injektion. 0,2 g Meskalinsulfat, rechten Unterarm; nachher etwas schmerzhaft.

9,55 Uhr. Beim Gehen auf der Straße zwei Beobachtungen:

1. Ein „samtiges" Gefühl, wenig aufdringlich, mir bisher unbekannt.

2. Erhöhte Sensibilität der Fußsohle, so daß kleine Unebenheiten des Bodens, wie die Rippen herabfallender Blätter, deutlich wahrgenommen werden.

10 Uhr etwas Speichelfluß. Zwei- bis dreimal Gähnen.

10,05 Uhr. Auf Augendruck erscheint ein einfaches, sternförmig angeordnetes Muster in Silber und Altgold auf schmutzigrotem Grunde.

10,25 Uhr. Ebenso: Die Zeichnung ist derart, wie sie bei Linoleumfußbodenlegung oder Mattglas an Veranden üblich ist.

10,30 Uhr zweite Injektion. 0,2 g Meskalinsulfat, rechten Unterarm; deutliche noch 2 Stunden anhaltende, aber durchaus erträgliche Schmerzen.

10,45 Uhr. Leichte Nausea; Bedürfnis zu liegen (ähnlich wie nach Morphin).

11 Uhr. Speichelfluß jetzt sehr deutlich. Ins Dunkelzimmer.

4 Minuten Abwesenheit von Dr. B. werden auf 8 Minuten geschätzt. Ich fühle am linken Unterschenkel, der dem Liegestuhl unmittelbar aufliegt, die Lücke des Geflechtes deutlich als kalte Zone, während die übrigen Teile durch das Geflecht gegen die Strahlung des Fußbodens abgeblendet erscheinen. Ich habe das Gefühl, geschwätzig zu sein, eine mir vom Versuche mit Morphium her durchaus bekannte Eigenschaft.

Das körperliche Befinden ist durchaus normal; bis jetzt keinerlei Andeutungen einer körperlichen Euphorie.

11 Uhr. In Unterschenkeln und Füßen eine merkwürdige Sensation, die als interessant und deshalb aber angenehm empfunden wird. Ich habe das Gefühl, als ob von zahlreichen Stellen der Haut an der linken Seite beider Beine nach rechts herüber etwas aufsteigend, etwas langsam hindurchfließt oder kriecht in parallelen Bahnen und dabei ein wenig intensives, so gut wie gleichgültiges, kribbliges oder kitzliges Gefühl erzeugt. Ich glaube mich bestimmt zu erinnern, daß eine Gesichtsvorstellung hier nicht bestand. Nun fangen die Beine an, keulenförmig vom Knie abwärts anzuschwellen, so daß der größte Umfang in der Knöchel-

gegend das mehrfache des Oberschenkels erreicht. (NB. Hier sicher keine optische, sondern nur gefühlsmäßige Wahrnehmung!) Um für die Ausdehnung Platz
zu schaffen, entferne ich einen Fuß von seiner Stütze: damit verschwindet (offenbar infolge Wachwerdens) die Erscheinung. Die Fußsohlen fühlen sich sehr heiß an.

11,20 Uhr. Zeitmaß gut.

Nachdem Dr. B. den Raum verlassen hatte, und es dunkel war, öffne ich die
Augen und sehe zu meinem Erstaunen mit großer Deutlichkeit meine Arme,
das weiße Hemd, die dunkleren Hände, die Fingergelenke, den Tisch, fange an
zu lachen und sage laut: „Das nennen die Leute ein Dunkelzimmer! Ein Zimmer,
in dem ich beinah lesen könnte!"

Mit Dr. G. habe ich mich einige Minuten ernsthaft und wie mir scheint durch-
aus treffend unterhalten; ich habe mich dabei bemüht, ein leichtes Gefühl der
Unsicherheit und der Verlegenheit zu unterdrücken. Auf Augendruck erscheinen
Bilder: „Merkwürdige Sachen", ich beginne zu lachen — „Hübsche Sachen", ach
wie komisch! Ich sehe Bilder in matten Farben, an Maurisches aber auch
an Expressionistisches erinnernd, häufig Rankenwerk, wie die Muster orientalischer
Teppiche, alles in der Fläche, nichts plastisches und stets in einem bestimmten
Material, z. B. Flechtwerk in feinem Stroh oder in Wachstuchdruck oder in dem
Glanz gewobener Seide. (Während des ganzen Versuchs habe ich nie etwas Körper-
haft-Wirkliches gesehen und auch scheinbar Plastisches ist bei genauerer Betrachtung immer flächenhaft, Zeichnung geworden; die einzige Ausnahme machen
leichte Reliefbilder, wie sie durch Pressung von Leder oder Pappe erhalten werden.) Die Bilder sind nett, aber „ich hätte nichts davon nachzeichnen mögen".
In ein oder zwei Fällen wurde die Harmonie durch eine höchst überflüssige Bei-
gabe gestört: In der freien Mitte einer Matte tauchen Figuren auf, von denen
die eine ein Ritter oder Herold war wie sie als Träger von Fahnen auf studentischen
Stammtischen üblich sind; zwei andere, auf deren Aussehen ich mich nicht mehr
besinnen kann, waren von derselben Art und Geschmacklosigkeit (bronzierter
Zinkguß). Warum mir alle diese Bilder trotz ihres geringen ästhetischen Wertes
gefielen: einmal die Überraschung, das es so etwas überhaupt gibt und dann der
dauernde Übergang von einem ins andere.

(Die — unvollständige — Kontinuität der Erscheinungen bei Meskalin steht
im Gegensatz zu den auch sonst andersartigen bei Morphin; hier ist eine deutliche
Einteilung in „Akte", zwischen denen der Vorhang fällt, d. h. völliges Erwachen
eintritt.)

„Das Gewebe des Meskalintraumes ist so dünn, schon wenn ich mich unterhalte, geht es kaputt!" „Wenn man sich bewegt, geht alles kaputt!" Völlige
Körperruhe wäre eine Grundbedingung für den Meskalingenuß; aber dann würde
das Gefühl der Kleidung stören, sowie die harte Unterlage. Am meisten stören
mich die Schuhe. Man muß ganz in Kissen liegen oder in warmem Sand, aber
auch dies würde nicht genügen. (Ich stelle mir den Reiz der Sandkörnchen oder
der Falten und Nähte von Kissen als äußerst störend vor.) Am besten wäre ein
körperwarmer Teig, in den man eingebettet liegt (eine im Wachzustand von mir
halb scherzhaft ersehnte Situation!). Im Meskalinrausch liegt man bis zu einem
gewissen Grad in einem solchen Teig (Euphorie in den Augenblicken stärkster
Vertiefung), aber es fehlt so vieles. Ich betone den grundsätzlichen Unterschied
zwischen Meskalin und Morphin: Morphin befriedigt, die harte Unterlage wird

weich, Kälte wird nicht mehr empfunden, die Glieder sind himmlisch leicht — Meskalin dagegen zeigt die Lücke des Daseins und weckt Sehnsucht.

Körperliches Befinden gut; auf Befragen teile ich mit, daß mich in der Kniegegend etwas friert (wohl physiologisch gesteigerte Kälteempfindlichkeit!)

Stimmung im ganzen indifferent ohne Wechsel. Keine wesentlichen Störungen im Denkvermögen. Auf Befragen gebe ich zu, mich auch gedanklich mit ferner liegenden — wie Dr. B. sagt — „weltanschaulichen" Fragen befaßt zu haben. Ich erinnere mich, am Ende einer Gedankenkette, die von der Frage ihren Ausgang nahm, ob ich berechtigt sei, mich mit Meskalin zu berauschen, auch an „Gewissen" gedacht zu haben, und sehe es als innersten Teil eines tropfenförmigen Teppichbeetes, aber nicht mit Blumen. Ob Beziehungen des Gewissens zu meinem Körper bestanden, weiß ich nicht mehr.

12.15 Uhr. Zeitschätzung richtig.

Ich kann nicht mehr im Zusammenhang erzählen. Ich hatte mir vorgenommen, möglichst scharf zu beobachten, merkte aber, daß ich dann weniger sah. Man muß sich gehen lassen. — Dann aber merkte ich, daß ich den Willen nicht mehr besitze, daß ich gegangen werde.

Eine ganz unerwartete Erscheinung erregt bei mir lautes Auflachen und den Ausruf: „Ach ist das alles schrecklich geschmacklos!" Ich sehe und fühle mich in derselben Lage, in der ich mich befinde, auf dem Rücken liegend, die Arme auf der Brust verschränkt. Mein rechter Arm ist eine Straße, auf der ein Zug Kinderspielsoldaten sich befindet; der linke geht als Brücke darüber und trägt einen Eisenbahnzug. Ich komme mir kolossal vor, etwa Gulliver in Liliput, aber das ganze deprimiert mich, weil die Ausführung des Spielzeuges in Form und Farbe so entsetzlich gewöhnlich ist. Der Punkt, von dem aus ich mich daliegen sehe, befindet sich nur wenig oberhalb meiner Augen, so daß ich meinen Kopf höchstens in der Peripherie des Gesichtsfeldes ahnen könnte. Daß ich aber die Vision tatsächlich bin, fühle ich.

Nun empfinde ich einen neuen Abschnitt; die läppischen Bilder treten zurück, und ich habe das Gefühl, in einen höheren Grad aufgenommen zu sein, höhere Weihen erlangt zu haben. Die Bilder sind unbekannter Art, einfaches Ranken- und Gitterwerk, das in wechselnder Farbe und Form aufsteigt, und mir einen gewissen Ernst abnötigt. Aber dieser Ernst ist — ebenso wie früher meine Heiterkeit — recht oberflächlich „fast rein mimisch"; ist mehr ein gewisses Betretensein, wie ich es bei einer mir innerlich gleichgültigen rituellen Handlung, etwa bei einer Trauungszeremonie und dergleichen, empfinde.

In der Tiefe des Meskalinrausches fühle ich mich durchaus nicht wohl, gequält, minderwertig. „Ich sage mir, es ist ein Experiment, ich weiß genau, daß ich den Zustand bald hinter mir habe. Als Dauerzustand wäre er schrecklich."

Körperlich: Ich lecke mir fast dauernd meine Lippen ab. Mein Speichel schmeckt ausgesprochen gut: „Wenn es Wein wäre, würde ich mir noch eine Flasche bestellen." (Die Menge des verschluckten Speichels ist meiner Schätzung nach recht bedeutend, sicher über 1 Liter!) Ich winde und dehne mich fortwährend „odalisken- oder kokottenhaft" (ich denke an Bewegungsformen beim Bauchtanz. Der Grund zu diesen Bewegungen ist zweifellos der Reiz der Kleidung, der infolge der gesteigerten Hautdruckempfindlichkeit außerordentlich stark empfunden wird.) „Ich mache mir Gedanken darüber, ob man die Kleidung als

Überzug der Menschen oder den Menschen als Ausguß einer Kleidung auffassen soll, und entscheide mich für das letztere." (Ich habe das Gefühl, ganz nackt zu sein und in einem an manchen Stellen beengenden Futteral zu stecken.)

Ein Geranke (kleine Blumen) in violett und gelb erregt in mir den Wunsch, daran zu riechen; ich erwarte einen vanille- oder heliotropartigen Geruch und schnuppere. Ich empfinde aber zu meiner großen Enttäuschung nur den Geruch meines eigenen Körpers, den ich sehr aufdringlich und deutlich unangenehm, aber in der mir bekannten Qualität empfinde. Ich bin recht unglücklich, daß der Wohlgeruch fehlt, daß eine Sehnsucht erweckt, aber nicht befriedigt wird. (Ich bin auch sonst von der Geruchseite her nach beiden Richtungen hin in meiner Stimmung stark zu beeinflussen.)

Ich sehe und fühle, wie mein Brustkorb wächst und wächst und zu einem großen Terrassengarten wird, in dem meine beiden Unterarme von den oberen Ecken zur Mitte unten herabsteigende Alleen darstellen. Der Schaupunkt liegt wieder nur wenig höher als mein Kopf, so daß ich diesen nur undeutlich, stark verkürzt und in das rechtwinkelige Bild hineingedrängt empfinden kann. Das Gebilde, das ich als Kopf anspreche, hat mit einem menschlichen Kopf keine Ähnlichkeit, ist auch unverhältnismäßig klein, aber es liegt an der Stelle, an der der Kopf sein muß. Bei genauerer Betrachtung — wahrscheinlich ist zu der Zeit das Gefühl, Terrassengarten zu sein, bei mir schon verschwunden — sehe ich, daß der Garten ein flächenhaftes Gebilde ist, in bräunlichem Ton und in der Technik ausgeführt, in der früher aus gepreßter Pappe billige Reklameartikel, Rahmen, Tafeln für Abreißkalender oder Thermometer, hergestellt wurden.

Trotz der Größe empfinde ich die Erscheinung nicht als grandios, sondern als geschmacklos. Ich habe ein peinliches Gefühl, einerseits der Verpflichtung gegen Dr. B., den ich gewissermaßen als Gastgeber auffasse, und andererseits, daß ich mit ziemlichem Schund abgespeist werde, und bemerke entschuldigend zu Dr. B., daß ein solcher Terrassengarten zu sein für ein primitiveres Gemüt wie einen Mexikaner doch etwas bedeute. (Etwas später muß ich über diese Idee, den Erscheinungen eine Existenz beizulegen, lachen.)

Nun kommt ein Zustand, in dem das Erwachen schwierig und selten wird, und dem eine unbeschreibliche Mischung von Gesichtsbildern und Gedanken eintritt. Der gedankliche Inhalt kann nicht mehr erinnert werden; aber ich fühle genau, daß die Bilder — z. B. ein Gestänge wie in der Spitze einer in Eisen konstruierten Kuppel — von Gedankengängen begleitet sind. Das Schauen steht im Vordergrund, daß ich Denken gleich Schauen („Opsis") setze, und das Gefühl habe, daß die Denkoperation identisch ist mit dem Aufeinanderfolgen von Gesichtswahrnehmungen.

Körperlich: Ich empfinde das Gefühl der Kleidung als sehr unangenehm, der Inhalt meiner Westentasche drückt mich; „ich fühle jeden Fehler, den der Schneider gemacht hat".

1 Uhr. Ich bin bedeutend tiefer im Meskalinrausch.

Körperlich: Von dem Versuch, ein Bein über das andere zu legen, bin ich zurückgekommen, weil zwei übereinander liegende Nähte der Hose mich zu sehr gedrückt haben. Ich empfinde zum erstenmal in meinem Leben, daß ein Teil der Hosenträger dem Rücken anliegt. (Vergleich mit Morphin: Es wird behauptet, daß der Opiumraucher Unebenheiten der Opiumnadel mit dem Finger fühlt, die selbst mit der Lupe nicht wahrgenommen werden können, eine Gefühlssteigerung, die ich bei Morphin nicht wahrgenommen habe, die mir aber jetzt einigermaßen verständlich wird.)

Im Meskalinrausch empfindet man die Erscheinungen „halb in sich, halb außer sich". Eigentlich ist man immer wach. Die Gefühlsbetonung (Frage von Dr. B.) ist deshalb wie im Wachzustand, eine „Essenz der Gefühlsbetonung im wachen Zustand". Ich will sagen, daß die Unlustgefühle, die ich im wachen Zustand habe, die mich besorgt machen, noch vorhanden, aber gleichsam in eine andere Tonart transponiert sind, finde aber nur die Worte „filtriert, destilliert" — ein an sich auch nicht schlechtes Bild, in dem Filter oder Dampfraum die Grenze zwischen wach — und tiefem Traumzustand bedeuten. Unmittelbar darauf, aber deutlich später sehe ich ein Bild, in dem zahlreiche, symmetrisch angeordnete Brunnenbecken aus farbigem, gepreßtem Glas Wasser von der Höhe (Wachzustand) fallend auffangen und in die Tiefe (Traum) weitergeben.

Ich klage wieder über das Fehlen an angenehmen Geruchseindrücken, die ich erwarte, die sich aber nicht einstellen.

Gehörseindrücke brauche ich nicht und vermisse sie keineswegs. Sehr störend ist Licht: „Lichtstrahlen sind Ohrfeigen!" (Derartiges pointiertes Reden liebe ich auch sonst!)

Ich mache mir Gedanken über mein Verhältnis zu anderen Menschen. Es gelingt mir nicht, mir „Menschen" (nicht Personen) vorzustellen. Ich versuche oft, das Bild eines weiblichen Wesens zu gewinnen, das zu meiner rechten Seite liegt, aber ich sehe immer nur eine Arabeske, bestehend aus einer gedrückten Projektion von Kopf und Schulter und einer schwanzartigen, geschwungenen Linie. „Das ist meine Idee vom Weib!" Wenn es mir gelingt, die Wachvorstellung eines weiblichen Körpers zu gewinnen, so erscheint mir das Bild fremdartig, abstoßend, kolossal, etwa wie Gulliver die Riesenmädchen, jedenfalls von ganz anderer Wesensart. Es braucht keine Frauen zu geben, auch keine Menschen. (Über diesen Gedanken erschrecke ich etwas; das Gefühl des völligen Isoliertseins. Die Gedanken über das Weib sind in keiner Weise erotisch gefärbt, wie überhaupt jede erotische Faser in mir zerstört ist. Der Gang, auf dem ich zu diesen Überlegungen komme, beginnt wohl damit, daß ich in einer Art von Robinsonsgefühl Brücken zur Welt zu schlagen versuche, und mit dem nächstliegenden Objekt beginne.)

Dr. B. bläst auf der Mundharmonika einen Akkord an: „Das tut weh, wie wenn lauter Würmer durch mich durch gingen, ach, ach, das tut weh! Ich dachte, Geräusche könnten mir nichts schaden! Ich habe jetzt vor nichts so Angst wie vor Geräuschen. Schritte stören mich nicht; aber Musik! Ach, ach!" Dabei (oder darnach?) habe ich folgende optisch-sensible Mischempfindung: Vor mir sehe ich meinen Unterleib von den Weichen ab als einen großen grünlackierten Körper etwa von der Form eines stumpfen Kegels mit spiralischen Windungen. Die Töne der Harmonika oder den Schmerz oder beides sehe und fühle ich als leuchtende durch die Spiralwindungen sich durchziehende und in ihnen erstarrende Kurven. Ober- und Unterkörper haben keinen sichtbaren Zusammenhang, aber ich fühle, daß das Spiralige mein Unterkörper ist. (Der Musikton ist mir wegen der Armut an Untertönen auch im Wachzustand nicht besonders angenehm; jetzt aber fürchte ich mich davor, daß Dr. B. den Versuch wiederholt.) Zwischen Wach- und Traumzustand bestehen fließende Übergänge.

2 Uhr. Im hellen Zimmer, aber noch lange mit dem Arm vor den Augen. Während des Gehens bin ich ganz wach, kaum schwindlig.

Der Geruchsinn ist so empfindlich; es ist ein Glück, daß er sonst stumpfer ist: Man könnte ja keine Speise essen, ohne zu wissen, ob und mit welcher Seife die Köchin sich gewaschen hat.

Ich bin ein Teil der Küste, meine rechte Schulter ist die größte Erhebung, dann nimmt die Höhe gegen die Füße zu ab. An den Füßen ist die Zeichnung sehr flüchtig und wenig sorgfältig, ich habe den Eindruck, als ob der Zeichner hier stümperhaft gefackelt hätte. Am besten, d. h. am wenigsten schlecht ist die Ausführung unmittelbar vor mir, d. h. in der Schultergegend; den Kopf ahne ich in der rechten oberen Ecke des Bildes. Das Gefühl ist, eine große Landschaft zu sein, und „beim ersten Blick" sehe ich auch Berge mit Städten und Dörfern und dahinter das Meer. Bei genauerem Zusehen ist aber alles unwirklich, schlechte Zeichnung oder Druck auf leicht glänzenden Karten, Technik wie die Spielpläne in Gesellschaftsspielen für Kinder, auf denen Reiter nur nach bestimmten Regeln würfelnd fortbewegt werden. „Die Darbietung ist unbefriedigend, ich erwarte immer etwas Besseres."

Immer wieder sehe ich neben mir, durch ein Tal getrennt, ein weibliches Wesen in Form einer libellenhaften Arabeske. Zwischen diesem Teil des Bildes und mir bestehen keinerlei psychische Beziehungen, es handelt sich um ein „Pendant", eine geschmacklose Ergänzung des Bildes.

Dr. B.s Worte und Erklärungen dringen wie durch einen leichten Nebel sanft und angenehm zu mir. Ich äußere diesen Gedanken und sehe dann ein Bild, in dem an Stelle oder vor meiner Stirn sich ein langgezogenes, kahnförmiges Bassin aus Zinkblech befindet, das fast bis oben mit einer Flüssigkeit angefüllt ist. Die Gedanken von Dr. B. sehe ich in Parabeln sich langsam durch die Flüssigkeit hindurch bewegen.

4 Uhr. Ich fange an eine Zigarre zu rauchen und empfinde dabei ein ungemeines Vergnügen; ich glaube kaum, daß mir eine Zigarre je so gut geschmeckt hat. Von der Zeit an, wo ich auch die Augen fast dauernd offen halte, ist der Meskalinrausch ziemlich verschwunden. Ich kann mich in etwas mattem Zustand bewegen und mich auch über schwierige Dinge klar unterhalten.

7,15 Uhr. Im raucherfüllten Lokal sehe ich um die Lampen einen schönen irisfarbenen Hof, der bei Augenbewegungen stehen bleibt. (Ein Phänomen, das durchaus erklärbar ist; der Hof ist nur so schwach, daß ihn das ungeschärfte Auge nicht wahrnehmen kann.)

7,40 Uhr. Beim Abendessen empfinde ich am rechten Oberschenkel starke Wärme und sehe in einer Entfernung von nur 6—10 cm von der Haut den Kopf eines bescheiden bettelnden Schäferhundes.

9,15 Uhr. Der Hof um die Lampen irisiert nicht mehr. Augendruckversuch negativ.

Im Bett ziemlich starke Kopfschmerzen. Das Bett wird als sehr hart empfunden, Schlaflosigkeit. Die Turmglocken werden als sehr unangenehm empfunden (Meskalin? Kopfschmerzen?). Mit der Vorstellung, daß Dr. B. mir 0,025 g Morphin einspritzte, und daß ich vergebens Morphinsymptome bei mir festzustellen suche, schlafe ich ein, wache aber sehr bald wieder auf, um dann ruhiger bis zum Morgen zu schlafen.

13. IX. 1923. Am Morgen Katergefühl, eingenommener Kopf, Verdrießlichkeit, Mattigkeit; am Nachmittag völliges Wohlbefinden.

Gesamteindruck.

Meskalin erzeugt neben einer narkoseartigen Bewußtseinstrübung zwei charakteristische Wirkungen: die Steigerungen der Intensität von Sinneswahrnehmungen (bei mir besonders deutlich für Geruch- und Hautsensibilität, aber wohl auch für Licht und Schall — hier Abneigung gegen geringe Intensitäten!) und die Leichtigkeit, mit der optische Bilder erzeugt werden. Auf die erste Wirkung möchte ich beziehen: einmal die Oberflächlichkeit des Meskalinrausches, das Schwanken zwischen Zuständen fast aufgehobenen Bewußtseins und völligen Wachseins und dann die Ausweitung der Körpergefühle (der Reiz der Kleidung wird fremdartig empfunden und bei getrübtem Bewußtsein fremdartig gedeutet; zur Prüfung dieser Hypothese wäre es interessant, bei einem Versuch eine Extremität zu entblößen oder dergleichen). Die bildhaften Erscheinungen anfangs ohne jede Beziehung zur Gedankentätigkeit; dann werden sie ausgelöst durch die abnormen Vorstellungen über Körperlage, Körpergröße usw., schließlich bilden sie eine unerbetene und bei mir meist ungeschickte Illustration des Gedachten. Der Gedanke ist primär; das Bild wird erst durch ihn hervorgelockt; in einem Fall, wo nur Bild und das Bewußtsein, gleichzeitig gedacht zu haben, erinnert wurden, und wo ich das Gefühl hatte, „bildhaft zu denken", ist wohl die Erinnerung an das Bild, nicht aber an den Inhalt des Gedankens im Gedächtnis geblieben.

16.

Arzt. Dos. 0,4.

12 Uhr. (Äußerungen in Anführungszeichen wörtlich nach Stenogramm des Versuchsleiters.)

1. Gerüche kolossal stark.

2. In den offenen Händen Gefühl, wie wenn ein wolliger warmer Ballen dagegen drückt.

3. Beim Gehen, wie wenn man auf Wolle tritt. Kein Schwanken, aber etwas unsicher.

4. Umgebung erscheint irgendwie anders, kann aber nicht formuliert werden.

5. Zunehmendes Knistergefühl.

Bei geschlossenen Augen sofort reichliche Muster. Blau kalt, wie wenn es aus den Augen herausgepreßt würde. Entfernt sich bei Bewegung. Zimmerdecke scheint sich zu wölben. „Sehe ich scharf hin, ist es wieder richtig." Lauter ornamentierte Frauenleiber, die sich in Mustern verschlingen. Lokalisation unmöglich. Erst meint man, es sitzt in den Augen; bewegt man den Kopf, dann meint man, es ist an der Decke. Aber an der Decke ist es auch nicht. Die Gegenstände des Laboratoriums fallen einem so scharf in die Augen, daß es einem weh tun könnte. Kältegefühl. Bei Licht orientalische Ornamente und Teppichmuster. Bewegen sich mit dem Auge, wie daran gepappt. Die Glieder sind leichter, als wenn ich sie in die Luft stellen könnte. Nausea läßt nach.

12,30 Uhr zweite Injektion.

Alles eckig, wie eisern. In allen Empfindungen, die man hat, wie wenn etwas knirscht.

12,50 Uhr. In der Zwischenzeit, wo ich allein gelassen war, hatte ich eine seltsame Angst. Im Ohr schnappender Laut rrrrt. Geräusch von außen erstickt und
unangenehm. Gefühl, daß die geschlossenen Augen doch auf seien und umgekehrt.
Gerüche nicht mehr so stark. Metallgeschmack. Frieren. Ich selbst bin aus Eisen
und bin gotische Eisenbögen. Sieht im Dunkelzimmer Gesichter mit herausge-
streckter Eisenzunge, die auf ihn los wollen. „Ich dachte wegzusacken, wußte
dann wieder Bescheid. Eisenarchitektur, als wenn ich im Gewölbe stehe, als wenn
man sadistische Bilder sieht, aber ohne greifbare Gestalt." „Bin ich mir überlassen, bums ist es in mir, ich sehe und fühle die Bilder; bei Aufmerksamkeitshinwendung verschwinden sie." „Sie gefallen mir nicht, haben ein grünes Gesicht,
ich werde ihnen gegenüber ein unangenehmes Gefühl nicht los."

1 Uhr. Beginnende Euphorie. Pfeifen des Versuchsleiters: Neigung, daran
Kritik zu üben. Die Figuren tanzen darnach, werden durch die Musik weich und
rund; dann wehrt sich alles dagegen, wird wieder eckig. „Ich wollte nicht im
Rhythmus sein." „Auf einmal ist alles ruhig, buntes Mosaik, Gewölbe aus rauhem
Backstein. Jetzt ist wieder alles sehr steif."

Das Zeitmaß wird zunächst falsch eingeschätzt, die Rauschdauer auf viele
Stunden. Berechnet sie dann auf energische Aufforderung hin auf 10 Minuten.
„Aber es könnte alles schon viel länger her sein." Sieht nun dauernd ein schwer
beschreibbares Gitterwerk vor sich. „Es ist alles Gitterwerk, wie wenn man hundert Arme und Beine hätte, die hineingeknetet sind, die Gehörsnerven sind wie
eiserne Griffel, die einzelnen Glieder lösen sich in Gitterwerk auf." „Als wenn alles
im Körper zu Polypenarmen wird. Ich sehe lauter Katzen- und Schlangenrachen, die auf und zu machen. Man guckt sichs an und lächelt." Die V.P.
knüpft nun immer wieder an die Wirklichkeit an, doch ist alles in eine groteske,
schwer beschreibbare Stimmung verzerrt. „Jetzt wird alles strahlender, fröhlicher,
aber die Farben sind, wie wenn es Wolle wäre. Stumpf-leuchtend. Ich sehe eine
Schneelandschaft usw. Weihnachtsstimmung. Bleibt auch bei geschlossenen
Augen. Wenn ich auf die Augen drücke, ist es, wie wenn ich in die Landschaft hin-
eindrücke. Es ist ein Gefühl, ein Gedanken und ein Sehen zugleich. Jetzt, wo ich
die Wand wegnehme, ist es, als ob es in die Unendlichkeit hineininge."

„Das Gitterwerk geht durch mich hindurch, es gibt kein außen und innen mehr.
Körper und Geist ist auch eins. Das Gitterwerk ist auch ein Teil davon. Man
kommt sich selbst vor wie ein Kristall; was ich sehe, bin ich auch selbst. Jetzt,
wo ich sehe (Licht gemacht), ist alles wieder weg. Die Stimmung ist wie Reisig,
prickelnd und knisternd. Man glaubt, Geräusche zu hören und Gesichter zu sehen,
und alles ist doch nur eins. Ich weiß nicht, ob ich sehe oder höre."

1,30 Uhr. „Gitterwerk hält immer an. Ich höre Kratzen, dann grelles Trompetengebläse, schmetternd, alles knirscht. Ich bin Gitterwerk; was ich sehe, höre ich; was ich
rieche, denke ich; alles Gitterwerk. Leichtes Frösteln, ich bin gleichgültiger Kristall."

Auf leise Mundharmonika im Dunkelzimmer: „Ich bin Musik, ich klettere in
der Musik; ich bin tastendes Gitter, alles ist gleich." Bei heiterer Melodie wird
alles heller. „Glieder waren wie die Wand, die Wand bin ich, sie gehören nicht
mehr zu mir." Beim Verlassen des Dunkelzimmers glaubt V.P. nicht vom Liegestuhl aufstehen zu können. Glaubt, einen Arm dahin, ein Bein dorthin legen zu
können. „Alles ist doch Gitterwerk, es ist ja kein Unterschied mehr zwischen mir
und ihm. Wir sind Gitterwerk."

2 Uhr. Im Zimmer des Versuchsleiters. Liegt mit geschlossenen Augen auf der Chaiselongue. „Alles bäumt sich einem beinah wollüstig entgegen, wie Glieder von Frauen. Es ist ja nur von Gips und Watte und als wenn man selbst dies alles wäre. So gelb, unangenehme Farbe, an Halbwelt, schlechte expressionistische Kunst erinnernd. Ach Unsinn; wozu redet man das alles?" „Es ist jetzt so, als wenn ich Sie nehmen könnte und mit einer kleinen Handbewegung in die Luft setzen könnte."

2,30 Uhr. „Alles hat keine Grenzen. Dauer des Zustandes nach der Ewigkeit hin. Keine abgegrenzten Zeitläufte. Es geht alles in die Unendlichkeit. Alles, was man in Gedanken fassen will, das sieht man. Ich sah eben einen Gedanken ins Gitterwerk aus mir herausgehen. Das ist kein Vergleich, sondern die Empfindung des aus dem eigenen Körper Herausgehenden und zugleich des optischen Wahrnehmens."

3 Uhr. Eine gewisse Unentschlossenheit, vermehrtes Stellungsuchen, über sich selbst Nachdenken. Aber nur auf kurze Zeitstrecken, rasch wieder Versinken. „Man ist immer wieder von neuem erstaunt. Ich würde mich nicht bei mir selber hinsetzen, das weiß ich bestimmt. Jetzt passe ich doch in dieses Haus. Ich kann mich verdoppeln und vervierfachen. Wenn ich Brot schlucke, ist es, als wenn ich es schlucken will, und es ginge aus mir heraus. Ich sehe das optisch. Das verdammte Butterbrot. Ich sitze hier, mein Magen dort, der Hunger wo anders. Es kommt mir so komisch vor zu essen, da mein Magen ja wo anders ist. Wenn ich dann esse, bleibt mein Hungergefühl unverändert."

Ist jetzt objektiv offenbar ziemlich aus dem Rausch heraus, schreibt selbst unter die Aufzeichnungen des Versuchsleiters folgendes weiter: „Es ist das Gefühl, als spazierte man so überall in der Luft herum; man könnte das tun, könnte das tun; könnte so stehen oder so stehen. Alles Gitterwerk. Was werde ich nach dem Erwachen sagen? Es ist mir alles klar, so, als könnte ich selbst ein Dementia-praecox-Kranker sein. Ich sehe alles in Perspektive in das Gitterwerk hineinverflochten. Augenblicklich wieder starke Gesichtshalluzinationen. Die Schrift ist immer wie ein Gitterwerk, sie ist selbst Schrift. Das Butterbrot habe ich nun doch gegessen. Ganz merkwürdig gegessen. Ich habe einen solchen Hunger, als könnte ich die ganze Welt in mich hineinessen. Ich sehe wieder auf die Uhr. Ich meine, es müßten schon wieder endlose Zeitspannen vergangen sein. Ich glaube, es ist gefährlich, jemand im Meskalinversuch allein zu lassen. Alles beginnt, sich farbig, kristallen aufzulösen. Man ist der Welt unendlich fern und wieder nah. Als ob alle Wichtigkeit und sie selbst und man selbst in das Gitterwerk überströmt. Die Schrift wird Gitterwerk, dabei . . . Es ist merkwürdig. Alles Kristalle, Gitterwerk, als ob ich über Kristalle schreibe, über Gitterwerk, es wird immer langsamer."

4 Uhr schreibt weiter: „Das Gitterwerk löst sich etwas, aber ich sehe nachher, daß ich darin eingefaßt bin. Was war das mit den Gehörstäuschungen im Anfang? Die Schrift will mir immer noch in das Gitterwerk hinein. Es ist so, als wenn alles von Welt erschüttere —ich meine mit dem Egalsein —das wirklich Egalsein —ich habe nie geglaubt, so Dementia-praecox-krank sein zu können —dabei ist meine Schrift immer wie ein — es kann auch blau sein — immer kommt mir das verteufelte Gitterwerk dazwischen und hindert mich, richtig Kritik zu — nein, sie sind mir nicht so im Gedächtnis — die Umwelt, sie aktuelles ich, ist alles ich — Beziehung wohin von wem — nein ich dem mich wattiert gegenüberstehe — waren ich das heute ich das aber — ich schreibe in eine Sonne hinein (die nächsten Sätze sind

schräg nach oben geschrieben und nicht leserlich). Das Gefühl, als könnte man jeden der Dementia-praecox-Kranken ohne weiteres verstehen. Ich meine immer, die ganze Welt müsse ins Kristallene gehen, alles wird Kristall, alles wird Ornament. Ich hätte alles, was ich erlebte, aufschreiben müssen. Es ist mir immer, als lägen Wellen dazwischen. Wenn ich so schreibe, wird immer alles auf dem Papier zu Bildern, meine Schrift geht in die Bilder hinein. (Sonnen, Frauen usw.) Die Welt kommt mir doch so etwas näher jetzt. Ich möchte noch etwas schlafen. Alles immer mit Farben durchmengt. Warum schreibe ich das eigentlich? — es ist alles ganz klar wie im Eiskristall verpackt. Die Schrift ist um 4 Uhr —."

Bricht um 4,30 Uhr mit Schreiben ab, macht einen etwas verträumten, aber sonst geordneten Eindruck. Reagiert etwas langsam im Gespräch, behauptet aber, der Rausch sei vorbei, will nach Hause um zu schlafen, verläßt die Klinik. Fährt in seiner Schilderung um 6,30 Uhr weiter fort:

„Etwas geschlafen. Aber in die Träume hinein das Gitterwerk. Dann immer noch die Unsicherheit, mit der Zeit sich zurecht zu finden. Immer noch Figuren. Gitterwerk beim Blicken auf weißes Papier. Bewegungen gewahre ich auch jetzt noch merkwürdig, zitterhaft eckig und flatternd. Beim Gehen des Gefühl, als könnte ich 100 Stufen wohl auf einmal nehmen; beim Ausgreifen, als könnte ich noch viel weiter greifen. Ein wohliges warmes Gefühl, auch im Magen, als hätte ich etwas Alkohol getrunken.

Stimmung leicht ängstlich, unsicher und dabei leicht euphorisch, wie nach einem geselligen Erlebnis, demgegenüber man aber erst in nächster Zeit Stellung gewinnen kann. Eine Wolke, man weiß nicht, was von ihr zu erwarten.

Der Verlauf: Erst dieses zackige Gitterwerk, das ich vor Augen sehe, dann wurden es die Augen selbst, ging mit den Augen her und hin, wurde dann ganz ich. Meine Arme, Hände und Fingerspitzen wandelten in das Gitterwerk hinein, und zugleich kam das Gitterwerk auf mich zu, und ich wurde das Gitterwerk. Dann die Gehörstäuschungen, die vollkommen zugleich optische Wahrnehmungen waren zackig, eckig, wie gezackte Blitze, orientalische Ornamente, dazwischen die krachenden, knirschenden Geräusche, Trompetengeschmetter, alles mehr ins Gräßliche, Gelbliche hinein. Der Körper war durchwühlt davon und zugleich er selbst; ausgesprochen dysphorischer Zustand mit leichten Angstgefühlen (auch jetzt noch immer die Schrift zackig und eckig aussehend). Zuerst noch die Fähigkeit, diese Wahrnehmungen als Täuschungen zu erkennen, indem ich irgendeinen Gegenstand ins Auge faßte oder mit jemandem sprach, aber dann immer mehr das Versinken in diesen Zustand. Die Gegenstände, alles wurde das zackige, leuchtende, flackernde, ruhige Gitter. Ich nahe, ich ferne oder auch ich nicht, alles konnte es sein oder ein Etwas in der Luft oder auch nicht. Ich war immer im Gitter, überall: oben, unten, durch die Wände hin, wie auch die Wände nur Gitterwerk und damit ich. Dieses Gitterwerk wieder Glas, Kristall, alles dasselbe. Im Anfang ganz ausgesprochen, immer als wenn alles Eisen wäre, kantiges, scharfes, gezacktes Eisen. Dann die Musik nahm mich einfach in den Arm. Obgleich ich vorher mehr ängstlich gestimmt, mußte ich lachen und lachen. Alles angenehme kreisende Bewegungen, das Zackige wohl noch erhalten, aber in allem gemilderter, alles wie Watte, Wattebäusche, Wattepakete (auch jetzt bei der Erinnerung wird das wieder in den Sinn Kommende von größter Wirklichkeit, man ist noch Watte oder Eis, dies Scharfe, Kantige, auch jetzt noch; wenn mein Blick auf etwas Gemustertes fällt, ist mir etwas klar, oder besser, geht mir die Form auf). Die Form ist ich selbst. Ich meine auch mit dem heutigen Tage die richtige Beziehung zur orientalischen Ornamentik, die mir bis dahin sinnlos erschienen war, gefunden zu haben. Beim Schreiben auch jetzt noch, als schreibe ich immer zu einem strahlenden Mittelpunkte hin. Eigentümlich war das Schizophrenieerlebnis. Ich hatte vorher überhaupt nie daran gedacht, plötzlich stand es vor mir, daß ich die Schizophrenie, ich bin schizophren. Dort draußen steht ein Schizophrener, das bin ich. Gitterwerk. Ich könnte überall hingehen, könnte dort hinein, in die Luft hinein meinen Fuß stellen, in eine andere Ecke meine Hand, würde selbst durch das Gitterwerk die Wand, könnte selbst durch die Wand hindurchgehen; das Gitterwerk ist ich.

Im ersten Stadium das Schreckhafte, Krachende, Knirschende, kurze Zeit erschienen in Eisen und Leder geschnürte Leiber und Gliedmaßen; dann Übergang mehr in eine geheimnisvolle Stimmung, als wenn man zu einem Märchendrachen geführt würde, mit allerlei merkwürdigen Schranken, mit Eisengitterwerk. Gedanken an Folterkammern. Mit zunehmender Besserung der Stimmung verlor sich mehr und mehr das schmerzhaft Zackige, Knirschende, die Formen wurden geometrisch, aber noch scharf. Dann noch mehr gemildert. Ich selbst war die Bewegung. Einmal wie unermeßliches Emporblühen, wie Blumenaufbrechen, aber alles Watte. Ich vermochte mir nicht Dinge vorzustellen oder Gesichter, alles wurde von dem Gitterwerk, dem immer neu sich aufbauenden, verschlungen. Immer wieder Augenblicke, in denen mir alles klar war und vollkommen durchsichtig wie Kristall, weil ich selbst Kristall war. Kristall war das Schizophrene. Kristall war ich, dann immer das Hineinbrechen der Außenwelt in dieses kristallene Innenerlebnis. Ich sprach mit B., ernsthaft, alles war klar, so klar, daß ich es selbst war. Dann ein Ruck, nein ich wurde zum besten gehalten. B. sprach nur so, um mich zu versuchen, mich auf die Probe zu stellen. (Inzwischen ist es 8 Uhr abends.) Ich faßte Vieles auf, als würde ich auf die Probe gestellt, als ob es ein Trick wäre, die Umwelt in der Psychose aufzufassen. (Daher auch das Mißtrauen der Schizophrenen?) Vorhin immer noch, als schreibe ich in das Gitterwerk hinein und wieder heraus, auch jetzt noch etwas. Auf dem Höhepunkt schreiende, grelle Farben ins Gelbliche, bläulich Violette. Schreiende Dissonanzen in Farben und Klängen und Schauern und Gefühlen. Eisen, Eis, Kristall, Glas.

Auch jetzt noch das Gefühl eines unendlichen Erlebnisses. Ich konnte mich jetzt vor einen persischen Teppich setzen, der mir früher so gleichgültig war wie irgend etwas. Seine eckigen Muster sind mir jetzt Linien und Formen, die in die Ewigkeit hineinziehen. Die Form ist mir Frage und Antwort zugleich, sie ist Symbol. Auch jetzt meine ich immer noch, das Erlebnis war nichts aus der Reihe Fallendes, sondern gerade zu mir Gehöriges. Kein Fremdkörper.

Die Muster selbst von der größten Mannigfaltigkeit und größtem Farbenreichtum wie mexikanische Figuren immer in das Gitterwerk hineingesponnen. (Ohne daß ich dachte, daß das Gift aus Mexiko stammt, ich glaube, ich wußte es auch gar nicht vorher.) Das Gitterwerk tat sich zu Bogengängen auf, schloß sich wieder, öffnete sich in unendliche Weiten, strahlenförmig, zog sich dann wieder zusammen, daß es wie beängstigend drücken wollte. Eigentümlich das Gefühl, als ich unten im Dunkelzimmer aufstehen wollte und nicht konnte. Die Gliedmaßen nicht mehr die meinigen; man konnte sie wie meine Schuhe in diese oder jene Ecke stellen. Deshalb konnte ich auch nicht über mein Gliedmaßen verfügen, weil sie mir ja gar nicht gehörten, und ich sie gar nicht bewegen konnte mit meinem Willen, ebenso wie meine Schuhe. Diese Gefühle kamen mir immer wieder, z. B. wie ich das Butterbrot hielt und hielt, weil meine Hand mit dem Butterbrot hier gerade so gut stehen konnte, wie irgendwo anders, daß man eben in jede Ecke etwas von mir hineinstellen konnte, eben in das Gitterwerk hinein. Zuletzt verlor das Gitterwerk mehr und mehr von dem Scharfen, vorwiegend Tiefschwarzen mit Blutrot und Grün und wurde mehr gläsern und farblos, mehr gedanklich. Wie im Anfang mehr die Gesichtshalluzinationen, im zweiten Teil die Gedankenhalluzinationen, so möchte ich das Gedankliche gläsernes Gitterwerk nennen, das ich sah, dachte, fühlte.

8,30 Uhr. Immer noch kein einwandfreies Zeitgefühl. Was ich jetzt geschrieben, ist ein Versuch um Stellung zu nehmen. Immer das Gefühl, als wären die anderen ich und müßte mein Erleben ihr Erleben sein; dann plötzlich wieder der Einbruch der Außenwelt, das Mißtrauen: halt, sie sind gar nicht ich; all ihr Fragen nach meinem Befinden ist ja gar nicht mein Fragen, es ist also nicht sie. Es ist also Unsinn, davon zu sprechen und überflüssig. Es ist nicht das Gefühl, als wäre ich das oder das, sondern ich war im Augenblick alles, ich war Wand, ich war Decke, Gehör, ich war es. Die Symbolik der Farben und Formen und zwar der abstrakten Formen, die ich bisher nie geahnt habe, wird mir von hier aus verständlich. Das Kältegefühl weckt vielleicht die Formen Eis, Kristall, Eisern, Knirschen, weil alles ein enges und inniges Verbundensein und eine Abhängigkeit voneinander ist.

10 Uhr abends. Das Gefühl im Dunkeln, als müßte ich gegen ein Gitter anrennen. Meine Arme und Beine noch merkwürdig lang, Wattegefühl, als seien sie Watte oder in solche gepackt. Immer noch das Gefühl eines starken Hingegebenseins und Verbundenseins mit der Umwelt. Neigung zu Farbenerscheinungen.

Sie sind ich, darum ist ja ihr Fühlen mein Fühlen, aber sie sind ja ein ganz anderer. Alles Unsinn, Quatsch. Das in Kristallen gedacht. Es ist, als wenn jeder im Gitterwerk lebe und mit seinen Ornamenten eins in das andere übergriffe und dadurch alles eins wäre.

11 Uhr. Immer noch Neigung, auf der Straße Menschen zu verwechseln mit Bekannten; ihre Grüße falsch einzuschätzen und sogleich eine Beziehung zu ihnen zu haben. Es ist so, als wenn jemand mal die Zigarre raucht und ist dann die Zigarre selbst. Nachher legt er sie weg und ist wieder er selbst und die Zigarre wieder Zigarre.

12 Uhr. Das Gitterwerk nicht mehr sichtbar aber gedanklich noch eigentümlich struktuiert fühlbar. Das Gefühl, ich sitze breit und sicher in der Welt, ein Ruhen in allem. Es könnte alles Mögliche passieren, es würde mich nichts mehr wundern. Ausgesprochen ein Gefühl wie nach den ersten Schlachttagen von 1914.

1 Uhr nachts. Alles läßt sich durch das Gitterwerk noch erklären, einbeziehen und verständlich machen. Wenn jemand zu mir spricht, dann ist es, als wenn er im Gitterwerk zu mir spräche, sprunghaft hierhin, dorthin, dann ein Ruck, und dann war alles Unsinn. Auch jetzt noch zeitliche Orientierung erschwert. Auch jetzt noch das Gefühl, ich könnte essen oder nicht. Immer noch die auffallend leichte Möglichkeit, sich in alles hineinzufühlen, alles selbst zu sein; auch jetzt noch das Gefühl, als dürfte ich bei Wiederholung des Versuchs nicht allein gelassen werden. Das Gefühl, als müsse sich von innen heraus der Weg finden lassen zum restlosen Verständlichmachen des Schizophrenieerlebnisses. Gefühl, als seien die

Unterarme unheimlich geschwollen. Der Kopf benommen, als wenn ich viel Schokolade gegessen hätte.

8 Uhr morgens. Alle diese Dinge dachte ich nicht etwa, sondern ich erlebte, fühlte, roch, sah sie und meine Bewegungen waren sie. Jetzt fühle ich noch ein leichtes Zerschlagenheitsgefühl und Ziehen in den Gliedern. Das Schizophrenieerlebnis: Es war selbstverständlich, daß ich in der Psychiatrischen saß. Vor dem Fenster, irgendwo in der Luft, saß Nissl (ich wurde von ihm 1914 geprüft). Ich sah nicht etwa hin, sondern er war Gitterwerk. Ich sah ihn, ich fühlte ihn; Nissl war ich. Ich saß so gut draußen wie drinnen, es war alles ganz einerlei.

Im zweiten Teil hatte ich keine Gehörshalluzinationen von selbst, aber dachte ich an dieselben oder wurde ich daran erinnert, sofort wurden meine Ohrennerven zackige Eisenspieße, die sich in das Gitterwerk hineinbohrten und selbst Gitterwerk wurden. Dann war der Ton eben diese Spieße und das Gitterwerk, die ich deutlich sah, nicht etwa nur dachte, sondern es war vorhanden; ich fühlte, sah, schmeckte, roch den Ton, war selbst der Ton. Ein Gleiches war es, wenn ich an meine Hände oder Füße dachte. Ich dachte, sah, fühlte, schmeckte meine Hände; ich war Gitterwerk. Ein Schweregefühl kannte ich nicht. Meine Füße und Arme konnte ich heben, sie konnten stehen bleiben irgendwo, denn sie waren Gitterwerk. Alles Gitterwerk, es war alles einerlei. Es war alles klar, absolut gewiß, alle Kritik ist Unsinn gegenüber dem Erleben des Unmöglichen. Ich fühlte das Hungergefühl, aber es war nicht mehr in mir.

17.

Ärztin.   Dos. 0,4.

Nach der ersten Injektion hatte ich nur empfindliche Schmerzen an der Injektionsstelle und am ganzen Unterarm, und eine leichte innere und körperliche Unruhe, wie man sie hat in Erwartung von etwas Unbekannten. Ich las. Nach der zweiten Spritze waren die Schmerzen erträglicher, weil sie nun symmetrisch in beiden Armen saßen. Ich las weiter, blieb unruhig und fing an zu frieren. Dann bekam ich Hunger, der bald so quälend wurde, daß ich um ein Frühstück bitten mußte, obgleich mir das sehr unpassend vorkam. Körperlich fühlte ich mich immer schlechter. Ich fror am ganzen Körper, die Haut war zu eng, spannte und kribbelte und zuckte, jede Berührung der Kleidung und der Möbel war unangenehm, irgendwie intensiv, wenn auch nicht schmerzhaft. Der Hunger kam bald wieder. Nach der dritten Spritze mußte ich bald aufhören zu lesen, ob die Konzentrationsunfähigkeit geistig oder körperlich bedingt war, kann ich nicht sagen. Geistig war ich stumpf, völlig unlustig, es quälten mich die körperlichen Beschwerden, die immer intensiver wurden, ich fühlte mich absolut krank, und doch war das Frieren kein richtiger Schüttelfrost, es war nur eine peinliche Beengung, alles war drückend, dumpf und eng, die Möbel standen eng, es war keine Luft zwischen ihnen, die Wände beengten und das Gefühl, beobachtet zu werden und etwas produzieren zu sollen, war beengend. Allmählich war das körperliche Unbehagen so gestiegen, daß ich nicht sicher stehen und gehen mochte und dankbar war, mich legen zu dürfen. Die Entspannung beim Hinlegen erleichterte ein wenig, so daß ich kurz schlief, dann waren die Beschwerden die alten. Dr. St.

kam, ich blieb stumpf. — Später gingen wir ins Laboratorium. Ich war wackelig
auf den Beinen und fühlte mich gequält. Das Zimmer schien kalt und gleichgültig. Es quälten mich die Versuche. Ich fühlte mich im Dunkeln, im Hellen
und bei geschlossenen Augen gleich ungemütlich. Ich sollte auf Bilder im Dunklen
oder bei geschlossenen Augen achten. Es quälte mich, darauf achten zu müssen.
Es erschien ein Tapetenmuster, etwa 2 m vor mir, dicht und das ganze Blickfeld
einnehmend, brauner matter Grund, darauf in dichten Scharen irgendwie geometrisch geordnet stilisierte, kleine magere Paradiesvögel, alle mit einem langen,
links herunterhängenden Schwanz, jeder von einer klaren aber nicht grellen Farbe
gehalten, die meisten rot der grün, mit scharfen Konturen ohne Modellierung.
Die Vögel langweilten mich unbeschreiblich, waren mir lästig, gleichgültig. Die
ganze Tapete erschien mir sinnlos und dumm in ihrer ausdruckslosen Steifheit.
Auf Verlangen sah ich ein ähnliches Tapetenmuster von stilisierten Krebsen, etwa

so: es war etwas lebendiger, aber auch ausdruckslos und anödend sinnlos.

Dann auf Verlangen an Spinnen zu denken, sah ich ein verwirrtes Knäuel unordent-
licher, behaarter Spinnenbeine rechts oben im Gesichtsfeld, irgendwie waren sie dann
von hinten beleuchtet, das Licht kam aus größerer Entfernung. Ich glaube nicht,
daß ich ohne Aufforderung Notiz von diesen Bildern genommen hätte, intensiv
war mir das Empfinden der aufdringlichen, nahegerückten, plumpen, inhaltlosen,
beengenden Sinn- und Inhaltlosigkeit. Alle Bilder, an die ich mich aus gesunden
Tagen bei Augendruck und im Dunkeln oder im Fieber erinnere, waren farbiger,
plastischer, bewegter, erfreulich oder unheimlich, aber nicht wie diese Bilder
sinnlos leer und doch plump aufdringlich. — Der Versuch mit dem spezifischen
Gewicht verschiedener Flüssigkeiten fiel mir sehr schwer, von einem Gefäß zum
anderen vergaß ich, was ich in der Hand gefühlt hatte. Ich war dankbar, als ich
aus dem Laboratorium entlassen wurde. — Das Mittagessen war qualvoll. Körperlich bestanden alle Beschwerden noch in alter Intensität. Der Appetit war fort.
Das Fleischstück war zu groß, ich wußte nicht, wie ich es teilen sollte, es schmeckte
nach Stroh. Ich aß gedankenlos, langsam, merkte nur von Zeit zu Zeit, daß Dr. M.
seinen Teller neu füllte. Ich dachte stereotyp wohl 50mal: ich muß krank sein,
denn ich bin unhöflich, und versuchte, mich von der Öde dieses ständig wiederholten Sagens dadurch zu befreien, daß ich die Geschichte erzählte, woher dieser
Satz stammt, gleichzeitig hoffte ich, damit meine Unaufmerksamkeit Dr. M. gegenüber zu erklären und zu entschuldigen. Aber ich sank sofort in die leere Öde
zurück, ich konnte mich nicht zusammennehmen, nicht einmal zusammennehmen
wollen und versuchte mich zu erinnern, ob ich sonst bei Fieber oder körperlichem
Unbehagen auch so unaufmerksam gewesen war, aber ich kam zu keiner Erinnerung, nur zu dem dummen wiederholten Denken: ich will mich erinnern. Dann
gelang es mir doch, für Dr. M. einen Teller zu holen, ich wurde etwas lebendiger,
hatte aber dafür um so intensiver das Gefühl, daß ich körperlich krank sei und
mein Zustand gesellschaftlich unhaltbar. Ich bat, nach Hause gehen zu dürfen,
um nicht Dr. M. im Nachmittagsschlaf zu stören, geistig kam ich mir so unverändert, wenigstens so zurechnungsfähig vor, daß ich glaubte, versprechen zu
können, wiederzukommen, wenn die psychische Wirkung des Meskalins begonnen
haben würde.

Ich mußte doch mit in Dr. M.s Zimmer, und legte mich resigniert und mutlos aufs Sofa. Mit Einnehmen der Horizontalen war aber die Umwelt und ich mit einem Schlag verändert. Schmerzen, Frieren und Kribbeln bestanden weiter, bestanden noch bis tief in den Nachmittag, aber ich achtete nur noch darauf, wenn ich danach gefragt wurde. Geistig aber war ich plötzlich völlig frisch, lebendig, heiter, wie erlöst von einem unerklärlichen Bann. Das erste, was mit intensivster Deutlichkeit für mich auftrat, war der befreite, lebendig, sinnvoll gewordene Raum, ich atmete erleichtert tief ein und aus und mußte begeistert von meiner Befreiung sprechen. Ich glaube, ich habe, bis ich mich an diese befreite Lebendigkeit gewöhnt hatte, unglaublich viel gesprochen. Ich hatte eine unbeschreibliche Freude am Raum, das Zimmer schien groß, der Gang neben dem Bett war lang, tief, geräumig, das Bücherbord davor prägnant in seiner Perspektive, die Bücher klar und hervortretend in Farbe und Form. Im Verhältnis der Gegenstände zueinander war nichts verändert, aber ich fühlte und begriff, nicht abstrakt, sondern irgendwie mit dem ganzen Körper den Raum und die Luft zwischen den Gegenständen. Es war ein sinnvolles Verhältnis zwischen dem freien Raum und den Gegenständen. Und auch die Gegenstände, die mir am Vormittag so beengt erschienen waren, schienen mir nun befreit, schienen sich zu dehnen, sich ihrer Körperlichkeit bewußt zu werden, es war, als wenn jeder nur so aussehen, nur dort stehen könne; und alles war umweht von einer gegenwartsfreudigen Heiterkeit. Es war unglaublich eindringlich, wie ich die Körperlichkeit und den freien Raum in ihrer Einteilung begriff und vollkommen und gut finden mußte. Ob mir das Zimmer selbst vergrößert schien, kann ich nicht angeben.

Ich sollte mir die schmutziggraue, vom Fegen längs- und quergestreifte Wand oben zwischen den Fenstern ansehen: die Streifen traten zum Teil heraus, andere zurück, es war keine ebene Wand mehr, obgleich ich wußte, daß es eine Wand sei. Es schienen Dunstkuppeln, gemacht aus feinen Nebelstreifen, ich konnte nicht unterscheiden, ob es vom Zigarettenrauch kam, oder die Streifen an der Wand waren; es wuchsen Kuppeln in ständiger Bewegung auseinander, so groß wie die graue Wand zwischen den Fenstern, aber von tiefer Perspektive, die Wand löste sich zeitweise völlig auf, trotzdem hatte ich nicht die Empfindung eines Lochs oder einer sinnlosen Kuppel im sonst normalen Zimmer, ich hatte nicht das Bedürfnis, das Bewußtsein von der Wand und das Erlebnis der auseinander entstehenden Kuppeln in Einklang zu bringen, ich hatte überhaupt kein Erklärungsbedürfnis. Dann nahm die vordere Wand einer Kuppel die straffe Form der ägyptischen Pagenkopffrisuren an, wie ich sie aus Statuenabbildungen kenne, das Gesicht sah ich nicht. Dann lösten sich die Kuppeln wieder auf und durchdrangen sich, nicht mehr Nebelstreifen, sondern Bögen und Wellenlinien, leuchtend wie sonnenbeschienenes Kristall. Ich konnte mich aus diesen Erlebnissen herausreißen, dann sah ich wieder die Wand, aber sie schien mir von hinten durchleuchtet und an den Seiten am Fenster bewegt wie leicht bespanntes Leinen im Wind. Ich konnte selbst nicht kontrollieren und auch mit Dr. M. nicht einig werden, ob das kein bewegter Widerschein der hell von außen beschienenen Gardinen war.

Danach tauchte aus der Wand eine nächtliche, verschlafene Stadt auf, ein alter kleiner Marktplatz, schiefe Häuser, ein Rathaus mit einem kleinen Turm. Ich müßte dem Aspekt nach auf einem noch höheren Turm stehen, der Platz schien etwa 150 m entfernt. Es leuchteten Lichter in den Häusern auf, eine festliche Stimmung schien über der Stadt zu liegen, vielleicht war es Salzwedel in einer Sylvesternacht. Aus der Ferne, weit hinter dem Marktplatz, hörte ich jubelnden Volkslärm, wie bei Dom oder Kirmes. Die verschlafene Stadt schien etwas unruhig und glücklich zu träumen, schien Anteil zu nehmen an der Volksfreude. Eine warme milde Sonne schien schräg von rechts über den Markt, ohne den Eindruck, es sei Nacht, zu verändern. Die Stadt schien sich wohlig im Schlaf zu bewegen, ich wunderte mich, daß Häuser so mitempfinden könnten. Und die kleinstädtische, bescheidene Feststimmung steckte mich an, ich fühlte ein Lächeln im ganzen Körper und war erstaunt, weil mir sonst Volksfeste meist unangenehm sind. — Es hatte das Ganze eine gewisse Ähnlichkeit mit Kino, ein Hintäuschen einer Perspektive durch Lichtkünste auf eine ebene Fläche, wobei man gleichzeitig der Fläche und der Perspektive bewußt ist, ohne daß diese beiden Bewußtseinsinhalte das geringste miteinander zu tun hätten. Anders daran war mir die Eindringlichkeit der geringen Bewegungen und Stimmung, die ansteckend lebhaft in der Luft lag und meine innere Beteiligung. Es war kein vorgemachtes Spiel und ich ein nüchterner Zuschauer, sondern Stadt und ich standen gleich beteiligt im selben Erlebnis.

Dr. M. fragte mich, ob ich mit dem Gedanken an Farnblätter etwas anfangen könnte, ich mußte lachen, weil mir nur gepreßte Farnblätter aus meinem Kinderherbarium einfielen, dann aber wuchsen vor mir Säulenkapitäle, ähnlich korinthischen, aber keine Acanthus-, sondern Mohnblätter, und nicht steif ornamental, sondern jedes einzelne Blatt in irgendeiner gütigen, sinnvollen, träumenden Haltung, als sei es aus dem Leben heraus zu Stein geworden. Es mögen drei Kapitäle gewesen sein und ein kleines Stück Säule darunter, wie man es aus Abbildungen guter neuer Kunstblätter kennt, auch nicht viel größer und nicht viel weiter weg wie ein großes Buch, das man besieht, aber wieder mit tiefer Perspektive — wenn ich solche Visionen sah, schwand für mich die Umgebung aus dem Gesichtsfeld, wenn auch nicht aus dem Bewußtsein. — Dr. M. fragte, ob ich mit den Formen eines Embryo was anfangen könnte; die Nackenwindung wurde klar, dann die Kiemenspalten, dann ordneten andere Embryonen sich dazu zu einem ornamentalen Reliefmuster von rotem Sandstein, dann bekamen die Embryonen Wappenlöwenköpfe, was mir peinlich-lächerlich vorkam, so daß ich auf die Erscheinungen nicht mehr achtete und bald alles verschwunden war. Die letzte Erscheinung in Größe und Entfernung ähnlich wie die Säulenerscheinung.

Ob ich an der roten Wand neben meinem Sofa etwas sähe: ich schien in einem dritten Stock an einem Eckfenster zu stehen und sah eine alte schmale Straße hinunter, vielleicht die Breitestraße in Lübeck; es war nicht sehr farbig, schien Abenddämmerung zu sein, dann schienen die Häuser aus den Fenstern beflaggt, vielleicht war Kaisersgeburtstag oder ein Sieg. Es hätte mein Sofa in Höhe eines Fensterbrettes stehen können, und neben mir gleich eine Straße, obschon ich die Steinwand berühren konnte. Im ganzen war diese Erscheinung ähnlich dem Marktplatz vorher. — Ich stand auf und sah aus dem Fenster, das war der Klinikhof, dahinter der Neckar und dann Neuenheim. Aber auch hier dieselbe Raumklarheit wie im Zimmer. Alles fiel mir auf, jedes Blatt, jedes Haus, jedes Waldstück, es fiel auf, daß ich diese Dinge nie in solcher Klarheit und Intensität gesehen hatte. Alles war altbekannt, eigentlich grad so wie immer, aber meine Art

zu sehen war aufnehmender und umfassender. Ich bekam eine freundliche Zuneigung zu einer Waschfrau am anderen Ufer, ob dort Wäsche lag, oder Kinder
oder Engelchen spielten, konnte ich nicht unterscheiden, alles schien mir möglich.
Ich gab zu, vielleicht euphorisch zu sein, weil mir alles so besonders schön, gut,
angenehm, lebendig und sinnvoll erschien.

Dr. A. kam, ich war erstaunt über ihn, er hatte Marionettenbewegungen und
ich hatte irgendwie das Gefühl von Stroh. Er setzte sich mir gegenüber, und
mir kam die Erinnerung an ein Bild in einem Kinderbuch: Meerkatzen, die Eulen-
spiegel statt Brote gebacken hatte. Die Situation war mir scheußlich, ich bat
Dr. A., sich anders zu setzen, um nicht mehr wie eine Meerkatze auszusehen. Dann
war ich gestört, unruhig, gesellschaftlich verlegen; ich sah an der Tischdecke ein
geometrisches Muster aus roten Blumen und blauen Blättern. Die Decke verschwand und in weiter Ferne erschien eine hohe, rosenüberhangene Mauer, eine
ganze Wand üppig gewucherter Rosen.

Wir gingen ins Laboratorium. Der Flur im Keller schien mir ein langer, alter
Schloßgang, unübersehbar lang, hinten im weiten Bogen nach rechts biegend,
von dort schien Licht zu kommen, da müßte es ins Freie führen, vielleicht war
dort ein sonniger, blühender Märchenpark. Es war erstaunlich, wie klar, einfach
und selbstverständlich alle diese Visionen kamen, obschon ich doch die Realitäten
genau kannte. Aber das Kennen allein nützte nichts, aus einem Fleck, einem
Lichtstreifen entstanden Perspektiven, die einem zu Visionen immer größerer Entfernungen zwangen. Und jede Vision war von eigenem Temperament und eigener
Atmosphäre, die ich irgendwie durch die ganze Haut aufzunehmen schien. Ich
hatte keinen eigenen Willen mehr, wollte auch keinen haben, sondern ließ mich
forttragen von der Atmosphäre und ihrer eigenen lebendigen Heiterkeit. — Dr. M.
fragte mich, ob ich das kümmerliche Moos an der nassen, niedrigen Steinwand
nicht schön fände, es lag ein freundlicher Spott in der Frage; das Moos war von
leuchtendem Smaragd, von unbeschreiblicher Schönheit, von einer Gehaltfülle
der Farbe, daß ich irgendwie an Goethes Märchen von der grünen Schlange
denken mußte. Das Moos faszinierte, es war schwer, sich von dem Anblick los-
zureißen. — Wir traten ins Laboratorium ein, der Raum war mir unbeschreiblich
sympathisch, ich konnte nicht denken, daß ich ihn heute morgen eng und ungemütlich und gestern kalt und gleichgültig gefunden hatte. Die Metallsäule in
der Mitte war erstaunlich schön, weil sie gerade so lang, so breit, so grau war,
weil es überhaupt etwas gab, das die erstaunliche Rundung einer Säule hatte.
Ich empfand peinlich traurig den Unterschied zwischen Dr. M. und mir, er registrierte an meiner begeisterten Schönheitsapotheose nur die Tiefe meines Meskalinrausches, und ich sah doch Wirklichkeiten, sah endlich die wahre Schönheit,
sah, daß höchstwahrscheinlich alles, was ist, schön ist, und konnte keinen Beifall
aus Dr. M. herauslocken. Vor der Säule stand ein schmuckloser Tisch mit In-
strumenten darauf. Ich bewunderte ehrfürchtig diesen Tisch, wie bescheiden,
anspruchslos und doch selbstsicher und freudig er tagaus, tagein in diesem, vielleicht sonst nicht viel benutzten Raum stand und sich aufpacken ließ, was man
wollte, und nicht einmal Anspruch auf Dankbarkeit machte. — Dr. M. ließ mich
einen Augenblick allein, ich sah im Dunkeln eine grüne Waldwiese, bei offenen
Augen (bei geschlossenen Augen fühlte ich mich nicht frei und wohl), erst undeutlich Grünes, dann wurden die Einzelheiten klarer, die Wiese mag 100 Schritte

von mir weg gewesen sein, im Vordergrund, groß und 8 m entfernt sah ich große
hölzerne Schnecken, eine Kinderreitpeitsche mit rotem Band und andere All-
täglichkeiten, sie machten mir Freude, wie alles, was ich sah. Dann achtete ich
nur noch auf die Wiese, ich sah jedes Gras, jeden Halm, es war klar, daß dieser
Halm just dort stehen mußte, sich so neigen, diesen kleinen Schatten werfen,
sicher freute die Erde sich ungemein über den kleinen Schatten. Ich sah eine
Fülle einzelner Pflanzen, manche mit kaktusartigen, dicken Blättern, einzelne
Pflanzen ganz nah und deutlich, dann wieder in Entfernung die ganze Wiese,
ohne daß ich den Entfernungswechsel sonderlich bemerkte. Und mit dem Sehen
setzte ein packendes, starkes Erleben ein, in jeder Pflanze glaubte ich das Leben
selbst zu erleben, wenn nicht zu sehen, das geistige Vorbild, nachdem sie sich
entfalten müßten, der Rythmus des Wachsens, ihre Urform. Und je weiter ich
in die Wiese sah, um so klarer wurde mir der geistige Plan eines jeden Gewächses,
die große Harmonie der ganzen Wiese. Ich hatte nicht das geringste ästhetische
Lustempfinden, nicht das Gefühl, daß gerade mir etwas angenehmes geschehe,
ich sah nur, wußte und erlebte: das vitale Leben. Und wieder war die Atmosphäre volle Heiterkeit, Dankbarkeit und Gegenwartsfreude, aus allem erstrahlte
der unerhörte Jubel einer klaren, starken Harmonie. — Dr. M. kam zurück und
zeigte mir kleine Reliefs, ich konnte sie erhaben und vertieft sehen. Eine farbige
Madonna mit Kind gefiel mir gar nicht, sie hatten beide so freudlose Gesichter.
Ich sollte mit drei blauen Punkten etwas anfangen: eines war für mich ein Stief-
mütterchen, die anderen ähnlich in der Form wie blühende Zwiebeln, sie traten
deutlich aus dem Bild hervor. Ich wußte genau, daß ich diese drei Punkte
irgendwie miteinander verbinden sollte, es war mir nicht möglich, jedes blieb ein
Einzelerlebnis. Ein anderes Blatt Papier schien mir von unten durchleuchtet,
ich dachte nicht nach, aus welcher Lichtquelle. Dr. S. kam, ich wurde peinlich
daran erinnert, daß ich ihm am Vormittag in meiner Elendigkeit sein halbes
Frühstück abspenstig gemacht hatte und war verlegen. Es wurde dunkel, ich
blieb verlegen und sah nichts. Dr. St. zeichnete Kreise und Bögen mit der Zigarette in die Luft; wenn er sie schnell bewegte, mußte ich wegsehen. Die Luft
schien mir voll wirbelnder Sterne, die mich blendeten. Fuhr er einen langsamen
Bogen, vielleicht einen Halbkreis mit ausgestrecktem Arm in der Luft in einer
Sekunde, dann 2—3 Sekunden Pause, so schien mir ein Stern am Himmel zu
ziehen, groß und ruhig und ihm nach ein Schwarm kleiner Sterne, wie eilige
Kücken hinter einer Glucke, ständig auftauchend und verschwindend; am Ende
des Bogens schienen alle in einen eingebildeten Horizont zu verschwinden, oder
wenn die glühende Zigarette im Gesichtsfeld blieb, schien die Durchlaufenstrecke
sich am Ende einzurollen und alle kleinen Sterne in den großen zu fallen. — Dann
sollte ich erzählen, was ich im Dunkeln sähe. Zuerst war ich unruhig durch
Dr. St.s ungewohnte Gegenwart, — aber auf Dr. M.s strenge Frage: was sehen
Sie? tauchte in weiter Ferne, erst undeutlich, dann klar und plastisch werdend,
eine Landschaft auf, weit entfernt, fast so weit wie der Horizont im Flachland,
nicht das ganze Gesichtsfeld einnehmend, sondern geradeaus vor mir in einem
relativ kleinen, runden Ausschnitt, ich sah deutlich die Landschaft in diesem runden
Ausschnitt, die Umgebung war dunkel. Es war eine weit ins Meer sich dehnende,
rechts aus dem Vordergrund kommende, nach links gebogene Halbinsel, mit
Strand und Wald, links die ruhige Ostsee, dann wurde das Wasser bewegt, Wellen

liefen ans Ufer, überschlugen sich, waren in der Wellenhöhlung tief braungrüne, darüber weiße Schaumköpfe; die Halbinsel verschwand, die See verschwand, und aus weiß und braungrün wuchs eine Hochgebirgslandschaft mit Gletschern in der Ferne, aus dieser Landschaft noch andere, ich weiß nicht mehr welche. Es tauchten noch Visionen anderer Art auf, architektonischer Art, in starker Verkürzung einmal von schräg oben gesehen die Front eines gotischen Domes, ein romanischer Säulengang, die hohe, gebogene Treppe eines Lübecker Patrizierhauses, der Eisenbahnviadukt über die Ravennaschlucht. Diese architektonischen Visionen hatten ein Gemeinsames, mehr oder minder ausgeprägt.

Zuerst tauchte relativ nah, in etwa 50 m Entfernung, in scheinbar natürlicher Größe eine Säule, ein Strebebogen, ein Treppenpfosten auf, starr und hoch, daran schloß sich die stark verkürzte Perspektive, die dann irgendwie in einem weiten Bogen sich in den Hintergrund verlor, bis wieder am Horizont deutlich und ruhend eine kleine, rund begrenzte Landschaft stand. — Alle diese Landschaften waren von eindringlichster Schönheit in ihrer sicheren Urwüchsigkeit; und wieder alles umweht von der Atmosphäre strahlender, lebendiger Heiterkeit. Die Eindringlichkeit der Visionen war von überwältigender Stärke, sprechend, von überunbeschreiblicher Klarheit, ich mußte an Verse des alten Zarathustra denken, wie die Erde sich erst über ihr Schicksal, getreten zu werden, beklagte, dann aber den Sinn begriff und betete: Herr laß mich blühen! Jetzt sah und erlebte ich ihr verwirklichtes: „Herr laß mich blühen." —

Es war schwer, danach bei Versuchen achtzugeben, die Visionen zogen mich immer wieder mit sich fort, ich konnte und wollte nicht denken, fühlte absolut für nichts Verantwortung, ließ mich sofort versacken, sobald mich nicht Vorsicht zur Aufmerksamkeit zwang. Ich sollte Gewichte der Schwere nach schätzen, begriff aber nicht, worum es sich handelte und sagte nur teilnahmlos, was ich fühlte. Dann Versuche mit dem Paulischen Apparat: Ich erinnere mich zweier Versuche. Das eine sollen drei Berührungen gewesen sein, ich empfand vier bis sechs, die mir den Eindruck einer steilen Treppe machten, die mir zugleich moosbewachsen in einem alten Garten erschien. Das Bild war vielleicht 100 m entfernt, so daß verkürzt die Treppe mir 2 cm horizontal und 5 cm in die Tiefe erschien, deutlich fühlte ich diese sicher zu schätzenden Abstände im Arm, obschon ich wußte, daß mein Arm gar nicht so dick ist. Das andere sollen zwei entfernte Berührungen gewesen sein, ich spürte eine kräftige am Handgelenk, gleichzeitig einen elektrischen Strom aus dem Umkreis von 5 cm trichterförmig auf diesen Punkt zuströmen, dann ein Springen durch die Luft über den Arm, in der Nähe des Ellbogens zwei leichte Berührungen, wie Schritte, dann einen Strom im Arm zurück zur ersten Stelle, der in der Mitte irgendwo einmal unterbrochen war. — Dazu eine Gartenlandschaft, erst ein laufendes, tanzendes, springendes Etwas bei der Scheinbewegung vom Handgelenk zum Ellbogen, dann einen Strom zurück durch die Erde, wobei ich deutlich den Widerstand der sandigkörnigen Erde zu spüren meinte. — Alle stärkeren Berührungen empfand ich schmerzhaft unangenehm als starken Strom, einer Berührung erinnere ich mich noch, die die Vision eines engen, smaragdgrünen, sonnenbeschienenen Talkessels auslöst, und es wurde mir schwer, Dr. M.s Gesicht und nicht den Talkessel zu sehen. Berührung mit einer Kältesonde machte die Empfindung, als würde der Arm trichterförmig durchfroren, es schien hart und scharf, und ich mußte an einen hellen Lichtkegel

denken. — Die Nachbilderversuche machten keinen Eindruck auf mich, aber die
Leinwand zu dem Wertheimerschen Versuch schien ein damastartig in den
Stoff gewebtes Muster zu haben und auf der Pappwand für die farbigen Nachbilder war ein feingeschwungenes Linienmuster, in das die Farben der Nachbilder
übergingen, so daß ich kaum angeben konnte, wann die Nachbilder verschwanden.
Ich erinnere mich noch, daß ich im Wertheimerschen Versuch nach voran-
gegangener schneller Bewegung auch noch lange bei sehr langsamer Bewegung
die Scheinbewegung sah und auch nicht willentlich korrigieren konnte, obschon
ich genau wußte, daß ich am Tag vorher bei so langsamer Bewegung schon lange
keine Scheinbewegung mehr gesehen hatte. — Der Farbkreisel machte auf mich
keinen Eindruck, aber nach dem Versuch wurde ich kurze Zeit allein gelassen
und vergnügte mich mit dem Fußboden: Ich sah in seinen Flecken Teppichmuster, Efeublattornamente, Efeu richtig hervorwachsen, Steine sich schichten; ich fuhr mit dem Finger die Linien auf dem Fußboden nach, sie stimmten
wirklich. — Aber ich war müde geworden und nicht mehr so erlebnisfähig wie
vorher und hatte Kopfschmerzen. — In einer Kammer sollte ich angeben, wann
das Dunkel sich irgendwie verändere. Es war mir erst mit Mühe möglich, ein
einfallendes Licht und zwei Striche zu sehen, ich glaubte im Hamburger Elb-
tunnel zu sein und wunderte mich, die Striche nicht als Wagen oder ähnliches
erkennen zu können. — Draußen sah ich noch einmal den langen Flur hinunter,
die Querwand war nicht da für mich, ich glaubte in einer Wandelhalle zu sein,
die hinten zu einem Meer offen stand; ich empfand Wärme und Sommer und
hatte irgendwie im ganzen Körper prickelnd das Gefühl des nichtsnutzigen, ver-
gnügten, faulgenossenen Badelebens der Saison, nicht als ob ich selbst mitmachte,
sondern wieder als ob eine in der Luft liegende Stimmung mich packte und an-
steckte.

Wir gingen ins Kasino, ich trank mit Appetit Kaffee und konnte am Gespräch teilnahmen. Dann ging ich heim. Es überkam mich die Lust, irgend etwas
zu schaffen, dann besann ich mich, daß ich nicht sicher war, mich kontrollieren
zu können und legte mich aufs Sofa, um zu bedenken, was ich mit meinem Tätigkeitsdrang anfangen könne, aber gleich faßten mich wieder die Visionen und
Bilder und spielend überließ ich mich ihnen. In der Nacht schlief ich trotz Medinal
und Adalin nur 3 Stunden mit Unterbrechung und verlor erst die Kopfschmerzen
am nächsten Tag. Die Form, Gestalt und Farbenfreude blieben noch 3—4 Tage,
dann verloren auch sie sich allmählich.

Zusammenfassung: Ich muß betonen, daß alles, was ich in der Meskalinvergiftung erlebt habe, mir klar, eindeutig, wahr und natürlich vorkam, daß ich
nichts Groteskes und keine Kuriositäten erlebt habe. Wenn auch manches aus
der Selbstschilderung grotesk wirken mag, so ist doch das Absonderliche daran
dadurch aufgehoben, daß ich, bis auf Kleinigkeiten, mich und die Realitäten stets
kontrollieren konnte. Die Intensität der Erlebnisweise war verändert, zeitweise
bis zu innerer Erschütterung gesteigert, die Art aber war nicht verändert. Bei
allen Erlebnissen blieb eine einwandfrei gute, doppelte Orientierung, hier Realität,
hier Rauscherlebnis. Ich habe keine echten Halluzinationen gehabt, alle Visionen
entstanden durch Anregung irgendeiner Realität und blieben an diese Realität
fixiert, änderte ich die Blickrichtung, so war die Vision fort. Nur im Dunkeln
wanderte das Bild mit dem Blick, aber das sind in milderer Form Erlebnisse, die ich

auch in ganz gesundem Zustand gewohnt bin. Erstaunlich war meine Kritiklosigkeit, ich fand alles einwandfrei und gut und schön, was mir irgendwie als
Erlebnis auftauchte; wichtig ist vielleicht, daß Tätigkeit, Zielstrebigkeit, Töne,
stärkere Bewegungen von mir einfach und restlos abgelehnt wurden, als in eine
völlig andere Sphäre gehörig. Die Bewegungen, die ich erlebte, waren alle ziel- und
zwecklos, nur Ausdruck des inneren Wesens des sich bewegenden Dinges, vielleicht mit einem Tanz zu vergleichen, aber nicht mit einer Richtungsbewegung.
Der Inhalt meiner Erlebnisse beschränkte sich auf Form, Farbe, Sinn, Leben,
von den anderen Erlebnismöglichkeiten, von Zeit und Tönen, wußte ich zwar
genau so wie früher, war aber nicht fähig dazu. — Ich selbst kam mir unverändert
vor, nur daß auch ich selbst mit dem passiven Teil meines Wesens existierte,
und nur soweit Aktivität da war, als zum Aufnehmen der Erlebnisse und zum
Leben an sich gehörte.

18.

Cand. jur.   Dos. 0,4.

Die erste Einspritzung erfolgte etwa 9,45 Uhr morgens. Unmittelbar darauf
setzte ziemlich starker Schmerz — lokalisiert auf den Einstich — und „Schwer-
werden“ des betreffenden (linken) Unterarmes ein. Nochmals nach Hause zurückgekehrt, mußte der Versuch, mich selbst zu rasieren, wegen der erwähnten Schmerzen
und des leichten Schwindelgefühls aufgegeben werden. Bei einem benachbarten
Studenten, den ich rauchend antraf, wurde es mir zum ersten Male übel. Übel aus
Ekel, der sich auf den anscheinend üblen Geruch der Zigarre bezog. (Ich weiß
heute, daß die Zigarre gut war.) Desgleichen erregte mich Geruch aus der Küche
des Hauses, der leicht muffige Geruch der Treppenflure. Auch bei dem Friseur,
den ich später aufsuchte, wirkten die Gerüche der Seife, des Puders, des Haut-
essigs in gleicher Weise abscheulich. Ich habe sofort (und auch nachträglich) durch
Befragen feststellen können, daß keiner dieser Gerüche seinen üblichen Charakter
geändert hatte. Der Ekel muß durchaus eine Wirkung des Giftes gewesen sein.
Das Schwindelgefühl war in diesem Abschnitt des Rausches bei allem Sitzen (besonders dem Rückwärtsneigen beim Friseur) sehr stark, beim Gehen aber fast un-
merkbar. Leichte Beklemmungstendenzen traten auf, ähnlich wie sie beim Alkoholrausch in größerer Stärke bei den meisten zum Durchbruch kommen. „Beklemmungstendenzen“: nur Tendenzen, die nicht zum Durchbruch kamen, da sie durch
stärkere Hemmungen (sicherlich *nicht* durch die Stimme der Vernunft) zurück-
gehalten wurden. So war ich verführt, den Friseur, der eine gesundheitliche Veränderung an mir wohl bemerkt hatte, durch eine Frage nach der Psychiatrischen
Klinik zu erschrecken. Oder auf der Straße „Hugh“ zu rufen, wie ein Indianer
(ein Ruf, der aus Büchern bekannt war) — oder mich als Mexikaner (Meskalin —
mexikanisches Gift! was ich vor der Injektion erfahren hatte) auszugeben. Das
alles hinderte die Überlegung, daß das geringe Rauschhafte dieses Zustandes solche
Absurditäten nicht erlaube („noch nicht erlaube“ — klang die Überlegung manchmal.) Auch mag jene eisig ernste und grandios nüchterne Stimmung (von der nachher viel zu reden sein wird) ihre erste ganz vage Wirkung schon begonnen haben.

10,45 Uhr zweite Injektion, rechter Unterarm. Über ihre Wirkung geben meine
eigenen Aufzeichnungen ein leidlich klares Bild. Ich zitiere zusammendrängend

— teils auch aus der Erinnerung ergänzend — Übelkeit ohne Brechreiz (zunächst sehr schlechte Gerüche, d. h. in ihrem Gattungscharakter erkennbar, z. B. als Seifen- und Tabaksgeruch usw. — aber als schlecht empfunden). — Leichte, dann zunehmende Gleichgewichtsstörung. Später Sausen an den Fußsohlen — schwer unterdrückbarer Brechreiz, die Augen tränen. — Sausen und „Erweichungsgefühl" im Handgelenk und den Gelenken zwischen Hand und Fingern — Würgen im Hals — bitterer Saft aus dem Magen aufstoßend in den Mund. Ausgesprochene Dysphorie! Die Beobachtung auf die Umwelt, die Erkennbarkeit und Alltäglichkeit der Dinge in keinem Moment ausgeschaltet. Stimmung normal (im Sinne einer „Alltagsstimmung"), aber durch körperliches Übelbefinden auch nicht geschwächt. Später beginnen die Gegenstände ihre scharfen Umrisse zu erweitern und auszusehen wie schlecht eingestellte Bilder auf der Glasscheibe des photographischen Apparates, *was man aber durch Drehen an der Stellschraube beheben kann*. (D. h. durch einen Anstrengungs- und Aufmerksamkeitsakt.) Nur das zusammenhängende, periodische und systematische Denken (wie ich es gewohnt bin) wird unmöglich und damit die denkerische Konzentration. So gelingt lesen und sprechen nur abgerissen. Meine Lektüre (Callots neueingerichtetes Zwergenkabinett) läßt mich im wesentlichen uninteressiert. Die Reproduktion, Verarbeitung beobachteter Dinge (also Denken und Schreiben) sehr erschwert, aber noch möglich. Die Schrift weist zunehmend eine leichte Vernachlässigung auf (sie wird zunehmend größer und weiter). Doch findet sich gerade in diesem Stadium der eingeklammerte Satz: Die Schrift kann bei großer Anstrengung besser sein als sie ist. (Sorgfältig und eng geschrieben.) Bei geschlossenen Augen hin und wieder streng geordnete (ornamental gegliederte) Farbflächen, die kaleidoskopartig wechseln und sich zu geometrischen Ordnungen fügen. Bei eigenem Druck auf die Augen farblose Helligkeit, bei fremdem Druck farbige Bänder, die sich schnüren und drehen, wie von einem Scheinwerfer angeleuchtet, in giftigem Cobaltgrün, tiefem Violettblau aufleuchten. Das ist von einem lustbetonten Gefühl der Passivität und Suggestibilität begleitet. Im Dunkelzimmer zunächst wirre Gesichter von Maschinen- und Apparateteilen (zum Teil im Zusammenhang mit der dort befindlichen kinematographischen Apparatur). Dann ungeordnete Farben in drehenden Bändern

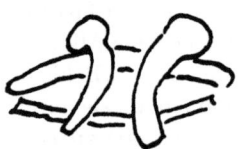

und deren Verschlingungen, wovon eine Form mir noch deutlich ist. Farbe von Bändern und Köpfen grauviolett. Eigentliche Tonhalluzinationen gar keine, obwohl ich sehr musikalisch (musikempfänglich) bin auch gewöhnt bin, jede affektive Erregung in imaginierten Melodien (oder durch Pfeifen oder phantasierendes Klavierspiel) Ausdruck zu geben. Ja, im weiteren Verlaufe des Rausches war es mir schwer, aus bekannten Melodien den affektiven Sinn zu erkennen. (Diese Erinnerung nicht mehr *ganz* sicher). Auf Mundharmonikaspiel reagierte ich fast *nur* körperlich. Das heißt, helle, laute Töne „taten weh", dumpfe und leise Töne „taten gut"! Schon im Dunkelzimmer, und besonders kurz vor dem Mittagessen, fiel ein fortschreitendes Zurücktreten der Dysphorie auf. Der Rausch äußerte sich dabei als starkes, gleichmäßiges „Körperfühlen", wobei jedoch das Bewußtsein, eine bestimmte Gestalt, einen Umriß zu haben (ein bei mir fast immer aktuelles Begleitbewußtsein) verloren ging. Beim Essen nahm die Schwierigkeit, in Zusammenhängen zu denken, zu, *daher* Schwierigkeit beim Sprechen. (Nicht also durch eine

Lähmung der Sprechorgane.) Das Essen selbst schmeckte farblos wie Wasser, obwohl die Zunge die den Speisen entsprechenden sehr nuancierten Tastempfindungen wohl empfand. Die Beobachtung der Umgebung blieb ungestört und genau. Ich könnte noch jetzt jede Einzelheit der Fensterausblicke, des Zimmers und der anwesenden Personen gut beschreiben. Nur mit dem Kopf des Herrn Prof. G. erlebte ich die visuelle Täuschung, daß er „perspektivisch" geformt sei. Das heißt so, als ob die perspektivischen Verkürzungen des Kopfes in seiner eigenen Form zu finden wären.

Zucker in seinen verschiedenen Darreichungen schmeckte scharf vor.

Nach dem Essen, etwa um 2 Uhr, begann das Empfinden auf dem Höhepunkt des Rausches anzukommen. Ich notierte: „Heller gleichmäßiger Rausch." Hell: weil das Schwanken der Bewußtseinsinhalte, das Verzittern der gegenständlichen Konturen aufgehört hatte. Das Gefühl der Gleichmäßigkeit sehr pointiert. Langsam begann eine ungeheure „Kälte" strahlend den Körper zu durchrinnen. Eine „weltallhafte" Kälte, wie ich notierte. Ausstrahlungen von Lenden und Rückenmark, Unterleib und Brust, durchdringend die Formen, wie von Eisblumen oder Protuberanzen fühlbar, im Ansatz der unteren Brustrippen wie ein Ring, an den oberen Brustteilen wie in Schollen. Diejenigen Oberflächenteile, die bei Angst oder ehrfürchtigem Schauder besonders spürbar sind (vom Haarschopf an dem Rücken herunter) — sowie innere Handflächen und Lenden (erogene Partien, wie mir sofort einfiel) waren besonders eisbetont. In den Handflächen schien die konkave Aushöhlung wie eisiges Metall die Hand bis zum Rücken zu durchstoßen, was eine hartnäckige Assoziation an die „Stigmatisation" auslöste. Als letzte Notiz finde ich den Ausruf: „All meine Lieblinge Eis und Elektrizität." Nun begann eins der ernsthaftesten und erschütterndsten Erlebnisse meines Lebens. Ich trat meinem Charakterbild in stundenlanger eindringlicher Zwiesprache gegenüber. (Um Mißverständnisse zu vermeiden: Ich hatte kein „Gesicht", das als Charakterbild auftrat, sondern ein schrittweises, tiefes, brennend klares Bewußtwerden der eigenen Person.) Eis und Elektrizität in extremter Weise meinen Zustand bestimmend („es war das Gefühl, an eine Hunderttausend-Volt-Leitung angeschlossen zu sein"), begannen sich als bestimmte (hier nicht weiter zu erörternde) Beziehungen zu meinem bisherigen Leben zu offenbaren, als sinnvolle Formeln, die mit erschütternder Klarheit auf Grundkräfte meines Daseins wiesen. Schritt für Schritt ordneten sich tausendfache Abneigungen und Verlieben mit den grundlegenden Eigenschaften zu typischen Bildern (keine visuellen Bilder) von geradezu ägyptischer Monumentalität, d. h. ohne Details ganz in ungeheuren Flächen und maßlos harten Konturen. Es kamen auch Gesichter, aber, als Phantsiebilder sofort erkannt, voll von symbolischen Beziehungen auf mich, und schließlich unter rabiaten tropischen Farben (hauptsächlich als drehende Bänder) ein Zusammenhangsaufschluß von schneidender Evidenz: Die Wildheit und gleichzeitige, fast ethische rigorose Disziplin des Erlebens erinnerte an die wilde und doch unerhörte disziplinierte Kunst der Mexikaner (für die ich schon früher viel Interesse gehabt habe), deutete auf bislang geheime Beziehungen und gab mir die merkwürdige Schlußformel des Hauptrausches: „Ich habe Beziehung zu mexikanischen Voreltern gehabt." Die Endstimmung war die einer triumphalen Desillusion und grandios nüchternen Klarheit. Das Ereignis hat noch heute seinen gültigen Wert. Ich würde nie wagen, den Ernst seiner Aufschlüsse zu vergessen.

Das „Eisgefühl" klang langsam ab, doch verlor es rasch seine Symbolik. Ich aß abends mit viel Appetit und in gehobener Stimmung zu Nacht, hatte noch ein mehrstündiges Gespräch mit einem Freund, das herzlich, leicht und angeregt verlief. Abends 10,40 Uhr schmerzten noch die Einstiche, und Lippen und Zahnfleisch waren noch wie Eis. Gelenke zwischen Hand und Finger taten noch am folgenden Tage weh.

Für mich ist dies Ergebnis in persönlicher und sachlicher Beziehung sehr wichtig. Ich hatte schon immer vermutet, daß in dem Rauschmittel alter Kulturen eine heute gar nicht mehr überschaubare Weisheit liegt. Mir, einem kultisch entwurzelten, skeptischen, rational trainierten Menschen des zwanzigsten Jahrhunderts, hatte das Gift einen unerhörten Blick in sein Inneres gestattet. Welche Größe und Präzision die Eingebung bei Menschen erreichen kann, die in Kult und Gemeinschaft eng verbunden sind, darf man von hier aus ahnen.

19.

Stud. med.   Dos. 0,45.

Erste Injektion: Nach etwa $1/_2$ Stunde leichte Übelkeit, die bald vergeht. Nach etwa 2 Stunden auf Augendruck Lichtkreise und Funkensprühen (bei weitem stärker als normal).

Zweite Injektion: Nach 20 Minuten schon macht sich eine innere starke Unruhe bemerkbar, die Atmung ist beschleunigt, der Puls gleichmäßig, nicht frequent. Diese innere Erregung, entsprungen dem unbestimmten Gefühl, daß irgend etwas in mir vorgehen müsse, dauert etwa 1 Stunde. Wahrscheinlich wird sie dann nur durch die anderen Erlebnisse verdrängt sein. Jedenfalls habe ich sie dann nicht mehr beobachtet.

Nach etwa 1 Stunde besteht im Kopf und Nacken ein Gefühl von Schwere, die Beine sind steif und kühl.

Das Bemerkenswerteste in diesem Vorstadium ist das Sehen, das schon kurz nach der Einspritzung unsicher wird. Das Bild ist nicht getrübt, das Sehvermögen im einzelnen nicht gestört. Es ist aber mehr ein Hinsehen auf das Ganze, ohne daß ich Einzelheiten in mich aufnehme. Erst wenn ich mich zwinge, es bedarf hierzu eines bemerkbaren Willensaufwandes, eine Einzelheit genau anzusehen, verstehe ich, was ich sehe.

Diese Störung der Auffassung des Gesehenen scheint auch eine Ursache des Unvermögens zu sein, zu lesen. Ich sehe mehr den ganzen Satz, verstehe aber nicht die einzelnen Worte. Es liegt jedoch nicht nur am Sehen, sondern auch am Auffassungsvermögen. Ich lese z. B. den Titel eines Buches dreimal beinahe buchstabierend, kann dann auch die Worte wiederholen, muß dann aber noch eine gewisse Anstrengung aufwenden, um den Sinn zu erfassen. Dazu kommt eine Störung des Konzentrationsvermögens, die wohl ziemlich erheblich, jedoch nicht der einzige Grund des vorher Geschilderten.

Die Stimmung ist am ehesten der nach einem guten Diner zu vergleichen, jedoch ohne das Moment der Ermüdung, natürlich auch ohne die dabei auftretenden körperlichen Empfindungen. Ich denke nicht, jedoch treten alle möglichen Gedanken auf, von denen jedoch keiner verfolgt wird, die also sehr schnell wechseln. Daraus entsteht eine Art Hinträumens. Ein angenehmer Zustand ohne Langeweile, trotz der Untätigkeit, nicht heiter, nicht ernst: eben gleichmütig.

Mehr und mehr macht sich jetzt schon eine Unsicherheit bemerkbar, die ihren quälenden Höhepunkt erst später erreicht. Bei Augendruck erscheinen im Gesichtsfeld, meist von unten aufsteigend und sich kreisförmig nach oben ausbreitend, Farbenfelder, dunkelviolett, dunkelgrün, dunkelrot, also zunächst einfarbige dunkle tiefe Töne. Dann scheint in die Farbfelder ein Zittern zu kommen, und ich sehe in ihnen eine schwarze Musterung, und zwar kleine Muster, meistens runder Form. Der Untergrund wird allmählich gleichmäßig etwas heller und erscheint grau, graublau, graurot; gedämpfte Farben.

Das Ganze ist jetzt am ehesten einem Vorsatzpapier zu vergleichen, in der Zeichnung ständig wechselnd. Auf starken Augendruck von Dr. B. wird das Gesichtsfeld in der Mitte hellgrau. Es erscheint ein gezackter Kreis, von dem nach allen Seiten peripher zackige Linien auslaufen. Die Zeichnung ist stark stilisiert, an altägyptische Muster erinnernd. Beim Nachlassen des Druckes keine Farbenbilder, nur Lichterscheinungen.

Der Höhepunkt der Wirkung ist etwa von 1—3 Uhr, besonders die Zeit von 1—2 Uhr wird vollkommen beherrscht von einem starken Gefühl der Unsicherheit. Diese entsteht zum geringeren Teil aus einer Störung der körperlichen Bewegung und der erstbeschriebenen Sehstörung. Stärker ist sie psychisch bedingt durch ein Gefühl der Kritiklosigkeit, erschwerter Auffassung, Mißtrauen, Feindseligkeit stoßweise Albernheit, Fremdheit der Situation und eine innere Spannung.

Kritiklosigkeit: Ich habe das Gefühl, nicht nüchtern beurteilen zu können, was um mich vorgeht, traue mir nicht zu, ein Urteil über mich und meine Umgebung zu fällen.

Es entspringt dies zum Teil der erschwerten Auffassung, ich höre das Gesprochene wie aus der Ferne, und zwar nicht räumlich, sondern etwa so, wie man jemand vorlesen hört, wenn man im Einschlafen ist. Es kostet jedenfalls große Mühe, und ich muß versuchen, Wort für Wort zu hören, um den Sinn zu verstehen. Trotzdem weiß ich alles, was gesprochen wurde, wenigstens während des ersten Teiles des Mittagessens. Ich hatte auch in Gedanken die Möglichkeit zu antworten oder Einwürfe zu machen, tat das nicht aus der nachher zu schildernden hemmenden Reaktion.

Mehr und mehr gegen Ende des Essens taucht ein Mißtrauen auf gegen die Tischgesellschaft. Ich sehe, wie Dr. B. nur mühsam ein Lachen unterdrückt, ich höre, wie Prof. G.s Erzählung durch seine Lachstöße unterbrochen wird, ohne mir den Grund denken zu können, daraus entspringt der Eindruck, daß sie über mich lachen oder mich zum Lachen reizen wollen, daß sie irgendeinen Scherz mit mir treiben, und daß in ihren Erzählungen irgend etwas über mich enthalten ist, obgleich sie äußerlich so harmlos klingt. Besonders in der Erzählung des Dr. B. über die Heiligkeit der Nonnen, der ich schwer folgen konnte, glaubte ich in einzelnen Andeutungen, z. B. dem Wort „domine" eine Beziehung auf uns beide zu hören, die ich nicht verstand. So kam ich allmählich zu einer gewissen Feindseligkeit gegen die ganze Gesellschaft, die irgend etwas mit mir vor hatte.

Obgleich ich so gar nicht heiter war, hatte ich sehr große Mühe, ein Lachen zu unterdrücken, das, ich möchte sagen, nur körperlich entstanden war, denn ich fand nichts lustig oder komisch. Über die einzelnen komischen Punkte in den Erzäh-

lungen der anderen brauchte ich nicht mehr zu lachen als die anderen auch.
Daran knüpfte dieser Lachdrang nicht an. Dies Lachen kam stoßweise, in ganz
kurzen Anfällen.

Je mehr wir uns dem Ende des Essens nähern, um so fremder wird mir alles.
Ich komme mir beinahe wie träumend vor und kann mich immer schwerer in die
Vorgänge hineinfinden.

So befinde ich mich während des Essens in einer zunehmenden inneren Spannung. Ich habe das Gefühl, als ob irgend etwas in mir und um mich vorginge, dem
ich nicht folgen konnte, und daß ich mich krampfhaft anstrengen müßte, damit
nicht irgend etwas mit mir passiere.

Aus dieser Spannung entspringt mein Verhalten. Ich suche möglichst jede
Bewegung, jeden Gedanken, jedes Wort zu unterdrücken. Ich beteilige mich nicht
an der Unterhaltung, da ich nicht weiß, ob, wenn ich spreche, das herauskommt,
was ich sagen will, oder ob es nicht einfach aus mir herausspricht und ich dann
nicht mehr anhalten kann. Ich habe noch Hunger, esse nicht mehr, da ich nicht
weiß, ob es mir gelingt, das Stück Fisch auf meinen Teller zu bekommen. Ich
nehme keine Zigarette, da es mir schwer erscheint, diese richtig anzustecken. So
sitze ich da, wie ein steinerner Gast, nur krampfhaft bestrebt, gar nichts zu tun,
um nicht die Herrschaft über mich zu verlieren.

Als ich doch einmal spreche, kommt mir das sehr schwer vor, ich muß bei jedem
Wort überlegen, ob es auch das richtige ist. Dies Gefühl, daß ich mich sehr zusammennehmen muß, ist wohl das, was mich an einen Rausch erinnert, also nur
meine Reaktion auf die Vorgänge in mir, nicht diese selbst, möchte ich mit dem
Rauschzustand vergleichen.

Die Spannung löst sich kurz nachdem wir vom Essen aufgestanden sind, dessen
Ende ich qualvoll erwartete. Dies kommt einerseits daher, daß ich mich nicht
mehr geniert fühle, jedoch glaube ich nicht, daß das der einzige Grund ist, sondern
ich glaube jetzt selber zu bemerken, schon wie wir in das Dunkelzimmer kommen,
daß die Wirkung nachläßt und ich wieder normal werde.

Ich habe im Dunkelzimmer ohne Augendruck keine Farbenerscheinung, auf
Druck nicht so deutliche, wie vorhin beschrieben. Die Farbtöne werden beim
Anblasen hoher Töne auf einer Mundharmonika heller. Die jetzt wieder ziemlich
rasch einsetzende Selbstkritik macht mich sehr vorsichtig gegen das, was ich zu
sehen glaube, so daß vielleicht gerade dadurch Erscheinungen unterdrückt werden.
Sicher merke ich, daß ich mir Gewünschtes plastischer vorstellen kann als sonst,
habe aber durchaus nicht den Eindruck, daß ich es wirklich sehe. Während ich
B.s Erzählungen zuhöre (an dem gemessen ich gerade am meisten merke, daß ich
mich wieder dem Normalzustand nähere), merke ich, daß die Vorstellungen sehr
beeinflußbar sind. Ich kann z. B. auf dem Fenstervorhang, der einzelne Lichtpunkte zeigt, alles Mögliche sehen, was er schildert, so lange ich *will*. Das Gesehene
ist nicht etwa bildlich klar und entsteht nur aus einer Umdeutung der Lichtpunkte
am Fenster. Sobald ich mich solchem Eindruck einen Augenblick hingegeben
habe, reiße ich mich zurück, da ich fürchte, sonst wieder in den traumhaften Zustand zu verfallen wie beim Essen. Die Idee, daß ich ja hier da bin, zu zeigen, was
in mir vorgeht, daß ich mich also loslassen müßte, wird sofort verdrängt durch die
Angst, wieder in einen Zustand zu verfallen, in dem ich nicht mehr wüßte, was mit
mir los ist. Anderseits auch durch die Furcht, vielleicht Dinge zu schildern, die

ich nur durch erhöhte Suggestibilität zu sehen glaube. Ganz objektiv kann ich feststellen, während B. am Lichtbildapparat geprüft wird, daß Dinge, die ich sonst ganz klar erkenne, farbige Ränder haben, meist rot, gelb, grün, und daß der schwarze Kern eines roten Dreiecks wie eine Pyramide aussieht, deren Spitze mir zugekehrt ist. Vollends nach Rückkehr aus dem Dunkelzimmer nimmt die Nüchternheit rasch zu. Wie ich auf die Uhr sehe, habe ich die Zeit etwa richtig eingeschätzt. Sie ist mir nicht lang geworden, aber auch nicht schnell verstrichen. Ich habe nur den Eindruck, viel erlebt zu haben, ohne daß ich sagen könnte, was im einzelnen.

Um 4 Uhr kann ich noch nicht lesen. Es liegt das im wesentlichen wohl jetzt daran, daß mich das Nachdenken über die vergangenen Stunden an der Konzentration stört. Die Stimmung ist angenehm, ohne heiter zu sein. Ich fühle mich der Umwelt noch etwas entrückt.

Auch als ich um 6 Uhr nach Hause gehe, komme ich mir noch immer etwas fern von anderen Leuten vor, als ob ich nichts mit ihnen zu tun hätte. Nachdem ich mich jedoch kurze Zeit mit Bekannten über meine Erlebnisse ausgesprochen habe, fühle ich mich wieder vollkommen normal und frisch, ohne Ermüdung.

Wenn ich in einem vom Fenster herkommenden schwachen Lichstrahl meine Hand betrachte, erscheint sie mir gespensterhaft plump, vergrößert; doch glaube ich, daß das nur durch die Beleuchtung, die immer nur einen Teil der Hand trifft, so erscheint. Körperliche Empfindungen, als ob sie größer sei, habe ich nicht.

20.

Cand. med. Dos. 0,5.

Während des ganzen Versuchs waren körperlicher und geistiger Zustand nicht zu trennen, so daß ich auch hier in der Beschreibung beide zusammen berücksichtige. — Ich will versuchen, zunächst die Einzelheiten meiner Erlebnisse so gut wie möglich zu schildern und dann zum Schlusse erzählen, wie ich am Abend des Versuchstages und am nächsten Tage die Veränderungen empfand, die das Meskalin in meiner Gesamtpersönlichkeit setzte.

Nach der ersten Injektion führte mich Dr. M. auf sein Zimmer und forderte mich auf, ein Buch zu nehmen und zu lesen. Ich war aber zu aufgeregt, um auch nur einen einzigen Satz sinngemäß zu erfassen. Nach einiger Zeit ($1/_2$ Stunde) meldete sich deutlicher Brechreiz, der nach weiteren 10 Minuten zum Erbrechen führte. — Plötzlich bemerkte ich, daß die Schrift im Buche kleiner wurde. Doch hatte ich dabei nicht den Eindruck, als sei diese Empfindung etwa durch eine Abstandsvergrößerung zwischen Buch und Auge bedingt. Das Lesen wäre an und für sich dadurch nicht behindert worden, wenn nicht meine schon vorhin erwähnte Aufregung gewachsen wäre. Mein linker Arm begann stärker zu schmerzen, auch konnte ich ihn nur mit Mühe bewegen. Diese Behinderung stand aber in keinem Verhältnis zur Größe des Schmerzes. Im linken Bein machte sich ebenfalls ein krampfartiger Schmerz bemerkbar (eigentlich besser ein schmerzhafter Krampf; denn auch hier stand das Gefühl der Bewegungshinderung im Vordergrund). Herr Dr. M. forderte mich auf, meinen Blick auf eine bestimmte Stelle der Wand zu richten, an der der Kalk etwas abgebröckelt war und die deshalb wohl besonders günstige Gelegenheit gab, Gebilde aus ihr herauszusehen. Zu-

nächst fiel mir auf, daß die Sonne auf der Stelle lag, war mir aber zugleich bewußt (Herr Dr. M. machte mich noch besonders darauf aufmerksam), daß dies
den natürlichen Verhältnissen nach (Witterung, Stand der Sonne am Himmel)
nicht möglich war: Es handelte sich um eine Illusion. Herr Dr. M. bat mich nun,
auf meine beiden Bulbi zu drücken. Hierbei erschien mir nun zunächst ein hell-
grüner, stark beleuchteter Kreis; ich glaubte ihn nur auf dem rechten Auge wahr-
zunehmen. Als mich Herr Dr. M. aufforderte, das linke Auge zu öffnen und nur
mit dem rechten die Erscheinung zu beobachten, verschwand diese; sie war also
nur nach rechts verschoben. Dann erschienen mir farbige Muster, die ich wegen
ihrer Seltsamkeit mit den Packungen verglich, in denen man den chinesischen
Tee oft bekommt. (Ich hatte am Abend vorher auf einer Photographie einen
mongoloiden Idioten gesehen.) Es waren Mongolenköpfe zu sehen, umgeben von
fremdartigen Figuren, die man als chinesische Schriftzeichen deuten könnte. (Läßt
sich diese Erscheinung davon herleiten, daß ich mich in der letzten Zeit in Gedanken viel mit fremden Ländern beschäftigte und auch einige Reisebeschrei-
bungen in die Hand bekam?) Die Phänomene wechselten rasch. Die Bilder sind
meist in Bewegung, selten in Ruhe. Nach erneuter Aufforderung, die Wand zu
fixieren, sehe ich dort Christus am Kreuz, eine Erscheinung, die abends in meinen
Visionen noch des öfteren wiedergekehrt ist. Wie ich dazu gekommen bin, erscheint mir besonders rätselhaft. Nun ging ich mit Herrn Dr. M. hinunter, um
die zweite Spritze in Empfang zu nehmen. Der Gang war ataktisch, auch schmerzte
mich mein linkes Bein. Als wir wieder oben waren, suchte ich Herrn Dr. M. erneut von den Veränderungen in meiner optischen Wahrnehmung zu überzeugen.
Ich sah zum Fenster hinaus und wunderte mich vor allem über die Größenver-
änderung der Häuser in Neuenheim; sie schienen mir nach Art von Wolken-
kratzern in die Höhe gewachsen zu sein. Der Schlot auf dem Hintergebäude
schien nach hinten überfallen zu wollen und hatte ebenfalls große Dimensionen
angenommen. Als ich ihn allerdings am nächsten Tag wieder betrachtete, war
ich doch im Zweifel, ob ich in meiner Größenschätzung wirklich zu weit gegangen
war. Ich habe überhaupt nachträglich den Eindruck, als ob ich mir manche
Täuschung eingeredet hätte; ein wenig Selbstsuggestion ist bei der Sache doch
sicher dabei. Mit einigen Schwierigkeiten gelangten wir nun ins psychologische
Laboratorium, wo die Herren B. und St. sich auch einfanden. Es wurden zunächst Nachbilderversuche mit brennenden Zigaretten gemacht. Es fiel mir nicht
leicht, meine Aufmerksamkeit dahin einzustellen, worauf es ankam. Zu den Erscheinungen selbst habe ich nichts weiter hinzuzufügen. Bei geschlossenen Augen
sah ich kleine farbige Kreuze; rot und blau waren bevorzugt. Eine Beeinflussung
der optischen Halluzinationen durch akustische Eindrücke war deutlich zu bemerken. In erster Linie wurde der Bewegungsrhythmus geändert. Die Muster
begannen im gleichen Takt zu schwingen, wie das Klopfen des Hammers erfolgte.
Die Farbe änderte sich nur selten; es trat z. B. statt Grün Blau auf. Währenddessen bekam ich starke regellose Muskelzuckungen in allen Teilen des Körpers,
vor allem in den Beinen. Durch den Willen konnten diese Kontraktionen nicht
irgendwie beeinflußt werden. Sie machten sich im Bewußtsein als zeitweise recht
quälend geltend. Die tiefe Sensibilität muß noch beeinträchtigt gewesen sein;
denn ich war im Zweifel, ob die Muskeln auch wirklich mir gehören. Ich erinnere
mich deutlich, gefragt zu haben, ob ich Muskelzuckungen im Gesicht habe oder

nicht. Doch läßt sich diese „Entfremdung" der Muskulatur wohl auch durch die allgemeine Benommenheit erklären. — Zum erstenmal fiel mir auch während dieser Versuche auf, daß ich beim Sprechen nach Worten suchen mußte. Während mir zu Anfang das Sprechen sehr leicht ging, mußte ich, um bestimmte Begriffe selbst auszudrücken, lange überlegen, ob ich mit dem Wort auch das genau treffe, was ich sagen will. Der Rededrang war nach wie vor in keiner Weise behindert; er hatte die gleiche Form wie etwa beim leichten Alkoholrausch. Den ganzen Zustand kann man wohl am besten delirant nennen; es war ein Schwanken zwischen Wachen und Träumen. Ab und zu fuhr ich wie aus dem Schlafe auf und meinte, ich befinde mich wieder völlig normal. Doch die farbigen Gesichter der drei Herren belehrten mich, daß dem doch nicht so war. Am stärksten war Herr Dr. M. verändert. Sein Gesicht war voller und hatte einen rötlichen Schein. An den anderen Herren konnte ich tiefgreifende Veränderungen nicht bemerken.— Die Ansprechbarkeit der Muskulatur auf Willensimpulse war stark herabgesetzt. Ich mußte mir einen deutlichen Ruck geben, wenn ich aufstehen und umhergehen wollte. Das Stehen auf einem Bein hielt ich bei dieser Sachlage noch merkwürdig lange aus. — Das Zeitbewußtsein war gestört; alle Vorgänge schienen mir gleichsam in die Länge gezogen. Als es Mittagszeit war, hätte es meiner Schätzung nach schon Abend sein können. Meine Eßlust lag sehr danieder. Im Eßzimmer saß ich unruhig auf meinem Stuhl, steckte den Kopf in den Teller und bemitleidete die anderen Herren, die in meiner Gegenwart (ich kam mir wenig menschenwürdig vor) sich das Essen schmecken lassen sollten (doch ich glaube, sie ließen sich nicht stören). Ich weiß, daß ich gelacht und mehr oder weniger gute Witze gemacht habe; doch war der Humor nicht so arg echt. Am besten nenne ich die Stimmung Galgenhumor. Das Zimmer erschien mir wunderschön, die Fenster waren hoch wie in einem großen Saal, die Tapete glänzte, die Blattformen auf den Mustern traten plastisch hervor. Herr Dr. G., der mir gegenüber saß, war unwahrscheinlich gelb und hatte die Züge eines Kommilitonen angenommen, den ich im Semester zwar nicht näher kennen gelernt hatte, der mir aber öfters aufgefallen war. Nach Tisch gingen wir wieder in das Arbeitszimmer von Herrn Dr. M. Das Zimmer war jetzt ganz in Farbe getaucht, hier violett, dort gelb. Ich legte mich nun aufs Sofa; mein körperlicher Zustand war besser als morgens. Von einer eigentlichen Euphorie war jedoch nichts zu merken. Herr Dr. B., der inzwischen dazu gekommen war, forderte mich auf, nun doch einmal ruhig liegen zu bleiben (ich zappelte immer noch ziemlich stark) und mich diesem angenehmen Zustand zu überlassen. Es war mir unklar, was er damit meinte. Ich muß nochmal betonen: von irgendeinem Gefühl der Erleichterung, als verlöre man ein bißchen die Erdenschwere, wie beim Alkoholrausch, war nicht die Rede. Meine Umwelt schien mir unwirklich, märchenhaft wegen der veränderten Farben. Ich meinte im Orient, in 1001 Nacht zu sein. Aber diese Überlegung war rein durch logische Gründe geleitet: Bei uns zulande gibt es eben so etwas nicht. Ich *fühlte* mich *nicht* wie im Märchen. Ich war wunschlos, aber nicht wunschlos glücklich. Den Allgemeingefühlen nach war der Zustand indifferent. Ich wollte sagen, der Baum vor dem Fenster komme mir besonders schön vor, den Blattfarben und -formen nach in die übrige Umgebung passend. Ich nannte ihn eine Zypresse. Als mich Herr Dr. M. darauf aufmerksam machte, wie denn eine Zypresse eigentlich aussehe, war ich höchst erstaunt. Wortklang und Bedeutung waren dissoziiert: Zypresse, dieses helle, schlingende, wie ein Jagdhornruf tönende Wort konnte doch unmöglich zu dem stillen Trauerbaum gehören. Noch heute macht mir diese Vorstellung Schwierigkeiten. Die Farben, um es noch einmal hervorzuheben, waren kalt, tot; sie wirkten wohl auf mein Auge, ließen aber mein Gefühl kalt. Ich war überhaupt wenig aufnahmefreudig. Die Bilder, die Herr Dr. M. von der Wand nahm und mir vorhielt, wohl um meine Phantasie anzuregen, wies ich ärgerlich zurück. Das eine erschien mir häßlich, das andere unsittlich. Als ich mich bemühte, aus der Wand wieder, wie am Vormittag, Bilder herauszulesen, erschienen mir dort mittelalterliche Landsknechte, die wie in der Schlacht ihre Speere vorhielten. Ich mußte an „Florian Geyer" denken; welche Vorstellung die primäre war, wage ich nicht zu sagen. (Es ist übrigens möglich, daß ich diese Landsknechte schon vormittags gesehen habe). — Die Gegenstände wurden mir wesenloser, sie bekamen mehr ein allgemeines Gepräge. Im Bücherschrank sah ich nicht mehr, wie am Morgen, einzelne, verschieden umfangreiche, verschieden eingebundene Bücher, sondern nur noch den Typus „Buch". Sie sahen sich gleich wie ein Ei dem anderen. Als ich zum Fenster hinaussah, flog eben ein Vogel vorüber. Es war aber für mich nicht der und der Vogel — eine Taube vielleicht — sondern einfach „Vogel". Irgendwelche individuelle Eigentümlichkeiten konnte ich an ihm nicht wahrnehmen. Einen Augenblick lang schien mir seine Flugbahn seltsam; sie beschrieb einen flachen Kreis, was ich sonst noch nie bemerkt hatte. Doch fielen mir sonst noch Bewegungstäuschungen auf. — Herr Dr. B. suchte mir nun noch Bilder an der Wand zu suggerieren, was ihm aber nicht gelang gelang. So gern ich einen schönen blauen See und ein flaches, langgestrecktes Gebäude gesehen hätte, es war mir nicht möglich. Herr Dr. M. fragte mich nun nach etwaigen musikalischen Gelüsten. Meiner Meinung nach hätte eine weiche, schwellende Musik, etwa Harfenklänge, am besten in dieses optische Milieu (sit venia verbo!) gepaßt. Da aber im Augenblick keine Harfen zur Hand waren und mir meine Phantasie auch keine vorspiegeln wollte, begaben wir uns in den Hörsaal (wie kalt und hart klang doch dieses Wort!). Herr Dr. G. setzte sich ans Klavier, die Ärzte auf die umstehenden Stühle, ich legte mich aufs Sofa und das Konzert begann. Zuerst schien mir die Musik sehr angenehm, die Farbenmuster vor meinen Augen begannen einen zierlichen Reigen zu tanzen; doch je lauter Herr Dr. G. spielte, um so schläfriger wurde ich, und schließlich schlief ich in dieser herrlichen Umgebung: in dem frisch tapezierten Zimmer auf einem Blumenteppich liegend, ein. Doch bald weckte mich Herr Dr. M. wieder; er wollte wissen, ob mein Farbensinn auf die akustischen Eindrücke auch hier reagiere. Nun ist es ja eine bekannte Erfahrung, daß tiefen Tönen dunkle Farben, hohen helle entsprechen; und so war es auch hier. Doch schien mir. als ob die Töne durch diese „Umrangierung" auf das optische Gebiet akustisch an Klang-„Farbe" verloren hätten! nicht etwa bei dieser Tonprüfung hier, sondern bei der zusammenhängenden Melodie. — Nun gingen wir wieder ins Laboratorium, wo die Versuche fortgesetzt wurden. Ich war nicht mehr so matt wie das erstemal, auch motorisch viel ruhiger, so daß die Untersuchungen erfolgreicher waren. Nur das Fixieren bestimmter Gegenstände fiel mir schwer. Meine allgemein, nervöse Empfindlichkeit schien gesteigert zu sein: Als Herr Dr. St. das Uhrwerk am Apparat für die Hautsinnesprüfung aufzog, war mir, als würde mein Arm in Schrauben gelegt. Zu meinen damaligen Angaben vermag ich jetzt nichts mehr hinzuzufügen. Die Worte der um mich sprechenden Herren schienen mir zusammenzufließen; der Zwischenraum zwischen den einzelnen Worten schien mir im Verhältnis zur Schnelligkeit der Sprache zu kurz. Nachtragen muß ich noch, daß vormittags das rhythmische Klopfen des Hammers zeitweise im gleichen Rhythmus verlaufende unwillkürliche Kopfbewegungen zur Folge hatte. — Als wir auf den Gang hinaustraten, fiel mir erst auf die Frage eines der Herren auf, daß er sehr viel länger geworden war. Diese Veränderung hatte ich selbst gar nicht empfunden. Der Blick aus dem Fenster verschaffte mir noch ein merkwürdiges Bild. Ich sah die Kranken (wieder nicht einzelne Kranke, die sich durch Haltung, Größe, Miene voneinander unterschieden, sondern nur der Typus) zu dreien in Gruppen feierlich einherschreiten wie bei einem Leichenzug. Der Zug schien endlos zu sein. Dann trat ein Kranker ans Fenster und lachte. Als er sich entfernte, schienen es zwei zu sein. Plötzlich sah ich das Spiegelbild dieser zwei in entgegengesetzter Richtung laufen. So narrte mich mein Gesicht: Die Erscheinungen kamen mir merkwürdig vor, ich mußte lachen, wurde lustig; dann wieder ärgerlich, weil ich mich gefoppt sah. Das Tor, das zum Hof auf der entgegengesetzten Seite hinausführte, schien mir spitzbogenartig vergrößert und ins Grüne zu führen (in Wirklichkeit liegt dahinter eine graue Mauer, wie ich mich am folgenden Tage vergewisserte). Dann erschienen im Hintergrund, wie in feierlicher Prozession, sechs Schwestern, paarweise gehend; ich weiß nicht, wie viele es in Wirklichkeit waren. Die Kaninchen, die vorn in den Ställen lagen, schienen zu wachsen und in den Käfigen keinen Platz mehr zu finden. Doch der Ruf „zum Kaffee!" machte dieser Narretei ein Ende. Als wir ins Eßzimmer traten, wollte ich eben anfangen zu lachen und rufen: „Das Ganze war ja eine Täuschung, wir essen ja jetzt erst zu Mittag!" Aber die Kaffeekanne, die auf dem Tisch stand, belehrte mich eines besseren. (Das Mittagessen war mir nämlich nachträglich als ein sehr unwahrscheinliches Erlebnis erschienen.) Beim Gespräch am Kaffeetisch war ich sehr einsilbig, weil ich nicht folgen konnte. Ich hörte ein paar bekannte Worte an mein Ohr schlagen (Brown-Séquard, Friedreich), konnte aber nicht verstehen, um was es sich eigentlich handelte. Ich wunderte mich auch noch sehr über meine Umgebung. Herr Dr. St. erglühte abwechselnd in violettem, gelbem, weißem Lichte; das Brot, das ich in der Hand hielt, wurde nicht kleiner: was ich am einen Ende abbiß, wuchs am anderen zu. Ich war erstaunt, als mich Herr Dr. M. um 5 Uhr entließ; ich schien mir nicht ganz restituiert. Trotzdem glaubte ich ihm schließlich, als er mir wieder und wieder versicherte, daß ich auf der Straße nicht auffalle, und ging nach Hause. Der Weg schien mir drei- bis viermal so lang als sonst; ich kam mit meinen Schritten nicht recht vorwärts, ja machte sogar einige Schritte vergeblich. Am Abendhimmel sah ich die Sonne tief dunkelrot untergehen; ich sah sie nicht als Scheibe, sondern plastisch als Kugel. Aber ich hatte gar nicht den Sinn, das Schauspiel zu genießen, sondern ging gleich nach Hause. Dort hatte ich einen ganz ordnungsgemäßen Katzenjammer, der ungefähr $1\,^1/_2$ Stunden anhielt. Motorisch war ich noch ziemlich erregt; auch konnte ich lange nicht einschlafen. (Gegessen habe ich auch abends nichts.) Die Gesichtshalluzinationen dauerten lange an. Sie waren abends etwas greifbarer. Ich sah verschiedene Landschaftsbilder, ohne sagen zu können, daß ein oder das andere sich durch besonderen Reiz ausgezeichnet hätte. Auch Muster konnte ich sehen, unter denen eine Unzahl gleich aussehender Pflanzen, in deren Kelchen je ein Tropfen lag, eine große Rolle spielten. Sowohl am Abend, als am nächsten Tag war ich trübe gestimmt.

Zusammenfassend möchte ich sagen, daß ich mich als Meskalingenießer eine Stufe gesunken fühlte. Die kortikalen Hemmungen der Motorik, die das Außenbild eines Menschen wesentlich mitbestimmen, waren weggefallen; an ihre Stelle war ein regelloses Durcheinander von Muskelbewegungen getreten, unter dem ich litt. Den ganzen Tag wurde ich das Gefühl der Übelkeit nicht los.

Geistig ist der Denkvorgang verlangsamt, die Assoziationen eingeschränkt, das Interesse abgestumpft, die willkürliche Sprache erschwert, vielleicht die Phantasie etwas angeregt. Die heitere Stimmung ist gekünstelt: Ich lache nicht, weil ich lustig bin, sondern ich bin lustig, weil ich lache. Mein optischer Sinn ist bereichert; aber es fehlt den Farben die „Farbe", es sind nur Lichter, rote usw. „Scheine". Sie finden *keinen Widerhall* in meiner Psyche. Die Grundstimmung ist depressiv. Der Katzenjammer lohnt nicht. Trotzdem bin ich mir bewußt, zwar nicht den schönsten, aber vielleicht den seltsamsten Tag meines Lebens hinter mir zu haben.

21.

Arzt. Dos. 0,5.

Unter den Sinneseindrücken, die ich während des Meskalinrausches hatte, möchte ich drei Gruppen unterscheiden:

a) visuelle,
b) sensible,
c) akustische.

Unter den visuellen Eindrücken mache ich zwei Unterabteilungen, nämlich räumliche und farbige Bilder. Diese beiden Unterabteilungen waren selten miteinander kombiniert, insbesondere waren die räumlichen meist ohne Bewegungseindrücke. — Nur einmal erinnere ich mich, räumliche und farbige Erscheinungen zusammen gehabt zu haben, nämlich anfangs bei beginnender Atemnot, die Landschaft, die auf meiner Brust lastete. Diese räumlichen Visionen waren auch hauptsächlich mit Euphorie verbunden, z. B. als ich auf dem Sofa lag und Herr Dr. M. neben mir saß, hatte ich ein großes Überlegenheitsgefühl ihm gegenüber: er lebe ja nur in einer „Dimension", während ich eine ganze Anzahl zur Verfügung hatte. Deshalb sprach ich mit ihm auch nur wenig darüber, weil ich mir sagte: er hat ja doch gar kein Verständnis dafür. Ich glaubte hier gewissermaßen dem Ding an sich nahe zu sein.

Die Farbeneindrücke bestanden mehr in der raumlosen Kunst der Arabesken und waren meist mit Bewegung verbunden. Die Farben Grün und Rot waren vorherrschend und mehr lustbetont, während das grelle Gelb und Mischungen davon unlustbetonte waren. Blau sah ich selten.

Diese farbigen Eindrücke waren viel mehr kombiniert, gehörten gewissermaßen enger zusammen mit den sensiblen und akustischen Eindrücken. Schmerzend empfand ich als Farben besonders Gelb, Orange, grelles Rot.

(Was im Keller vorgegangen ist, ist mir aus dem Gedächtnis entschwunden, abgesehen von der Atemnot, die mir aber in der Erinnerung den euphorischen Eindruck des Rausches nicht nehmen konnte.)

An die Verbindung zwischen akustischen und farbigen Eindrücken erinnern mich vor allem zwei Erlebnisse später in meinem Zimmer. Ich lag auf dem Sofa, vor meinen Augen tanzten die verschiedensten farbigen, grünen und roten Muster, als ich plötzlich aufgeschreckt wurde durch blendende gelbe und orange Lichter. Ich merkte dann, daß die bellenden Hunde im Käfig mir diesen Eindruck hervorgerufen hatten. Abends begann vor meinem Fenster ein Heimchen zu zirpen. Dieser hohe Ton war mir sehr unangenehm, und ich konnte ihn deshalb aus meinen Bildern trotz Bemühung nicht loswerden, bis ich das Fenster schloß. Ich nannte den Ton bei mir: das gelbe Zirpen.

Angenehme und harmonisch genußreiche Farbenzusammenstellungen hatte ich, als Herr Dr. G. auf dem Klavier vorspielte. Mit dem Schlagen der Turmuhr tauchten schöne purpurne Farben auf.

Bei diesen akustischen Farbenerscheinungen war in meinen Augen nicht etwa bloß das Gelb vorhanden, sondern gerade die angegebenen Farben fielen mir besonders in die Augen. Eigentümlich während des Rausches war die Möglichkeit, durch Willensimpuls für Augenblicke ein ganz normales Bild der Umwelt zurückrufen zu können.

22a.

Arzt. Dos. 0,5.

Um die Erlebnisse eines Meskalinversuches wiederzugeben, erscheint es mir zweckmäßig, die ganze Versuchszeit in Phasen einzuteilen, die sich verhältnismäßig zwanglos unterscheiden lassen und die — wie ich glaube — durch besondere Phänomene ausgezeichnet sind. Ich nenne als Vorphase die Zeit, vor dem Eintritt der ersten Zeichen des Rausches, also die Zeit der Vorbereitung und der Einverleibung des Giftes. Es folgt dann die eigentliche Rauschphase vom Beginn der ersten Rauscherscheinungen bis zum Entlassen durch die Versuchsleiter und die Nachphasen, die Zeit des Abklingens der Erscheinungen. Die eigentliche Rauschphase möchte ich teilen in einen ersten Abschnitt, der sich im hellen Raum abspielte vom Beginn der Erscheinung bis zum Eintritt in den Dunkelraum; er ist ausgezeichnet durch rasch wechselnde Wahrnehmungsveränderungen bei erhaltener Unterscheidung von Leib- und Objektwelt. Ein zweiter Abschnitt ist der in der Dunkelkammer bis zur Mittagspause, in dem Synästhesien, Vereinigungen und Vermischungen der Sinnesqualitäten und der Affekte, zeitweise Aufhebung der Unterscheidung zwischen Körper- und Objektwelt usw. und eine besondere Stellungnahme vom Ich zur Umwelt auftraten. Ein dritter Abschnitt der Rauschphase ist der nach der Mittagspause, in dem ein Schwanken zwischen lebhaften körperlichen Mißempfindungen und Halluzinationen mit Neigung der Phänomene zu einer gewissen Stabilität und zur Leibhaftigkeit (ohne Realitätscharakter), bestimmten Beziehungsveränderungen und sonstigen Erscheinungen vorhanden waren und die allmählich in die (mehr willkürlich abgegrenzte) Nachphase übergeht.

Vor dem Beginne des Versuchs (in der Vorphase) war ich in guter körperlicher und psychischer Verfassung. Ich wußte von dem Versuch einiges, was aber mein Befinden, mit Ausnahme eines gewissen Zustandes der Erwartung, nicht wesentlich beeinflußte. Die erste Spritze des Meskalins in den linken Arm (9,30 Uhr vormittags) hatte einen heftigen, dumpf drückenden Muskelschmerz zur Folge. Ich versuchte dann, ein gut geschriebenes philosophisches Thema lesend zu verfolgen. Es gelang eine Zeitlang, da mich der Stoff interessierte. Allmählich zog aber der zunehmende Schmerz im linken Vorderarm die Aufmerksamkeit auf sich. Nach etwa $^1/_2$ Stunde, beim Gehen zur Verabreichung der zweiten Spritze, merkte ich eine gewisse Unsicherheit des Ganges, ähnlich wie beim Beginn eines Alkoholrausches. Sinn und Gedankengang waren frei. Nach der Verabreichung der zweiten Spritze (rechter Vorderarm) wollte ich mich nicht mehr der Lektüre hingeben, sie war mir gleichgültig geworden. Ich empfand ein leichtes Übelsein, wartete auf Verstärkung und Erbrechen. Auf Versicherung des Versuchsleiters daß keineswegs alle Versuchspersonen erbrechen, ging die Übelkeit zurück, ohne jedoch während des ganzen Versuchs vollkommen zu verschwinden.

Etwa 10 Minuten nach der zweiten Spritze (so schätze ich die Zeit) setzte *die erste Erscheinung des Rausches* ein. Ich lag ruhig im Lehnstuhl, schaute seitlich zum Fenster hinaus in die Krone einer Akazie. Da erschienen mir mit einem Schlag zu meinem Erstaunen die Blätter eines kleinen Zweiges in *ornamentaler Anordnung*, wie in ein kreisförmiges Muster gefügt, von der Struktur etwa eines Spinngewebes. Ich schaute auf andere Zweige, und alle Blätter ordneten sich beim Blick in gleicher gitterförmiger Weise. Ließ ich den Blick länger auf dem Gegenstand verweilen, so blieb das Blattmuster in seiner Anordnung stabil, bewegte sich vielleicht etwas im Winde, aber doch immer als etwas Ganzes, ohne sich in seiner Gliederung zu ändern. Die nähere Umgebung, das Zimmer, der Versuchsleiter, blieben in ihrer Form und Anordnung zunächst unverändert. Ich wurde ans Fenster geführt, da kam mir der Hof entfernter vor, verkleinert, eine Erdfläche, umrahmt von Rasen, buckelte sich vor. Auch die weitere Ferne (man sah den Neckar und einen Teil der Berge) war zwar in seiner Gesamtgestalt erhalten, sah jedoch entfernter aus, verkleinert, wie durch ein umgekehrtes galileisches Fernrohr gesehen. Die Farbe entsprach der Erfahrung, kam aber doch leuchtender heraus. Das Weiß der Wolken, das Grün der Bäume hatte frischere, blühendere Farben, die jedoch nicht oberflächlicher aussahen. Ich hatte den Eindruck, mehr Licht zu erhalten und andererseits, auch mehr Helligkeit zu vertragen. Es fiel mir auf, daß ich bei dieser Fülle von Licht nicht geblendet war, glaubte, ich hätte fast in die Sonne sehen können, ohne zu blinzeln. Diesem Bewußtsein der „Hellsichtigkeit" (nicht etwa Überempfindlichkeit) entsprach auf dem Tastgebiet ein ähnlicher Zustand. Ich hatte z. B. beim Reden den Eindruck, daß ich die Berührung der Lippen aufeinander und die der Zunge an Zahnrand und Gaumen, die einem sonst nicht eigen zum Bewußtsein kommen, auf einmal ganz klar und präzis wahrnahm. Desgleichen war mir das Öffnen und Schließen des Mundes, die Führung der Zunge wahrnehmungsmäßig bewußt, ein Zustand, der mir aus früheren Narkosen kurz vor der Bewußtlosigkeit bekannt ist. Das führte nun weiterhin zu folgendem Erlebnis. Ich hatte die Augen geschlossen und erzählte. Da wurde es mir, wie wenn ich selbst in meinen Kopf hineinwüchse, meine Gesichtsmaske von innen betrachtete. Mein Körper wurde „belanglos", auch der Ober- und Hinterkopf, ich war sozusagen nur mehr Mund und Zunge. Es war, wie wenn ich vom Schlund aus gegen die Zunge und die Mundöffnung schaute und die Bewegungen in mehrfacher Vergrößerung beobachtete. Der Mund öffnete sich beim Reden vergrößert wie ein Tor, schloß sich von oben wieder, schob sich beim Öffnen wieder vor, die Zunge keilte sich dazwischen usw. Es kam mir, das Ganze ins Optische übertragen, vor, wie manche Karrikaturen oder Reklamefiguren, bei denen ein Körperteil auf Kosten des gesamten übrigen Körpers besonders betont wird, so daß die Figur „ganz Kopf" oder „ganz Auge" oder „ganz Schuh" wird. Der Zustand dauerte so lange, bis ich die Augen öffnete. Sonstige illusionäre Veränderungen der wahrgenommenen Objekt- und Leibgegebenheit sind mir aus diesem Abschnitt des Rausches nicht mehr erinnerlich. — Bald nach Beginn des Rausches traten bei offenen Augen optische Trugbilder auf. An der gegenüberliegenden Wand erschienen Strichfiguren in dunklerem Grau auf dem Weißgrau der Mauer. Sie hatten wenig Symmetrie, gleichen ungeschickten, primitiven Zeichnungen und Kinderzeichnungen, der rechte Winkel herrschte in ihnen vor. Sie wechselten in rascher Folge, ohne ineinander überzugehen, aber auch ohne daß man den Beginn und das Ende der einzelnen Erscheinungen (und zwar nicht nur wegen der Schnelligkeit des Wandels, sondern rein optisch-formal) hätte sehen können. Es waren immer mehrere Figuren gleichzeitig vorhanden, so daß sich auf dem Hintergrunde vielgestaltige Wandlungen vollzogen. Die Trugbilder erschienen nur auf der Wandfläche, auf körperlichen Hintergründen, erfülltem Raum traten keine Bilder bei offenen Augen auf. — Bei geschlossenen Augen waren zunächst Bilder wie beim normalen entoptischen Erlebnis vorhanden, hellfarbige Scheiben, die sich konzentrisch bewegten und wieder verschwanden. Alsbald änderte sich das, es blieb eine erleuchtete Fläche bestehen, die sich in Sternform anordnete, eine Farbe von Mattorange annahm. Sie blieb nur kurz stationär, durchzog sich langsam mit einem hellgelb leuchtenden Streifen, ähnlich gewissen Nordlichtformen, Glorien und ähnlichem. Alles war in langsamem Wandel. Deutlicher wurden die Erscheinungen bei Druck auf die Augäpfel. Zunächst war es mir da, wie wenn ich von unten in die Pyramide des Turmes eines gotischen Domes hineinschaute, die sehr steil anstieg. Ich sah massenhaft Stilformen, Streben, Rosettenornamente, alles in Terrakottfarbe mit Farbentransformation wie von Abendsonnenbeleuchtung. Alles war in Bewegung wie in langsamem Wirbel, und diesmal im Sinne einer kontinuierlichen Bewegungsänderung. Dabei hatte jede Phase des bewegten Objekts etwas formal Geschlossenes, ästhetisch Einheitliches, war niemals stückhaft. Die Situation wechselte, andersartige ornamentale Anordnungen, Blättermuster, Gitter- und Kreismuster, und sonstige mir im einzelnen nicht mehr erinnerliche Ziergestalten traten auf. — Die Raumorientierung blieb vollkommen erhalten. Auch in der Zeit glaubte ich mich in dieser Periode sicher, wußte genau, daß es Vormittag war. Die Trennung vom Subjekt zum Objekt war erhalten. Der allgemeine Zustand war stark beeinflußt von einer dauernden Übelkeitsempfindung, entsprach mithin einer gewissen „vitalen" Unlust. Nichtsdestoweniger entwickelte sich schon in diesem Abschnitt der Ausdruck der Rauscheuphorie, Neigung zum Lachen bis zu Tränen, zu spaßhaften, kritiklosen Bemerkungen. Dabei stand die zentrale Persönlichkeit doch noch mit Kritik dahinter. Mein eigenes Lachen war mir verwunderlich, es entsprach durchaus nicht der Grundstimmung, es wurde fast wie „abgespalten" erlebt. Von eigentlicher Heiterkeit konnte schon jetzt keine Rede sein.

Der zweite Abschnitt begann, als ich ins Dunkelzimmer geführt wurde. Die Unsicherheit beim Gehen schien anfänglich gesteigert, doch ließ die Ataxie mit dem Gehen subjektiv nach. Es kam mir vor, als sei nach der Verdunkelung des Raumes die Adaptation an die Dunkelheit rascher erfolgt als im gewöhnlichen.

Jedenfalls fiel mir sehr bald eine zarte Helligkeit unbestimmter Art, die durch die Ritzen des Vorhanges hereinfiel, auf. Dabei ist mir, als sei bei Wahrnehmungen mit offenen Augen die normale Einengung des Gesichtsfeldes (die „physiologische Röhre") erweitert gewesen, als wären die peripheren Gesichtsfeldteile bei weitem empfindlicher gewesen als im gewöhnlichen Dunkelsehen. Das Bewußtsein des Raumes im Dunkeln war sofort geändert, sobald die Läden geschlossen waren. Es war, wie wenn sich eine Zeltdecke über mich, der ich auf einem Liegestuhl lag, zusammenschloß. Ich hatte das Bewußtsein, daß ich in einem Zelt mit einem Zelttuch aus schwarzer Farbe mit japanischen Drucken in Mustern von Vögeln, Blumen usw. in roten, gelben und goldenen Farben über mir hatte.

Auch hier waren die Farbenerlebnisse wechselnd, doch herrschte im ganzen (wie bei offenen Augen) ungesättigte, graugetönte Farbe in den vielgestaltigen Mustern vor. Als eine Zigarette angezündet wurde, war mir das eine Störung, es kam mir vor, als käme dieses Licht der Zigarette aus einem anderen Raum herein, in dem ich mich befand. Desgleichen störte mich das Licht aus den Ritzen des Verdunkelungsvorhanges, wie aus einem fremden Raume kommend. Es war mir, als wenn eine Dissoziation des Raumes vor sich ginge. In dem Dunkel waren verschiedene, durch den schwachen Lichtstrahl beleuchtete Gegenstände, die ich nicht identifizieren konnte. Ich hatte aber den Eindruck, als wenn jeder dieser Gegenstände seine eigene Beleuchtung hätte, als wenn es gar nicht so wäre, daß das Licht von dem Vorhang her den Raum und alles, was sich darin befand, zu erfüllen imstande wäre, sondern daß jeder Körper isoliert von irgendwoher sein nur ihm zukommendes Licht bekäme. So wurde mir der Raum in mehrere Räumlichkeiten zerspalten, die nicht mehr zu einem Gesamtraum zusammengeschlossen waren. Das dauerte freilich nur so lange, bis das elektrische Licht angezündet wurde. — Die Nachbilder im Dunkelraum waren gegenüber sonst verändert. Beim längeren Betrachten einer ruhenden Zigarrenaschenglut entwickelte sich ein Nachbild, das einen intensiv rotglühenden Kern hatte und behielt, der selbst nicht in die Gegenfarbe umschlug, aber von einem in Kontrastfarben stehenden Hof umgeben war (blaugrün), der selbst stark nach links ausgebreitet erschien. Der Glutkern dieser Erscheinung veränderte sich, wurde größer, erhielt die Form einer Kugel, eines Granatapfels, einer Rosette, geriet in wirbelnde Bewegung. Alsdann rankte sich wieder ornamentales Gitterwerk um diesen Kern herum, die Mitte löste sich auf in eine Scheibe aus dünnen, ineinanderliegenden, spiralig geordneten Fäden, die in langsamer fließender Bewegung inmitten eines gotischen Hohlturmes kreiste. — Ein nunmehr einsetzendes rhythmisches Metronomschlagen, das außerordentlich störend wirkte, war nicht imstande, seinen Rhythmus auf Intensität und bewegende Erscheinungen zu übertragen. Das Sehen von bewegten Objekten war ebenfalls gegenüber dem Normalen stark abgewandelt. Es wurde mit der Zigarette eine bogenförmige Bewegung vom Versuchsleiter ausgeführt. Es kam nun kein optisches Bewegungskontinuum des einen Reizes und auch kein simultanes Nachbild der Bewegungsbahn zustande, sondern die Bahn der bewegten Glut löste sich in Funken auf, die dem Reize nachliefen und in der Endstellung in den stehenbleibenden Reiz hineinfielen. Die Bahn blieb dann wieder dunkel. Ein Nachbild kam nicht zustande. Ein andermal spalteten sich von der Kreisbahn der Zigarettenglut Funken ab, so daß mehrere Funken wie von einer Rakete versprüht in konzentrischen, kreisförmigen oder spiraligen Bahnen in die Endstellung des Reizes (Glut) einmündeten. Einmal ließ ich mich durch den Versuchsleiter täuschen, der mich beauftragte, durch Augenschluß ein Nachbild zu erzeugen. Es war dann das Phänomen vorhanden, daß vom Moment des Augenschlusses an eine kontinuierliche Strecke entstand bis zu der Stelle des vermeintlichen Endpunktes der Bahn hin. Ich merkte nicht, daß ich geglaubt hatte, ein Nachbild zu entwerfen von etwas, was ich doch gar nicht gesehen hatte, und hatte trotz meiner Benommenheit und eines von mir selbst deutlich bemerkten Zustandes von Kritiklosigkeit längere Zeit eine Beschämung darüber.

Folgender Versuch von aktiver Produktion von optischer Vorstellung ist mir in Erinnerung. Versuchsleiter M. gab mir den Auftrag, mir einen Embryo vorzustellen. Ich hatte während des Nennens der Aufgabe wiederum das Phantasma eines gotischen Turmes mit strenger liniarer architektonischer Struktur vor meinem Auge. Ich wußte genau, wie ein Embryo aussah, wußte der Halbkreis, der im gröbsten Schema in zwei Kreisvoluten (Kopf und unteres Ende) auf der einen Seite gegen den Mittelpunkt zu einbog. Ich konnte ihn mir aber nicht vor Augen führen. Der Versuch, diese gewußte Gestalt anschaulich in die lineare, dazu dauernd bewegte Struktur des gotisch geformten Phantasmas in seiner Rundung hineinzubringen, war mit Schwierigkeiten verbunden. Was ich zunächst fertig brachte, war, daß wiederum kreisförmige Scheiben in Bewegung auftraten, aber ohne daß die lineare Struktur, die die Rundung umrahmte, durchbrochen werden konnte oder verschwand, so sehr ich mich auch bemühte, das Embryobild vor Augen zu bekommen. Es gelang mir nicht weiter zu kommen und das Vorstellungsbild zu erzielen. — Der Rausch steigert sich. In periodischen Abständen war die Empfindung heftiger Kongestion im Kopf und Übelkeit vorhanden. Die Phantasmen nahmen immer reichere und rascher wechselnde Formen an. Bald glaubte ich, den Kopf unter einem japanischen Lampenschirm zu haben, aus dessen Kuppel drahtartig dünne, schwarze Linien in Bogen und gezogenen Spiralen herauswachsen und sich arabeskenförmig vereinigten, bald schien mir die Bedeckung als Dach in dunklen, graugetönten Farben, das sich über meinem Leibe herabbuckelte, über Kopf und Füßen kuppelartig aufwölbte, ähnlich einer großen Spinne, die mit den Beinen auf- und abwippte. Als nun das Metronom ertönte, kam zwar nur unbestimmte rhythmische Bewegung in die Flucht der optischen Phantasmen, doch wurde die Art der Farben synästhetisch verändert. Gab das Metronom ein knackendes Geräusch, das mich schal und leer anmutete, so verwandelte sich das Muster der Umgebung in eine hellgraue Farbe; wurde das Geräusch mehr „zirpend" (cembaloartig), so kamen „entsprechende" Farben, etwa blaugrün oder ein rötliches Braun in die optischen Erscheinungen hinein. Gleichzeitig stellte sich eine rasch überhuschende, kühle, wie „durch Draht laufende" Empfindung an den Beinen an. Unter steigernder Erregung war es mir, als wären Töne, optische Phantasmen, Körperempfindungen und ein merkwürdiger, etwas pappiger Geschmack in eine Einheit eingegangen, als wäre das, was ich im Leibe und was ich in der Außenwelt wahrnehmungsmäßig empfing, nicht mehr getrennt, als würden Leib und Objekt zusammen in eine gestaltliche Einheit vereinigt. Ich war sozusagen selbst „zum Ornament geworden". Ich habe die Überzeugung, daß ich, wenn ich damals „ich" zu sagen gehabt hätte, jedenfalls das nicht hätte meinen können, was man in normalen Zeiten damit meint. Es war eine Art Depersonalisation vorhanden, wie ich mir sie sonst nur theoretisch zu konstruieren imstande bin. Immerhin stand das eigentliche zentrale Ich beobachtend und beurteilend dahinter. Von

diesem Zentral-Ich war das Körper-Ich abgespalten und unter der Wirkung der
Synästhesien der Objektwelt bis zu kurzdauernder Identifizierung Veränderung
angenähert. Die wieder eingeschaltete Beleuchtung ließ mich den Versuchsraum
unerwartet neu sehen. Alles erschien mir im Stereoskop, überplastisch, in der
dritten Dimensionalität, optisch übertrieben, etwa wie im Scherenfernrohr. Dabei
zeichneten sich insbesondere in den Mienen der Versuchsleiter die Konturen scharf
ab. Die Gesichter erschienen mir wie in umrahmender Konturierung gezeichnet,
die mimischen Schnitte vertieft und im plastischen Eindruck dadurch noch stark
gehoben. Es wurden mir Photographien vorgehalten. Der Kopf des Franz Liszt
hob sich plastisch von der Unterlage ab, die Gesichtszüge waren scharf, die Mimik
nahm etwas Kaltes, eisern Unzugängliches, übermäßig Selbstbewußtes an, etwas,
was mir sofort als Symbol amerikanischer Art vorkam, einer Art des ,,unnahbaren
Wohltäters''. Mir fiel (Entgleisung genug!) der Name Abraham Lincolns ein, eines
Mannes, dessen Werk diese Qualifizierung auch nach meinem Bewußtsein im Rausch
nicht verdiente. Das Bild Beethovens schien mir eigentümlich verändert. In der
Haarumrahmung des Kopfes, die mich an der Identifizierung mit dem Kompo-
nisten nicht zweifeln ließ, erschien ein ovales, am Kinn gerundetes Gesicht mit
schmaler länglicher Nase und leicht gewelltem Mund, kein Zweifel: Napoleon, ,,ein
Mittelding zwischen Beethoven und Napoleon'' war die von den Versuchsleitern
zu meinem Grimme reich belachte Antwort. Das Bild eines Mannes mit Allongeperrücke, offenbar an dem Ende des XVII. Jahrhunderts wurde schon wegen
seines hochfahrenden Blickes sofort als Louis quatorze bezeichnet. Wie sehr war
ich aus meiner zornigen Heiterkeit heraus erschüttert, als mich der Versuchsleiter
auf die Unterschrift unter dem Bilde aufmerksam machte und ich bemerkte, daß
ich mit dem französischen König den von mir so geliebten Händel verwechselt
hatte. Ich lachte weiter, mein Gesicht war von Lachtränen überströmt, ich spürte
es, aber jetzt mischte sich ein Bedauern, ein Zug weicher Betrübnis über meinen
beleidigenden Irrtum in die heitere Erregung hinein. Ob das nun gelacht oder ge-
weint, ob es Heiterkeit oder Trauer war, wußte ich nicht, konnte es auf Befragen
des Versuchsleiters nicht unterscheiden. Es war beides und keines von beiden, ein
Gefühlszustand, ,,wie auf des Messers Schneide'', ein Zustand von Ambivalenz der
Gefühlslage, wie ich ihn höchstens aus früher Kinderzeit in Erinnerung habe. Die
Gesichter der Versuchsleiter waren mir aufs höchste unsympatisch. Hinter St.s
Gesicht, das zwar ernst war, sah ich immer ein schlecht verstecktes Lächeln, es kam
mir vor wie das Gesicht eines Filmschauspielers, dessen übertreibender Affekt-
ausdruck die dahinterstehende wegwerfende Gleichgültigkeit der wirklichen Persönlichkeit oft nur schlecht verhüllt. M.s Lachen erhielt für mich einen hämischen
Zug. Ich kam mir verhöhnt vor, konnte mich aber doch soweit objektivieren, daß
ich mich selbst zu verlachen imstande gewesen wäre, daß ich mein eigenes Zentral-
Ich mit den anderen zu einem Lachen über mich selber, der ich mich im Rausch
befand und mir selbst lächerlich vorkam, hätte vereinigen können. Ich erinnere
mich deutlich, die beiden Versuchsleiter gebeten zu haben, doch lieber ,,mit mir
in ein homerisches statt ohne mich in ein aristophanisches Lachen einzustimmen''.
(Dabei kann aber gesagt werden, daß ich niemals vergaß, hier V.P. zu sein, nie
meine Stellung zu den Versuchsleitern wirklich gänzlich aufgab, immer den
Wunsch hatte, es möchte dieser für mich so einzigartige Zustand doch für den
Versuch möglichst reichlich ausgenutzt werden.)

Ich wurde zum Essen geführt. Der Korridor im Keller kam mir unendlich verlängert vor, verlängerte und verkürzte sich unter der Suggestion der Versuchsleiter in meiner Anschauung. Der Dampf weniger Züge von Zigaretten (ich selbst rauchte während des Versuchs reichlich) erfüllte scheinbar den ganzen Raum langsam wie mit einem Nebel, gewann in ganz ungewöhnlicher Weise an Ausdehnung und füllte schließlich fast den ganzen langen Korridor aus. Meine Bezeichnung „zigarettige Erfüllung", die mir beim Aussprechen noch gar nicht als Neologismus vorkam, wurde von mir selbst beim Bewußtmachen belacht. Auf der Treppe fühlte ich mich außerordentlich unsicher. Während ich beim Gehen den Eindruck hatte, daß die Ataxie nicht zugenommen hatte, glaubte ich meine äußere Haltung den üblichen Takt eingebüßt zu haben. Ich schlich mich an den mir unbekannten Personen, insbesondere den dienstbaren Geistern scheu und „arg geniert" vorbei. Ich war im Raum vollkommen orientiert, auch die Zeitfolge war mir im Bewußtsein nicht verloren gegangen. Die Situation, nun mit dem einen Versuchsleiter allein zu Mittag zu essen, war mir ungewöhnlich fremdartig und peinlich. Es kam mir vor, als sollte ich auch beim Essen beobachtet werden und mein Benehmen protokolliert werden. Ich war nicht sicher, ob ich nicht Verstöße machte, achtete z. B. streng darauf, nicht zu rasch zu essen, vorher nicht mit einer Speise anzufangen. Als zum Essen drei Würste hereinkamen, drängte sich mir der Gedanke auf, ob das nicht etwa eine „Versuchung" sei, daß ich mir zwei Würste nehme und dem Versuchsleiter nur eine ließ. Als der Versuchsleiter von den Mehlspeisen sagte, daß hier die Schwestern etwas Gutes bereitet hätten, da kam mir das so vor, als sollte mir da eine Äußerung hervorgelockt werden, daß da etwa Gift in der Speise drin sei. Trotz einer dauernden leichten Übelkeit konnte ich mit verhältnismäßig gutem Appetit die Speisen verzehren. Die reinen Geschmacksqualitäten waren vollkommen erhalten, das Salzige der Suppe und der Fleischspeisen, das Säuerliche des Linsengemüses, die Süße der Mehlspeisen und nachher der leicht bittere Geschmack der Zigarette kamen mir mindestens nicht in grober Weise verändert vor. Auch die Geruchsqualitäten der Extraktivstoffe waren, soweit mich meine Erinnerung nicht trügt, erhalten, so daß mir der „Geschmack" der Gerichte in ihre Spezifität nicht verändert, jedenfalls der Erfahrung mehr entsprechend schien, als etwa bei einem Schnupfen. Während der Mahlzeit hatte ich mehrfach umschriebene Sensibilitätsstörungen der rechten Hand. Plötzlich hatte ich die Empfindung, wie wenn zwischen dem Finger der rechten Hand Puder gestreut wäre. Bei zufälliger Berührung der Weste an der linken Brustseite mit der rechten Hand hatte ich den normalen Eindruck der doppelten Hautdruckempfindung, und zwar gegen einen dazwischenliegenden Stoff und auch gegen den drückenden Finger, nicht mehr in der gewöhnlichen Weise. Es war mir vielmehr, als wären Stoff und Brusthaut eins geworden, als wäre überhaupt nur *eine* Druckempfindung vorhanden. Ich kann freilich aus der Erinnerung nicht mehr sagen, ob dabei die Tastempfindung der Brusthaut oder der rechten Hand (was mir wahrscheinlicher erscheint) verändert war.

Die Unsicherheit in bezug auf mein Benehmen dem Versuchsleiter gegenüber hielt an, als ich in das Versuchszimmer zurückgeführt worden war, wobei der *dritte Abschnitt* der eigentlichen Rauschphase begann. Als ich mich — glaube auf Aufforderung des Versuchsleiters — wie der auf dem Liegestuhl hinstreckte, da war mir so, als hätte ich irgendeine Anstandsregel nicht erfüllt. Ich weiß noch, daß ich

mich dem Versuchsleiter gegenüber wegen etwas entschuldigte, was mir aber sogar
während der Entschuldigung selbst ganz unklar war. Als dann aber der Versuchsleiter sagte, daß er sich jetzt hinter dem Wandschirm rasieren wolle (was er dann
auch tat), da faßte ich das als eine légèreté mir gegenüber auf, und ich äußerte
ihm gegenüber, daß ich es jetzt bedauerte, wegen irgendwelcher Formalitäten
vorhin solche Umstände gemacht zu haben. Diese Unsicherheit in bezug auf die
persönliche Stellungnahme zu den Versuchsleitern verließ mich bis zum Ende des
Rausches nicht, ebenso wie ich die objektive Haltung zu meiner eigenen emotionellen Reaktion, insbesondere zu der ständigen euphorischen Haltung immer behielt. — Auf dem Liegestuhl meinem spontanen Erleben wieder überlassen, produzierte ich sofort optische Phantasmen. Ich hatte nunmehr den Eindruck, daß
das optische Erleben, das nun folgte, gegenüber vorher anders qualifiziert war.
Waren vorher schon illusionäre Täuschungen in großer Zahl vorgekommen (ich
konnte in einen Türrahmen, einen Abtrittsdeckel, eine Lampe usw. Tierköpfe
oder sonstige phantastische Gestalten hineinsehen), so kam das jetzt häufig vor.
Auch die Phantasmen selbst waren andere. Es hatte alles etwas *mehr Stabiles*,
weniger Flüchtiges, als in den früheren Abschnitten des Rausches. Die Phantasmen hafteten mehr an den Unterlagen, auf denen sie erschienen, indem sie diese
Unterlage selbst mit in das Erscheinungsobjekt einbezogen. Ich hatte in den
früheren Perioden des Rausches flüchtige ornamentale Bilder auf der Decke gesehen. Jetzt kam es mir vor, als wenn sich die Decke selbst verwandelte, als wenn
Reliefs aus der Decke herausgetreten wären. Das Ganze hatte einen mehr *leibhaftigen Charakter*, die Decke sah eben jetzt wie ein Relief aus. Diese Reliefzeichnungen verwandelten sich zwar, doch konnte ich, besonders wenn ich meine Aufmerksamkeit darauf richtete, diese Bilder fast ganz stabil machen. Sobald ich
aber die Augen bewegte, gingen die Reliefbilder mit der Augenbewegung mit. Es
machte mir dann den Eindruck, als ob ich mit den Augen die Reliefs von der Decke
„abziehen“ könnte, wie man eine Haut abzieht. Auf Aufforderung des Versuchsleiters betrachtete ich die Tischdecke des gegenüberliegenden Tisches längere Zeit.
Sie war dunkel-lasurblau mit einem großkarierten, von weißen Punkten unterbrochenen Ziermuster. Nach etwa 2 Minuten der Betrachtung erschien mir die
Decke anders. Die Farbe des Grundes wurde dunkler und satter und die Karreezeichnung darauf hob sich plastisch davon ab, wurde leuchtender in der Farbe,
veränderte ihre Gestalt, so daß die Ecken mehr gelöst und gerundet („prägnanter“)
aussahen. Es war mir dann, als läge auf dem lasurblauen Grund ein Geschmeide
aus Gold und Edelsteinen. Bald änderte sich das Bild wieder. An der Ecke
des Tisches, wo die Tischdecke in einer Falte herabhing, sah ich eine Bewegung
eintreten. Es trat wie kulissenartig oder gardinenförmig auseinander. Diese Illusion blieb wiederum nicht lange. Plötzlich sprang mir das Ganze wie das schematisierte Bild eines Elefantenkopfes ins Auge in blauer Farbe und mit Geschmeide
über der Stirn, wobei es mir gar nicht sonderbar vorkam, daß der Rüssel dieses
Elefanten nicht am Kopfe, sondern nebendran (nämlich in der hängenden Tischfalte) lag. Dieser Kopf sah mich mit leuchtend roten Augen starr an. Nach kurzer
Zeit des Betrachtens hatte ich den Gedanken: „Wenn mich dieser Kopf noch
$^1/_2$ Stunde lang so ansieht, dann hat das bestimmt etwas zu bedeuten, und zwar
nichts Gutes.“ — Die mehr dinghafte, der Leibhaftigkeit angenäherte Art der
Trugwahrnehmungen war auch auf dem Gebiete der *Körperempfindungen* wahrzu-

nehmen. · Hatte ich vorher z. B. in einem synästhetischen Erlebnis immer noch die Empfindung von dem eigentlichen Körperlichen trennen können, so daß mir die Empfindungen *am* Körper zum Bewußtsein kamen, so waren jetzt die Mißempfindungen, die Empfindung der Schwere, der Lähmung, die jetzt einsetzten, so, daß sie den Körper selbst in seiner Dinghaftigkeit betrafen. Ich glaubte mich nicht mehr rühren zu können, bekam die Empfindung schwerer Oppressionen, als wenn ich langsam ersticken würde. Gleichzeitig damit trat ein Bewußtsein auf, als wenn meine Glieder zu Erz würden, in ein erzenes Standbild erstarrten. Ich hatte es auch optisch vor Augen, wie die Glieder, insbesondere die Beine, das linke leicht gebeugt, das rechte gestreckt, in runde Erzklötze verwandelt würden. Ein Anruf des Versuchsleiters brachte mir wieder die Freiheit aus dieser scheinbaren Fesselung. Solche Erscheinungen traten nun in Schwankungen, die überhaupt bei all diesen Erlebnissen hervortraten, auf. Eine eigenartige, an Traumerlebnisse erinnernde Deutungskontamination ist mir aus dieser Zeit in Erinnerung. Ich hatte optisch das Phantasma eines Musters vor mir, das mir vorkam, als wäre es in Stein geschnitten. Es war bogenförmig geordnet und neigte sich nach der linken Seite meines Gesichtsfeldes. Wohl wegen Ähnlichkeit mit einem einseitig verzogenen Mundwinkel kam mir das Muster „hämisch" vor. Sofort wandelte sich das Material, in das das Ornament eingeschnitten schien, in Leder. Ich sagte: „Jetzt ist es in Chagrinleder geschnitten." (Da Chagrin = Ärger mit der „hämischen" Art der optischen Anordnung mir entsprechend schien.) Da fiel mir ein, daß ja Chagrinleder kein Muster enthält, und das Muster zeigte nun auf einmal die Art der Lederpressungen. Das Lachen des Versuchsleiters und meine eigene Verwunderung verscheuchten dann diese Bilder. — Als ich vom Versuchsleiter ein Blatt Papier mit Parallellinien, die in ihrer Dicke nicht ganz gleich waren, vorgelegt bekam, hatte ich zunächst den Eindruck des Getrenntseins der Linien. Im peripheren Sehen kamen jedoch einige Unebenheiten des Papiers mir als Linien heraus, die wie Streben zwischen den Parallelen die Verbindung herstellten. Allmählich gewann ich den *Einduck einer Einheit*, in die sich diese Parallelen verwandelten. Dies ging mir im Bewußtsein wie von der Peripherie her aus, aber allmählich gewann auch im schärfsten Sehen dieses Bild den Eindruck des einheitlichen Ganzen, wenn auch in Parallelen gegliederten. Als der Versuchsleiter fragte, ob ich nichts darauf sähe, erschienen mir sofort Phantasmen. Zunächst vielleicht unter dem Eindruck dieses Einheitsbewußtseins erschien über das ganze Blatt hin das Bild eines Vogel Strauß in matt-lila Farbe auf dem weißen Papier. Das Bild löste sich jedoch alsbald auf, und es erschienen Bilder auf den parallelen Zeilen wie Silhouettenlandschaften mit Bäumen und karrenschiebenden Leuten, die sich von rechts nach links bewegten. Gleichzeitig mit dieser Auflösung verschwand auch wieder dieser Ganzheitseindruck, den ich vorher gewonnen hatte. Einen Zusammenschluß der Linien an bestimmten Orten stellte die Wasserzeichen, die im Papier sichtbar waren, neuerdings wieder her. Es war so ein Schwanken zwischen Einheits- und Vielheitseindruck, bei diesem Versuch gegeben. — *Akustische Halluzinationen* traten fast ganz in den Hintergrund. Als der Versuchsleiter mich aufforderte, aufzumerken, ob ich durch das geöffnete Fenster nichts hörte, da war es mir doch, als wenn ich neben dem sehr lauten Schlagen eines Buchfinken noch eine feine Musik hörte wie von einer Spieluhr, doch verschwand dieses Phänomen sehr bald. Einmal gewann ich assoziativ, nachdem zufällig das Wort „Verdrängung"

im Gespräch gefallen war, den Eindruck eines *Sexualsymbols*, und zwar hatte ich
von dem Deckenleuchter die Auffassung, wie wenn er den Phallus eines Pferdes
darstellen würde. Dieser Eindruck war, wie bemerkt, rein assoziativ, wie denn in
dem ganzen Rausche die Zuständigkeit der Sexualsphäre gegenüber anderen Räu-
schen vollkommen zurücktrat, ja wohl als erloschen bezeichnet werden kann. —
Trotz des mehr leibhaftigen Charakters der Phantasmen in diesem Rauschab-
schnitt hatte ich doch von der ganzen Objektwelt weniger den Eindruck des Sach-
lich-Dinghaften als im wachen Zustand. Es war mir vielmehr die ganze sinnlich
zu erfassende Umgebung (sogar einschließlich des eigenen Körpers) in eine *ästhetische Sphäre* gehoben. Es kam mir vor, als wäre ich in einem Zustand des ,,schöp-
ferischen Genießens", d. h. als wäre ich imstande, Werke der bildenden Kunst in
einer Weise zu genießen, wie sie wohl dem schaffenden Künstler beim Er-
arbeiten vorschweben würden, jedoch ganz inaktiv, ohne daß ich die Fähigkeit
merkte, diese Erarbeitung selbst aktiv vorzunehmen.

Ich wurde ins Dunkelzimmer geführt. Es mochte nach meiner damaligen
Schätzung ungefähr 3 Uhr nachmittags gewesen sein. — Wiederum sah ich mich
in einem eigentümlichen Zelt mit japanischem Muster. Der nunmehr viel lang-
samere Wechsel der optischen Erscheinungen mochte es mit sich bringen, daß
jetzt der Rhythmus des Metronoms sich in Bewegungen der Phantasmen um-
setzte, wobei die Streben des phantasierten Zeltes sich im Takte auf und ab-
bewegten. Es war mir schwer, die Aufmerksamkeit auf die psychophysischen Versuche zu konzentrieren. Immer wieder wurde ich durch Phantasmen optischer Art
abgelenkt. Die Euphorie war einem fast stuporösen Gleichmut gewichen. Das
Bewegungssehen und die Unmöglichkeit der Erzeugung eines Nachbildes waren
noch die gleichen wie am Vormittag. Später wurde ich ans Klavier geführt, konnte
zu den Akkordfolgen zwar noch gewisse Änderungen der optischen Phantasmen,
die vielleicht im Stimmungscharakter eine gewisse Ähnlichkeit mit den vorge-
brachten Akkorden, Rhythmen und dynamischen Bewegungen der Tonfolgen
hatten, bemerken, doch waren die Erscheinungen nicht mehr sehr ausgeprägt.
Ich hatte den Eindruck, daß der Rauschzustand hierfür schon zu stark abgeklungen war. Die Störungen der Ich-Sphäre, insbesondere des Bewußtseins der persönlichen Beziehungen waren ebenfalls offenbar nicht mehr so stark affiziert.
Immerhin hatte ich, als die Versuchsleiter sich miteinander unterhielten, z. B. über
Urlaub, wissenschaftliche Arbeiten, eine Konsultation auf der Nervenstation usw.
den Eindruck, das geschähe nur, um mich zu prüfen oder zu veranlassen, mich in
das Gespräch zu mischen oder irgend etwas mitzureden. So war auch eine Tendenz
in mir dazu vorhanden und ich hielt mich mit aller Kraft zurück, nicht zu sprechen.

Um 5 Uhr nachmittags wurde ich von den Versuchsleitern entlassen. Damit
begann die letzte Phase, die ich *Nachphase* nenne, und die durch besondere Erlebnisse ausgezeichnet war. Wie bemerkt, war die Euphorie des Rausches schon in
der letzten Periode abgeflaut und einem mehr stuporösen Zustand gewichen.
Dieser Stupor hatte nun nichts mit Hemmung zu tun, war auch nicht subjektiv
etwa durch Erschöpfung oder Ermattung verursacht, sondern entsprach einer
Inaktivität bei vollkommenem Bewußtsein, einer motorischen *Impulsarmut bei
erhöhter sinnlicher Aufnahmefähigkeit* und Aufnahmeneigung. Ich wußte zuerst
nicht, was ich tun sollte. Das Zeitbewußtsein war mir zwar nicht abhanden gekommen, doch war es mir auffallend, daß mich Vergangenes wenig, das Kommende

überhaupt nicht ansprach, daß ich mir für die nähere und weitere Zukunft nichts vornehmen konnte. Mein Sinn war ganz auf das Gegenwärtige gestellt, darauf gerichtet, nur den eben vorbeistreichenden Moment zu nehmen und hauptsächlich in der Wahrnehmung zu erfassen. Ich beschloß, nicht nach Hause zu gehen, sondern spazieren zu gehen, auf den Straßen herumzuschauen und den Abend im Theater zu verbringen, damit möglichst lange aufzubleiben, da mir die Versuchsleiter ein schweres Einschlafen schon vorausgesagt hatten. — Ein letzter Rest von Bewußtsein der Unsicherheit in bezug auf mein Benehmen auf der Straße und im Cafe hörte bald auf. Immerhin war es mir, insbesondere bei dem langsamen Durchstreifen der Straßen verwunderlich, warum sich die Leute so wenig um mich kümmerten. Ich meinte, auffällig zu sein, durch mein verträumtes, sicherlich planlos aussehendes Herumgehen. Ich machte einige Einkäufe und wunderte mich darüber, daß man mich sachlich und ohne Rücksicht auf mein eigentümliches Verhalten bediente. Ich hatte während der Zeit ganz ausgesprochen das Bewußtsein einer bestimmten Umweltveränderung. Das Interesse für das Abstrakte, das Begriffliche, das Praktische an den Dingen trat zurück gegenüber dem rein Anschaulichen. Nachdenken, Theoretisieren, sich irgend etwas vornehmen, wäre mir zwar nicht unmöglich gewesen, erschien mir aber völlig unwichtig gegenüber dem rein durch die Sinne Erschaubaren. Auch jetzt herrschte die optische Sphäre wieder vor. Ich wollte nur sehen und betrachten, war in einem Zustand, den man als „*Schauseligkeit*" bezeichnen kann. Der Zustand war, da die unlustvollen Mißempfindungen bis auf geringe Reste gewichen waren, angenehm. Die Tendenz, zu schauen, ging nun, was die Inhalte betraf, nicht nach den gewohnten Wertmaßstäben. Nicht das vulgär-inhaltlich und wissenschaftlich „Interessante" zog mich an, sondern das wahrnehmungsmäßig Figurale. Es war, als wenn die Welt für mich aus der Sphäre des Sachlichen, denkmäßig Geordneten in eine mehr ästhetische Sphäre verschoben wäre. Waren in der Rauschphase *Ornamente* die wesentlichen Inhalte der optischen Phantasmen gewesen, so waren es wiederum Ornamente, die in der Wahrnehmung meine Aufmerksamkeit auf sich zogen. Was irgendwie dekorativ-figürlich war, fiel mir geradezu ins Auge, es zog meinen Blick an, ohne daß ich es wollte. Banale Verzierungen in Läden, an Türen, auf Dächern usw. wurden von mir sehend herausgegriffen, bekamen eine besondere Betonung gegenüber dem weniger figürlich Gegliederten. Aber auch die Gegenstände, die nur einem Zweck nach zusammengeordnet waren, erschienen meinem Blick in ihrer Farbenzusammenstellung nach der Anordnung der Linien, und oft wurden, soviel ich mich erinnere, ornamentale Gefüge über Gegenstände hinweg als Einheiten in der Betrachtung herausgehoben. Den Personen, insbesondere den menschlichen Physiognomien als Wahrnehmungsobjekten gegenüber nahm ich eine eigene Stellung ein. Bewegte, sprechende Gesichter waren mir weniger auffällig, wohl aber die unbewegten Physiognomien, besonders auch auf Photographien. Photographien von Erwachsenen bekamen schon bei kürzerer Betrachtung etwas *auf meine Person Bezügliches*: Z. B. hatte ein Bild von Hindenburg einen martialischen Zug, etwas von mir Abwendiges. Die manirierten Stellungen und Mienen auf Damenbildnissen erhielten um die Mund- und Augenwinkel herum zum Teil einen leonardisch fragenden oder doch komisch abweisenden oder aber auch einen höhnischen verächtlichen Zug. Etwas Ähnliches konnte ich bei allen Bildern von Erwachsenen, sogar an schematischen Reklamebildern sehen, während

Kinderbildnisse ganz neutral blieben. In ruhenden Gesichtern von Leuten, z. B. im Café, glaubte ich viel schärfer als sonst Charakterzüge hineinsehen zu können. Bei einem dicken Herrn mir gegenüber sah ich hinter der satt zufriedenen Miene doch etwas von „Besitzgier". Einer Dame, die sich mit ihrer Nachbarschaft in lebhafter Weise unterhielt und dabei offen und frei zu lachen schien, glaubte ich aus einem Zug um den Mund herum anzusehen, daß sie Neigung hatte, fremde Eigenschaften ins Böse zu deuten und schlecht über die Mitmenschen zu reden. Der Gedanke war mir unangenehm, etwa ein unbewegtes Gesicht mit ihr in Beziehung zu bringen. So überlegte ich mir zuerst, ob ich zum Rasieren zu einem Friseur gehen sollte. Da kam mir der Gedanke, daß der Friseur, wenn er sein ruhiges Gesicht beim Rasieren über mich gebeugt hielt, „so aussehen könnte, als wenn er mir den Hals abschneiden wollte". Ich lachte selbst darüber, fand den Einfall komisch, unterließ es aber doch, den Friseur aufzusuchen. Abends hatte ich Eßlust ohne eigentlichen Appetit und ohne richtige Hungerempfindung. Ich aß reichlich, hatte die Wahrnehmung der Füllung, nicht aber jenes zunehmende „Gefühl" der Sättigung. Es läßt sich nicht leicht beschreiben, nach welcher Richtung hin diese Art von Körperempfindung noch gestört blieb.

Die Veränderung der Wahrnehmungssphäre trat erst wieder deutlicher hervor, als es dunkel wurde und Straßen und Häuser beleuchtet waren. Im Theater fiel mir gleich wieder alles Ornamentale auf. Es gewährte mir Genuß, die beleuchtete Kuppel, die Decke, insbesondere den girlandenförmigen friesartigen Stuck, der die Decke einrahmte, zu betrachten. Ich saß im zweiten Rang. Der lyraförmige Bogen, den die Balkonreihe aus der Parkettfläche ausschnitt, zog meine Aufmerksamkeit wegen seiner besonderen Linienführung auf sich. Ich hätte allein im Genießen dieser architektonischen Formen längere Zeit ohne Verlangen nach Abwechslung zubringen können. Man gab eine seichte Komödie, die wegen der Leichtigkeit der Handlung nur geringe Konzentration verlangte. Viel wichtiger als die Handlung erschien mir das gesamte Bild der Bühne. Es war mir, als hätte ich ein in die Tiefe gehendes Gemälde vor mir, ein Eindruck, zu dem der räumlich gegliederte goldene Bühnenrahmen noch verhalf. Es gewährte mir Vergnügen, mich zu besinnen, ob ich dieses Bild eher der späteren niederländischen Kunstperiode (Terborch, van Meer usw.) oder lieber der französischen klassizistischen Periode (wegen der starken Oberflächlichkeit der mir erscheinenden Farben) oder vielleicht den Österreichern am Anfang des Jahrhunderts (wegen der bis ins kleinste ausgeführten Einzelheiten) zuzählen sollte, ohne aber natürlich zu einem Resultat zu kommen. Der Inhalt des Stückes und das schlechte Spiel wurden oberflächlich erfaßt, einige Scherze auch belacht. Mehr Gegenstand meines kritischen Betrachtens waren aber die Kulissen und die Gegenstände, als die Personen auf der Bühne. Es fiel mir auf, daß die Stellung der Lampen nicht so recht zur Zeichnung der Tapete paßte, das bunte Licht an der Rampe erschien mir bedeutungsvoller als das, was der Schauspieler sagte. Dabei erhielt das ganze optische Bild etwas bezügliches zu dem Spiel selbst. Als an einer komischen Stelle das ganze Haus sich in Lachen ergoß, war mir, als ob die Zeichnung der Kulissen selbst etwas Lachendes bekam und sich mit der allgemeinen Heiterkeit vermischte. Ich war mir der Absurdität dieses Einfalls durchaus bewußt, dachte aber in meiner beschaulichen, schauseligen Laune nicht daran, ihn vor mir selbst abzulehnen. Überhaupt glaube ich, in diesem Zustand in meinem kritischen Verstand gegenüber sachlichen und logischen Beziehungen, Schiefheiten, Unsinn usw. weniger empfindlich gewesen zu sein. — Die Nachtbeleuchtung der Straße schien mir verändert. Die Beleuchtungskörper warfen ein helleres, mehr glühendes Licht aus. Es war mir, als wäre in dem Lichte der Straßenlampe außer dem Licht selbst noch eine eigene Leuchtkraft, ähnlich einer Phosphorescenz enthalten gewesen. — Die beleuchteten Gegenstände traten mir in besonderer Klarheit vor das Auge. Dabei war immer etwas von der „ästhetischen Einfühlung" (im Sinne von Th. Lipps) in meinem Bewußtsein gegenwärtig. Die Baumkronen kamen mir flammig, wie erstarrtes Feuer vor. An den Häuserfronten traten die Linien räumlich stark heraus und bekamen einen sprechenden Zug, als drückten sie etwas aus, was sich freilich nicht in Worte fassen läßt. Ich habe etwa gegen 10 oder 11 Uhr mehrmals meine optischen Nachbilder geprüft. Ich fand, daß die *Nachbilder* stationärer Lichter sehr rasch verblaßten, daß meist das positive Nachbild rasch verschwand, die Verwandlung in die Gegenfarbe entweder nicht oder nur ganz kurz erfolgte. Bewegtes Licht (hervorgerufen durch eigene Augenbewegung) ergab jetzt ein kontinuierliches, freilich ebenfalls rasch erblassendes Nachbild.

Gegen Mitternacht ging ich, wie erwartet, noch reichlich wach zu Bett. Zu einer Lektüre hatte ich nicht den mindesten Antrieb. Ich löschte bald das Licht aus einer Tendenz heraus, mir wieder die optischen Phantasmen vor Augen zu zaubern. Sie ließen nicht lange auf sich warten. Es erschienen wiederum die schönsten bewegten Figuren ornamentaler Art in verschiedenen Farben. Doch verließ mich bald der Grad des Bewußtseins, der eine Erinnerung an die Phänomene erlaubte. Ich glaube allerdings noch zu wissen, daß beim Einschlafen, ähnlich wie im Rausche, Vermischungen der Objektwelt und des Leibes vor sich gegangen sind. Über das wie gibt mir jedoch das Gedächtnis keine Auskunft mehr.

Noch am nächsten Morgen waren die Erscheinungen nicht völlig vorüber. Immer noch zeigte sich mir die Anschauungswelt mit besonderer Betonung des Optischen und Sinnlichen, immer noch waren Ornamente auffallend, erschien die Gegenstandswelt ins Ästhetische verschoben. Die Laubkrone des Goldregens vor meinem Fenster bot mir das Bild des „Herabwallens", die des Kastanienbaumes von etwas „in die Höhe Strebendem". Der ganze Vormittag hielt mich in einer verträumten Schauseligkeit gefangen, und es hätte schön sein können, hätte mich nicht ein heftiger Schnupfen daran erinnert, daß der Grundton alles Lebens das Leiden ist. Dieser Schnupfen, den ich mir offenbar während des Rausches beim Gehen durch die kühlen Gänge der Klinik zugezogen hatte, zeigte mir, daß auch in dieser Art von Rausch eine Störung des Wärmeregulatoriums vorhanden war, analog wie dies beim Alkoholrausch bekannt ist. Erst nachmittags glaube ich, allmählich aus dieser Psychose herausgekommen zu sein.

Im ganzen kam mir die Meskalinpsychose wie eine Reise in ein unbekanntes Land vor. Sie hat mir Eindrücke gegeben, die mir bisher fremdartig und nicht zu analysieren waren, von denen ich mir aus dem eigenen Erleben keine Vorstellung machen konnte. Sie hat mir aber auch Einsichten in psychische Tatbestände verschafft, wie man sie sonst eben nur in der Beschreibung hinnehmen muß, ohne sie aus dem eigenen Erschauen erklären zu können. Ich glaubte, daß mir so manche Abwandlung der „verständlichen Zusammenhänge" so in die Sphäre des eigenen Erlebens geführt war, daß sie nunmehr einer kausalen Erklärung näher gebracht wurde.

22 b.

Protokoll des Versuchsleiters.

9,25 Uhr. 0,25 g Meskalinsulfat.

9,50 Uhr. Schmerzen und Schwere im linken Arm, fast wie ein Lähmungsgefühl. Leichte Nausea, Tachykardie; nur mit Anstrengungen fähig, ein wissenschaftliches Buch zu lesen.

10 Uhr. Konzentration auf den Stoff nicht mehr möglich; „es fällt mir alles
mögliche andere ein, vorhin Konzentration viel besser".

10,05 Uhr. Unruhe, abgelenkt duch den gelesenen Stoff selbst. Nicht ganz
Heraus-Denken-Können. Einzelne Sätze, die etwas schwieriger sind, werden nicht
völlig aufgefaßt. „Wenn ich den Schmerz am Arm nicht hätte, könnte ich den
Gedanken vielleicht ganz klar herausarbeiten. Es ist mir nicht wohl bei der Sache."
Unruhe, unlustvoll.

10,20 Uhr. 0,25 g Meskalinsulfat.

Beim Treppenheraufgehen Schwanken, „schummerig, wie wenn ich getrunken
hätte", Bewußtsein des Sichselbstverlierens. „Wenn die Arme nicht schmerzten,
könnte man sich ganz hingeben." Leichte Erregung, aufgeregt, erwartungsvoll,
der Sache nicht sicher, „ob ich ihr gewachsen bin; Bewußtsein, daß ich von außen
anders aussehe als von innen. Ich merke, ich lache; dabei ein leichtes Unlust-
gefühl; Bewußtsein, als würde ich nach außen sehr heiter aussehen; dem entspricht das Innere nicht ganz. Ich merke, daß ich im Gesicht lache — innerlich
ist keine Rede davon. Mich stört das Wissen. Ich denke an Encephalitis."
Zwangslachen. „Ich bin nicht mehr Herr meiner Ausdrucksphänomene. Ich
stelle mir mein Gesicht vor: die Stellung des Mundes ist verzogen." In Wirklichkeit ist sie das aber nicht. „Stube und Farben sind nicht sehr verändert;
mir ist, als ob ich berauscht wäre, von Sekt oder Likör, leichte Nausea."

10,25 Uhr. Bei geschlossenen Augen: „Ich sehe eine Figur — nein es ist keine
Figur, eine Herzform von brauner Farbe, außen gelb umrahmt, im peripheren
Gesichtsfeld, bräunlich-schwarz, ausgesprochen farbig, sie ändert sich wie im
Kaleidoskop, wie Gardinen, jetzt lanzettförmig, gloriolenartige Begrenzungen,
jetzt schon wieder anders, Striche, ändert sich dauernd, Hin- und Herbewegung,
es ist einfach da, man sieht nicht wie es wird, aber keine Ortsveränderung, Linienmuster, Herzform, Rosette, alles ein Valeur, hellgelb und braun, Strahlen, perl-
mutterartig, Schmetterlingsfigur, kaum zu beschreiben, wird immer vielförmiger,
es geht von einem Punkt aus, der mächtige Strahlen aussendet, in gotischer Verbreiterung, Streben, die in die Kuppel hinaufsteigen; durchaus räumlich und in
die Tiefe gehend, wie wenn ich auf dem Boden eines Domes läge; das Zentrum
liegt im K-System."

10,30 Uhr. „Es ist schön, ganz steil, richtig gotisch, oben ein kleines Kuppel-
chen wie in einer Renaissancekirche." Besinnt sich auf den Namen einer Kirche
in Rom gegenüber der Piazetta, die zum Vergleich herangezogen werden soll;
etwas lebhaft, ist prononciert unwillig, daß ihm der Name nicht einfällt.

Hauptsächlich sind es Formen und weniger Farben, alles im gleichen Valeur,
bald heller, bald dunkler, je nach Spannung der Lider."

Druck auf die Bulbi: „Dunkelblau-grün, ganz moderne kubische Muster, große
Quadrate, ineinander gehend, grau abgetönt; es spricht sich leichter; leichter

Rausch; man hat sich nicht in der Hand, es geht mehr von selbst, ganz leichtes Angstgefühl in der Brust, Herzklopfen, Sehnsucht nach etwas, was mich ablenkt." (Welche Art Musik wäre dem Zustand entsprechend?) „Eine solche, die ich kenne, aber nichts zu leichtes, keine Tanzmusik; die würde mich zu sehr mitnehmen." — Mitnehmen, das ist ein garstiges Wort. Mozart wäre nicht das Richtige. Vielleicht Schubert. Da fällt mir ein Schubert ein: ein Allegro Vivace in einer Sonate, in H-dur; die Sonate selbst gefällt mir nicht, aber dieser Satz ist ein Blitz, wie ihn eben nur der Schubert gehabt hat. Bach würde zu große Ansprüche an meine Gemütsverfassung stellen; den würde ich innerlich nicht miterfassen können; es muß ein feinregistriertes gemütliches Mitgehen sein bei Bach, das glaube ich nicht in Bewegung setzen zu können. Ich habe einen Lusthunger, der könnte durch Musik gestillt werden. Aber es ist mir nicht so zumute wie sonst vor einem Konzert, daß ich mit freudiger Erwartung hingehe, sondern mit dem Anspruch, angeregt zu sein, um aus einem Zustand herauszukommen, der mich noch hält. Vielleicht ist es die Nausea; ich möchte etwas haben, um mich zu struktuieren, zu organisieren, wie eines dieser armen Wörter heißt. Ich habe den Eindruck, die Sprache geht besser als sie dürfte; es redet sich, statt das gesprochen wird. Ich habe den Eindruck, daß der Gedanke nachfolgt dem Wort; aber es ist doch kein Unsinn. — Sie Ärmster, müssen Sie das alles aufschreiben! Aber es ist nicht wie im Alkoholrausch, wo man den Eindruck hat, man versinkt.

10,40 Uhr. In den Blättern des Baumes Spinnenmusterform, „es bewegt sich nicht und doch bewegt, es sind Bewegungsmuster. Die Farben sind anders, das Grün draußen ist düster, der Himmel blau-gräulich getönt. Der Himmel rückt ab von dem realen Raum; das Ganze verläuft aber wellenförmig, zwischendurch ist alles wie vorher." Sieht vorübergehend auch Bilder mit auffallender Tiefe wie durchs Stereoskop, die Farben des Teppichs sind anders, dunkler und satter. „Pfui Teufel, die Nausea."

10,45 Uhr. An einer schmutzig-weißgrauen Stelle der Wand: „Weiß aus Grau, primitive archaische Figuren, Äxte, ganz symmetrisch; Unsinn eines archaischen Gekritzels, ganz primitive Kinderzeichnungen, aber es stellt trotzdem etwas dar, etwa wie wenn es Maschinenentwurfszeichnungen sein sollten, wie Aufrisse. Wenn ich das wesentliche sagen will, verschwindet es. Dabei ist mir sauschlecht. Manchmal meine ich, ich sehe mit einem Auge besser; deutliche Schwankungen der Phänomene, bald stärker, bald schwächer. Wie eine Wellenbewegung, auf und ab, größere und kleinere Wellen, wie Wellen des Windes auf einem Fluß."

10,50 Uhr. Beträchtliche Euphorie, dabei Übelsein. Blickt durch das Fenster: Entfernungen wie sonst, „doch wölbt sich der Boden des Hofes wie zu einem Hügel. Ein kleines Spinnenmuster über ihn ausgebreitet. Das hat aber nichts Unsympathisches für mich." Verbreitet sich über seine Stellung zu Spinnen. Nachbilder verwandeln sich sofort in etwas anderes, sie sind kleiner als das Urbild. „Der Körper ist viel leichter, er reagiert nicht so auf äußere Reize, er hat keine Schwere mehr; die Reagibilität geht weg, man blinzelt nicht mehr, wenn man ins Licht sieht, man ist hellhöriger für Laute, die Vögel höre ich schärfer, eigentümliche Gehobenheit, aus dem Alkoholrausch, aus der Narkose bekannt. Jetzt achte ich auf meinen Mund, sehe ihn sich öffnen und schließen, wie wenn ich ihn von innen sehen würde; es ist wie ein Bild, ich sehe, wie er beim Sprechen sich formt, ganz deutlich das Öffnen und Schließen des Mundes, die Linie zwischen den Lippen in der Bildöffnung zu einer Wölbung; ich merke deutlich, wie Mund und Zunge im Ganzen des Körpers sich vergrößern, eine besondere Betonung erhalten, ich muß mich halten, daß ich es sagen kann; es ist wie bei Figuren, bei denen ein bestimmter Körperteil hervorgehoben ist, eine Karrikatur, bei der alles Zunge und Kiefer ist. Die Sprechwerkzeuge sind prononciert; alles andere ist klein, in seiner Betonung nicht räumlich. Es ist eine Pointierung. Der Akzent liegt im Rhythmischen. Diesen Akzent bekommen meine Sprechwerkzeuge. Jetzt geht es wieder verloren. Alles verläuft in Schwankungen." Auf die Aufforderung, sich den Fuß vorzustellen, sagt er, das sei leicht, aber ohne Bein könne er ihn sich nicht vorstellen; er sehe ihn jetzt in Umrißlinien, abgetrennt, aber immer in der Verkürzung, in der er seiner wirklichen Lage nach zu sehen sei. — Übelkeitsgefühl.

11 Uhr. Bei geöffneten Augen Farben nicht mehr verändert.

11,05 Uhr. Ins Dunkelzimmer; lange eingehende Beschreibung der optischen Phänomene.

11,15 Uhr. Bei Erhellung viel räumlicheres, plastischeres Sehen, andere Atmosphäre, stereoskopisches Sehen.

12 Uhr. Flüssigkeitsversuch.

12,15 Uhr. Versuch mit Plastilinmodellen, die auf die Haut gedrückt werden. Gibt sofort an, es erscheinen ihm optische Bilder, beim Aufdrücken des Kreises: Eindruck eines Halbkreises, der nach oben geschlossen ist; dies bemerke er, obgleich allerhand Japanfiguren vor seinen Augen stehen. Viereck: „Jetzt optisch etwas anderes, etwas nach außen Drängendes, es liegt stärker auf, es ist mehr räumlich, vorhin war es eine Fläche. Mir ist, es als ob es zwei Sachen wären, etwas Konzentrisches; es kommen mir immer geometrische Figuren vor Augen." Dasselbe am Daumen aufgelegt: „Ein Eindruck, begrenzt, trotzdem nicht als begrenzt zu definieren, ein Flächenkreis — ach was, keine Rede von Flächenkreis; es ist tropenartig."

Auflegen des Kreises: „Das ist ganz anders, eine ganz andere Form, viel begrenzter; unten ist es unbegrenzt, oben ist es begrenzt."

Dreieck: „Spiralig, bewegt, oben begrenzt, jetzt wird es anders aufgedrückt; es hat zwei Seiten, die sind zueinander geneigt, keine Schneckenform."

Auflegen des gravierten Glases an die Stirn: „Es ist gewellt, gegriffelt, kühl, ein Eindruck wie Speckstein, in der Mitte gegliedert, es sind Linien darin, die senkrecht zur Grenze verlaufen, es ist im allgemeinen begrenzt; innerhalb dessen, was als figural geformt wird, ist eine Gliederung." Als das Glas zum zweitenmal aufgelegt wird: „Es ist größer als früher, eine Gliederung von unten nach oben, eine stärkere Betonung durch eine Rinne, eine Grube."

Aufsetzen der Plastilinfiguren auf die Stirn. Kreis: „Kühl, scharf, nicht begrenzt, der Eindruck rund, geometrisch rund, denkmäßig rund."

Dreieck: „Nicht figural, halbmondförmig, über das Runde geht es hinaus."

12,20 Uhr. Tasthaare; Schwelle 0,04.

Kältepunkte: „Es ist kühl, weißblau, es taucht etwas Optisches herein, da sticht jetzt etwas Kühlgrau-Weißliches herein, was kriegen die Sachen für Farben und Formen!

Alles ist viel kleiner, wie wenn mein Körper nicht so groß wäre, nicht so massig wie vorher, es fühlt sich viel kleiner an. Eine Verkleinerung, wie wenn man konzentriert zusammengezogen wäre, in der Richtung des Homunculus." Kommt von dem Eindruck des Glases nicht weg; es sei grau-durchsichtig wie Wasserfarbe, kühl wie Glas. Vielfach euphorische Ausbrüche.

12,55 Uhr. Porträtpostkarten. „Liszt sieht mich so anmaßend an, die Mienenzüge kommen mir besonders stark zum Bewußtsein, aber auch das ist nicht immer gleich; es sind rhythmische Schwankungen; Mikropsie; zeitweise erscheint er mir plastischer." Händel wird beim ersten Eindruck für Louis XIV. gehalten: „Brûlez le Palatinat." „Gerhart Hauptmann habe ich immer gern gehabt, er hat die Miene eines Filmschauspielers; wie einer, der Ausdrucksphänomene zu zeigen hat, und sie nicht hat. — Warum fällt mir nun Abraham Lincoln ein? Dazu fehlt doch alles! Aber etwas Amerikanisches hat er. Irgend etwas im Sinn des Wohltäters, der einen nicht hinläßt; immer so scheinen, als ob man ein Wohltäter wäre, und einen dann nicht ins Land hineinlassen. Es gehen Strahlen von ihm aus. Er scheint mir kleiner und plastischer, er schaut weg. Wenn ich sagen wollte, was das Gesicht sagen würde, so erscheint es mir eiskalt, vollkommen ablehnend."

. Erzeugung eines Nachblides: Deutliche Beeinflussung des Nachbildes durch die Metronomschläge. Beim Gang zum Mittagessen Gefühl, als wenn er Puder zwischen den Fingern hätte. Beim Betasten der eigenen Brust: Taktile Mißempfindungen: „es ist etwas verändert, der Stoff ist zu gegenständlich — als wenn der Stoff des Anzuges und die Haut eins wären."

1,20 Uhr. Mittagessen. Sehr wortreich, euphorisch, allerlei Äußerungen des Mißtrauens und zwar vielfach in doppelt eingekleideter Form, z. B.: Der Versuchsleiter lobt den Nachtisch, damit V. meinen soll, er lobe ihn nur deshalb, um ihm schizophrene Vergiftungsideen nahe zu legen. Ähnliches auch mit der Zahl der Bratwürste. Außerdem das Gefühl, er könne sich nicht benehmen. Die Gabel auf einer Platte erscheint ihm draußen auf einem anderen Territorium, der ganze Zustand schwankt immerzu, konzentriert sich um die Unlustkomponente. „Diese ist vital, wie Scheler sagen würde. Es wird einem schlecht, aber man weiß nicht, ist es Lust oder Unlust, eine bestimmte Betonung ist verloren gegangen. Wenn man nur die Vielseitigkeit in Worten ausdrücken könnte; es ist eine funktionale Vielseitigkeit. In jedem Phänomen ist alles drin. Originär verändert sich etwas, es wird etwas funktional mit herausgezogen."

1,40 Uhr. Er sei jetzt mehr berauscht. Rückkehr ins Zimmer. „Wenn ich jetzt denken sollte, ich sollte schlafen, es wäre unmöglich." Dagegen bittet er dringend, liegen zu dürfen. „Es ist schon aus körperlichen Gründen unmöglich, zu schlafen, wegen der Mißempfindungen in der Magengegend und im ganzen Körper. Ich bin mit einem Wort wach, in jeder Beziehung, was in dem Wort drin ist. Sie kommen mir sehr entfernt vor — „entfernt", was ist das für ein Durcheinandergehen. Der B. hat schon recht, als er mir heute morgen sagte: „Bald werden Sie drin sein, wie der Weihnachtsengel im Christbaum!" Jetzt lacht der ganze Körper, es juckt ihn geradezu zu lachen; der Körper lacht, aber er meint es nicht so; dabei ist einem schlecht. Figuren sehe ich an der Decke; diese machen jetzt einen echteren Eindruck; bisher waren sie mehr vorgestellt, geträumt. Schildert außerordentlich eingehend, aber kommt mit den Worten nicht weit. „Ich weiß jetzt nicht mehr, was das ist; es ist ornamental, es sind Illusionen dabei, aber nicht alles Illusionen, ich will jetzt mal sehen, was wird. Ich bin so wach, wie ich nur sein kann. Farben und Formen, aber die Formen überwiegen."

2 Uhr. „Die ganze Welt erscheint mir mehr ins Ästhetische gezogen. Mehr eine Impression. Ich bin mehr der Genießende, als der, der schafft, der auf dem Niveau des Schaffenden steht. Man weiß, was schön ist, ohne daß man die Möglichkeit hat, Neues zu schaffen. Einer, der alles Neugeschaffene verstehend in sich aufnimmt. Man sieht das Ziel, ohne die Mittel zu haben. Die Halluzinationen sind viel realer, wie aus Stuck. Gleichzeitig Mißempfindungen in der rechten Körperseite, Schweregefühl im rechten Bein und Pelzigsein, deutlich lokalisiert, Dypsnoe, es schnauft sich schwer."

2,05 Uhr. „Es ist ein ständiges Schwanken von Niveau zu Niveau, so ähnlich wie in den symptomatischen Psychosen — Untertauchen und Aufsteigen. Was rede ich ein Blech. Alles ist optisch, auch der Gedanke geht optisch, d. h. der Gedanke wird nicht optisch, er hat aber eine Repräsentierbarkeit im Optischen. Es müßte sich die Vielgestaltigkeit der Gedanken optisch symbolysieren lassen. Man müßte Symbole finden für das Vielgestaltige des Denkens."

Sorge vor dem Kater. „Das Vitale — S. — ich bin zwar mit ihm verwandt, aber ich kann ihn nicht leiden. Da lachen Sie mich doch aus; Verdrängtes kommt zur Oberfläche: die Lampe hat Phalluscharakter, ganz ausgesprochen, wie ein großer Pferdephallus. Er löst sich auf — wieder etwas anderes. Es formt sich eine Klaue, greifenartig, nichts Figürliches, was irgendwie darauf hinweisen könnte (auf Verdrängtes)."

2,10 Uhr. Figuren an der Decke. „Sie schwanken zu sehr, sonst könnte man sie für reale halten; es ist keine Stabilität da. Stabilität ist das, was ich suche; ich möchte sehen, wie das ist, wenn es ruhig hält."

„Es ist ein eigentümlicher Rhythmus, etwa so: schwach — schwach — schwächer — plötzlich stark — es geht auseinander. Es könnte noch realer sein, bleibt auf einem phantasmatischen Niveau. Wenn man nur daneben stehen könnte mit seinem theoretischen Verstand; assyrisches Relief, keine Farbe, Gips." Beim Druckversuch: Farbe, keine Formen mehr, grau, grün, lila, grauer Ton, keine völlige Sättigung der Farbe.

2,30 Uhr. Gelähmt, Beine wie von Erz, „wie bei einer Bildsäule, schematischer als Colleoni, Eindruck des Erzes bis ins Innerste, Härte, ganz verhärtet, dabei bewegt sich doch die Lippe, von der Brust abwärts ausgesprochenes Gefühl. Jetzt wieder besser, kann mich wieder rühren; war es suggeriert, ich weiß es nicht. Schwäche, alle Bewegungen nur langam, alles, was mechanisch ist, wird auf einmal getan, der ganze Körper ist aus einer Masse herausgeschaffen, alles schwer, kein einzelner Muskelzug, Aktivität des Ganzen, die funktionierenden Teile gehen im ganzen auf, wenn man nur einen ordentlichen Ausdruck dafür hätte, man wird zum Bewußtsein des Körpers — dummes Zeug rede ich."

2,30 Uhr. „Alles präsentiert sich optisch nach Art gotischer Buchstaben; unter einer Brücke. Der Rausch wird stärker, mehr gelähmt, das Atmen geht schwerer; das Erzige der Brücke und meines Körpers ist eins.

Münsterberg, Lähmung, Empfindungen: rauf auf den Sockel, runter vom Sockel. Jucken durch den Körper und Lustgefühl ist eine Sphäre. Ich möchte wissen, ob die Decke so ist, wie ich sie sehe, oder nicht, die Figuren sind stabiler als vorher, aber sie gehen mit den Augen mit und streichen über die Decke weg. Wenn ich versuche, es so zu sehen, daß es ein Relief wird, entgleitet es mit, es ist ein Reliefschleier."

2,40 Uhr. Die gemusterte Tischdecke hat etwas Räumliches, die Ornamente sind wie geschmiedet, aufliegend, sie nehmen immer andere Gestalten an; es ändert sich alles und bleibt doch alles da, der untere Teil ist gelblich, der obere bläulich, die Ornamente hängen schief, ein Kunsthistoriker könnte einen Namen dafür finden; es drückt etwas dadurch aus, daß es schief hängt; es bewegt sich wieder etwas darüber. Es ist toll, die Tischdecke bewegt sich wie eine Kulisse, die Elemente schieben sich aneinander vorüber, ein Elephantengesicht, daneben der Rüssel, dies ist der Zipfel von der Tischdecke. Stundenlang könnte man auf die Decke sehen, es ist unheimlich. Bedeutungserlebnisse, als könnten die Dinge alles bedeuten; man kommt heraus aus der Sphäre des Objektiven. (Parallele Linien?) Ich sehe, daß da eine Verbindung hineinkommt in das Parallelsystem; im peripheren Blickfeld bleibt etwas wie Verbindung, es ist keine sinnliche Verbindung, eine Gestaltverbundenheit, nicht isoliert, eine Verschmelzung untereinander; das kann ich so nicht deutlich sagen, es kommen Muster herein. Diese Muster — dafür gibt es keine psychologischen Vokabeln; es haftet so stark an mir, ich suche in der Tastsphäre, ohne daß man das sagen könnte. Ich sehe, was ich will; wenn ich etwas sehen will, erscheint sofort etwas: über den Linien landschaftartig größere Vögel, es löst sich wieder auf, Teillandschaften, Büsche auf den Linien, das Wasserzeichen stört, die Landschaften auf den Linien lösen sich auf, die Linien erscheinen rötlich getönt auf grau-weißem Hintergrund.

Die Schwere ist scheußlich, der Kopf erscheint kleiner; wenn ich ihn in die Hand nehme, erscheint er wie ein Stein auf der Faust.

3 Uhr. Ich habe das Gefühl, als ob das Organische einen festhält, die Mißempfindungen auf der Brust, das Schnaufen; wenn ich mich anrühre, erscheint mir mein Körper so anders. Die Hände rücken gegen die Stirn. Der Kopf ist wie eine Kartoffel, wie ein Chinesenkopf. Die ganze Geschichte: Kartoffeln, Chinesen, Kopf, schwarzer Kopf, Rettichschwanz erscheint in einem lächerlichen Muster. Es ist nicht zu beschreiben, es ist wie Chagrin nach links unten geneigt, wie man im Ärger den Mundwinkel verzieht, etwas lächerlich. Vorher kam es mir eingeschnitten in den Stein vor, alles ist nach links unten geneigt, hämisch; die Mundwinkel nach unten gezogen, gepreßtes Leder, Ärgerfalte, Druck in der Nierengegend, der Leib, Kahnbauch bei Meningitis, Hypochondrie — jetzt sind die Figuren gegenständlich: ,,Gabeln, Waffen, Schwerter, vorher mehr Ornamente.''

Aufforderung, sich einen Embryo vorzustellen: ,,Allgemeine Bewegung, Figurales, gotischer Dom, Amnionzotten, gotisch in der Potenz; es kämpft eine gewisse Rundung gegen eine Tendenz zur Linie, eine Spiralbewegung will sich durchsetzen, nach außen zu immer ornamental, jetzt immer mehr Rundung, ein Kampf.''

Vorzeigen des Parallelmusters: ,,Durch Hineinschauen kommt etwas hinein eine Einheit, das Parallele bekommt etwas von Gemeinsamkeit, aber es ist nicht räumlich repräsentiert.''

3,40 Uhr. Flüssigkeitsversuch.

4 Uhr. Klavierspiel.

23.

Arzt. Dos. 0,5.

Nach der ersten Spritze lese ich die Vorrede zu den Exercitia spiritualia. Außer Schmerzen an der Injektionsstelle und etwas Unruhe im linken Arm fällt mir nichts Abnormes auf. Nach der zweiten Spritze nimmt die Unruhe stark zu, d. h. es ist keine innere Unruhe, die etwa zu *Bewegungen* neigt, sondern es ist mir nicht möglich *aufzuhören*, nachdem einmal eine Bewegung ausgeführt. Der Arm bewegt sich ohne Anstrengung weiter — ganz koordiniert, es wird im Arm kein Impuls wach, mit Bewegungen anzuhalten. Da mich das beim Lesen stört, lege ich mich schließlich mit dem Rücken auf den Arm. — Bald kann ich aber überhaupt nicht mehr still sitzen, alle zufälligen Bewegungen wollen — auch in den Beinen — kein Ende mehr nehmen. Wie ich aufblicke und sehe, daß sich zwei parallele Rohrleitungen wie das Gestänge einer Lokomotive gegeneinander bewegen, ist das Buch vergessen.

Ich fühle mich müde, auch etwas übel wie im ersten Beginn einer Nausea und lege mich aufs Sofa, schließe die Augen. Obgleich mir jede Lage eigentlich gleich bequem ist, kann ich doch nicht ruhig liegen bleiben.

Bei geschlossenen Augen ist das dunkle Gesichtsfeld ständig durchzuckt von unregelmäßig eckigen Ausschnitten, in denen auf tiefschwarzem Grund weiße Ornamente leuchten. Allmählich breiten sich die Ornamente über das ganze Gesichtsfeld aus, es wird immer heller und die Augen öffnen sich schließlich. Das wiederholt sich mehrmals. Das Augenöffnen am Schluß der Erscheinung ist spontan, gegen meinen Willen, eigentlich möchte ich noch länger zusehen. — (Die tatsächliche Verknüpfung war wohl so, daß das langsame Öffnen der Augen die Erfüllung des Gesichtsfeldes hervorrief, vermutlich der vermehrten Helligkeit.) Ich drehe mich der Wand zu und bemerke, daß dieselbe wie eine Theaterkulisse vom Wind bewegt wird, auch das Bücherbord, was quer im Zimmer steht, scheint seine Lage zum Hintergrund ständig zu ändern, die Lampe pendelt hin und her, so daß ich denke, man könnte jetzt als Galilei die Pendelgesetze entdecken.

M. frägt mich, ob ich jetzt *Galilei* sein könnte. Daß diese Frage bildlich gemeint ist, wird mir erst durch die Überlegung: Galilei ist schon mehrere Jahrhunderte tot, bewußt, dann stelle ich fest, daß ich wohl fähig zu einem großen Einfall nicht aber zur wissenschaftlichen Auswertung wäre. Die Fliegen, die um die Lampen herumfliegen, ärgern mich sehr: nachdem ohnehin schon alles in Unruhe ist, können die sich wenigstens ruhig verhalten. Überhaupt schimpfe und fluche ich viel, ohne wirklichen Affekt. Eigentlich fühle ich mich ganz wohl und eher heiter.

Ich drücke mit der Hand gegen die Wand, die sich in ihren Bewegungen dadurch nicht beeinflussen läßt.

Wenn ich meine Hand so vor mich halte, daß sie perspektivisch die Wand deckt, so ist der Eindruck sehr zwiespältig: Ich *sehe* sie ebenso groß wie die Wand, ich *weiß*, daß sie kleiner ist. Der Eindruck erinnert mich unmittelbar anschaulich an eine Maria von Eyck, die übergroß in einer Kirche steht.

Ich schließe wieder die Augen und drücke auf den Bulbi: anfangs sehe ich kreisende, weiße Pünktchen, später gehen die Erscheinungen in ein kaleidoskopartiges Wimmeln kleiner roter und grüner Farbenflecke — wie ein Meer von kleinen Fähnchen über. Rot und grün spielen von nun an bis spät in den Nachmittag hinein eine große Rolle in meinen optischen Empfindungen. Ich sehe überall nur Rot und Grün in der Welt und suche nach Blau und Gelb. (Ich entdecke nichts und es fällt mir auffälligerweise nicht ein, etwa nach dem Himmel zu sehen. Ich konnte mir anscheinend nichts Blaues vorstellen. — Die Rot-Grün-Übermütigkeit scheint mir durch die Farben der Zigarettenschachtel von M. bedingt zu sein, aus der er mir im Anfang des Rausches angeboten hatte. Es war eine Marke, die ich vor mehreren Jahren viel geraucht und dann lange nicht mehr bekommen hatte. Es fiel mir auf, daß sie nun anders gepackt sei und ich hatte länger über die ursprüngliche Packung nachgedacht, die mir nicht einfallen wollte — es war blau mit etwas rot — wie mir jetzt einfällt.)

Beim Weg ins Laboratorium fällt mir ein *Gefühl von „Eingeschlafensein"* im rechten Bein und lahmes Gefühl im Kreuz auf, was bis anfangs des Nachmittags anhält. Die Funktion scheint mir in keiner Weise behindert. Beim Romberg-Versuch kein Schwindelgefühl.

Nach Verdunkelung im Laboratorium fällt mir sofort auf, daß der Vorhang überall Licht durchläßt, von unten her durch den Spalt sogar sehr hell — wie starke elektrische Beleuchtung hinter einem Rolladen bei Nacht. Beim Aufrichten vom Liegestuhl wird die Lichtspalte verdeckt durch die Kante des Vorhanges. Diese sich ins Blickfeld schiebende Kante, die in Wirklichkeit etwa 1 m entfernt ist, wird unmittelbar in dem Auge empfunden. — Beim Schließen der Augen ähnliche Erscheinungen wie oben geschildert, lautes Klopfen und hohe Töne hellten das Gesichtsfeld auf, Schneebeleuchtung.

Ich versuche meinen Kopf in eine *gerade Lage* zu bringen, was nicht gelingt, er steht immer nach einer Seite schief. St.s Kommen bereitet mir große Freude, die rein äußeren Beziehungen zu M. paßten nicht zu meiner nun vollends ausbrechenden *Euphorie*. Ohne daß mir an meiner Umwelt irgend etwas besondere Freude machte oder ich innerlich etwas Faßbares erlebte, fühlte ich mich grenzenlos glücklich. Die Frage, ob ich jetzt sterben möchte, bejahe ich. Ich kann mir in diesem Augenblick einen anderen Zustand nicht vorstellen und da der jetzige *ganz inhaltslos* ist, so erscheint es mir gleichgültig, ob er nun länger oder kürzer dauern möge. Der Zustand des absoluten inhaltslosen Glücksgefühls geht nach einiger Zeit vorüber, dagegen bleibt bis 3 Uhr nachts erhalten das Empfinden eines jeweiligen Zustandes als einzig möglich und dauernd. Der Übergang von der Welt bei geschlossenen Augen zu der Welt mit offenen Augen hat jedesmal etwas Überraschendes, Absolut-Neues. Alles was man sieht, „ist anders", isoliert und beziehungslos zu Vergangenem oder Vorgestelltem, wie etwa Familie, Klinik usw. Zu diesem Gefühl, der Unabänderlichkeit des augenblicklichen Zustandes gehört auch das Gefühl, der durch das Meskalin hervorgerufene Zustand müsse dauernd bleiben, was ich mir anfangs nicht recht logisch klarmachen konnte im Bewußtsein der Intoxikation. Später nach dem Essen war mir diese Notwendigkeit evident, als ich mir die Meskalinerlebnisse zu einer neuen Weltanschauung zusammengebaut hatte.

Bei den folgenden sinnesphysiologischen Versuchen fällt es mir schwer, die Aufmerksamkeit zu fixieren, überhaupt irgendwie mich bewußt dazu einzustellen. bgleich mir der ständige Wechsel der Situationen und Anforderungen, dazu die vielen Ablenkungen der Umgebung an den Versuchen, unbequem und ärgerlich sind, bringe ich trotz Schimpfens einen stärkeren inneren Affekt dazu nicht auf.

Beim Bewegen einer *glimmenden Zigarette* im Dunkel sehe ich sehr zahlreiche, sich spiralig bewegende Einzelpunkte. Beim Schließen der Augen danach ist das Gesichtsfeld mit roten und grünen sich drehenden Kreisen kleinen Durchmessers übersät, etwa eine Turnerschar, die im Dunkeln mit leuchtenden Keulen turnt.

Hautsensibilität: Berührungen der Fingerkuppe von etwas unangenehm kratzendem Charakter, noch unangenehmer auf dem Handrücken, ich weiß nicht durch was, der starken Unlustbetonung wegen dachte ich an Nadel, obgleich es sich eher wie eine abgebrochene Bleistiftspitze anfühlte. Noch stärkere Empfindungen lassen an eine steife Papierhand denken, ferner unangenehme kalte Berührungen, ich denke an die Ulnarkante von St.s Hand, wundere mich über ihre Kühle.

Ob die letzten Berührungen auf dem Unterarm oder Handrücken stattfanden, bleibt mir unklar. Die berührte Gegend kommt mir *herausgebeult* vor, ohne rechte Beziehungen zum ganzen Arm. Ich überlege, daß es am papitulum ulnae sein müßte, da ich mir in der fraglichen Gegend sonst keine solche Gestaltung vorstellen kann. Die berührte Gegend kam mir auch wie ein Hügel vor, vergrößert. (Optisch wurde dabei *nichts* Deutliches empfunden.) Mein ganzer Körper ist mir überhaupt, auch wenn ich ihn vor Augen habe, ganz unübersichtlich. Wenn ich etwa meine Hand oder mein Bein ansehe, so kommt mir alles nicht angeschaute wie weggeschmolzen vor. In meiner inneren Anschauung sehe ich wie ein Fall von Phokomelie aus.

Bei dem Versuch, *spezifische Gewichte* an Flüssigkeiten am Eintauchwiderstand zu messen, kommen mir die Unterschiede manchmal ganz evident, in weiteren Verlauf des Versuchs unsicher vor.

Nachbilder: Der Hintergrund von weißem Papier auf einem größeren schwarzen Bogen, glänzt matt wie Glaceleder, sieht einheitlich aus (d. h. die beiden Bögen zusammen). Die weiße Fläche ist an verschiedenen Stellen, ohne durchlöchert zu sein allenthalben porös.

Endlich bekomme ich blau zu sehen, was ich sofort mit dem Namen einer blauen Zigarettenpackung bezeichne. Einmal empfinde ich blau und bemerke erst am Nachbild, daß es grün gewesen sein muß. Die Nachbilder sind alle verschwommen und sehr flüchtig; die von der elektrischen Lampe erzeugten Lichtkringel leiten den Blick ab.

Bewegungsempfindung:

1. Wertheimerscher Versuch: \\ //. Das Umfallen ist nur manchmal evident, meist nicht.

2. Hin- und Herbewegung eines leuchtenden Punktes. Ich sehe bei schnellerer Bewegung ein leuchtendes Band, eine Funkenstrecke, mit nicht ganz gleichmäßiger

Helligkeit, etwa ein Eierstabornament: Mit rascherer Bewegung nimmt

die Funkenstrecke deutlich auf die Hälfte etwa ab.

Metronom schlägt im Dunkelzimmer: an die Ergebnisse kann ich mich nicht mehr erinnern.

Metronom schlägt über einem Blatt mit drei Punkten in Dreiecksform. Punkte ändern ihren Abstand. Ich werde abgelenkt durch die Beobachtung, daß die Punkte trotz wechselndem Abstand von mir immer gleichgroß aussehen.

Auf dem Korridor bewegt St. seine Hand gegen eine Rohrleitung. In Annäherung und Entfernung sind Hand und Rohrleitung in gleicher Weise beteiligt.

St.s Größe ändert sich ebenfalls nicht mit erheblicher Veränderung des Abstandes, wie ich erwarte, bleibt sich scheinbar völlig gleich.

Die Gewölbeflucht des Korridors, an dem das letzte Gewölbe niedriger ist, zieht mich mit sich und es befriedigt mich, daß eine Unebenheit im Bewurf diese Bewegung nochmals fortsetzt. Eigentlich springt die Unebenheit vor, ich kann sie aber *leicht optisch umkehren.*

Inzwischen ist es Zeit zum Essen geworden, was mich überrascht, nicht zeitlich, sondern weil ich gar keinen Hunger habe. Daß St. weggeht, ist mir unangenehm, es ist mir nicht gemütlich alleine unter den Psychiatern zu bleiben, ohne daß ich eigentlich einen besonderen Grund wüßte.

Vor dem Essen lese ich etwas in der Zeitung, ohne das Gelesene irgendwie aufzunehmen. Der helle Eßraum berührt mich unangenehm kalt. Ich fühle mich ziemlich leer und weiß nichts Rechtes zu reden, obwohl ich es passend finde, eine Unterhaltung zu führen. Das Essen schmeckt mir ganz leidlich und wohl „normal". Obwohl ich ohne Appetit esse, fühle ich mich am Ende nicht anders wie vorher. Bei den Kotelettes und nachher beim Kuchen versuche ich festzustellen, welches das größere Stück sei, was nicht gelingt, sicher erscheinen sie mir ungleich groß, aber nach jedem Entscheid ist es deutlich das andere, was nun größer ist. Während ich sonst sauren Kuchen nicht leiden kann, ist dies mir heute ganz gleichgültig, wie M. ihn mir zuckert, machen mir nur die schönen weißen Kristalle Spaß, die ich als Landschsaft sehe. Tisch und Boden scheinen mir übrigens beträchtlich von der Horizontalen abzuweichen, ohne daß mich dies etwa beunruhigte.

Nach dem Essen gehen wir wieder eine Treppe höher, wobei mich das Muster des Treppengitters aufhält, weil es nicht der Bewegung der Treppe (wie ein Geländer) parallel längst, sondern in sie hineinführt.

Beim Hinaussehen aus dem Fenster fällt mir nichts Besonderes auf, außer daß mir ein zwei Stockwerke tiefer liegendes Glasdach nahe unter dem Fenster erschien, bis ich durch Hinausbeugen den dazwischen liegenden Raum anschaulich übersehen hatte. An einzelnen Fragen klebe ich absolut fest lange Zeit, z. B. wieso eine Stange am Neckarufer — vermutlich zum Netzaufhängen — so lang sei, ob eine Fahne weiß oder gelb sei.

Ich lege mich aufs Sofa und betrachte die gegenüberliegende Zimmerwand. Die feinen Rißlinien in der Farbe erscheinen mir als tiefe, fast beängstigende Risse. Dazwischen sehe ich sie aber gar nicht, sondern lediglich eine ebene Wand, bedeckt mit den durch Wischen erzeugten Reinigungsspuren, die sehr deutlich sind und ornamentalen Korbgeflechtcharakter tragen. Auf diese Weise wechselt der Anblick der Wand viele Male.

Die Wand neben dem Sofa unduliert noch immer, ich kann sie jetzt durch leichten Druck ganz gut ausbeulen. Was ich sehe, scheint plötzlich alles sich auf mich zu beziehen, z. B., daß ich plötzlich im Bord M.s „Verwirrtheit" stehen sehe, daß auf dem obersten Aktendeckel neben dem Schreibtisch: „Schizo" steht.

Daß meine ganze Umgebung sinnvoll auf mich bezogen erscheint, daß die Umgebung selbst ihr Aussehen ständig und gründlich wechselt und geradezu zwangsmäßig mein Handeln beeinflußt, z. B. der Korridor mich zum Ansendegehen, die Linienführung des Treppengeländers zum Zurückgehen zwang, ergibt für mich plötzlich, ohne daß ich nach einer Formulierung gesucht hätte — dazu fühlte ich mich gar nicht fähig — die Erleuchtung: *Umwelt und Handeln sind identisch*, Magie ist dann nichts Wunderbares: die Welt muß sich unserem Handeln fügen, da dasselbe ja nur ihr Ausdruck ist. Dies schien mir so evident, wie daß $2 \times 2 = 4$, ich versuchte auch keinen Augenblick, diese Erkenntnis kritisch zu behandeln. Daß meine Einsicht in das wahre Wesen der Welt etwa wieder verloren gehen könnte, nachdem ich sie einmal mit den durch Meskalin geschärften Sinnen erschaut hatte, schien mir ganz unmöglich. Um schizophren zu werden, brauche man also nur einmal durch irgendeinen glücklichen (!) Umstand einmal zur Erkenntnis gelangt zu sein, alles weitere war dann selbstverständlich. Meine Zukunft, ob ich etwa wieder beruflich tätig sein könnte, schien mir völlig irrelevant.

Wie ich nun anfange, diesen neuen Standpunkt theoretisch auf mich anzuwenden, erkenne ich plötzlich die Gefahr.

Diese Umwelt — Ich-Identifizierung führte zu einem wirklichen Schwindelgefühl, dieses Denkprinzip ließ sich je ins Uferlose durchführen, wer sollte da Einhalt gebieten? Wenn aber nicht, dann müßte man ja aus diesem Zustand der Erkenntnis in den Zustand wirklicher Verrücktheit geraten — also darum werden Schizophrene schließlich verrückt wie etwa Hölderlin.

Ich denke an die Fahrt Fausts zu den Müttern.

> Nichts wirst Du sehn in ewig leerer Ferne,
> Den Schritt nicht hören, den du tust,
> Nichts Festes finden, wo du ruhst.

Aber ich entdecke nun auch die Rettung aus diesem Drehschwindel des Denkens: die immer wiederkehrende Ablenkung des Denkens durch die starken Reize der Außenwelt — wie auch dem Versinken Fausts durch die Mütter um den glühenden Dreifuß ein Ziel gesetzt wird.

Triebe aber kann ich mir nicht mehr vorstellen: Sexualität, Ergeiz, Erkenntnisdrang erscheinen mir einfältige Hirngespinste derer, die nicht die wahre Erkenntnis besitzen von der Einheit des Jchs mit der Welt. —

Das Dunkelzimmer erscheint mir beim Wiedersehen sehr warm und freundlich, alles Holz darin erscheint mir jetzt so vorherrschend, wie am Vormittag rot und grün. Nachdem verdunkelt ist, erscheint mir in der Tat auch der Raum sehr dunkel, im Gegensatz zum Morgen, an dem mir alle Defekte der Verdunkelungsvorrichtung so auffielen. Nachdem M. mich kurze Zeit verlassen hat, bemerke ich plötzlich, wie es im Raum hell wird. Ich verfolge den Lichtschein mit den Augen und sehe, daß er von der im Nebenzimmer stehenden abgeblendeten Projektionslampe herkommt. Diese Lichtquelle wird nun rasch heller und immer heller, sie erscheint mir plötzlich ganz nahegerückt, fängt an farbig zu glühen, undeutlich denke ich, daß diese Verwandlung einen bedrohlichen Charakter annehmen könnte, dieser Apparat sieht auch wie ein in sich zusammengekauerter *Drache* aus — kurz, ich gerate in eine immer steigende panische Angst und flüchte mich verzweifelt aus dem Lokal. Draußen im Hellen fühle ich mich völlig befreit und ärgere mich wütend über M., der mich solchen „Gefahren" ausgesetzt hat. „Von so einem Erlebnis könnte vielleicht auch ein Schizophrener den Verstand verlieren," denke ich. Inzwischen kommt St. hinzu, bei dem ich mich ernstlich beschwere.

Raumschwellen: Die berührenden Spitzen des Tastzirkels werden durchweg als qualitativ ungleichwertig erkannt, bald sehr spitz, bald stumpf, bald rauh, sehr ungleicher Druck, dadurch erscheint mir die Diskrimination sehr erschwert, wie bei experimentellen Versuchen, in denen die eine Zirkelspitze im anästhetischen Gebiet lag.

Wird mit dem Tasterzirkel am Unterarm bis auf den Handrücken herunter gestrichen, so entfernen sich die beiden Enden sehr deutlich voneinander und scheinen nach dem 2. und 5. Knöchel zu auszulaufen. Der Zwischenraum zwischen den zwei deutlich gefühlten Kanten scheint ausgefüllt durch eine rauhe Kante, das Gefühl scheint durch einen Staubkamm etwa verursacht.

Nachbilder: Keine Veränderung gegen den Vormittag.

Wertheimer: Anfangs sehe ich unbeweglich nebenstehende Figur 1; später bewegt sich die Spitze des Dreiecks von *A* nach *B* und zurück, zuletzt kommt folgende unbewegliche Figur 2 zustande: Umgebung der Figuren: grau.

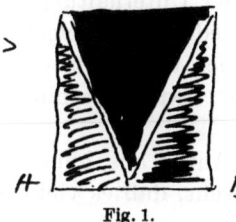
Fig. 1.

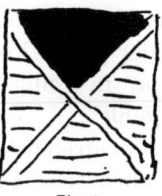
Fig. 2.

Im Hörsaal: Musik, auf einem sehr verstimmten Instrument geboten (was mich überhaupt nicht stört), befriedigt mich ungemein: endlich etwas Festes, Starkes, Gestaltetes. Anfangs bin ich mißtrauisch, ob ich das in die Musik nur hineingelegt kraft meines Zustandes und sehe deshalb dem Spieler ins Gesicht. Da ich ihn ernst sehe, bin ich zufrieden.

Danach wieder starke Euphorie, ich setze mich auf den Stuhl Kraepelins, also bin ich symbolisch durch das Meskalin zu einem Ordinariat gelangt. Daß dies nur symbolisch ist, beeinträchtigt meine Freude keineswegs. Noch immer bin ich überzeugt, ich würde in diesem Zustand bleiben. Der einzige Grund, warum mir dies einen Augenblick fatal erscheint, ist, daß ich dann im Herbst nicht nach Sizilien würde reisen können. Ich versuche mir den Eindruck klarzumachen, den meine Internierung auf meinen Vater machen würde, worauf ich mich einen Augenblick sehr traurig und weich fühle, dann schlägt die Stimmung rasch wieder um. Es scheint mir übrigens durchaus möglich, meinen abnormen Zustand für einen Augenblick zu unterbrechen, um dem Versuchsleiter eine Vollmacht zu einer Explikation zu geben, bzw. es bedarf einiger Überlegung, um mich von der Unmöglichkeit zu überzeugen. Allmählich taucht auch der Gedanke auf, es handle sich in der Tat um einen vorübergehenden Zustand, besonders, als ich die Frage von M. nach Stimmen hören, verneint hatte, scheine ich mir doch nicht mehr richtig schizophren, ohne dann übrigens besonders befriedigt zu sein.

Beim Kaffeetrinken mit M. kann ich dem Gespräch der anderen streckenweise wieder folgen, sitze viel mit geschlossenen Augen da und betrachte so einen
starken Schneefall über Heidelberg. Dazwischen lese ich den Anfang des Ander-
senschen Märchens von der Stopfnadel, welches mir genau meine neu gewonnene
Weltanschauung illustriert. Auch hier erscheint als aktives Verhalten der Stopfnadel, was in Wirklichkeit passives Erleiden der Außenweltsfaktoren ist.

Das Gefühl zweier gleichwertiger Welten: a) die Welt bei offenen, b) die Welt
bei geschlossenen Augen, ist noch immer deutlich.

Bei der Rückkehr auf meine Station bemerke ich, daß ich völlig unfähig bin,
einen neuen Zugang zu beurteilen und gehe deshalb wieder weg.

Gelegentlich einer frischen, eben gehabten Apoplexie gerate ich mit St. in
eine heftige Diskussion über die Frage der unbedingten Lebenserhaltung Schwer-
kranker. Ich bin völlig unfähig, einen anderen Gesichtspunkt zu verstehen als
den, daß *ich* keinen Wert darauf legen würde, wenn ich jetzt eine Apoplexie
hätte. Ich fühle mich fast identisch mit der Patientin und halte diesen Standpunkt für den einzig möglichen, ärgere mich aber andererseits über St., der mir
diesen Standpunkt zum Vorwurf macht, obgleich er doch wissen muß, daß ich
durch das Meskalin jetzt anders geworden bin wie früher, wo ich seinen Standpunkt teilte.

Abends bei A. in der Familie kann ich an der Unterhaltung keinen rechten
Anteil nehmen, obgleich ich den Gesprächen wieder meist folgen kann. Musik
macht mir wieder große Freude. Häufig sitze ich auch unbeweglich und ganz
gedankenleer da, in völlig farbloser Stimmung. Jede Entschlußkraft zu einer
Lageänderung fehlt.

Das offene Parterrefenster übt einen großen Anreiz aus, hinauszusteigen, was
ich schließlich auch tue. Unten bin ich überrascht, daß es viel höher war, wie
ich von oben gedacht hatte.

An Ton und Manieren der anderen untereinander finde ich alles mögliche unpassend und unliebenswürdig, was mir peinlich ist. Daß ich mich selbst auffällig
benehme, ist mir klar, aber ich bringe keine Kritik daran auf.

Bis 3 Uhr nachts bin ich dann noch mit B. zusammen, da mir vor Alleinsein
etwas bange ist, ich fürchte noch immer eine Wiederholung des Dunkelzimmer-
erlebnisses. Bei geschlossenen Augen sehe ich jetzt mehr gestaltete Dinge, die
sich aus Elementen der Unterhaltung nach Art von Träumen rekrutieren,
z. B. sehe ich lange ein Kaninchen auf Kakaopulver sitzen. Noch immer wirkt
äußeres auf mein Handeln stark suggestiv, z. B. setze ich mich sofort in Bewegung,
wie im Gespräch das Wort „weitergehen' (in übertragener Bedeutung) fällt, während ich stehe.

Einem komplizierteren Gedankengang zu folgen ist mir noch immer unmöglich,
ich bleibe an irgendeiner Stelle im Anfang kleben.

Zum Einschlafen fange ich an, „Pan" von Knut Hamsun zu lesen, an dem
mir alles unter Meskalineinfluß geschrieben erscheint. Darüber schlafe ich schließlich ein und schlafe bis 9 Uhr morgens völlig traumlos, fühle mich wohl, aber
völlig arbeitsunlustig, etwas überrascht und unsicher in einer Welt, die weder
die von gestern, noch die von vorgestern ist. Erst am Nachmittag habe ich wieder
Interesse für die Station, bin aber noch sehr entschlußunfähig und unkritisch.

Am 3. Tage fühle ich mich wieder „normal".

24.

Arzt. Dos. 0,5.

Eine Beschreibung der einzelnen Phänomene in ihrer zeitlichen Folge, vom Initialstadium beginnend, über den Höhepunkt der Giftwirkung führend bis zum allmählichen Abklingen, erscheint mir nicht sehr fruchtbar. Zum einen Teil fehlt mir hierzu die Orientierung in dieser zeitlichen Anordnung, zum anderen glaube ich aber, daß in einer Schilderung dieser Art der Gesamteindruck, das Erlebnis des Rausches verloren geht. Deshalb will ich, vom Ganzen ausgehend, einzelne Phänomene herausgreifen, durch deren Form das Rauscherlebnis gegeben wurde. Neben diesem scheinen mir aber Gedankengänge am wertvollsten und interessantesten, die in Anknüpfung an einzelne Wahrnehmungen im Rausch entstanden. Es sind Versuche der „rationalen Erklärung" der Erscheinungen im Rausch selbst, hier also reine Reproduktion und keine retrospektive Auswertung und Kritik. Die Wahrnehmungen lösten ferner Beziehungsideen zum eigenen Ich aus, die im Rausch primär erlebt wurden und jede rationale Stellungnahme teils verdrängten, teils durch ihre eminente Klarheit als überflüssig erscheinen ließen. Diese Eigenbeziehungen stehen, so glaube ich, den Wahnerlebnissen in der Schizophrenie sehr nahe.

Wenn ich phänomenologisch den Rausch als Erlebnis bezeichne, in dem ich die Dinge der Umwelt und meinen Körper noch nie so wesenhaft gesehen und empfunden habe, wie in diesem veränderten Zustand, so ist mit dieser Erklärung letztlich für einen Außenstehenden nicht viel gewonnen. Die Wesenhaftigkeit der Dinge wurde durch das Erleben ihrer Plastizität gegeben. Die Farben waren hier weniger das eindrucksvolle Moment, als die Schattierung verbunden mit stofflicher Veränderung im Sinne der Erhöhung der Konsistenz der Gegenstände. Diese Konsistenzänderung möchte ich aber nicht als das Primäre in diesem Erlebnis bezeichnen, dieses lag ganz deutlich in der Schwarz-Weiß-Komponente. So erschienen mir alle Gegenstände, selbst die kleinsten und unbedeutendsten als massiv und als absichtlich mit besonderem Nachdruck betont. Ich fragte nicht nach dem Sinn dieser Absicht, wie diese ganze Veränderung eingetreten ist, und was sie verursacht hat, sondern nahm alles als gegeben hin. Dieses „Erlebnis der Plastizität" war klar und eindeutig lustbetont, und es war ein Streben nach immer größerem Gewinn von Plastischem und Festem. Je mehr sich mir so bot, desto größer war die Lust. Sobald das Auge in dem Verlangen nach Plastik nicht befriedigt war, stellte sich Unlust ein. Nach außen teilte ich das in überlegener Ablehnung, ironisierender Kritik oder Gereiztheit mit. So lehnte ich stark unlustbetont ein Bild, das mir im Nachbildversuch gezeigt wurde, ab, weil es mein Verlangen nach Plastizität nicht befriedigte. Es war das die Silhouette des Heidelberger Schlosses auf weißem Grund. Während ich bei anderen Nachbildern deutlich den Eindruck des Plastischen hatte (ein rotes Quadrat aufgeklebt auf grauer Pappe erscheint mir als ein Stück roten Sammets) konnte hier durch das einheitliche Schwarz nur Fläche wahrgenommen werden. Auch bei dem Nachbildversuch mit dem roten Schloß vermißte ich die Plastik. Einige Beispiele für das Plastizitätserlebnis: Bereits im Initialstadium erschien das leicht zerknitterte Blatt einer Zeitschrift, die ich las, als ein Landkartenrelief. Die Unebenheiten des Parkettbodens nahm ich als Wellen wahr. Ein hohler Eisenpfeiler im Keller er-

schien mir massiv aus Stahl. Ein weißgrauer, ziemlich schmutziger Vorhang, der
an einem Fenster oben als Abschluß diente und in leichten Falten herunterhing,
kam mir aus Zement vor. Daß dieser „Zementvorhang" durch Wind leicht bewegt
wurde, störte diese Wahrnehmung keineswegs. Im Gegenteil, ich empfand eine
unbeschreibliche Lust, sich solch ein massives Gebilde bewegen, besser gesagt:
wellenförmig biegen zu sehen. Mit Freude stellte ich fest, daß solch nebensäch-
lichen Dingen, die sonst im Leben kaum beachtet werden, durch diese Plastik
Betonung zuteil wurde. Beim Mittagessen erschienen mir winzig kleine Kartoffel-
fäserchen in der Suppe als madenförmige Gebilde. Eine Ekelempfindung hatte ich
dabei nicht. Vielmehr erreichte die Lust in der Beobachtung all dieser Dinge im
Verlauf des Essens den Höhepunkt. Das Muster im weißen Tischtuch hob sich
ebenfalls reliefartig vom Untergrund, der mehr gräulich war, ab. Hier setzte nun
folgender Gedankengang ein: „Du siehst das Tischtuchmuster so plastisch, weil
du von ihm weiter entfernt bist." (Es kam mir wie aus der Vogelperspektive vor.)
An dieses räumliche Distanzerlebnis, das auch bereits im Initialstadium durch die
Wahrnehmung des wellenförmigen Parkettbodens ausgelöst wurde — meine Beine
kamen mir länger vor — knüpfte nun sprunghaft eine Eigenbeziehung an: „Du
stehst höher über den Dingen, du bist erhöht." Ich kam mir wie auf einem Thron
sitzend vor, alles lag unter mir. Von hier ging es im Gedankengang noch einen
Schritt weiter: Die massive, plastische Umwelt löste in mir ein lustbetontes Machtgefühl aus: „Du bist mächtig und das Majestätische der Dinge ist wegen dir so."
Ich erlebte förmlich dieses Machtgefühl, biß die Zähne fest zusammen, rückte auf
dem Stuhl und setzte mich in Positur. In Bruchteilen von Sekunden kam mir
zuweilen die Unsinnigkeit dieses Gedankens, dann lächelte ich verschämt vor mich
hin, doch um keinen Preis der Welt hätte ich etwas von diesem Gedanken geäußert.
Ich glaube, in dieser Situation eine Bemerkung über die Exzentrizität gemacht zu
haben. Kaum waren mir die Worte entschlüpft, so schämte ich mich und wich
auch Fragen des Versuchsleiters aus. Dieser kam mir während dieses Erlebnisses
gleichsam als mein Diener vor. Dieser Stimmung entsprang auch das Verlangen
nach Beethovenscher Symphonik. Nach dem Essen beobachtete ich vom Sofa aus
die Zeichenspiele an der grauen Zimmerwand, eine Beobachtung, die ich bereits
zu Beginn des Rausches machte. Dort erschienen in ununterbrochener Bewegung,
langsam fließend, weiße Linien in Form sinnloser Schnörkel, Spiralen, chinesischer
Malerei, japanischer Schriftzeichen, Ornamente. All diese Figuren konnten durch
meine Phantasie nicht willkürlich bestimmt oder abgeändert werden. Zwei Motive
kamen sehr häufig wieder, und ich möchte bemerken, daß sie Zeichnungen gleich-
kommen, die ich sonst zuweilen in bestimmten Situationen (in Vorträgen z. B.)
auf Papier zu zeichnen pflege. Nach dem Mittagessen kamen mir diese Halluzinationen als „königliche Spiele" vor. Das Machtgefühl wurde durch Verstärkung
des Gefühls vom eigenen Körper unterstützt. Ich möchte sagen, es war auch hier
das Erleben der Plastizität. Seinen Ursprung nahm es aus der sehr stark empfundenen Berührung der Extremitäten und des Rumpfes mit der Unterlage. Diese
Steigerung der Berührungsempfindung ließ die Glieder als besonders schwer erscheinen, und die Schwere wurde in Bedeutung übertragen und zum Ich in Beziehung gesetzt. Das stellte ich alles mit großer Genugtuung fest, hatte auch ein
Gefühl von wohliger Wärme in jedem Glied, auf das ich mit Aufmerksamkeit
achtete.

Bei den Nachbildversuchen machte ich die Beobachtung, daß die vorgelegten, objektiven Bilder bei Bewegung auf mich zu oder von mir fort kleiner wurden und dies um so mehr, je schneller die Bewegung wurde. Sobald die Vorlage still stand, nahm sie die objektive Größe wieder an. Dieses Phänomen suchte ich im Rausch rational zu erklären. So entstand folgender Gedankengang, der mir noch ganz gegenwärtig ist: primär sagte ich mir ,,Das muß ja so sein! da ich die bewegende Kraft als gegeben und konstant annahm, so mußte Masse × Beschleunigung konstant sein. Und so war es für mich klar und einleuchtend, daß mit zunehmender Beschleunigung die Masse kleiner werden mußte. Das Erlebnis war also für mich auf der anderen Seite der Gleichung! Und diese Gleichung war gleichsam eine elastische Funktion, denn, in Umkehrung konnte die Masse bei abnehmender Beschleunigung größer werden. Dieser ganze Gedankengang hat mich im Rausch sehr lange beschäftigt. Als die Sensibilitätsprüfungen vorgenommen wurden, grübelte ich noch immer darüber nach und empfand jeden Versuch als störend. Hieraus erklärt sich zum Teil mein negativistisches Verhalten. Zum anderen Teil fehlte mir in meinem Autismus jedes Verständnis für die Versuche, die mir vollkommen nebensächlich und unangenehm erschienen. Vor allem reizte mich das Verhalten des einen Versuchsleiters. Ich schien eine abnorm starke Einfühlungsfähigkeit in andere Menschen zu besitzen, vermeinte von ihren Gesichtszügen und Mimik auf ihre Stimmung, Absicht und Einstellung zu mir schließen zu können. So fiel mir die Absicht, mit mir Versuche anzustellen, sehr stark auf, und besonders lästig, zumal mir alle Versuche lächerlich und kleinlich erschienen. Daraus resultierte meine scharfe Auflehnung. Als mich ein Kollege aufsuchte, las ich sofort in seinen Zügen mit großer Deutlichkeit die Neugier, mit der er mich betrachtete.

Während des ganzen Rausches blieb die Einheit des Ichs und das Bewußtsein vom Ich erhalten. Jedes sexuelle Moment war ausgeschaltet. Örtliche Orientierung war immer vorhanden. Bisweilen war jedoch mein Zeitbewußtsein aufgehoben, es gab für mich keine Zeit! Ab und zu kam eine große Ängstlichkeit über mich, vor Abklingen des Rausches aus der Klinik entlassen zu werden. Es schien mir sehr peinlich und beschämend, in diesem Zustand unter Menschen zu gehen, die nichts von meinem Rausch wüßten, zumal wenn diese mich kennen würden. Sonst aber hatte ich durchaus das Gefühl der Selbständigkeit. Um die Mittagszeit empfand ich den Hunger als sehr quälend, es war mir jedoch peinlich, Essen zu verlangen. Mein Bedürfnis zu rauchen, war gesteigert. Den weiten Kittel, den ich trug, empfand ich als lästig, er kam mir besonders am Hals abnorm weit vor und ich zog ihn oft oben zusammen, was ganz zwecklos war.

Als ich in der Dunkelkammer auf dem Liegestuhl lag, hatte ich optische Halluzinationen. Es waren Farbenspiele in Form von Tapetenmustern, die beständig wechselten in Zeichnung, Farbe und Tönung. Die Muster kleideten im ganzen die Wand eines riesigen Hohlkegels aus, in dessen Mitte ich mich mit dem Stuhl zu befinden wähnte. Über mir lag die Spitze in unendlicher Ferne, unter mir die Kegelöffnung. Von der Spitze kommend liefen die Muster in Reihenordnung an der Kegelwand abwärts. Durch Geräusche (Klopfen) trat keine Änderung in der Bewegung der Muster ein. Mir erschien dann die Kegelwand nicht platt, sondern gleich einem Tuch, das durch einen Luftzug leicht in Wellen bewegt wird. Die Wellenbewegung nahm nach Sistieren von akustischen Reizen langsam ab: die Wand glättete sich wieder.

25.

Arzt. Dos. 0,5.

Kurz nach der Injektion Übelkeit, zunehmendes Unbehagen und immer Unruhe, ein schwer beschreiblicher Zustand. Die Injektionsstellen schmerzten, aber
dies war nicht so unangenehm, wie das eigenartige Spannungsgefühl im Biceps.
Ich mußte dieser Spannung nachgeben und den Arm gebeugt halten. Allmählich
trat in allen Muskeln das Gefühl vermehrter Spannung ein, am unangenehmsten
in der Kiefermuskulatur. Ich vermochte den Mund nicht zu öffnen, ohne daß der
muskulöse Widerstand zu Schmerzen führte. Dazu kam noch ein anderes Muskelgefühl, vergleichbar dem Gefühl bei großer Muskelermüdung, das zum Teil durch
Myokymie hervorgerufen sein mag. Aber dies Gefühl war doch anders, so, als ob
sich durch die Muskeln etwas wie durch eine zähe Masse mühsam hindurchzwänge.
Ich empfand Lust, immerfort die Lage zu wechseln. Keine erschien mir bequem.
Weil durch die vielen Bewegungen die Übelkeit zunahm, zwang ich mich, eine bestimmte Haltung zu sichern. Einmal, um die Zeit bis zum Eintreten des eigentlichen Rauschzustandes zu vertreiben, zum anderen, um zu sehen, ob mein Denken
noch klar sei, nahm ich ein Buch, um darin zu lesen. Ich wählte Aveniarius
Kritik der reinen Erfahrung. Ich war beruhigt, als ich gewahr wurde, daß ich den
Gedanken leicht zu folgen vermochte. Ich weiß nicht, wie es kam, ich hatte plötzlich die Idee, in diesem Rausch müsse sich zeigen, ob ich genügend Urteilskraft
besäße. Wäre dies der Fall, so müßte sie sich behaupten gegen die zersetzenden
Einflüsse des Rauschgiftes. Im Augenblick schien mir der Versuch eine geistige
Kraftprobe zu sein. Dieser absurde Gedanke verblaßte bald wieder. Im Vorwort
zur Kritik der reinen Erfahrung berührte mich aber unangenehm die Art des
Autors, sich dafür zu entschuldigen, daß er seine Gedanken über diesen Gegenstand niederschriebe, ehe die Frucht des Gedankens gereift, weil seine Schüler ihn
zur Niederschrift gedrängt hätten. Aus einem anderen Grunde, als aus innerem
Zwang zu schreiben (allgemein: zu schaffen), schien mir häßlich und der Wahrheit
zuwider. Die Formulierung der beiden Gegensätze machte mir großen Eindruck.
Ich fühlte mich zu weiterem Nachdenken über diesen Gegenstand gezwungen,
wurde aber immer wieder abgelenkt; das veränderte Körpergefühl zog die Aufmerksamkeit auf sich.

Das Lesen fiel immer schwerer, ich las manche Worte falsch, mußte schärfer
hinsehen, jedes einzelne Wort fixieren, wurde müde und legte endlich das Buch
enttäuscht aus der Hand. Ich hatte das Bedürfnis zu ruhen, schloß die Augen.
Ich vermochte jedoch nicht, mich dem Gefühl der Ruhe hinzugeben. Eben hatte
ich die Augen geschlossen, da trat ein intensives Nachbild auf, lauter kleine
schwarze Fleckchen, die von rechts unten nach links oben das Gesichtsfeld durch-
wanderten. Ich glaube, es war das positive Nachbild der gedruckten Buchstaben,
vermag das jedoch nicht bestimmt zu sagen. Ich wunderte mich, daß ich ein so lebhaftes Nachbild hatte (ich möchte sagen, daß mich dieses Nachbild geradezu überfiel), ohne daß ich die Absicht gehabt hätte, ein Nachbild zu entwickeln. So überrascht wird man von einem Nachbild gewöhnlich nur dann, wenn die Beleuchtung
eine sehr intensive war. Davon aber konnte hier nicht die Rede sein. Es reizte
mich, weitere Nachbilder zu entwickeln. Es gelang sehr leicht, alle möglichen
Nachbilder hervorzubringen. Dabei fiel mir auf, daß diese sehr rasch farbig ab-

klangen. Ich bedauerte, nicht messen zu können. Es schien mir klar, daß im schnellen Ablauf des Umstimmungsvorganges und andererseits in der großen Deutlichkeit wie der leichten Erzielung der Nachbilder ein Abweichen von der Norm lag. Der weitere Verlauf meiner Beobachtungen konnte diese Anschauungen nur bestärken. — Das Gefühl der Übelkeit schwand, die Unruhe wurde größer. Ich schlug einmal das eine, einmal das andere Bein über, stützte einmal mit dieser, zum anderenmal mit der anderen Hand den Kopf. Der Sessel schien mir höchst unangenehm zum Sitzen. Ich wollte mich über die schlechte Sitzgelegenheit beklagen, habe auch, wie ich glaube, zu Dr. M. eine diesbezügliche Bemerkung gemacht. Während ich so unruhig und unzufrieden meine Lage dauernd wechselte, fiel mein Blick auf den weißen Kittel, der mit einem unteren Rand quer über der braungrünen Hose lag. Das an das Braungrün grenzende Weiß war intensiv rötlich (rosa) gefärbt, insbesondere die durch Falten verschatteten Stellen. Hierin liegt ja nun eigentlich nichts besonderes, denn alles entspricht den Erscheinungen, wie sie in unzähligen Kontrastversuchen (Helmholtz) beobachtet sind. Bedenkt man aber, daß ich am gleichen (für Kontrastversuche sehr ungünstigen) Objekt weder vor noch nach diesem Erlebnis etwas Ähnliches beobachtet habe, so liegt doch etwas Auffallendes darin. Im normalen Zustand vermochte ich weder unter gleichen Bedingungen, noch unter vielfach veränderter Beleuchtung an den gleichen Farbflächen Kontrasterscheinungen hervorzurufen. Die Unruhe wurde zu einem Drängen, das nach Betätigung verlangte. Irgend etwas leisten, schaffen etwas Großes des Augenblicks, der den ganzen inneren Menschen aufwühlte, würdig. Kampfstimmung, Niederschlagen, Durchdringen, die schwierigsten und gefährlichsten Situationen wünschte ich herbei, um meine Kraft zu erweisen. In ein Gefühl der Ängstlichkeit, Feigheit, Todesfurcht konnte ich mich nicht versetzen. Der Gedanke an Erfolglosigkeit und Tod schien mir lächerlich. Ich empfand wenig Lust, mich mitzuteilen. Mir war, als offenbare sich ein tiefes Geheimnis — Offenbarung eines Lebenszweckes. Ich verspürte unbezwingbare Lust, das Wesen der Natur in einem Kunstwerk darzustellen, daß jeder, der es betrachten möchte, den tiefsten Sinn der Natur ehrt. Ich erkannte folgenden Weg, der aber nicht eigentlich zu einem Kunstwerk zu führen vermochte, sondern vielmehr auf die Umgestaltung der Welt selbst hinzielte: Im Anfang stand nicht Schöpfung, sondern Vernichtung, Vernichtung des gesamten Gegenwartszustandes, jedoch ohne rohe Gewalt. Es sollte in der Weise ein Abbau geschehen, daß das, was sich zuletzt entwickelte fortgenommen wird, sodann das vorletzte Glied der Entwicklung, dies so fort bis zum Anfangsglied, zum Urstoff, zum Urphänomen. Von hier aus sollte die neue Gestaltung der Welt ihren Anfang nehmen. Aufbau wiederum Glied um Glied, doch nicht so, daß eines zerstört werden mußte, um ein anderes entstehen zu lassen. Jede einmal entstandene Form blieb bestehen, ewig — und daneben regte sich eine andere, die nur entstanden gedacht werden kann aus jener bereits bestehenden und so fort. Die ganze Entwicklung ist schließlich ein Nebeneinander der Entstehungsformen, ewig fortlebend, unteilbar. Es fehlt jeder Wechsel (wie Sommer und Winter, Leben und Tod). Es gibt keine Wertunterschiede. Das letzte Glied vereint alle anderen in sich und schaut sie doch gleichzeitig alle neben sich. Zeit gibt es nicht, da alles zugleich ohne Wechsel besteht. Im letzten Glied scheint auch das Räumliche überwunden. Die „Eigenschaft" unpersönlich, zeitlos, raumlos Gottes wird hier in ihrer Entstehung begriffen. Im Grunde ist diese Welt nicht

anders als die gegenwärtige, doch ist jene neuerschaffene die *verstandene*. Es wurde
mir zur Qual, weiter zu denken. Sprechen konnte ich nicht. Weil ich die Gedanken
nicht äußern konnte, gab ich den Versuch, auf solchem Wege weiter Gedanken zu
spinnen, auf. Ich versuchte, diese Idee musikalisch auszudrücken. Ich hörte ein
paar Takte, Triolen in Abwärtsbewegung gegen einen unruhig auf- und absteigen-
den Baß (keine Halluzinationen). Solche Vorstellungen verschwanden sofort
wieder. Und es war jetzt nicht mehr möglich, bei *einem* Gedanken oder *einer*
Empfindung zu verweilen. Ich sollte mir van Goghs Landschaften vorstellen.
Das war unmöglich. Ich sah wohl ein Bild vorübergleiten, aber halten konnte
ichs nicht. Ich wollte mich zwingen Michelangelos „Abend" und „Morgen" vorzustellen. Auch das gelang nicht. Ich war aber keineswegs enttäuscht; ich wußte,
daß zu einer solchen kritischen Betrachtung, zu einer möglichst vollkommenen
Vorstellung eines solchen Bildwerkes eine Selbstentäußerung gehört man müsse
eingehen in das Vorzustellende, ganz darinnen sein. Ein solches Vermögen schien
mir auch die Grundlage aller Kritik zu sein. Um den anderen zu verstehen, müßte
man sich in ihm wiederfinden, müsse man für den Augenblick der Andere sein,
oder sich als sein Werk erleben. Ich aber konnte jetzt nur „Ich" sein. Ich vermochte nur Bruchstücke dieser Gedanken zu äußern. Ich war mir auch dessen
bewußt, daß ich viele verwirrende und unzulängliche Ausdrücke gebrauchte. Das
Sprechen wurde auch darum zur Qual, weil ich wieder, wie zu Anfang, die Schwere
des Unterkiefers fühlte, am unangenehmsten aber empfand ich das Abgelenktwer-
den durch die mannigfachen Reize, die im normalen Zustand unbeachtet bleiben.
Merkwürdig, jeder Reiz, ob taktil, optisch oder akustisch, ist gleich aufdringlich,
erscheint jedoch auch gleich wesentlich. Keine Wertunterschiede. Die Helligkeit des sonnenerfüllten Zimmers war so unangenehm, schmerzhaft, daß ich die
Augen nicht lange offen zu halten vermochte. Blickte ich zum Fenster, das zum
größten Teil mit einem Vorhang bedeckt war, so hatte ich bei Augenschluß ein so
lebhaftes Nachbild, das mir die Überzeugung geben wollte, ich schaue noch durch
den Fensterspalt hinaus in den hellen Himmel und das grüne Laubwerk draußen.
Es war, als sähe ich mit geschlossenen Augen. Das farbige Abklingen, das nun
deutlich hervortretende Fensterkreuz auf hellem Grunde sagte mir, daß dies alles
wahre Empfindungen und keine Vorstellungsbilder seien. Aber nicht lange blieb
das Nachbild in solcher Gestalt bestehen. Es fand schnell eine zunehmende Umgestaltung statt. Es entstand von der Mitte her ein Muster, das ständig die Gestalt
wechselte und immerfort in Bewegung war. In diese Bilder mischten sich farbige
Nachbilder, die so schnell ihre Farbe wechselten, daß ich ihre zeitliche Ordnung
nicht im Gedächtnis behalten konnte. Am auffallendsten war ein wunderschönes
tiefdunkles Rot. Hier fiel mir zuerst eine Mitbeteiligung der anderen Sinne auf.
Dieses Rot war, so empfand ich, weich, plastisch, doch ohne eigentliche Begrenzung, von tiefem, klaren Klang. Ich bedauerte wieder, mich diesen Eindrücken
nicht hingeben zu können, weil der ständige Wechsel jedes Anhalten und Ausruhen
ebenso wie jede kritische Überlegung verbot. Endlich bildete sich über diesem
bewegten Gitterwerk ein anderes Bild, das sich wie ein feiner Schleier darüber zu
legen schien. Längs und quer war dieser hauchartig feine Schleier durchzogen von
Linien, die an den Kreuzungsstellen durch kleine farbige Muster betont wurden.
Dr. M. verließ das Zimmer, ich wurde wieder sehr unruhig, stand auf und trat an
das offene Fenster, schaute hinunter auf den Hof. Ich erlebte in diesem Augen-

blick etwas Sonderbares. Wie ich auf das Pflaster des Hofes schaue, sehe ich die Steine so deutlich und über Erwarten groß und so scharf jede einzelne Fuge zwischen den Steinen, daß ich den Eindruck gewinne, der Hof liege dicht unter dem Fenster. Plötzlich aber erscheint das Pflaster kleiner werdend. Schnell vollzieht sich diese Verwandlung, dabei eine Art Lustgefühl. Dieser Wechsel wiederholt sich einige Male, nur ist der Eindruck nicht mehr so lebhaft. Ich fühle mich außerstande, anzugeben, ob ich mich nun tatsächlich unmittelbar über dem Hof oder hoch darüber in einem höheren Stockwerk befinde. Der Begriff „Tiefe" erscheint bedingungslos. Ich habe das Gefühl, als könnte ich mich jetzt mühelos über die Fensterbrüstung hinausschwingen in den Raum da draußen. Ich fange an, mich darüber zu wundern, daß man mich in einer solchen Situation allein gelassen hat. Als Dr. M. das Zimmer wieder betrat, fragte ich ihn, wie lange er mich allein gelassen hätte. Er meinte „etwa 5 Minuten". „Das ist nicht möglich", antwortete ich. Ich glaubte, man wollte mich täuschen. Wenn man mir gesagt hätte, die Zeit habe Stunden gewährt, so hätte ich das eher geglaubt. Zwar denke ich, die Einsicht, daß es sich doch um einen Versuch handelt, hätte mich davon überzeugt, daß sich ein Versuchsleiter während eines Versuchs mehrere Stunden von seinen V.P. entfernen wird. Zeit war mir ein mathematischer Begriff, eine Zahl, mit der ich rechnete. Empfindungen waren nicht durch Zeitwerte, oder aber wundersam unverständlich veränderte ausgezeichnet.

Dr. M. forderte mich auf, mit ihm hinunterzugehen. Ich fühlte mich unsicher und verlegen. Ich strich mit der Hand über meine Haare und fand, daß diese unnatürlich dick waren und strähnig: ich schämte mich, und der Gedanke, in diesem Zustand Menschen zu begegnen, war mir höchst unangenehm. Mein Mantel, der am Morgen nur kleine unauffällige Flecken gezeigt hatte, schien nun voller Flecken, die sich von dem Weiß deutlich abhoben. Die Taschen, in denen einige Papiere und kleine Instrumente waren, standen weit ab, waren häßlich aufgebauscht — albern, komisch; ich war froh, daß uns niemand begegnete. Das Dunkelzimmer im Keller hatte etwas Angenehmes, Wohltuendes, Weiches, Erwärmendes. Dagegen fand ich das Liegen auf dem Stuhl aus Rohrgeflecht als eine Qual. Ich hatte das Gefühl von Eingeschlafensein überall da, wo ich auflag, Pelzigsein und Kribbeln. Ich wurde lebhaft an Empfindungen der gleichen Art erinnert, die durch das Liegen auf Brettern und Drahtnetzen in Unterständen bewirkt worden waren. Durch einen schmalen Spalt im Verdunkelungsvorhang fiel Licht. Ein entsprechender Lichtschein (Reflex) lag auf der mir zugekehrten Wand eines Schrankes. Diesen Lichtschein sah ich zu meinem Erstaunen bogenförmig anstatt winklig oder geknickt. Ich konnte mir dieses sonderbare Verhalten nicht erklären: Ob ich die Augen bewegte oder (meine Lage veränderte) den Gesichtswinkel änderte, nichts vermochte dieses „antilogische" Phänomen in ein verständliches umzuwandeln. Als ich den Blick abwandte und gegen das Dunkel kehrte, sah ich mehrere gleichgestaltete Lichtbogen, blasser und unschärfer, zweifellose Nachbilder. Ich hatte den Eindruck, als seien diese Lichtstreifen leuchtende Bänder um runde Säulen, deren viele, soviel wie ich solche Streifen erblickte, im Raum vorhanden sein mußten. Je undeutlicher sie hervortraten, um so weiter schienen sie zurückzuliegen. Der kleine Kellerraum schien sich ins Unendliche zu weiten. Über die Art der Decke erfuhr ich nichts, da mir von dort keine optischen Reize zuflossen. Ich glaubte, diese sonderbare Wahrnehmung

durch die veränderte Gestalt des Lichtreflexes und der lebhaften Nachbilder und
ihrer Vielheit erklären zu können. Ich glaube ferner, daß eine denkende Beschäftigung mit den Sinnesempfindungen, ein Suchen nach sinnesphysiologischen Erklärungen mich davon abhielt, der Phantasie freies Spiel zu lassen. Denn ich
könnte mir jetzt sehr wohl vorstellen, daß die Phantasie mühelos aus diesem säulen-
belebten Raum einen gotischen Turm gebildet hätte. Sicherlich wäre das Bewußtsein, im profanen Kellerraum zu weilen, dieser Vorstellung nicht hinderlich gewesen. Dr. M. verließ für kurze Zeit das Dunkelzimmer. Ich versuchte inzwischen,
meine Aufmerksamkeit abzuwenden von den optischen Erscheinungen und auf
meinen eigenen Körper zu lenken. Von meinen Händen und Fingern hatte ich das
Gefühl, als seien sie gedunsen, schwammig, unförmig: mal schien mir die Hand,
die rechte wie die linke, größer, mal kleiner. Über die Gleichstellung war ich nicht
richtig orientiert. Erst die Kontrolle mit der anderen Hand überzeugte mich von
der richtigen Lage, die Tastbewegungen waren ungeschickt. Ich suchte in den
Taschen nach der Zigarettenschachtel. Ich mußte über meine Ungeschicklichkeit
lachen. Ein paarmal fuhr ich an der Tasche vorbei, ich mußte sie mir optisch vorstellen. Nachdem ich die Hand glücklich hineingebracht hatte, bemerkte ich eine
Minderung der Fähigkeit des taktuellen Dingerkennens. Die Schachtel hielt ich
mit beiden Händen, fürchtete immer, sie würde meiner Hand wieder entfallen.
Deutlichkeit und Unschärfe der Empfindungen wechselten beständig. Das An-
zünden der Zigarette gelang besser. Ich war froh, am Ziel solcher mühsamen
Handlung angelangt zu sein. Ich bedauerte, daß Dr. M. gerade jetzt nicht zugegen
war, denn eine Untersuchung des Schwellenverhaltens wäre mir interessant gewesen. Die Bewegungen waren nun wieder geordnet, zielsicherer. Als Dr. M. ins
Zimmer trat, war ich damit beschäftigt, einen Eindruck von der vor den Augen
hin- und herbewegten flimmernden Zigarette zu gewinnen. Dabei gewahrte ich,
als das kleine rötliche Licht einen Halbkreis beschrieb, daß blitzschnell von rechts
nach links oder umgekehrt, je nach Richtung der geführten Bewegung lauter
Lichter auftauchten, etwa 12—15mal. Die einzelnen Lichtpunkte waren miteinander in keinem Augenblick der Bewegung verbunden. Sie entstanden in gleichen
Zwischenräumen, so wie sie in Erscheinung getreten waren nach Beendigung der
Bewegungen vor dem Auge, ohne selbst die geringste Bewegung zu zeigen, ein
Eindruck, wie er bei Betrachtung einer Lichtreklame entsteht. Es kam also nicht
zur Empfindung einer kontinuistischen Bewegungsempfindung. Bewegung wurde
erschlossen aus dem Nacheinander des Auftretens der einzelnen Punkte. Außerdem wurde das sukzessiv Gesehene unmittelbar darauf simultan gesehen. Der
Simultaneindruck war der stärkere. Dr. M. wiederholte diesen Versuch. Immer
das gleiche Resultat, immer wieder sah ich jenen Bogen, der aus nebeneinander-
geordneten Lichtpunkten zusammengesetzt schien. So sehr ich auch denkend versuchte, das Zustandekommen dieser Erscheinung zu erklären, ich fand keine Lösung. — Nun verkündete Dr. M., es sei Zeit etwas zu leisten. Wir würden jetzt
einige Sensibilitätsuntersuchungen vornehmen. Er ließ das Licht in den Dunkelraum. Ich war zwar geblendet, das Licht schmerzte und löste zugleich eine Kalt-
empfindung aus. Doch gewahrte ich, indem ich mich umschaute, jede Einzelheit,
jeden Helligkeitsunterschied. Ich wunderte mich über diese plötzliche exakte Umstimmung. Ich sehe mit einer Deutlichkeit, die mir bisher unbekannt war. Der
Kopf des Dr. M. schien mir etwas groß, gewichtig, stark, plastisch, etwas komisch.

Besonders auffallend waren die scharfen Gesichtszüge. Jede einzelne Falte trat scharf hervor. Licht und Schattenumgebung übertrieben lebhaft. So gewann das Gesicht nach und nach ein düsteres Aussehen. Das sonst sehr freundliche Gesicht machte einen mephistophelischen Eindruck. Die Reizhaare, die in einer Schachtel ihrer Länge nach parallel zur Bodenfläche geschichtet waren, erschienen zum Teil aufgerichtet, senkrecht zum Boden stehend. Und zwar nahm jedesmal dasjenige Haar, das ich fixierte, solche Stellung ein. Ich glaubte, die Haare hätten wirklich eine so ungeordnete Lage gezeigt. Doch überzeugte mich die Tatsache, daß immer nur die fixierten Haare solchen Lagewechsel zeigten, daß dies eine optische Täuschung sei, die ich mir nicht zu erklären vermochte. Die Untersuchung mit Reizhaaren an dem Mittelfingerbein der linken Hand hatte das Resultat, daß die Schwelle einen Wert von 0,03 g zeigte. Unterschieden wurden die Reizwerte: 0,03, 0,04, 0,05, 0,06, 0,07, 0,09. Das Reizhaar 0,08 war unbrauchbar. Alle Angaben waren ohne Ausnahme richtig. Wir bedauerten, daß nicht noch feinere Unterscheidungen möglich waren. Bei der Untersuchung hatte ich dauernd ausgesprochen visuelle Vorstellungen meiner Fingerkuppe; ich sah sie mit all ihren Einzelheiten, ihrem Epithelüberzug und sah die Ortsverschiedenheit, während die taktilen Reize einfielen. Obwohl der Versuchsleiter jedes Reizhaar nur einmal aufsetzte und das Aufsetzen des folgenden Reizhaares ankündigte, so fühlte ich doch jedesmal zwei bis drei kurz aufeinanderfolgende Berührungen. Bei jeder Berührung war es mir, als fiele ein kleines Sandkörnchen auf die Finger und als springe es daraufhin noch zwei- bis dreimal auf und nieder. Diese Doppelempfindung fehlte nur bei Reizstärke 0,03 (Schwellreiz).

Der Versuch, verschiedene Flüssigkeiten nach dem Wert ihres spezifischen Gewichts taktil zu bestimmen, gab schlechte, unverwertbare Resultate. Trotz der großen Müdigkeit vermochte ich nicht, auch nicht einen Augenblick, den Sinneseindrücken zu entfliehen. Es war mir unmöglich, mich nach außen hin abzuschließen. Immerfort hörte, fühlte, sah ich und hörte ich soviel gleichzeitig, daß ich unmöglich trennen konnte. Das „nebensächlichste" Geräusch war ebenso wesentlich, wie der experimentell erzeugte Reiz. Deswegen scheiterten auch so viele Versuche, weil ich meine Aufmerksamkeit nicht zu richten vermochte. Ein Aufmerken in dem Sinne, daß man sich von allen Eindrücken der Außenwelt oder von der Vielheit aller möglichen Vorstellungen abwendet, freimacht, und den Sinn hinwendet auf einen erwählten Reiz, Gedanken oder Einstellung, daß schien es nicht zu geben. — „Darf ich Sie jetzt zum Essen einladen." — Es war mir unmöglich zu fassen, daß jetzt Mittag sei. Der Gedanke, mich jetzt erneut zu beschäftigen, war mir zuwider. — Außerdem schien mir überhaupt noch keine Zeit verstrichen zu sein: Auch die erneute Aufforderung und die Bemerkung, daß es 1 Uhr sei, konnte meine Empfindungsinhalte nicht mit Zeit erfüllen. Natürlich konnte ich rechnen: Wir haben eine Reihe Versuche gemacht, wir haben uns über einige Fragen ausführlich ausgesprochen usw. Das war nicht möglich ohne Zeitablauf. 3—4 Stunden mögen dazu erforderlich gewesen sein. So kann es wohl sein, daß jetzt Mittag ist. Das Gefühl aber wurde durch die Berechnung nicht ergriffen. Ich gedachte eines Erlebnisses, das ich vor einigen Jahren gehabt: Als ich mich des Abends hinsetzte um zu arbeiten, es mochte 9 Uhr sein, war ich bald so in Gedanken vertieft, daß ich die Welt um mich her vergaß. Nach einer Weile schaute ich zur Uhr. Sie zeigte 6 Uhr früh, und ich glaubte doch bestimmt, höchstens 1 Stunde gearbeitet zu haben. — Solche Täuschungen glaubte ich nun besser zu verstehen, obschon ich nicht zu sagen vermochte, welcher Lebensvorgang Schuld daran habe. Ich hatte ein Zeitverständnis, woher aber nahm ich die Zeit, wenn nicht aus der Tätigkeit der Sinne? Sie ist gegeben, dachte ich. Doch kam mir gerade diese Ausflucht lächerlich vor. Fort mit solchen Gedanken, als ob ich sie nie gedacht hätte. Sie verwirren, sie führen zur Verzweiflung. — Endlich muß ich bemerken, daß das Erleben der Täuschung über die Zeitdauer, wie ich es eben aus dem Normalleben beschrieb, ein ganz anderes ist, als dieses der Zeitlosigkeit im Meskalinrausch. — Als wir den Kellerraum verließen, war mein Gang etwas unsicher. Ich hatte einige Male das Gefühl, als müßte ich mit dem Kopf an das Kellergewölbe anstoßen. Deshalb war ich sehr vorsichtig und bückte mich. Bei dem Eintritt in das Eßzimmer wieder Verlegenheit. Ich glaubte dort Menschen anzutreffen, wollte mich gerade verbeugen, als ich gewahrte, daß niemand im Zimmer sei. Die Helligkeit im Zimmer machte mich frieren. Diese Kalt- und Helligkeitsempfindung bestand nicht nur gleichzeitig, sondern schien mir ein und dieselbe zu sein. Eine Wärmeempfindung kam nicht auf, obgleich die Mittagssonne eines Sommertages das Zimmer ganz erfüllte. Im Keller hatte ich mich im Dunkeln wärmer gefühlt. Es wurde Suppe aufgetragen. Ich war erschreckt über den Geschmack, erkannte aber sogleich, daß man mir eine Kartoffelsuppe vorgesetzt hatte. Aber der Geschmack war so ausgesprochen Kartoffelgeschmack, so aufdringlich, daß keine angenehme Empfindung aufkommen konnte. Ich verspürte auch nicht im geringsten Hunger oder Appetit. Am eindringlichsten war wieder das Zeiterlebnis. Die Zeit wollte nicht verstreichen, immer noch saßen wir bei der Suppe. Diese unwichtige Beschäftigung schien mir eine Ewigkeit zu dauern. Ich wählte einen einfachen Weg zur ungefähren Zeitbestimmung; ich nahm noch einmal einen Löffel und gewahrte, daß die Suppe noch etwas warm war wie zu Beginn des Essens. Es konnte also gar nicht lange Zeit verstrichen sein, ich rechnete nur wenige Minuten, sonst hätte die Suppe ja wohl kälter sein müssen. Mit dieser Überlegung konnte ich mich ja wohl nicht zufrieden geben. Das Gefühl, daß die Suppe nun schon endlos lange Zeit vor mir stehe, konnte ich nicht überwinden. Die Einsicht bewirkte in keiner Weise eine Umstimmung dieser Empfindung. Die Erfahrung sowohl als die verstandesmäßige Zergliederung (Analyse) einer Handlung führte zur Zeiteinsicht; die Welt meiner Empfindungen war aber ohne Zeit, der Aufbau zu Empfindungskomplexen (Synthese der Empfindung) bedurfte einer verbindenden Zeitempfindung nicht. Ich sah mich erneut in Widersprüchen. Denken und Empfinden ging nebeneinander her. Wir werden sehen, wie schließlich auch das Denken durch die veränderten Empfindungsweisen beeinflußt wird. Ferner dürfen Sie glauben, daß nachher mitzuteilende optisch-akustische Erscheinungen die Aufhebung des „Zeitsinnes" einigermaßen befriedigend zu erklären imstande sind. Doch nun zu dem qualvollen Essen zurück. Die Bewegung der die Gabel haltenden Hand schien mir unglaublich langsam. Dr. M. teilte mir auf Befragen mit, daß an diesen Bewegungen außer einem mäßigen Tremor nichts Normabweichendes sei. Ich betrachtete aufmerksam meine Handbewegungen. Dabei zeigte sich, daß der Weg zum Munde nicht geradlinig, sondern vielfach gewunden, spiralig erschien. Da mich Dr. M. auf den Tremor meiner Hand aufmerksam gemacht hatte, glaubte ich, daß ich nichts anderes empfände als die enorm langsame durch den Tremor modifizierte Bewegung, wobei der durch den Tremor bewirkte Abweichungsgrad aber sehr viel größer schien als einem feinschlägigen Tremor entsprechen konnte. Ich zog den Vergleich mit einer Zeitlupenaufnahme.

Ich hatte sehr wenig gegessen, empfand weder Hunger noch Sättigung. Nach dem Essen kehrten wir in das Arbeitszimmer des Dr. M. zurück. Ich erhielt den Platz auf einem Ruhebett. An Ruhe aber war nicht zu denken. Ich stand in der Folgezeit unausgesetzt unter dem Eindruck: Mittag — Mittag der Natur, sinnlich gegeben durch die strahlende Helle der Mittagsonne, das muntere Zwitschern der Vögel, den Lichtwechsel der im Winde hin- und hergehenden Zweige und dem Blau des Himmels; werktätiger Mittag, vermittelt durch die Stimmung der Menschen, Klopfen und Hämmern drunten im Hof. Ich fühlte mich eins mit den knorrigen Ästen der Bäume und den kleinsten grünen Zweigen, die durchs Fenster schauten, die ich mit den Augen zu berühren schien. Es war mir, als zeige sich ein Teil meines Ichs draußen in den Bäumen als ein Zweig, als sei ich selbst in den Stimmen der Menschen, als hieße ich mich auf diese Stimmen reden. Das Klopfen draußen im Hof entstand an mir, mein Ohr schuf dieses Hämmern in angenehmen Rhythmen aus sich und zog es in sich zurück. In mir schuf dieser Rhythmus als ein angenehmer Ausdruck menschlicher Tätigkeit den Sinn der Arbeit. Ich fühlte diesen Sinn als ein immer Neuerschaffen der Welt, das nebensächlichste Wirken durchwirkte die Natur in ihrer Gesamtheit, in all ihren Einzelheiten. So wirkend allein erhält sich die Welt. Ich war beglückt, in diesem Gefühl einen Zusammenhang zu finden mit jenen Gedanken, die ich am Vormittag zu denken gezwungen war. Jede Einzelheit im Empfindungskomplex war so deutlich, so klar und scharf, nichts hob sich als Wesentliches von dem Gesamteindruck hervor, nichts trat als Nebensächliches zurück. Dennoch kein Chaos, keine Unbestimmtheit. Wesentlich immer war das Ganze, jenes Allgemeingefühl, das ich mir wieder als Gefühl des Mittags bezeichnen kann. Das Einzelne konnte weder gesondert Gegenstand des Nachdenkens werden, noch wurde es von einem Sinn isoliert empfunden. Die Stimmen der Vögel waren so klar, so hell wie der sonnige Himmel und ebenso kühl wie diese Helle. Und alles das empfand die Haut als eine frische, aufweckende Kühle. Mich wunderte sehr, daß Dr. M. unter Hitze zu leiden hatte. Das laute Bellen eines Hundes bewegte das ganze Bild, zitterte durch meinen rechten Fuß. Das war alles so deutlich, daß ich den Hund mit meinem rechten Fuß identifizieren zu müssen glaubte. Ich konnte nicht sagen, ob das Rufen und Sprechen der Menschen, die Fragen des Dr. M. oder das Bellen des Hundes eher an mein Ohr gedrungen war. Als ich so dachte, mußte ich erkennen, daß all dies noch fortwirkte und gleichzeitig fortbestand. So war dieser Mittag ewig, kein Ende abzusehen, wenn auch die Vernunft ein Ende bestimmte. Wenn ich die Augen schloß, war die Vorstellung der mittäglichen Landschaft so lebhaft, als sähe ich mit offenen Augen. Nur schien mir alles größer. Die Wände des Zimmers fehlten, ich fühlte mich inmitten der Landschaft, ich sah ringsum mich her, als ob mir überall Augen gewachsen seien. Nur einmal glaubte ich, alles rechts zu sehen. (Zum Verständnis dieser Täuschung ist wohl wichtig, daß dicht links neben mir eine durchgehende Wand abschloß, rechts die Fenster den Blick nach außen frei gaben.) Als ich die Augen wieder öffnete, wurde mit der größeren Eindringlichkeit des Visuellen auch das Akustische lauter, deutlicher, wie überhaupt dieser oder jener Empfindung meist die eines anderen Sinnes entsprach. Es bewirkte also ein Reiz gleichzeitig Empfindungen durch verschiedene Sinnesorgane. — Ich stand gegen die äußeren

Reize offen ohne Hemmung und vermochte nicht mich abzuschließen. Alles, was draußen war, hatte in mir Platz. Einmal empfand ich die Welt, als sei sie in mir, das andere Mal, als sei ich nicht mehr, sondern nur die Welt empfindend. Ich konnte Reiz von Empfindung nicht trennen, nicht Bewegung von Reiz. Alles war eins. Wenn die Vernunft mir sagte, daß da etwas nacheinander geschah, so empfand ich doch vielmehr das gleichzeitige Nebeneinander. Die Bewegungen schienen erstarrt, wie der Ausdruck einer Bewegung im Bildwerk, das auch die Bewegung als solche zu erkennen vermag. Daß aber akustisches Nacheinander zeitlich nicht zu trennen war, vor allen Dingen im Visuellen Simultanempfindungen hervortreten ließ, die den akustischen Reiz weit über die Zeit seiner Einwirkung hinaus überdauerten und der Beobachtung zugängig machten. Dadurch erhielt das Simultane eine Sondervorstellung. Waren solche Synästhesien besonders lebendig, so war ein Denken ganz unmöglich. (In einer Sinnessphäre, die nur miteinander bot, vermochte das Denken nichts.) Es war weder in Empfindungen, noch in den Vorstellungen ein Nacheinander, das denkend hätte verknüpft werden können. Überlegte ich, als ich zum Denken den Weg wiedergefunden, was eigentlich unlogisch sei, und ob mir etwa im Laufe der Beobachtungen Unlogisches begegnet sei, so mußte ich mir sagen, daß mit dem Begriff Unlogisch eine unangenehm schmerzhafte Empfindung verbunden war, andererseits schien das Wiedergeschehende in den Empfindungen, das Verwirrende, gleichbedeutend mit Unlogisch zu sein.

Im Hörsaal versuchte ich Klavier zu spielen. Ich war sehr gehemmt; die Finger folgten dem Willen nicht. Das Sitzen störte sehr. Außerdem (wohl den Tatsachen entsprechend) ließen sich einige Tasten schwer, andere sehr leicht niederdrücken. Daß das Instrument sehr verstimmt war, löste ein Ekelgefühl aus. Dr. K. spielte auf der Geige. Es schien eine moderne fugenmäßige Bearbeitung eines Themas von Bach oder Händel zu sein. K. spielte sehr geschickt. Ich hörte aber die unscheinbarsten Fehler heraus. Es klingt vielleicht vermessen, wenn ich sage, daß mir wohl kein Fehler entgangen ist. Doch kam ich mir selbst in diesem Augenblick als strenger Kritiker vor, eine Eigenschaft, die ich in Musikangelegenheiten für gewöhnlich nicht zeige. Ich glaube in der Tat, daß mein Gehör so geschärft war und die geringste Unebenheit sehr unangenehm empfand. Diese kritische Einstellung bildete eine geschlossene Gesamtempfindung. Noch ein anderes Moment wies auf die übertriebene Empfindlichkeit des Gehörs hin. Während des ganzen Spielens war jeder Ton in seiner Qualität gespalten, d. h. ich hörte bei jedem Griff einen durch Streichen hervorgerufenen Ton und einen nachfolgenden kurzen Ton, der durch das Abheben der Finger an den Saiten bedingt zu sein schien. — Ich war etwas enttäuscht, daß mir die Musik keinen besonders tiefen Eindruck machte. Sie rauschte vorüber, sie versank, ohne in das Erhabene zu führen. Hatte ich doch bereits den ganzen Tag in Spannung zugebracht, es möchte etwas Außergewöhnliches geschehen, ich würde etwas Bewegendes, Entscheidendes erleben. Wir kehrten in das Dunkelzimmer zurück. Auf dem Kellergang, der mit Fließen bedeckt war, hatte ich ein merkwürdiges Raumerlebnis. Ich sah die entfernter liegenden Fließen größer als jene zu meinen Füßen. Beim Gehen rückte dieses verzerrte Bild gleichmäßig vor; auf mich zu wurden die Fließen kleiner, von mir weg größer. Ich vermag die Raumtäuschung, die dadurch hervorgerufen wurde, nicht auszudrücken. Ich hatte aber den Eindruck des Unebenen. Im Dunkelzimmer trat mir das Dunkel wieder als etwas Warmes, Weiches entgegen. Draußen fuhr ein Wagen vorüber. Das laute unregelmäßige Stoßen der Räder gegen den Boden löste eine unangenehme, harte Empfindung aus. Beim Abklingen des Geräusches ging diese Empfindung ins Weiche über. Dr. M. klopfte mit dem Finger einige Male in mehr oder weniger gleichen Abständen gegen die Wand des Schrankes. Ich hörte jeden kurzen, dumpfen, unmittelbar abklingenden Ton, während ich gleichzeitig vor den Augen kleine graue Kreisflächen auftreten sah. Jedem Ton entsprach eine solche Kreisfläche. Die erste bestand noch deutlich, scharf begrenzt, als die letzte, dem letzten Klopfen entsprechend, im Blickfeld auftrat. Nach Beendigung der akustischen Reize bestand also ein dem Reizbild genau entsprechendes visuelles Bild fort, ohne daß ein optischer Reiz eingewirkt hätte. Bei Wiederholung des Versuchs achtete ich auf Intensitäts-, Größen- und Zeitverhältnisse. Es erwies sich, daß je stärker der akustische Reiz, um so größer und deutlicher das visuelle Bild war; je langsamer die Zeitfolge, um so weiter rückten die Kreise auseinander. Also zweifellos ein ganz gesetzmäßiges Verhalten. — Langsam klang die Über- und Andersempfindlichkeit ab. Mir war, als stiege ich von einer Höhe, die ich nie gekannt, nie geahnt, mühsam herunter ins Tal, da alles langsam und mühsam gewonnen, was dort oben dem Schauenden auf einmal offenbart wird.

Ich habe versucht, den Zustand, in dem meine Sinne sich an jenem Tage befanden, möglichst getreu zu schildern. Die Erklärungsversuche sind nur insoweit in die Niederschrift eingetragen, als sie tatsächlich während jener Zustände das Denken beschäftigten.

26a.

Arzt. Dos. 0,5.

Kurz nach der ersten Injektion Übelsein und Brechreiz. Beides verlor sich etwas — ich las eine Ode aus *Spittlers* Olympischem Frühling und begann eine zweite Ode zu lesen, aber es fiel mir schon hier einer gewisse Teilnahmslosigkeit an dem Gelesenen auf. Warum macht Aphrodite diese läppischen Scherze? Warum dieser ewige Zank mit Pallas Athene? Ich mußte lächeln darüber. *Spittler* interessierte mich bisher doch vielmehr. Ich verstand nicht recht, was ich eigentlich sonst so Großes dahinter gesucht hatte. Darüber wurde ich etwas müde und ein leises Gefühl der Benommenheit kam über mich. Ich wehrte mich heftig dagegen, und das Gefühl des langsamen Sichentgleitens wurde eigentlich mit den heftigen Abwehrbestrebungen auch immer deutlicher.

Die zweite Injektion um 11 Uhr war lange nicht so schmerzhaft und das vermehrte Unwohl- und Übelsein, das ich erwartet hatte, blieb aus. Ich spürte wohl die Stichstelle, aber sie stand nicht mehr so im Vordergrund der Sensationen wie noch vor einer halben Stunde.

11,15 Uhr finde ich eine Notiz: „Gefühl wie bei beginnendem Alkoholrausch. Keine Euphorie. Dabei starke Unsicherheit im Schreiben und ataktisches Gefühl." Das Gehen im Zimmer ging, aber mit großem Energieaufwand.

11,25 Uhr. Notiz mit schlechter Schrift: „Übelkeit, nicht die geringste Konzentrationsfähigkeit, unangenehmes Gefühl zwangsmäßiger Beeinflussung seelischer Vorgänge."

Beim Niederschreiben habe ich retrospektiv das Empfinden, als ob um diese Zeit mein eigentliches „Erlebnis" beginnen würde. Auf den Augendruck von

Dr. B. hin erschienen mir zahllose farbige Kugeln, besonders *rote* und grüne, die
vor mir ziemlich wahllos durcheinanderschossen. Ganz vorübergehend schien sich
das Chaos schwirrender Kugeln in harmonische Bewegungen fügen zu wollen, um
kurz danach wieder sinnlos durcheinander zu sausen. Das Muster an der Tapete,
die Teppichmuster begannen sich zu bewegen. Ich mußte immer wieder hin-
starren. Das Tapetenmuster erschien drei- bis vierfach *über*einander, etwas verschoben gegeneinander, reichhaltiger, aber immer streng geometrisch in den Formen. Dann begannen Bewegungen der Ebenen übereinander hin und her von
rechts nach links, dann von oben nach unten, die Bewegungen wurden viel-
gestaltiger. Zu der Ebenenbewegung gegeneinander kam eine davon unabhängige
Bewegung einzelner Figuren. Ihre Linien begannen zu laufen, zu rollen, wurden
perspektivisch, kamen von hinten hervor, verloren sich nach der Peripherie zu.
Dabei immer noch die deutliche Wahrnehmung, daß dies drei- bis vierfach hintereinander geschehen würde. Die Bewegungsformen wurden immer komplizierter,
und schließlich schwand plötzlich das Bewegungsmäßige des Bildes und machte
irgendeinem optischen Eindruck Platz, der einfach gelb war — ohne Zeichnung
oder Bewegung. — Gleich darauf wieder die Bewegungen! Diesmal nahm ich
gar nicht erst sie Tapete wahr. Die Bewegungen waren gleich sehr stürmisch,
kamen von hinten hervor, schicht- und stoßweise, ähnlich wie im schlechten
Filmbild. Keinerlei Beziehungsgefühl zu dem Gesehenen! Mich hatte dieser optische Eindruck. Wie ich mich dazu stellte, ob er etwas bedeutete, darüber hatte
ich gar keine Vorstellungen. Es war mir sehr unangenehm, daß Dr. B. mich heraus-
riß, um mich in den Keller zuführen. — Unsicheres Gefühl beim Gehen und un-
heimliches, aber doch erwartungsfrohes Gespanntsein. Alle Linien wuchsen sich
aus. Der Gang war sehr lang, die Türen sehr hoch, alles wollte sich immer fortsetzen. Es gab keine richtig begrenzten Linien mehr. Das Gefühl war gar nicht
unangenehm dabei: Kein Schwindelgefühl.

Im Keller selbst nahm ich alle Gegenstände wahr, aber sie interessierten mich
wenig. Ich war froh, daß Dr. B. endlich das Licht auslöschte. Sofort stürmten
die Bilder mit rasender Schnelligkeit auf mich ein. Rot und grün, ein prächtiger
Kristallkosmos. Ich im Zentrum. Tausende und abertausende Facetten glänzten
um mich herum. Alles schien wie von höherem Glanze erleuchtet. Wieder die
Bewegungen, diesmal aus mir heraus. Nicht aus meinem Körper. Ich empfand
das wenigstens nicht. Nur sah ich, daß die Linien ganz nahe von mir kamen
und nach allen Seiten und zugleich in unendliche Entfernungen ausstrahlten.
Die herrlichsten farbenprächtigsten Variationen erschienen. Bald war alles grün,
nacheinander alle Nuancen durchlaufend, dann ein prachtvolles braunrot. Alles
sehr imponierende Farben. — Da die Frage von Dr. B., ob ich andere Farben,
z. B. blau sehen würde. Und bald sah ich auch blau und gelb, aber nicht so wechselnd in allen Schattierungen wie rot und grün. Und auch nicht so lange anhaltend. Warum beeinflußte mich Dr. B. immer? — Die buntesten Kugeln begannen durcheinander zu schießen. Wahllos, sinnlos, wie bei einem Feuerwerk.
Plötzlich von den Ecken sauste es herein, dann ein Blitz — alles weg — gleich
wieder neue Kugeln, diesmal von anderen Seiten. Ich mußte lachen. Das schien
mir sehr spaßig. Es wirbelte alles wie irrsinnig durcheinander und plötzlich wie
ein leiser Knall — dann alles schwarz, und heraus aus dem schwarzen Raum
traten lauter hakenkreuzartige Figuren. Unzählige, alle um mich herum, hinten

und vorn, oben und unten, rechts und links. Ich mußte wohl in der Mitte sein.

Es waren keine richtigen Hakenkreuze, sondern mehr so 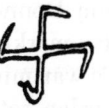 Und nun begannen von den Spitzen der Zacken zahllose Linien auszustrahlen in Schrauben und
Spiralen, in Blitzen und ruhigen Linien. Mit dem Eintreten der Musik schwanden
die Hakenkreuze. Eigenartige, meist wieder rot und grüne geometrische Figuren
in mehreren Ebenen übereinander erschienen wieder. Diesmal in angenehmen
Rhythmus sich bewegend, rascher und langsamer, manchmal schaukelnd und
wiegend, immer wieder von innen und von der Ferne herkommend und sich
nach außen hin verlierend, in den bizarrsten architektonischen Formen, z. B. Bild 1

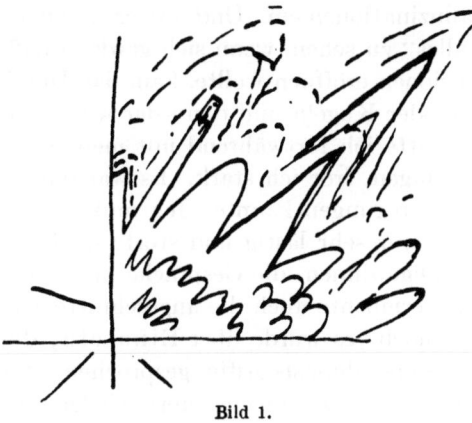

Bild 1.

Dann begannen die Linien sich auch einzukerben, z. B. das spitze Dreieck aus
der Figur sah dann so aus (Bild 2). Oder die Linien im Rundbogen rollten sich auf
(Bild 3). Farbenpracht und Rhythmus kamen in eine gewisse unfaßliche Harmonie.

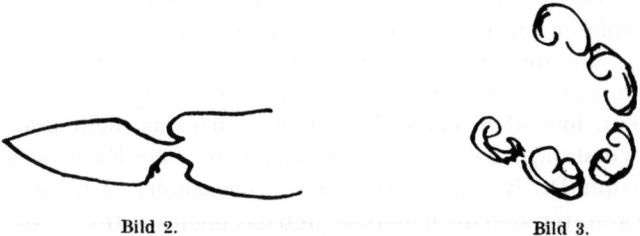

Bild 2.　　　　　　　　　　　　　　Bild 3.

Dann wieder irgend eine äußere Beeinflussung durch Musik, die gar nicht zu
meinem Rhythmus paßte. Das Bild schwand. Ich sprach einige Worte mit Dr. B.
und hatte ein Erlebnis, das mir jetzt beim Niederschreiben noch unheimlich ist.
Meine Hand, ich hatte sie gerade während meiner Worte mit Dr. B. von der Stirn
erhoben, sah ich im Dunkeln ganz deutlich vor mir. Sie war bleischwer, die Finger
hingen matt und schwer herunter. Ein Teil des Unterarmes war noch daran,
und dann sah ich nichts mehr. Und von hieran schwand auch das Gefühl der
Zusammengehörigkeit mit meinem übrigen Körper. Das Kontinuitätsgefühl für
den rechten Arm war vollkommen erhalten. Ich erzählte Dr. B. das Erlebnis und

prüfte so halb im Erzählen und Staunen über meine linke Hand immer wieder die rechte. Zum Donner! Ich fühlte diese Hand als mir gehörig, die Finger bewegten sich, das merkte ich, und doch hatte ich absolut kein Zusammengehörigkeitsgefühl. Es war mir sehr unerträglich. Die Finger wurden länger und länger, ihre Linien wurden rot und grün, verliefen ins Unendliche, jetzt wurdens viele hundert Finger, und leuchteten jetzt wieder nur vier und schwarze daraus. Der optische Eindruck siegte schließlich über die Sensationen, die Finger gingen unmerklich in Figuren über, und alle die mannigfaltigen Teppichmuster und Kristallformen mit ihren Farben leuchteten wieder auf. Gelegentlich waren all diese Wahrnehmungen von unangenehmen körperlichen Symptomen wie Frösteln, zwangsmäßiges Krampfen der rechten Quadricepsmuskulatur und einem sehr unangenehmen Trismus unterbrochen; der Trismus stellte sich übrigens immer am Höhepunkt der Halluzinationen ein. Und immer, wenn ich glaubte, nun noch mehr, ja schließlich „alles" zu sehen, wenn sich gewissermaßen ein neuer Raum in unbekannten Dimensionen eröffnen wollte, kam das Durchzucken der ganzen Erscheinung, die Blitze oder Kugeln und dann der widerliche Trismus, der sich nur langsam löste. So hatte ich fortwährend mit meinem Körper zu kämpfen.

Als wir zum Essen gingen, fror ich stark. Es war das Frieren, das ich von früher her bei heftigen Erregungen kannte. Ich mußte mich stark zusammennehmen. Das Essen war mir sehr lästig und störte mich. Den Speisen konnte ich nichts Sonderliches abgewinnen, die Gespräche hörte ich. Sie interessierten mich gar nicht und ich vermochte auch die angeschnittenen Themata gar nicht zu verfolgen. Ich weiß noch, es wurde über Einstein, die Elektronentheorie und über atomistische Vorstellungsbegriffe gesprochen. Wenn ich nur einen Moment mich mir selbst überließ, kamen sofort wieder die optischen Erscheinungen. Das Tischdeckenmuster, die Tapete, der Anzug von G., alles bewegte sich in Ebenen übereinander, bald einförmig, bald kreisend und wogend. Das Essen wurde mir unangenehm lang. Vieles kam mir auch lächerlich vor. Warum weiß ich nicht. Ich mußte zeitweise gegen das Lachen ankämpfen. Dabei war mir gar nicht lächerlich zumute. Ich war ausgesprochen dysphorisch. Die Bilder beim Essen empfand ich als zeitweise sehr quälend durch ihre einförmigen Bewegungen. Das konnte nicht der Urgrund alles Geschehens sein! — Man sah mich an, ich merkte das, aber ich hielt es nicht für nötig, deswegen aufzusehen, Ich fühlte genau, hier oben beim Essen konnte ich das nicht erleben, was mir doch sicher bevorstand! Es mußte etwas kommen! Das Essen wurde unerträglich lang. Warum Dr. B. wohl den Stuhl zurückschob? Alles wollte mich beobachten! Sie konnten sich doch denken, daß das mich störte! — Nach dem Essen im Zimmer von Dr. B. kam ich in ganz eigenartige *Raum*verhältnisse. Ich sah an mir herunter, ich sah noch das Sofa, auf dem ich lag. Aber dann kam nichts, ein völlig leerer Raum. Ich war auf einsamer Insel, im Äther schwebend. All meine Körperteile unterlagen keinen Schweregesetzen. Jenseits des leeren Raumes — das Zimmer schien enträumlicht — erstanden die phantastischsten Gebilde vor meinen Augen. Ich wurde sehr aufgeregt, schwitzte etwas, fror wieder und mußte unaufhörlich staunen. Endlose Gänge mit prachtvollen spitzigen Bögen, prachtvollen bunten Arabesken, grotesken Verzierungen. Schön, erhaben und hinreißend durch ihre phantastische Pracht. Das wechselte und wogte, baute auf, verfiel, entstand in Variationen wieder, schien bald nur Ebene, bald räumlich dreidimensional, bald in endloser Perspektive im All sich verlierend. Die Sofa-Insel entschwand, ich empfand mein körperliches Dasein nicht mehr; zunehmendes, sich unermeßlich steigerndes Gefühl des sich Auflösens. Eine große Spannung kam über mich, es mußte sich mir Großes enthüllen. Ich würde das Wesen aller Dinge sehen, alle Probleme des Weltgeschehens würden sich enthüllen. Ich war entsinnlicht. Dann das Dunkelzimmer. Wieder stürmten die Bilder phantastischer Architekturen auf mich ein. Endlose Gänge im maurischen Stil, alles in fließender Bewegung, wechselten mit anschaulichen Bildern merkwürdiger Figuren. Ein Muster war besonders häufig und in den mannigfaltigsten Variationen vertreten. Das Grundproblem kam immer in einer Form heraus, die mich an eine Zeichnung auf der Stirn eines hölzernen mexikanischen Pferde- oder Büffelschädels im Hause R. erinnerte, eine Kreuzform, etwa so:

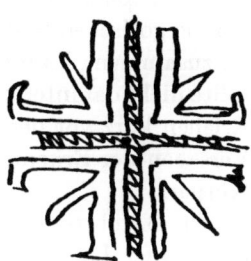

Die Proportion war rechteckiger als auf der Zeichnung, sehr viel höher und schmäler. Unaufhörlich quoll es aus den mittleren Kreuzlinien heraus, verlief schlängelnd und züngelnd, aber doch in strengster Linienform nach den Seiten. Auch die Kristallbilder kamen wieder, immer rascher, immer wechselnder, immer bunter und leuchtender in den Farben. Dann wurden die Bilder ruhiger, langsamer und getragener, und heraus schälten sich zwei ungeheure kosmische Systeme, die durch eine Art Linie in ein oberes und unteres getrennt schienen. Prachtvoll leuchtend aus eigener Kraft erschienen sie im endlosen Raum. Aus ihrer Tiefe kamen immer neue Strahlen, immer verklärtere Farben, und mit zunehmender Vollendung bekamen sie längliche Prismengestalt. Zugleich damit setzte aber auch Bewegung ein. Die Systeme näherten sich einander, zogen sich an und stießen sich ab. Ihre gegenseitigen Strahlen brachen sich in unendlich feinen zitternden Molekülen auf der mittleren Linie. Diese Linie war imaginär. Es kam das Bild einer Linie durch die gleichmäßige Brandung der Strahlen zusammen. Dies waren für mich zwei große (kosmische) Weltsysteme, beide gleich stark, beide gleich wuchtig in ihrem Ausdruck, beide gleich differenziert in ihrem Aufbau, in ewigem Kampfe miteinander. Und alles Geschehen in ihnen war in ewigem Fluß. Anfangs rasend rasch, dann allmählich in einen getragenen Rhythmus übergehend. Ein zunehmendes Gefühl der Befreiung kam über mich. Hierin mußte sich alles lösen, im Rhythmus lag letzten Endes das Weltgeschehen. Immer langsamer und feierlicher, zugleich aber auch immer eigenartiger, unbeschreiblicher wurde der Rhythmus, immer näher mußte der Augenblick kommen, wo die beiden polaren Systeme miteinander schwingen konnten, wo ihre Kerne sich zu einem geradlinigen Bau vereinigten. Dann sollte ich alles sehen können, dann waren meinem Erleben und Verstehen keine Schranken mehr gesetzt. — Ein widerlicher Trismus riß mich aus dem Augenblick höchster Spannung heraus. Die Zähne knirschten, die Hände schweißten, und die Augen brannten mir vom Sehen. Ich hatte ein ganz eigenartiges Muskelgefühl. Ich hätte jeden einzelnen Muskel getrennt aus dem Körper herausnehmen können. Eine sehr unglückliche, sehr unbefriedigte Stimmung kam über mich. Daß mich mein körperliches Empfinden immer aus dem höchsten seelischen Schwung bringen mußte! — Im Rhythmus mußte sich alles lösen, im Rhythmus lag das letzte Wesen aller Dinge, ihm war alles untergeordnet; der

Rhythmus war für mich metaphysisches Ausdrucksmittel. Und wieder kamen
die Bilder, wieder die beiden Systeme, diesmal hörte ich aber zugleich mit ihrem
Auftreten Musik. Von unendlicher Ferne kamen die Töne, sphärischer Klang,
langsam schwingend, gleichmäßig hoch und tief, und mit ihr bewegte sich alles.
Dr. B. machte Musik, aber sie paßte gar nicht zu meinen Bildern und zerstörte sie.
Immer wieder kamen sie, immer wieder die starke seelische Spannung, der Wunsch
nach Lösung, und immer wieder im entscheidendsten Augenblicke der schmerzhafte Kaumuskelkrampf. Kristalle in magischem Glanze mit schillernden Facetten, abstrakte erkenntnistheoretische Letztheiten erschienen hinter dunstigem,
feinem Schleier, den das Auge vergeblich zu durchdringen suchte. Wieder kamen
Formen, die miteinander kämpften. In konzentrischen Kreisen von innen her
gotische, von außen romanische Formen. Immer jubelnder, immer kühner drängten die gotischen Spitzen zwischen die romanischen Rundbögen ein und drückten
sie zusammen. Und wieder kurz vor der Entscheidung das Zähneknirschen. Ich
sollte nicht dahinter kommen. Ich stand mitten im Weltgeschehen, im kosmischen
Erleben kurz vor der Lösung. Diese Unmöglichkeit des letzten Erfassens, dieses
Versagen der Erkenntnis war verzweifelnd. Ich war müde und litt unter meinem
Körper.

Dr. B. führte mich in einen Nebenraum vor eine Leinwand, auf die der Lichtkegel einer Laterna magica fiel. Das auf die Wand geworfene Landschaftsbild
mit einer Burg im Vordergrund erschien in den prächtigsten Farben. Erst auf
die Aufforderung hin, das Bild einmal genauer anzusehen, ob es wirklich Farben
hätte, erstaunte ich für kurze Zeit, daß es ein farbloses Diapositiv war. Aber
sofort kamen auch wieder die Farben. Die harten Konturen wurden wieder
fließende Linien. Über die Täler und Hügel hin wogte es, die Linien bewegten
sich von rechts nach links auf und nieder. Die Farben wechselten in den zartesten
Nuancen. Dann war das Bild plötzlich von Rot übergossen, dann von Grün und
Blau. Ebenso das Bild von Neapel mit dem Vesuv im Hintergrund. Hier waren
es weniger die Farben als die eigenartigen Bewegungen, welche die einzelnen
Gebäudekomplexe zeigten. Die kreisförmigen Stadtteile zogen sich zusammen,
dehnten sich wieder aus, überschnitten einander wie Öl auf einer bewegten Wasser-
fläche. Dann kamen einfache, weiße Vierecke und Ringe und mit ihnen all die
prächtigen Bilder maurischer Architekturen, die phantastischen des schon einmal
gesehenen mexikanischen Ornaments. Wieder gewann der Rhythmus eine beherrschende Stellung, wieder kämpften zwei Formen miteinander. Das tiefste
Wesen, das aus diesen Bildern sprach, war nicht lieblich und schön, sondern
grausam und erhaben, ihre Ausdrucksformen spitzig und kühl, ihr Kampf trug
den Stempel der Vernichtung. Immer wilder und großartiger wurden die Bewegungen, immer rauschender das Geschehen. Ich war ekstatisch und meine
Seele schwang mit im brausenden sphärenhaften Rhythmus. Geradezu verletzend
wirkte in diesem Augenblick das vorgeschobene Bild einer Situationskomik beim
Zahnarzt. Ich war wütend über das Bild. Es blieb und veränderte sich nicht.
Ich war völlig nüchtern und wach geworden, keine Linie wankte, keine Farbe
wechselte.

Erst im Dunkeln sah ich wieder die Architekturen. Zwei gotische Fenster
nebeneinander, sich etwas überschneidend. Endlose Perspektiven, Gänge und
Säulenhallen. Es wäre erschöpfend, die Unzahl der Bilder zu beschreiben, die

kamen und verschwanden, und deren Vision im schönsten Augenblick durch den niederträchtigen Kaumuskelkrampf unterbrochen wurde. Mit allmählich erwachendem Bewußtsein kam der Wunsch, sich gewollte Bilder vorzustellen und auswirken zu lassen. Vieles, was in der letzten Zeit Eindruck auf mich gemacht hatte, zog mir vor die Seele. Aber ich sah sie nicht, die Sixtinische Madonna und die Hodlerschen Figuren. Aber die Bilder, die ich sah, trugen irgend etwas von ihrem Geist, schienen eine Verkörperung ihres künstlerischen und geistigen Wertes.

Nun begann ein unangenehm schwankender Bewußtseinszustand. Das innere Hängen an dem Erlebten, der erwachende Wunsch nach Willen und Vorstellung schufen eine unleidliche Zwitterstimmung. Das Zitieren gesehener Bilder war ebenso unmöglich wie eine klare Orientierung. Immer drängte sich wider Willen die ganze optische Phänomenologie der Teppich- und Tapetenmuster auf. Dazu kamen eigenartige Empfindungen, während ich in Dr. B.s Zimmer lag. ,,Sollte mich Dr. B. beobachten? Wie war das Zimmer gebaut? Sicherlich so, daß man mich vom Nebenzimmer aus beobachten konnte? Weswegen war er auch heute Morgen so lange weggeblieben? Natürlich, ich sollte möglichst unbeeinflußt sein! Ob das wohl alles durch den Schreibtisch verdeckt wäre? Hier mußte man durchsehen können! oder durch das Telefon? Ich deckte Gesicht und Augen mit Kissen zu, aber die Bilder waren matt, der Körper quälte mich, ich litt an zwangsmäßigen Jaktationen besonders im Oberschenkel und an den Armen. Die Kiefermuskeln schmerzten mich erheblich. Ich fing an, im Zimmer auf und ab zugehen. Die Nüchternheit und Realität der Umwelt war niederdrückend, Nichts, was ich sah, entsprach meiner Stimmung. Was auch hätte kommen mögen, es hätte mich nichts erastant. Ich brannte direkt darauf, wieder zu erleben. Ich begriff nicht, daß wirklich alles so eintönig sein sollte. Ich hielt mich innerlich bereit zu einem unerhörten Erlebnis: Ich harrte ja noch der Lösung! — Eine lange Spanne Zeit dünkten mir die vergangenen Stunden. Ich war reich geworden, das Erlebnis war wertvoll für mich, wenn es mir auch die endliche Lösung des Weltproblems die letzte metaphysische Erkenntnis versagt hatte. Ich hatte nicht hinter die Dinge gesehen.

26b.
Nachträgliche Stellungnahme zum Rauscherlebnis.

Über einer allgemeinen depressiven Einstellung und Empfindung, die zum Teil wohl durch den ungeheuren Kontrast der Erlebnisse im Rausch gegenüber den alltäglichen sinnlichen Eindrücken hervorgerufen sein möchte, dominierte das feste Bewußtsein, Größeres, Intensiveres erlebt zu haben als die Menschen der unmittelbaren Umgebung. Diese Wirkung hielt in ausgesprochener Weise noch über eine Woche an und verlieh dem seelischen Erleben während dieser Zeit eine ganz bestimmte affektive Betonung. Was mir während der ersten Tage besonders auffiel, war die deutliche Hemmung der Entschlußfähigkeit und die Neigung, sich Träumen oder der Deutung der Meskalinerlebnisse hinzugeben, die ich sonst, auch nach intensivem Erleben, nie so sehr empfunden habe, und deren Grund in meiner Persönlichkeit allein nicht begründet ist. Wenn ich von Deutung spreche, so ist das nicht ganz richtig. Ich empfand eigentlich wenig Bedürfnis, die Erlebnisse zu deuten oder nachträglich in der Erinnerung besonders zu formen und ihnen Inhalte zu verleihen, sondern ihr ursprünglicher und im Rausch empfundener Sinn und ihre Wertung blieben auch in der nachherigen Einstellung als etwas Unumstößliches, fast möchte ich sagen, nicht Angreifbares erhalten. Ich glaube auch nicht, daß die Prävalenz der Deutung des Erlebens im Rausche selbst durch seinen besonderen Inhalt hervorgerufen war, sondern mehr durch die Wucht und die Intensität des Erlebnisses. Das letztere mochte es auch gewesen sein, was die ganze Einstellung nach dem Rausch so eigenartig charakterisierte. Die nüchterne Realität ekelte mich an, ich sehnte mich in meinen Traumzustand zurück. Es war mir noch stundenlang nachher unmöglich, in faßbare Beziehung zur Umwelt zu treten. Alles um mich her war mir völlig gleichgültig. Ich sah es, verstand es, empfand mich selbst aber ganz teilnahmslos und objektiviert. Immer wieder zog es mich zu meinem Erleben, jede Faser in mir war auf das höchste gespannt, immer noch glaubte ich, in den nächsten Minuten etwas Unerhörtes erleben zu müssen, einen Augenblick erhaschen zu können, in dem ich den Ablauf alles realen Geschehens in seinem Tempo und seiner Intensität hätte steigern können. So gefielen mir die Bilder, welche Dr. B. nachträglich von den großartigen Architekturen des Aztekenreiches zeigte, ganz besonders und regten sofort durch ihre bizarren Formen meine Phantasie an. Hier war wenigstens etwas, das einen besonderen Stempel trug, das sich aus dem Rahmen übrigen durch sinnlich augenfällige Merkmale hervorhob. Alles übrige setzte sich aus realen, nackten, kleinen, spießigen Tatsachen zusammen, die man ruhig übergehen konnte. Es war mir unmöglich, daß alles fernerhin sich so langweilig abrollen sollte. Ich empfand mein Leben vor dem Rausche gar nicht. Es gab nur ihn, dann das Erwachen und den jetzigen Zustand. Die innere Bereitschaftsstellung auf irgend etwas Unerhörtes blieb meine einzige Hoffnung, in die ich mich flüchten konnte. Nichts hätte mich gewundert, was auch geschehen wäre. Auch die Vorstellung etwa einer erneuten Revolution, die Dr. B. gesprächsweise in mir wachrief, hatte absolut nichts Erstaunliches oder Beängstigendes an sich. Ich faßte es lediglich als eine sehnlichst erwartete Unterbrechung des täglichen Alltaglebens auf. Jede kritische Einstellung zu der Bedeutung eines solchen Geschehens ging mir völlig ab. Konsequenzen gab es keine für mich, es gab nur augenblickliche, stark sinnlich betonte Erlebnisse.

Diese Stimmungslage hielt fast den ganzen Abend noch an. Etwa 3—4 Stunden nach dem Erwachen gelang es mir noch, durch strenges Fixieren eines Punktes einen ganz matten Abglanz der farbenprächtigen Bilder mit ihren Bewegungen hervorzurufen, der aber rasch wieder durch stärkere sinnliche Eindrücke der Außenwelt übertönt wurde. Mit ihrem Verschwinden versank die letzte greifbare Beziehung zum Meskalinerlebnis. Bis in die Nacht hinein verfolgte mich noch immer das zeitweilige Frösteln, der Trismus und eine abnorme Hyperhydrosis an den Händen.

Die ganzen Eindrücke während des Rausches blieben die Dominante im seelischen Erleben, wie gesagt, über eine Woche lang, zuletzt in nicht mehr erwünschter Weise. Geradezu zwangsmäßig geschah das Abreagieren im Erzählen. Ich war kaum eine Minute mit einem Menschen zusammen, so überflutete ich ihn mit Erzählungen über das Erlebnis, ohne darauf Rücksicht zu nehmen, ob ihn das nun interessierte oder nicht. Meist war ich dann am Schluß meiner Erzählung über seine mangelnde Aufnahme, über die Affektlosigkeit, mit der er alles hinnahm, sehr enttäuscht. Ich nahm mir das fernere Schweigen über die Sache fest vor — um sie bei nächster Gelegenheit wieder zu erzählen. Dies Dilemma wurde immer stärker und heftiger, bis ich es schließlich überwunden hatte. Eine objektive Gültigkeit habe ich den Erlebnissen im Rausch während dieser Zeit nie beigemessen. Die Stärke und Abnormität der Nachwirkung stand in durchaus begreiflichem Zusammenhang zur Intensität und Größe des Erlebten. Es fragt sich nun nachträglich, inwieweit der Boden zu dem Geschehen im Rausche durch andere vorangegangene Erlebnisse oder durch damalige Stimmungslage vorbereitet war, und mit welcher Einstellung ich an das Experiment selbst heranging. Was die erste Frage anbelangt, so kann ich mich eines wesentlich bedeutsamen seelischen Erlebnisses kurz vorher nicht entsinnen, erwartete auch keines in der nächsten Zeit. Von den letzten tiefgreifenden Eindrücken hatte ich zeitlich geraumen Abstand. Die damalige Lektüre bildete über längere Zeit hin Spittlers Olympischer Frühling. Der Rausch selbst fiel also in eine gewisse indifferente Phase, die sich in ihrem Ablauf nicht wesentlich über das durchschnittliche Tageserleben mit einer vorwiegend negativen Einstellung erhob. Bezüglich der zweiten Frage sei nur erwähnt, daß ich gewillt war, mich dem Versuch ganz hinzugeben und den Ablauf der Reaktion möglichst wenig durch willensmäßige Beeinflussung zu stören. Das Resümee bleibt auch heute noch das eines durchaus wertvollen aber unbefriedigenden Erlebnisses.

27.

Cand. jur. Dos. 0,5.

Bald nach der zweiten Injektion wurde mir sehr übel (10 Uhr). Ich wurde käsebleich, hatte das Gefühl einer beginnenden Seekrankheit, lief unruhig hin und her, mußte schnaufen, und stieß nervös mit dem Fuße auf. Mein Puls zeigte in der Minute fast 100 Schläge. Der linke Arm war sehr schlapp. Gegen 11 Uhr begann ich auf Augendruck zu reagieren, doch bald genügte einfach Verdunkelung der Augen durch die vorgehaltene Hand. Zuerst kommt es mir außergewöhnlich hell vor, dann stellen sich Farbmuster ein. Ich notiere noch sauber: „Reine Mosaike". Alles ist in Bewegung: Reklamekunst, Strohgeflechte, Katzenzungen von farbigen Zuckerkörnchen umflossen. Schwarzbefiederte Farbstrahlen, die aus einem Punkt hervorschießen, aus der Fläche heraus auf mich zu, so daß der Quellpunkt gleichsam die Spitze einer vielseitigen Farbenpyramide bildet, in die ich von unten hineinsehen kann. Das meiste gliedert sich an bekannte Formen an, an deren Herkunft ich mich erinnere (Großmutters Legespiel!). Ich fühle mich infolgedessen noch zu „beobachtend".

Physisches Unwohlsein empfinde ich jetzt weniger. Ein schüttelfrostähnliches Zittern ruft Kälteempfindungen hervor. Doch das hindert mich nicht, sehr lustig zu sein, d. h. ohne bestimmten Grund unmäßig zu lachen, im Bogen zum Fenster hinaus zu spucken, zu singen und sogar Witze zu machen: „Wenn ich eine Teppichfabrik gründe, steht in meiner Hausapotheke Meskalin" (den Farbenmustern zulieb!). Um festzustellen, ob ich noch ordentlich schreiben kann, versuche ich meinen Namen zu schreiben. Es geht noch; doch ich habe das Gefühl, „ich muß mich schrecklich eilen" und „nicht ich, ein anderer schreibt". Es beginnt eine

Scheidung der einzelnen Sinne, ich kann mich sprechen hören, die Trennung von Denken und Sprechen fällt auf. Der Körper scheint dem Willen nur noch auf Umwegen zu gehorchen. Es ist, wie wenn die Sinne ihre Kompetenzen verwechselten. Indem ich mir über meinen Zustand Klarheit zu verschaffen suche, muß ich mich wundern, mit welcher Selbstverständlichkeit ich Gedanken ausspreche, die mir kompliziert und interessant vorkommen: „Man kann wahnsinnig schnell denken, weil man nicht absichtlich denkt." Und das Gesagte scheint mir verblüffend gut gesagt.

Unterdessen habe ich aus einem noch unausgesprochenen physischen Bedürfnis Kragen und Krawatte ausgezogen. Als dessen Ursache stellte sich im weiteren Verlauf des Rausches ein würgender Schmerz im Halse heraus, der bald mehr und mehr Beschwerden machte. Ich hatte das Gefühl, ich würde stranguliert und der Hals sei sehr stark angeschwollen. Unangenehm war mir helles Licht und frische Luft, die mir eigenartig rein und kalt vorkam. Beides förderte die ungewohnte Art von Kopfweh, die mich während des ganzen Rausches nicht verließ und sich in einem kriechenden Schmerz unter der Stirn äußerte: „Es ist wie ein Wurm im Gehirn." Bald war absichtliches Denken ähnlich schmerzhaft, so daß ich es gern aufgab und mich mit dem weisen Ausspruch begnügte: „Man hat doch endlich mal das Gefühl, daß das Gehirn im Kopf ist." Doch zurück zu den „Erlebnissen"! Als nächste Notiz finde ich auf meinem Blatt: „Alle Gegenstände werden verschwommen wie der ganze Zustand" (auch die Schrift ist es!) Bis dahin hatte ich *nur mit geschlossenen* Augen Anormales gesehen. Jetzt beginnt sich bei offenen Augen der Raum zu dehnen. Die Menschen scheinen entfernter, die Gesichter werden blaß und verzogen. Wie ich, um etwas anschaulich zu erklären, mit der Hand durch die Luft fahre, sehe ich sie hinterher schweben. Mehrmals glaube ich, es stünde jemand in der Türnische, doch wenn ich richtig hinsehe, hängen nur die Mäntel dort. D., der mir gegenüber saß, sitzt plötzlich neben mir, ohne daß ich ihn kommen sah noch hörte, was mir unbegreiflich erscheint. Die Grammophonmusik scheint mir exakter als sonst und stimmt mich behaglich.

Ich habe das Bedürfnis, allein zu sein, um in meinen tiefsinnigen metaphysischen Betrachtungen nicht gestört zu werden. Das besorgen aber die anderen Versuchspersonen in reichlichem Maße. „Jeder geht seine Wege", hat seine eigenen Vorstellungen. Ein Zusammenleben, „Zusammenarbeiten" scheint unmöglich. Eine Aufforderung dazu, die ich an W. richte, wird von diesem entrüstet abgelehnt. Da ich von den anderen nur das Äußere wahrnehme, was nicht viel ist, da sich ja alles im Innern des einzelnen abspielt, glaube ich lange, ich sei mehr beeinflußt als die anderen, was mich an einem hemmungslosen Hingeben hindert. Überkommt es mich aber doch einmal, so werde ich gerade durch die Äußerungen der anderen „herausgerissen". Und da ein Wiederfinden des verlorenen eigenen Gedankens unmöglich ist, fühle ich mich deswegen sehr unglücklich. Als Dr. M. eintrat, standen die anderen auf. Das fand ich lächerlich und blieb bewußt sitzen. Wie ich die Augen wieder schloß, war mein einziger Gedanke „Dr. M.". Was ich dabei sah, kann ich nicht mehr sagen. Doch als ich die Augen wieder aufmachte, sah mir der wirkliche M. gegen das Gedankenbild winzig klein aus. Mir schien ein großes Licht aufzugehen, als ich rief: „Im Denken füllt immer ein Gedanke alles aus!"

In der Dunkelkammer war das Bedürfnis, allein zu sein, besonders groß. Ich achtete wenig auf die anderen und hing meinen Gedanken nach. Es kam mir ungefähr so vor, jeder Mensch sei eine ganze Welt für sich und mit den anderen nur durch die Gedanken nach Radiowellenart verbunden. Die Vorstellung war reichlich illustriert und schien mir großartig, so daß es mir besonders leid tat, daß, wie ich sie dem Doktor klarmachen wollte, alle durcheinander schrien und die Illusion zerstörten, an die ich mich auch jetzt noch undeutlich erinnere. Ich weiß noch, daß mir durch sie auch das Wesen der Liebe erklärt zu sein schien!

Ungern verließ ich den dunklen Raum. Wir befanden uns in einem sehr langen Gang. Ich stand mit B. an einem Ende. Der Gang glich einem Rohr. Am Ende des Rohres standen die anderen, ganz klein. Das Ganze läßt sich am besten mit dem Blick durch ein umgekehrt gehaltenes Fernrohr vergleichen. Die eine Gestalt löste sich von der Gruppe und kam in bedächtigen Schritten auf uns zu, bis sie *ganz plötzlich* in normaler Größe vor uns stand, gerade wie wenn man jenes Fernrohr nun auf einmal abgesetzt hätte. Dasselbe wiederholte sich noch einmal, als W. uns holen kam, und ähnlich, als wir zum anderen Ende schritten. Diese optische Täuschung kam mir sehr lustig vor.

Das Mittagessen schien mir sehr komisch und kurz. Ich fühlte mich ziemlich ernüchtert, aß viel und schmeckte wenig. Die einzelnen Gerichte sehe ich noch genau vor mir. Das Schlucken macht mir wegen „meines dicken Halses" gewisse Schwierigkeiten. B.s kindisches Benehmen beobachtete ich kritisch und begriff es nicht recht. Ich hatte immer wieder das Gefühl, er kann was dafür, daß er immer noch so dummes Zeug redet. Die anderen zwei waren doch auch schon viel vernünftiger. W. machte mir den Eindruck, als ob ihm sein Zustand sehr peinlich sei. D. interessierte mich am wenigsten. Die Stunden zwischen dem Mittagessen und dem Klavierspiel sind mir am wenigsten gegenwärtig. Ich glaube, ich döste ziemlich traumhaft dahin. Wann wird es wohl vorbei sein?

Die Frage, ob wir Musik hören wollten, war mir sehr willkommen. Ich war für die Musik sehr empfänglich. Ich hörte sie wirklich als reine Musik, nicht als Klavierspiel. Ich erklärte mir dieses schon damals als erhöhte Konzentrationsfähigkeit („ein Gedanke füllt alles aus"). Alles Äußere beschäftigte mich sehr wenig. Die Unordnung im Hörsaal war mir gar nicht aufgegangen. Immerhin störten mich die anderen Versuchspersonen gewaltig, indem die einen sich lächerlich machten, die anderen apathisch, ja sogar ärgerlich schienen. Das drängte mir die Frage auf, ob ich mir auch selbst nichts vormachte, ob ich am Ende doch schon wieder ganz normal sei. Dies verneinten jedoch schon die Bilder, die sich immer wieder vor dem geschlossenen Auge einstellten und in ihren Bewegungen dem Rhythmus der Musik folgten. Sie schlossen sich mehrfach an besondere Kinotricks an (z. B. der Dieb von Bagdad sät seine Krieger!). Ein sonderbares Bild sah ich, wenn die Musik „schmalzig" wurde: Zwei Flächen, die durch Gummilösung verbunden waren, lösten und schlossen sich im Takte, wobei den Zwischenraum immer tausend zähe Leimfäden füllten. Wie leicht verständlich, trug dies nicht gerade zum Genuß der Musik bei; auf der anderen Seite störte es aber eigenartig wenig. — Die Stunden bis zur völligen Nüchternheit, im Garten und beim Kaffee, waren unbehaglich, gingen aber ziemlich schnell vorüber. Ich konnte die folgende Nacht gut schlafen und wachte auf, wie wenn nichts gewesen wäre.

28.

Naturwissenschaftler. Dos. 0,5.

9,16 Uhr bekam ich die erste Einspritzung in den linken Unterarm, worauf ich mit S. in den zweiten Stock zu den anderen in die kleine Bibliothek ging. Ich fühlte mich dabei vollkommen frisch.

9,35 Uhr zählte ich 78 Pulsschläge, was schon bedeutend mehr ist als normal (60—64). Zugleich fühlte ich mich etwas müde und physisch nicht so leistungs-fähig wie normalerweise.

9,45 Uhr wurden wir wieder mit in den unteren Stock genommen, um unsere zweite Dosis zu empfangen (9,50 Uhr). Wir blieben vielleicht 5 Minuten unten, da merkte ich um verschiedene Gegenstände Lichthöfe und farbige Ränder. Ich sagte: „Ich glaube, es ist Zeit, daß wir jetzt hinaufgehen." Wir gingen hinauf. Durch den Weg fühlte ich mich wieder wesentlich frischer. Aber um 10,02 Uhr fühlte ich mich schon wieder recht schläfrig und hatte eigentlich das dringende Bedürfnis zu schlafen. Bis 10,10 Uhr wurde ein dumpfes Gefühl im Kopf be-merkbar, auch schien mir alles farbloser zu sein als vorher. Ferner wurde mein Speichel zäh.

10,23 Uhr bekam ich zum erstenmal bei Augendruck folgende Erscheinungen: Farbige geometrische Figuren, Tetraeder und Oktaeder, die sich teilweise durch-drangen. Die Bilder, d. h. die Figuren, wechselten sehr rasch. Dann bemerkte ich auch immer Farbänderungen dabei. Meistens sahen die Dinge zuerst rot aus, dann grün und schließlich blau. Gelb kam bei den ganzen Farberscheinungen niemals vor. Jedenfalls hatte ich immer den Eindruck vom Umschlag der Farben ins Komplementäre. Ferner sah ich lange farbige Linien, die alle nach einem fernen Punkt hin konvergierten. Sie befanden sich in Bewegung, meistens auf mich zu und nur seltener von mir weg. Darüber lagerten sich dann farbige Spiralen, die sich bewegten, dann sah ich wunderbare Radiolarien und Globigerinen in Rot und Blau und schließlich ganz deutlich ein Seeigelskelett von Strongylocentrotus rot mit blaugrünen Rändern. Danach ließ ich die Augen wieder offen. Einmal, kurz nachdem ich die Augen wieder geöffnet hatte, ging D. am Fenster vorbei; als er schon lange wieder weg war, sah ich sein Schattenbild immer noch vor dem Fenster in Rotblau.

10,26 Uhr. Ich empfand es im Raum schon längere Zeit recht kühl und fragte die anderen, ob sie auch so kalt hätten. Wir alle konstatierten, daß es recht kühl im Raume sei. S. meinte zwar, dies sei sehr angenehm. Das ärgerte mich, denn im Kalten bin ich bloß ein halber Mensch.

10,35 Uhr zählte ich wieder meinen Puls und stellte 84 Schläge fest. Beim Aufschreiben sah ich auf dem Papier um die Buchstaben farbige Ränder und auch in vielleicht 2—5 cm Entfernung oberhalb des Papieres schief nach links unten verlaufende Linien meistens wieder in Grün und Rot. Ferner hatte ich wieder bei Augendruck ähnliche Erscheinungen als vorher, nur mit dem Unter-schied, daß sich die Geschwindigkeit, mit der die einzelnen Bilder aufeinander folgten, wesentlich gesteigert hatte. Ich sah anhaltend rasende Schnellbahnen bei Nacht, hatte den Eindruck von Bahnsteigen mit ihren Lichterreihen, wo rechts und links von mir Züge mit enormer Geschwindigkeit vorbei rasten. Ferner sah ich mich ganz deutlich mit riesiger Geschwindigkeit durch irgendeine breite Straße einer italienischen Stadt fahren. Ich sah die Häuser im Palazzostil und Palmen an den Seiten, aber alles hatte ein etwas merkwürdiges Licht. Ich möchte es nicht als Abendstimmung bezeichnen, sondern vielmehr als den letzten Moment vor dem Niedergehen eines schweren Gewitterregens. Jedenfalls hatten alle Bilder, die ich sah, eine außerordentlich stark ausgeprägte Perspektive. Wenn es keine bestimmten Bilder waren, so waren es farbige Linien, die in die Unendlichkeit zu konvergieren schienen. Die hauptsächlichsten Farben waren dabei wieder Rot und Schwarz im Kontrast und dann wieder Umschlag von Rot nach Grün.

10,49 Uhr wurde uns eine technische Aufgabe gestellt; ich hatte, glaube ich, ziemlich rasch die richtige Lösung, doch glaube ich auch ganz deutlich festgestellt zu haben, daß, während wir darüber sprachen, teilweise durch den Arzt wie durch die anderen Verdrehungen in den Zahlen und Dimensionen gemacht worden sind. Der Raum, in dem wir uns befanden, erschien mir nun abwechslungsweise bald heller, bald dunkler. Auch sah ich um die Bücherschildchen an den Regalen farbige Ränder, und die Reihen der Bücher sahen oft verzerrt und schief dastehend aus.

10,53 Uhr stellte ich eine unangenehme Feuchtigkeit der Hände fest, auch wird das dumpfe Gefühl im Kopf und Ohrensausen stärker. Es nimmt zu bis 10,57 Uhr, wobei auch der ganze Raum immer mehr einheitlich grau und farblos erscheint. Zugleich finde ich auch den Sprachton der anderen wesentlich verändert, dumpfer und langsamer, dann sind auch die Bewegungen weniger schneidig. Alles kommt mir sehr lässig und dumpf vor. Das allgemeine Frösteln nimmt zu. Ich stehe öfters auf und gehe auf und ab, was auch die anderen immer mehr oder weniger tun, jedenfalls glaube ich mich durch das Herumlaufen der anderen veranlaßt, mit herum zu gehen.

11,05 Uhr stelle ich fest, daß das Gefühl für Kalt sich nur auf bestimmte Körperbezirke beschränkt und gegen Bezirke, die mir besonders warm erschienen, scharf abgegrenzt ist. Gegen 11,10 Uhr wird mir das Reden der anderen unangenehm; ich bin auf einem gewissen Punkt der Apathie gegenüber allem, was um mich herum vorgeht, angekommen; ich sagte, am liebsten würde ich mich ausgestreckt hinlegen und schlafen. Zugleich bemerke ich auch auf den Gesichtern der anderen Farbflecke, meistens in Blaugrün oder Violett. Auch beim Betrachten der Leute gegen das Fenster sehe ich überall farbige Ränder, die meistenteils ins Violette gehen. S. redet mir alles Mögliche vor, ich bin aber nicht mehr imstande, alles zu verstehen, sei es, daß er nur in Bruchstücken redet, oder daß ich nicht mehr imstande bin, einen ganzen Satz zu kapieren. Gegen 11,15 Uhr wird die allgemeine Heiterkeit größer. Wir sehen uns gegenseitig an und müssen meistenteils ohne wirklichen Grund fortgesetzt lachen. Ich bemühe mich verschiedentlich, mich zusammenzuraffen und ernst zu bleiben, es gelingt aber nicht. Zugleich hören wir auch ein Grammophon im Nebenzimmer spielen. Die Musik ist mir sehr widerwärtig. Es wird mir schließlich „alles wurscht", was um mich herum vorgeht. Zugleich bekomme ich auch ein gewisses Gefühl von Übelkeit. Ich verhalte mich ablehnend gegen alles und rede auch nicht mehr mit den anderen, obwohl sie verschiedentlich versuchen, mit mir Kontakt zu gewinnen.

11,32 Uhr zünde ich mir eine Zigarette an, sie schmeckt aber gar nicht. Ich friere immer mehr und möchte mich immer wieder möglichst lang ausgestreckt hinlegen. Ich lege auch schließlich meine Beine über eine Tischecke und döse vor mich hin.

Bei geschlossenen Augen werden die Farbenerscheinungen in der bereits geschilderten Art immer mehr. Besonders die Geschwindigkeit im Wechsel der Erscheinungen nimmt immer noch wesentlich zu. Ich sehe immer Reisebilder in
recht natürlichen Farben. Das Kastell St. Angelo in Rom macht mir dabei besonders viel zu schaffen. Ich sehe immer seine Zinnen vor einem Nachthimmel
und darauf irgendeine Gestalt aus Stein. Die Farben sind recht natürlich und
angenehm.

11,40 Uhr stehe ich auf und laufe hin und her. Dabei ergeben sich, sobald
ich die Augen schließe, auch ohne Druck, die merkwürdigsten Gefühle über
Gliederverlängerung und Verkürzung. Besonders wenn ein Bein gebogen wird,
kommt mir das Standbein ganz kurz vor, das andere dagegen viele Meter lang.
Jedenfalls immer wesentlich länger als das andere. Ich sehe auch mit offenen
Augen verschiedentlich eine schiefe Querstreifung in Grün und Blau frei im Raum.
Alle Gegenstände erscheinen mir viel plastischer als normal. Besonders macht
mir das Linoleum auf dem Tisch zu schaffen, das nicht vollkommen glatt liegt;
die Erhebungen lassen mir keine Ruhe, ich muß immer wieder hinsehen und versuchen, sie glatt zu machen. Meine Uhr liegt auf einer dieser Vorwölbungen und
nimmt dadurch eine unsinnig dicke Gestalt an. Ich versuche, mich auf verschiedene Sachen zu besinnen, besonders beim Aufschreiben für gewisse Dinge
entsprechende treffende Bezeichnungen zu finden. Es gelingt mir aber nicht.
Eine klare Erinnerung ist nicht mehr möglich. Ich sitze wieder bald mit offenen
Augen, bald mit geschlossenen da. Da beschäftigen mich immerfort Eisenkonstruktionen von Brücken. Ich sehe ganz deutlich die Fülle der Eisenträger einer
Eisenbahnbrücke, die sogar noch eine Kurve beschreibt. Natürlich wieder alles
in Bewegung. Ich setzte mich dann auf das Fenstergesims und sah hinaus. Der
Baum davor machte andauernd Bewegungen mit den Zweigen. Die Zweige verlängerten und verkürzten sich. Auch das Dach machte Bewegungen auf mich
zu und wieder weg. Außerdem hatten alle Dinge, die ich draußen sah, farbige
Ränder. Zugleich kommen mir auch die übrigen Leute alle sehr eigentümlich
vor. Alle schneiden merkwürdige Gesichter und lachen so vergnügt. Besonders
das Profil des Herrn v. B. machte mir sehr viel zu schaffen, während er sich mit
dem Dachdecker beschäftigte. Die Nase sah so komisch aus, und die Brille saß
so schief und unsymmetrisch, daß ich lange nicht mehr davon wegsehen konnte.
Außerdem war natürlich wieder alles in Grün und Blau.

11,35 Uhr hören wir wieder das Grammophon im Nebenzimmer. Die Musik
macht auf mich gar keinen besonderen Eindruck. Ich sitze wieder da mit den
Beinen über eine Tischecke. Inzwischen ist Dr. M. gekommen, hat uns begrüßt
und spricht mit Herrn Dr. B. Beide betrachten mich längere Zeit und lachen
wohl über meine Stellung. Ich muß immer mitlachen, weil ihre Gesichter durch
das Lachen so merkwürdig verzerrt aussehen. Ich habe auch in dieser Lage das
Gefühl von mich beengenden Flächen und Linien über mir. Ich stehe wieder auf
und gehe ans Fenster. Die Bewegungen des Baumes sind immer noch da. Ich
setze mich wieder und schließe die Augen. Bei jedem Atemzug habe ich andere
optische Erscheinungen. Ich gehe wieder auf und ab und fühle mich etwas unsicher im Gehen. Ich glaube, sehr stark hin- und herzuschwanken. Ich schließe
die Augen und fordere Herrn Dr. B. auf, mich zu beobachten, ob ich denn eigentlich mit geschlossenen Augen ruhig stehen kann. Ich komme mir vielleicht 10 m

lang vor und schwanke wie eine Pappel im Wind. Alles sieht dabei wieder rot aus. Später wurde mir gesagt, ich sei vollkommen ruhig dagestanden. Ich saß noch einige Zeit ruhig da, wobei ich immer wieder die fabelhaften optischen Erscheinungen, Muster von Teppichen und Sternen, sah usw. Dann wurden wir aufgefordert, mit in den Keller zu kommen.

Der Weg hinunter machte mir keine Schwierigkeiten, nur stand ich eine ganze Weile am Treppenabsatz, weil die anderen nicht vorbeikamen. Es kam G. vorbei, der sehr vergnügt lächelte. S. war in meiner Nähe und sagte: „Es ist doch komisch, daß man noch einen normalen Menschen sieht." Worauf ich zu ihm sagte, daß es G. sei. Er brach gleich in ein lautes Lärmen aus und rief: „So, das ist der G.". Wir gingen hinunter. Ich wußte ganz genau, daß noch einer fehlt. Der Weg und der Raum, wohin wir kamen, war mir schon von früher zur Genüge bekannt. Der Raum, in den wir kamen, war anfänglich hell. Ich weiß genau, daß es mich störte, daß trotz der offenen Läden das elektrische Licht brannte, deshalb schaltete ich es aus. Zuerst gingen wir wohl alle ziemlich stumpfsinnig auf und ab und sahen uns im Raum um. Das Lärmen der anderen und verschiedene Versuche, mich zu gemeinsamen Dingen aufzufordern, waren erfolglos. Es war mir so ziemlich alles gleichgültig, was um mich herum vorging. Ich verzog mich bald in die eine Ecke auf einen Liegestuhl und machte die Augen zu, da sah ich wieder die verschiedenartigsten Farbenerscheinungen, die mich in ihrer Harmonie erfreuten. Einige Zeit später wurde der Raum verdunkelt. Ich glaube, daß inzwischen noch der vierte von uns von Herrn M. zu uns gebracht wurde, und dann sah ich ganz genau, daß Prof. W. hereinkam und in der Ecke bei der Türe stehen blieb. Dies beschäftigte mich eigentlich die ganze Zeit, die wir im Keller waren. Ich wollte mich davon überzeugen, ob es wirklich so war, oder ob ich in meinem Zustand mich getäuscht hatte. Weswegen ich auch dann verschiedentlich von meinem Sitz aufstand und herumging, immer in die Ecke bei der Tür, um festzustellen, ob es tsatächlich W. war.

Während der Dunkelheit glaubte ich mich zuerst im Grunde eines hohen Turmes zu befinden — bemerkt sei, daß ich auf dem Rücken lag — dessen Wände die fabelhaftesten Farben, Lichtreklamen, Muster usw. hatten. Es war gleichgültig, ob ich die Augen offen oder geschlossen hatte, das Bild blieb in seiner Deutlichkeit bestehen. Die Lichteffekte an der Wand des Turmes änderten sich ziemlich rasch, doch war die Geschwindigkeit geringer als bei der Aufeinanderfolge der Bilder, die ich vorher oben bei Augendruck gehabt hatte. Als das Grammophon zu spielen anfing, wurden die ganzen Erscheinungen gestört. Ich sah wieder farbige Kreiselbewegungen, die Geschichte mit dem Turm war unwiederbringbar verloren. Mit der Musik tauchte das einzige Mal für mich etwas vollkommen aus der Wirklichkeit Bekanntes auf: Das Firmenschild vom Cafasö. Durch den Lärm der anderen war für mich so ziemlich alle Illusion gestört. Die optischen Erscheinungen waren schon bedeutend geringer, als sie noch im Hellen gewesen waren. Ich hatte mich auch vollkommen an die Dunkelheit gewöhnt, so daß ich alle Gegenstände im Raum vollkommen sicher erkennen konnte. Einen Augenblick kam mir der Raum wie ein Maschinenkeller vor; ich sah Eisenstangen und sausende Schwungräder. Bei meinen verschiedenen Gängen durch den Raum ging ich auch vollkommen sicher, so daß ich nirgends anstieß. Während der ganzen Zeit im Keller war ich eigentlich vollkommen urteilskräftig, mit Ausnahme von verschiedenen Augenblicken, wo eben verschiedene Gegenstände um mich ein ganz fratzenhaftes Aussehen annahmen. Bei den Versuchen, mit den anderen Kontakt zu gewinnen, wo wir uns gegenseitig festhielten und einer den anderen anrief „laß mich los", weiß ich nicht sicher zu sagen, ob ich gehalten wurde, oder ob ich den anderen festhielt. Alles, was ich überhaupt anlangte, machte den Eindruck von Gummi. Kein Gegenstand erschien mir hart und widerstandskräftig. Auch die Wände, an die ich verschiedentlich griff und schlug, erschienen mir weich, und oft glaubte ich, sie wichen zurück. Ich weiß auch, daß mich Herr v. B. einmal recht kräftig in die Hand zwickte, so daß man später noch im Hellen rote Flecken sah. Ich spürte dabei aber keinen Schmerz. Dies veranlaßte mich zu prüfen, ob wir nun so wenig kräftig zugriffen, oder ob unsere Schmerzempfindung so wesentlich geschwächt war. Ich griff mit aller Kraft nach dem Arm von Dr. B., der sich wie Gummi anfühlte, ohne daß ich eigentlich richtig auf Widerstand stieß. Merkwürdig waren dann wieder die Gesichter der anderen. Alles war fratzenhaft. Ich hatte so manchmal den Eindruck, als ob der Unterkiefer mit dem Schädel gar nicht zusammenhinge und in dorsoventraler Richtung der betreffenden sich bewege. Während ich auf dem Liegestuhl lag, hatte ich sehr oft das Gefühl, daß mein Rock aufgegangen sei; jedenfalls habe ich sehr oft meine Knöpfe zugemacht, wobei ich nicht zu sagen weiß, ob sie tatsächlich offen waren oder nicht. Während des Liegens hatte ich dann verschiedentlich das Gefühl, mit dem Kopf tiefer zu liegen als mit den Beinen, dann, ungeheuer in die Länge gewachsen und manchmal vollkommen plattgedrückt zu sein. Während ich lag, fiel einmal ein Kissen vom Stuhl herunter; ich bückte mich danach und fand es sofort wieder, ohne in der Entfernung getäuscht zu eins. Auch machte ich während dem Liegen längere Zeit starke Armbewegungen, wie man sie beim Erwachen morgens im Bett zu machen pflegt. Während der Zeit im Keller wurde ich verschiedentlich von S. angerufen; ebenso von v. B., ich verhielt mich dagegen aber ablehnend, weil mich das Reden immer störte und sozusagen jedes eigene Erleben hintertrieb. Meine bereits erwähnten Gänge durch den Raum, die ich, wie ich die Sache beurteile, vollkommen sicher ausführte, hatten vornehmlich den Zweck, mich davon zu überzeugen, wer der Mann in der Ecke war. Ich war, glaube ich, dreimal an ihm und betastete ihm Arm, Schulter und Krawatte. Auch sah ich im Halbdunkel die für den betreffenden Herrn mir bekannte charakteristische Haltung, woraufhin ich dann, ohne etwas zu sagen, mich wieder in meine Ecke verzog. Bei meinem Weg stieß ich an eine Stehlampe, die ich zurückschob, daß ich sie nicht doch noch herunterwürfe. In der Ecke, wo mein Stuhl sich befand, war es zu dunkel, als daß ich ihn sehen konnte. Ich vergewisserte mich dabei immer so von seiner Lage, daß ich ein Bein ausstreckte und suchte, bis ich an ihn stieß. Einmal hatte ich auch hierbei das Gefühl, daß der ausgestreckte Fuß ins Unermeßliche wüchse. Besonderes Interesse erregten dann noch bei Herrn v. B. die Verdunkelungsvorhänge mit ihren Löchern, das veranlaßte auch mich, nach ihnen hinzusehen. Sie erschienen mir wie Sternhimmel. Ich glaubte auch, den Sternhimmel durch ein vergittertes Fenster zu sehen, weiß aber nicht, ob außerhalb der Vorhänge ein Gitter war, das auf die Vorhänge einen Schatten warf oder nicht. Als der Raum erhellt wurde, empfand ich das Licht als außerordentlich unangenehm und war sehr froh, als es wieder dunkel war. Während Dr. B. weg war und noch zu mir gesagt hatte, ich hätte nun das Machtwort, riefen alle anderen nach Dr. B. und wollten diktieren. Ich sagte dann, sie sollten nur diktieren, ich würde alles aufschreiben. Ich fühlte mich dabei vollkommen frisch und physisch und psychisch in der Lage, allen Zwischenfällen gewachsen zu sein. Als sich Prof. W. von uns verabschiedete, mußte ich über das Benehmen der anderen furchtbar lachen, besonders das merkwürdige Verhalten von Herrn D. war mir vollkommen klar. Als wir aus dem Dunkelraum in den Gang kamen, da bekam ich durch den Einfluß des Tageslichtes wieder einen Zustand geringerer Urteilsfähigkeit, der aber sehr bald verflog. Die drei anderen waren an das Ende des Ganges gegangen, während ich mit Dr. B. an der Türe stand. Er rief sie zurück, sie kamen aber nicht. Dr. B. forderte mich auf, sie zu holen. Der Weg durch den Gang fiel mir recht schwer. Das Abschätzen von Entfernungen war unmöglich. Als ich den Gang nach hinten ging, sah ich den Plattenbelag des Bodens, die elektrischen Leitungen an der Decke und die Fenster der Seite alle strahlenförmig auf mich zukommen. Der Strahlenausgangspunkt lag sozusagen unendlich weit fort. Ich ging ein größeres Stück mit geschlossenen Augen, wobei ich mich eigentlich sicherer fühlte. Die Möglichkeit, abzuschätzen, wie weit es bis ans Gangende sei, war nicht vorhanden. Ich stand plötzlich vor den anderen, ohne eigentlich gemerkt zu haben, daß ich mich ihnen langsam genähert hatte. Der Rückweg war mir leichter, da ich hinter den anderen herging. Wir gingen nun zum Mittagessen wieder hinauf in den zweiten Stock. Ich glaube, dabei recht schnell gegangen zu sein, jedenfalls nahm ich, wie gewöhnlich, zwei Stufen auf einmal. Die Luft in der kleinen Bibliothek schien mir recht dumpf und schwül. Wir setzten uns und begannen damit, unsere Suppe zu essen. Es fiel mir vor allen Dingen schwer, den richtigen Bogen der Armbewegung zu finden, wie sich überhaupt für die ganze folgende Zeit eine wesentliche Störung des kinästhetischen Gefühls zeigte. Eigentümlich war, daß die Suppe anfänglich gar nicht abnehmen wollte und daß ich sie immer in Wallungen zu sehen glaubte. Ich wurde durch das Zumirnehmen von Nahrung wesentlich frischer, so daß ich eigentlich mehr oder weniger in einem urteilskräftigen Zustand war, und das, was die anderen sagten, mehr oder weniger kritisch beobachten konnte. Besonders interessant fand ich alles, was Herr Dr. B. sagte, was mich auch in der Hauptsache beschäftigte. Wesentliche Schwierigkeiten machte es mir, die Schüsseln weiter zu reichen, weil ich immer wieder von Dämmerzuständen befallen war, die das Abschätzen von Entfernungen schwer machten und auch die Umrisse der Gegenstände nicht immer klar erkennen ließen. Eigentümlich war das Kompott, das Herr v. B. auf seinem Teller hatte. Es schien mir immer sich zu bewegen, so daß ich augenblicksweise glaubte, es müsse über den Rand hinüberfließen und dann wieder in der Mitte die Kartoffeln vollkommen zu überdecken. Die Sache mit den Pfannkuchen und dem nur einen immer weiter gereichten Löffel verstand ich gleich von vornherein als einen besonderen Versuch und empfand in dem, was von uns verlangt wurde, keine besondere Schwierigkeit. Ich verfolgte aber den Gang beim Abnehmen der Pfannkuchen mit großem Interesse. Während des Essens sah ich immer wieder ab und zu farbige Ränder um die Gesichter der anderen und verschwommene Ränder um die Gegenstände. Nach dem Essen, nachdem ich einige Zigaretten geraucht hatte, fühlte ich mich schon wesentlich ernüchtert. Farbenerscheinungen ließen nach. Nur bei Augendruck waren noch Farbenerscheinungen da. Als Herr Dr. B. während des Essens einmal sagte:

„Ja; jetzt kommt der Nachmittag und die Ernüchterung", da wurde mir eigentlich klar, daß jetzt der Höhepunkt bei weitem schon überschritten war. Über das Essen im einzelnen wäre noch folgendes zu bemerken: Ich fand das Schlucken schwer. Sei es, daß ich die Stücke des Fleisches infolge des mangelhaften Größeneinschätzungsvermögens zu groß schnitt, oder daß mir das Schlucken wirklich Schwierigkeiten bereitete. Auch war der Geschmack eigentümlich (kalt). Während Herr Dr. B. das aufschrieb, was Herr v. B. redete, hatte ich eigentlich mehr oder weniger den Drang, etwas vernünftiges anzufangen. Ich saß dann aber wieder ruhig da und hörte zu, was die anderen redeten. Ich glaube, nie vollkommen den Maßstab für die Zeit verloren zu haben. Die Zeit vor dem Gang in den Keller war ja durch meine Aufzeichnungen kontrolliert, und nachher glaube ich schon wieder so weit normal gewesen zu sein, daß ich jedes Zeitintervall hätte abschätzen können.

Der Aufenthalt im Hörsaal und das Anhören der Musik war mir eine abwechslungsreiche Erholung. Ich ging auch, als wir in den Hörsaal kamen, gleich ans Klavier und versuchte, einige Akkorde zu spielen. Ich wunderte mich darüber, daß v. B. alles mehr oder weniger als Kitsch bezeichnete. Bei Augendruck sah ich bei den verschiedenartigen Stücken der Musik verschiedenartige Bilder, die sich meistens mit dem Rhythmus deckten. Schnelle Läufe fielen mit abrollenden Filmbändern und rasenden Zügen zusammen. Capriccios deckten sich mit Feuerwerkserscheinungen. Außerdem sah ich allerlei Landschaften in recht natürlichen Farben, bei denen ich niemals irgendwie zum Anstoßnehmen an den Disharmonien der Farben Grund hatte. Irgendwelche Mißtöne machten sich durch ein unangenehmes Gefühl (Prickeln) an der ganzen Haut bemerkbar. Überhaupt glaube ich sagen zu dürfen, daß die ganze Haut gerade beim Vorspielen der Musik mir die verschiedenartigsten Gefühle von warm und kalt, stechend usw. vermittelte. Aber während ich die Augen auch offen hatte, kamen für mich immer noch Augenblicke, wo ich mich im Sehen unsicher fühlte, farbige Ränder wahrnahm usw.

Dieses Gefühl hielt auch noch an, wenigstens für Augenblicke, als wir im Garten waren. Das Licht war mir unangenehm. Ich hatte auch, wie ich feststellte, als ich in einen Spiegel sah, stark erweiterte Pupillen. Außerdem war ich recht müde und fühlte in geringem Maße Leibschmerzen. Ich glaube, dort schon wieder sozusagen vollkommen klar gewesen zu sein. Die Farben der Umgebung schienen mir normal. Ich empfand immer noch eine wesentliche Störung im kinästhetischen Gefühl (Greifen nach einer Tasche usw.).

Der Kaffee erfrischte mich wesentlich. Irgendwelche optischen Erscheinungen hatte ich nicht mehr.

Am Abend ging ich bald zu Bett. Im Dunkeln kamen die optischen Bilder sowohl bei offenen als bei geschlossenen Augen wieder. Ich konnte vielleicht eine Stunde lang nicht einschlafen. Dann schlief ich aber recht gut, ohne irgendwelche besonderen Träume zu haben. Am nächsten Tag fühlte ich mich wieder so weit frisch, doch war irgendwelche besondere Denkarbeit und Konzentration auf einen bestimmten Gegenstand noch recht schwer. Dies verlor sich aber bis zum Mittag vollkommen.

29.

Stud. med.   Dos. 0,5.

Der Darstellung meiner Erinnerung an die Erlebnisse während des Versuchs werde ich Erklärungen hinzuzufügen versuchen, sofern sich solche in der Verwandtschaft, d. h. Ähnlichkeit, Steigerung usw. normaler Erlebnisse mit denen des Versuchs bieten.

Dieser Schilderung des Versuchs selbst will ich einige Bemerkungen zur Darlegung meiner „Disposition" vorausschicken. Von der Wirkung des Meskalins war ich durch die Vorlesung von Prof. P. (Physiologe) unterrichtet, es scheint mir bemerkenswert, daß sich bei mir kaum eine der dort als charakteristisch angeführten Erscheinungen zeigte. — Meine Erregung vor dem Versuch war nicht sehr stark, abgesehen von einer starken Abneigung gegen jederlei Rauschzustand — eine Abneigung, aus der ich sonst auch keinen Alkohol zu mir nehme. — (Übrigens bin ich auch Nichtraucher.) Ich erkläre mir diese Abneigung daraus, daß ich weiß, daß durch den Rausch die Möglichkeit der Selbst- und Fremdbeobachtung, die dazu nötige Reserviertheit und die Fähigkeit gedanklich klarer Einordnung der Vorgänge verloren geht: was mir alles unbedingtes Bedürfnis ist. — Von den Teilnehmern am Versuch waren mir alle, am wenigsten Herr S. bekannt. —

1. Stadium des Vorrausches: Die erste Injektion erfolgte um 9 Uhr. Der Schmerz am Arm war mäßig und ziemlich ausschließlich auf das Ellenbogengelenk (links) lokalisiert. 9,09 Uhr, nachdem wir uns in das Bibliothekzimmer (3. Stock) begeben hatten, war der Puls 108, wenige Minuten danach kaum fühlbar, 9,37 Uhr war er auf 88 gefallen. 9,40 Uhr Bulbusdruck schmerzhaft, aber ohne sonderliche Farberscheinungen. Dabei ist der Armschmerz vermehrt, eine gewisse erwartungsvolle Unruhe bemerkbar, fast alle Teilnehmer laufen unruhig umher. W. klagt bald über Kältegefühl, was bei mir nicht feststellbar ist. Alle Sinnesfunktionen normal. 9,50 Uhr zweite Injektion; gleich danach heftiges Ansteigen des Armschmerzes; kein Durstgefühl. 10,08 Uhr Eintritt leichter Müdigkeit, ohne Benommenheit, unbequemes Leeregefühl im Leib, wie vor einer Magenverstimmung. 10,16 Uhr sehr heftige Arm- und Schulterschmerzen; reichlicher dünner Speichelfluß. Bulbusdruck: lebhaftes Farben- und Bewegungsphänomen; schwingende Kringel und Kreise in Grau, Schwarz, Weiß, schließlich in Goldgelb, wie Zigarettenschachtelornamente mit Buchstaben in lateinischer und gotischer Schrift, Lichtkreis in der Mitte, ich habe den Eindruck, in eine flache Pyramide mit sich nähernder und entfernender Spitze zu sehen. Bulbusdruck schmerzhaft. 10,18 Uhr Farbphänomene auf Bulbusdruck wie zuvor, nur in Rot und Grün.

Um diese Zeit werden alle Sinneserscheinungen deutlich lebhafter, die Landschaft, deren Farben zunächst unverändert bleiben, erscheint im ganzen lichter, das Grün des Zimmers gelblicher, am weißen Mantel des Versuchsleiters ein grüner Rand; der bei genauem Hinsehen schwindet. Verstärkte Aufmerksamkeit für Gehörseindrücke. Eine leichte, noch gut unterdrückbare Benommenheit und leichte Gereiztheit tritt ein. Eine ausgesprochene Lachlust und Redseligkeit nimmt immer mehr überhand. Allmählich Unlust zu protokollieren. — Das Bedürfnis nach körperlicher Bewegung nimmt ab. Wunsch nach Ruhe und Selbstbeobachtung. Irgendwelche Lust nach körperlicher Betätigung, wie bei W. und S. hatte ich nie.

10,23 Uhr lebhafte Ornamentschrift bei mannigfachen Farbphänomenen. 10,26 Uhr idem. 10,28 Uhr lebhafte Fleckenspiele, „Sternhimmel auf farbigem Grund." 10,30 Uhr Notiz des Versuchsleiters: „Schmerzen im Arm sehr stark, Übelkeitsgefühl." (Ich werde fernerhin einige aus dem Protokoll des Versuchsleiters stammenden Bemerkungen, durch Unterstreichen der zugehörigen Zeitzahl kenntlich gemacht anführen.)

10,30 Uhr. Ornament, Krone, Wappenadler auf Bulbusdruck.

Die Benommenheit nimmt zu, ein Klebenbleiben an den sich gerade bietenden Sinneseindrücken wird immer merklicher. Sinneseindrücke nun quantitativ verstärkt, sonst unverändert.

Angenehmes Wärmegefühl im Körper. 10,40 Uhr. Feuchte Hände; lange dauernde und zunehmende Schweißabsonderung an den Händen. Unterdessen geht eine langsame, zunächst ganz unmerklich wachsende Veränderung in der Stimmung vor sich. Zuerst, mit dem Ruhe- und Beobachtungsbedürfnis, stellt sich eine deutliche Abneigung gegen alle Störung, gegen den beobachtenden Versuchsleiter und hauptsächlich gegen S. heraus. S. läuft lachend und laut sprechend, mit ausfahrenden Bewegungen, durchs Zimmer, alle lassen sich in Haltung und Bewegung etwas gehen; S. bindet sich die Krawatte und den Kragen los, was mir besonders unsympathisch erscheint, da sich darin die zunehmende Beherrschungslosigkeit, das Verlieren der Selbstbeherrschung — hauptsächlich sich dokumentierend in der Schwierigkeit genauer Beobachtung und sachlicher Gliederung der Vorgänge — zeigt. S. wird mir immer unsympathischer, es fällt mir ein, daß er mich an einen Mitschüler, der mir auch nicht gerade angenehm war, erinnert. Besonders unangenehm ist mir die starke körperliche Aktivität des betreffenden. Ausgesprochenstes Bedürfnis nach Einsamkeit, ich habe den lebhaften Wunsch nach Selbstbeobachtung, da ich mich dauernd in Erwartung von etwas ganz außerordentlich Neuem, formal und musikalisch Schönem befinde. Es gelingt mir weder das Schloß noch meine Eltern durch Bulbusdruck zu reproduzieren (auf Aufforderung Dr. B.s). Trotz stärksten Ruhebedürfnisses nimmt mich jeder neue Sinneseindruck stark in Anspruch, die seltsam leidenschaftslose Gereiztheit und Abneigung alles Äußerlichen nimmt zu. Es ist mir unangenehm, beobachtet zu sein.

Zustand äußerster Spannung und innerer Erwartung trotz lebhafter äußerer Eindrücke. Ich versuche, die anderen zur Ruhe zu bringen. Vollkommene Unlust zum Aufschreiben. Schon 10,10 Uhr „Augendruck". „Gar keine Lust zum Aufschreiben." „Vorzimmer zum Zahnarzt." Letztere Bemerkung als nicht unterdrückten Witz. Lach- und Redeperiode.

Mit der Zunahme der Abneigung gegen Herrn S. geht eine äußerste Zuneigung zu v. B. einher. Meiner Abneigung gegen S. gebe ich lebhaften Ausdruck und versichere, daß ich mich durch ihn lebhaft an meinen Mitschüler E. B. erinnert fühle. S. versichert mir, daß ich Erik Borchardt meine, ich spreche hinfort von Erik Borchardt.

Ähnliches Klebenbleiben an allen Eindrücken. Wie ich mir hinfort alle unangenehmen Eindrücke mit S. — Erik Borchardt in Verbindung setze, erscheint mir B. dauernd in Verbindung zu allem Angenehmen. B. erscheint mir ganz außerordentlich schön. Ich habe jedoch duraus nicht das Bedürfnis, mit ihm zusammen zu sein, ich freue mich über sein bloßes Dasein, beschränkte mich am liebsten darauf, mich und ihn zu beobachten, wobei das, was mir als angenehm schien und ich Schönes erwartete, ganz unfaßlich mit der Gegenwart seines Profils einherging und damit verbunden scheinen will.

W. kommt mir sehr nüchtern vor. Ich vergesse ihn lange Zeit. — Wir beobachteten uns alle. Die Zustände relativer Nüchternheit, Fähigkeit zu beobachten, wechseln dauernd mit Rauschzuständen ab, im nüchternen Zustand erscheinen mir die anderen falsch und schauspielernd; die eigenen Erlebnisse werden verdächtig und erscheinen „gemacht". Um so mehr steigt mein Bedürfnis nach Beobachtung und Fixierung.

Der Zustandswechsel ist etwa folgender: Darbietung eines äußeren Reizes auf Sinne und Gefühl, Aufhören des als normal empfundenen Zustands, lebhafte Beschäftigung mit dem Sinneseindruck, bzw. den betreffenden Gemütslagen, Klebenbleiben daran, beim nächsten Reiz Zurücksinken in den normalen Zustand, Beobachtungslust, neuer Reiz usw. — Der normale hat dem anormalen Zustand gegenüber den Charakter des „darunter", jener des „oben".

Während aller dieser Vorgänge spielt sich, teils mehr als „Unterschicht", teils hervortretend, folgender merkwürdiger Ideengang ab: Äußerst lebhaft beginnt mich eine höchst seltsame Idee von „ich" und „es" zu beschäftigen. Am Anfang des Versuchs, beim Augendruckphänomen des leuchtenden Kreises, kam mir plötzlich der Gedanke, dort sei das „es", das Licht stelle das „es" dar, die Buchstaben deuteten das „es" (obwohl ich nur sinnlose Buchstabenreihen tanzen sah), „ich" war „es" und dann umgekehrt. Dann trat eine deutliche Spaltung von „ich" und „es" ein. Meine Erwartung stieg mächtig, ich glaubte und hoffte sehr, das „es" zu erkennen, sein Wesen zu erfahren. Und ich geriet in einen seltsamen Zustand, der sich über die ganze Zeit, wenn auch oft unterbrochen, hinzog, bis er beim Gang auf der Treppe verschwand.

Diesen Zustand möchte ich dem der Meditation der Inder, wie ich ihn mir denke, er wohl auch beschrieben wird, vergleichen: Ich hoffte das Wesen des „es" nicht gedanklich zu fassen, ich wußte, daß ich dazu zu wenig denkfähig sei; ich hoffte es vielmehr intuitiv zu erfassen, ich glaubte an eine Eingebung, es müsse zu mir kommen, aus dem Lichtkreis oder sonst woher: sofern ich mich nur tief genug darein „anschauend" versenken könne, weshalb es mich nicht wenig aufbrachte, dauernd unterbrochen zu werden. Nicht gleich war das „es" mit v. B., obwohl es irgendwelche Beziehung zeitweilig dazu hatte und dessen Profil fast dauernd diese Meditation begleitete; deren Erfüllung mir als höchst glückhafter Zustand, bei größter Ruhe und Milde, erschien. Die mögliche Trennung des Gesamt-Ich in „ich" und „es" hatte mich wohl gelegentlich zuvor als auch pychologisches Problem beschäftigt, während es jetzt mehr philosophischer, wenn nicht gar religiöser Art war.

Kurze Zeit fand ich folgende, ganz nüchterne Lösung: Es wollte mir scheinen, als sei das „ich" das beobachtende, normale Bewußtsein, das „es" das eigentliche Ich, und als sei die ganze seltsame Idee von „ich" und „es" dadurch zustande gekommen, daß ich das „ich" beobachtende Bewußtsein immer schwinden fühlte und daher (siehe oben) versuchte, es mit dem „es" = dem eigentlichen und momentanen Ich zu vereinigen. Sofern diese Auffassung nicht ein Produkt nachträglicher Reflexion ist, herrschte sie jedenfalls im Versuch nur kurze Zeit gegenüber den sonst durchaus mystischen Ahnungen. Obwohl ich durchaus kein Bedürfnis nach

irgendwelcher Mitteilung hatte, glaube ich doch, von diesem „ich“ und „es“ gesprochen zu haben.

Ich versuche nun, die Aufzeichnungen des Protokolls zu erläutern.

10,45 Uhr betritt ein Mann in blauem Kittel und Brille mit Dr. B. den Raum
und stellt die Heizung an. Ich halte das Ganze für Täuschungsmanöver und notiere
gereizt über die Störung und in komischer Ironie: „Uns soll wärmer werden.“
10,50 Uhr, bei fortdauernder Schreibunlust, bringe ich es nur zu einem Striche.
10,55 Uhr „zähen, sauren Geschmack im Munde“. Die Empfindung des zähen
Speichels und des sauren Geschmacks hält bis mehrere Stunden nach dem Versuch
an; die linke Wange wird pelzig. 11,05 Uhr. „Wenn ganz still, hörtöne ich Musik.“
Angespanntes Horchen, große Erwartung schönster Musik, ich vernehme ganz
leise ferne Akkorde und Melodien. (Fast jeden Abend höre ich ganz leise vor dem
Schlafen Musik aus dem 3. Stock.) — 11,05 Uhr. „Ungefähr wie wenn man Fieber
bekommt.“ 11,06 Uhr. „Man sollte etwa weitergehen“: hört Musik. Unlust zum
Schreiben. Ich habe Mühe, die einfachsten Worte für die Notizen zu finden.
11,07 Uhr. Ich höre deutlich ein Grammophon. Lebhafteste Abneigung gegen die
schmetternde Musik; Widerwillen gegen die Tanzmusik. 11,15 Uhr. Lautes, auf-
dringliches Uhrenticken. (Die Uhren der Teilnehmer liegen auf den Tischen.) —
11,20 Uhr. „Jedenfalls weiß ich, daß der Speichel viel zäher fließt als sonst.“ Ich
versuche vergeblich, über den Unterschied mucösen und serösen Speichels klar zu
werden.

11,25 Uhr. „Wenn es still wäre, würde man schon lang —“ nämlich Musik
hören. Ich protestiere gegen allen Lärm. 11,22 Uhr. Grammophon! dahinter
11,30 Uhr. Dann nochmals 11,30 Uhr: S. macht Radau. Bemerkung in nicht eben
freundlicher Stimmung. S. macht Tanzbewegungen. Für kurze Zeit schwillt der
Ton des Grammophons an, der Mißklang verliert sich, ich sehe ganz undeutlich
Emporen eines langen Saales, von oben gesehen, alles in dunkel Goldgrün und Gold,
äußerst düster, in der Tiefe Paare in Reihen tanzend, ohne Gesichter, wie lange
Schlangen. 11,31,5 Uhr (!). „Klappern, Ratschen“, im Treppenhaus, wie von
Kastagnetten, alles als Störung empfunden. Dr. B. verläßt mit B. den Raum, ich
möchte mit. Bedürfnis, tief zu atmen, nach frischer Luft. (Während des ganzen
Versuchs.) 11,33 Uhr. „Wie wenn sie direkt nebenan gewesen wären.“ 11,38 Uhr.
„Jedenfalls kann ich noch aufschreiben, daß —“. Fortsetzung durch Unlust
und neue Reize gehemmt. Entsprungen aus dem Bedürfnis, mich von meiner
„Klarheit“ zu überzeugen. 11,40 Uhr nur Zeitzahl. 11,40 Uhr: Achtet sehr auf
Gestreife an der Wand. Scheint auf akustische Reize besonders stark zu reagieren.
Gibt aber keine Auskunft. 11,50 Uhr. „Ich kann mir einen Ruck geben, dann bin
ich ganz vernünftig usw. — jedenfalls wäre es mir jetzt sympathischer —“ nämlich
allein zu sein und mich meinen „Meditationen“ hingeben zu können. „Gibt mir
Uhr, will sehen ob das geht.“ Vorher schon wollte ich aus Sorge um die Uhr diese
Dr. B. geben, jetzt tue ich es, da ich fühle, daß ich immer mehr mich dem eigentlichen Rauschzustand nähere, d. h., daß die Momente relativer Klarheit immer
mehr abnehmen und daß die Möglichkeit zur Ausführung gewollter Handlungen
immer mehr zurückgeht. Aus demselben Wunsch nach Vergewisserung des Denk-
und Beobachtungsvermögens war die Aufforderung an Dr. B. entsprungen, eine
Aufgabe zu stellen. Die Aufgabe erscheint mir äußerst simpel, ich vermute jedoch
mißtrauisch eine Täuschungsabsicht, begreife aber die Lösung des Herrn Dr. W.

noch als guten Gedanken. Ich denke: „Ist der mal nüchtern, er schreibt auch so viel auf, der bekam sicher nur Kochsalzlösung injiziert!" — **11,50 Uhr.** Man müßte erst ruhig werden, — man sitzt immer . . .", sollte weiter gehen; „und wartet und wartet und wenn ihr still wäret, käme es auch." — Will dauernd die Geräusche identifizieren. — **11,55 Uhr.** Fährt auf, „nein, also jetzt habe ich jedenfalls —", bezieht sich vielleicht auf die „ich—es"-Meditation (?). 11,56 Uhr versuche ich, noch eine Notiz zu machen, es gelingt mir nur noch ein langer Strich, ich merke deutlich, daß das Versinken in den Rauschzustand nahe ist.

11,57 Uhr. „Schluß!" Und tatsächlich war diese Notiz der letzte krampfhafte Versuch vor dem völligen Versinken. — Das eigentliche Rauschstadium begann.

Eine kurze Zusammenfassung dieses Vorrausches: Die Sinneseindrücke sind verstärkt, hauptsächlich der Farben- und Gehörsinn. (Dabei bin ich sicherlich nicht sonderlich musikalisch, treibe keine Musik, wenn ich sie auch oft und gern höre, ich habe fast nie Tonphantasien.) — Eigentliche Halluzinationen traten nicht auf. Die Hauptveränderung zeigt sich auf dem Gebiet der Denk- und Willensvorgänge als Schwächung, auf dem des Gefühls als Steigerung; heftige Sympathien und Antipathien. Komplexbildung: S. — Borchardt — Unlust. — v. B. — Lust. — Die anormalen Zustände lassen sich noch relativ leicht überwachen, das Ich teilt sich gewissermaßen in einen normalen und anormalen Teil. Äußerste Spannung und Erwartung auf ein äußerst lustbetontes Erlebnis; etwa schöne Musik, schöne Gesichte, große Gedanken — und Gefühlsklarheit. — Kleben an Einzelheiten. Vermutlich dasselbe, was v. B. mit den Worten meinte: „Alles so still, alles bleibt stehen; Abendstimmung." Ohne die doch deutliche innere Behinderung. Keine Störung des Zeitbewußtseins! Keine der Erscheinungen kommt mir als absonderlich schwere Störung vor, zwar hatte ich deutlich das Gefühl einer Veränderung, doch nicht mehr, als es auch im Traum wohl möglich wäre. (Ich träume jedoch nicht sonderlich lebhaft.) — Kurz, ich fühle mich durchaus im Vorstadium, und zwar mit aller Hoffnung auf eine Erfüllung, die mir allerdings auch das Rauschstadium nicht brachte.

2. Rauschstadium: Ich muß die Schilderung des Rauschstadiums mit einer allgemeinen Charakteristik beginnen und kann die Einzelheiten danach nur als Beispiele ohne genaue Reihenfolge anführen, da das hauptsächlichste Charakteristikum dieses Stadiums eben eine vollkommene Störung des Zeitsinnes ist. Erst durch den Versuch ist mir ganz klar geworden, wie stark mein Bedürfnis nach gedanklicher Gliederung ist, und welche Rolle hierbei die zeitliche Einordnung spielt. Die Erinnerung an alle Erlebnisse ist also außerordentlich erschwert, sofern es sich um ein Früher oder Später, Länger oder Kürzer handelt, während die Erinnerung an die Erlebnisse selbst ziemlich lebhaft ist.

So habe ich das Gefühl, daß nach den oben beschriebenen Ereignissen ein großes leeres Loch, eine Zeitspanne ohne alles äußeres noch inneres Geschehen folgt. (Das Protokoll zeigt, daß es wenige Minuten waren.) — Aus diesem Zustand vollkommen leeren Dahindämmerns weckte mich das Eintreten von Dr. M. Ich lehnte am Bücherbrett, und als ich auf Dr. M. zugehen will, habe ich das Gefühl, daß der Bücherständer an meiner Schulter haften bleibt und mitgeht (ohne eigentliches Gewicht). Dr. M. steht vor dem Bücherständer und er sieht mich lächelnd an (er ist mir bekannt), ich bemerke, daß ich nur seinen Kopf ohne Körper sehe, er erscheint mir ekelhaft nüchtern und fällt, bei heftigster Aversion, sofort unter

den S.-Borchardt-Komplex. Bei seinem Anblick fällt mir ein, daß ich noch von
lange her ein Buch von ihm besaß, das ich vergessen hatte. Dies bestätigt sich
später. Der Kopf von Dr. M. verzerrt sich äußerst komisch von dem Mundwinkel
über die Augen nach den Ohren, die sich seltsam verlängern. — Der Eindruck der
Gesichter läßt sich gut mit den Bildern moderner Maler vergleichen; schon im
Rausch wohl fiel mir ein Bild der Modersohn-Becker: „Die alte Frau" ein, überhaupt lassen sich alle Gesichtsveränderungen rein formal und farbig (natürlich abgesehen vom künstlerischen Ausdruck) leicht mit den Porträts dieser Malerin vergleichen: dieselbe. Färbung, derselbe beizige Ausdruck, diese seltsame Dispropor-
tion der Teile. (Ähnliche Gesichtsverzerrungen später öfters, außer bei den Teilnehmern und Dr. B., der sich immer gleich blieb), außer daß er violette Schmisse
hatte. — Um 12 Uhr hatte ich mit viel zu großem Zittern den Eintritt von Dr. M.
notiert. 12,08 Uhr nur Zeitziffer, verschrieben und zu groß. — 11,15 Uhr statt 12,15
Uhr verzweifelter Versuch, mich an die Wirklichkeit zu klammern. Notiz: „Dr.
Mayer — Groß und K. D." Ich frage Dr. M., ob er sich mit „e" schreibe (Mayer
oder Mayr). Dr. M. antwortet: Mit a! was auf mich ganz niederschmetternd wirkt.
Gefühl etwa: Der macht Witze, Dr. Mayar — Groß? offenbar: du bist toll! —
heftigste Aversion gegen M. — Zeitlücke. — Plötzlich bemerke ich, daß die übrigen
bis auf Dr. M. und mich den Raum verlassen haben, endlich, glaube ich, würde ich
allein sein, da bittet mich der Kopf M. grinsend, als seltsame Mephistofratze, doch
nach unten zu kommen; heftigster Widerwillen. — Zeitlücke. — Dr. M. fordert
mich nochmals auf. Ich gehe vor die Tür, denke aber: Nun erst recht nicht!
Plötzlich sehe ich v. B. mit erhobenen Händen und trostlosem Gesicht am Treppengeländer hängen. Ich will ihm folgen. — Zeitlücke. — Eine Frau steht vor mir,
einen Augenblick fühle ich mich ganz normal und bitte die Frau, die Tür zu öffnen,
als sie anklopfen will, bedeute ich ihr, daß das überflüssig sei. — Während des
Ganges auf der Treppe große Bewußtseins- oder doch Zeitlücken. Plötzlich
schiebt mich W. in einen Gang. — W. sieht ganz normal aus — in einen endlos
langen Gang — an dessen hinterem Ende, gegen ein leuchtend helles Feld, v. B.
und S. stehen und auf mich deuten und mir winken, lächerlich die Arme um die
Schulter legend, in halber Kniebeuge, „wie schlechte Schauspieler". Ich gehe
endlos auf sie zu, die Wände und alles geht mit, bis ich plötzlich mit einem Schlag,
indem sich der Gang zu einem Kuppelgewölbe erweitert, direkt vor ihnen stehe.
Große Erinnerungslücke. Plötzlich sehe ich mich wieder auf der Treppe, vor einer
Frau mit ungeheuerlich vergrößertem Becken, völlig disproportioniert.

Ich merke, daß ich nun doch eine zeitlich geordnete Schilderung begonnen
habe, werde auch später damit fortfahren, da es vielleicht doch von Interesse ist,
wie weit die Zeitstörung etwa reicht; zunächst die allgemeine Charakteristik.

Die Zeitstörung ist unterdem vollkommen ausgebildet. Bei der Darbietung
eines äußeren Reizes (ich reagiere fast nur auf optische), versinke ich tief in die
Anschauung des Objekts. Nur dieser beachtete Gegenstand ist mir gegeben. Ich
vergesse mich und alles sonst um mich. Für die Dauer dieses Zustandes ist mir
aller Zeitsinn verloren, ich fühle ihn weder kurz noch lang, noch endlos, sondern
einfach zeitlos! Das reine Dasein des Gegenstandes beherrscht mich, ich, Gegenstand und alles ist eins. Das Gefühl, das von diesem Zustand in Erinnerung, leb-
haftester Erinnerung bleibt, läßt sich in der Stimmung gut mit der vergleichen,
in die man bei Betrachtung einer ägyptischen Sphinx (nur durch Abbildung be-

kannt) versetzt wird: Man vergißt sich, Ort und Zeit, man ist nur beherrscht von dem Gefühl absoluter Zeitlosigkeit und zeitlosen, monumentalen Daseins!

Die ganze übrige Zeit ist mit solchen Sphinxerlebnissen ausgefüllt. Während dieses Erlebens ist alle geistige Fähigkeit tot, ich fühle mich geradezu identisch mit dem Objekt. Der einzige unterscheidende Zug der Erlebnisse ist nicht so sehr die Verschiedenheit der Objekte als ein jeweiliges verschiedenes Gefühlsmoment, das die Erlebnisse begleitet: weder lust- noch unlustbetonte Gefühle monumentaler Trauer, Schwermut, Größe, Hoheit usw. — ebenso losgelöst von mir, wie alles andere. (Nicht etwa ich fühle mich traurig, ich fühle Traurigkeit, doch auch diese Fassung gibt das Grandiose dieser Erlebnisse nicht wieder.) — Das Objekt selbst ist nicht verändert. Ich halte es für sinnlos, die Unzahl solcher Objekte aufzuzählen, die mit jedem neuen Reiz neue wären. Einige besonders seltsame: Schlüsselbund der Anrichtefrau. Eindruck: Schlüssel auf Weiß, v. B. und Kopf, Schulter nach oben gezogen. Eindruck: Mediziner, Arzt. Narbe im Halsgrübchen irgendeiner Frau auf der Treppe; Kohlenhaufen, Anstaltsturm: „Schiefer Turm zu Pisa". Als ich feststelle, daß er ja ganz gerade ist, bringt dies mich seltsam außer Fassung. Es folgt nämlich jedem Sphinxerlebnis ein Zustand relativer Klarheit, in dem das Erlebnis auf höchst seltsame Art Objekt des denkenden Bewußtseins wird.

Im Stadium relativer Klarheit kommt es zu höchst seltsamen Druckempfindungen. Fasse ich in die Hosentasche, erscheint der Weg bis zu dem Zipfel endlos, um bis in die Uhrentasche zu gelangen, macht die Hand die reinste Berg- und Talfahrt, der Arm wird endlos lang (nicht optisch). Lehne ich mich an die Wand, so glaube ich zu versinken, der Stuhl geht mir in den Leib, die Jacke, die dauernd offen steht, kann ich nur durch den Leib zuknöpfen, die Ohrhaken der Brille durch den Kopf ziehen, wie durch Plastelin. Schlage ich auf den Schenkel, schnellt der Unterschenkel unter heftigem Zittern nach vorne in extreme Streckstellung, wie bei äußerst vermehrtem Patellarreflex. Die Nase ist wächsern und lang, v. B. kippt meine Finger (violett) nach hinten um. (Kein Wachsgefühl.)

Das Überstrecken der Finger ist wohl die einzige optische Illusion, die sich auf meinen Körper bezog. Denn, daß ich bei den anderen Formveränderungen meines Körpers — die ich auf Veränderungen der Druckempfindungen zurückführen mußte — immer feststellen konnte, daß der optische Eindruck normal blieb, bewirkte, daß ich schließlich überhaupt Täuschung und Wirklichkeit nicht mehr auseinanderhalten konnte. Von da an krampfhafte Versuche, mich von der Realität der Objekte zu überzeugen: Ich versuche B. zu treten, der Fuß wächst endlos aus und zuckt bei der schließlichen Berührung heftig zurück. Die ganze untere Körperhälfte war wie eingeschlafen, mein rechtes Darmbein enorm vergrößert und knetbar wie Plastelin. Die wesentlichste und allgemeinste Charakteristik des Rauschzustandes ist also die Störung des Zeitsinnes mit dem Charakter der Zeitlosigkeit und des monumentalen Daseins (unter Ausfall des eigentlichen Bewußtseins, es gibt nur noch ein Dasein), für die relative Klarheit die Tatsache der Veränderung des Körpergefühls im Sinne einer abnormen Steigerung der Druckempfindlichkeit.

Ich versuche jetzt die fortlaufende Schilderung: Nach dem geschilderten Gang auf der Treppe muß eine große Erinnerungslücke liegen. — Irgendwann hatte Prof. W. das Zimmer betreten, er kommt mir abscheulich nüchtern und beobachtend vor, verfällt sofort dem S.-Borchers-Komplex. Ich sehe ihn komisch ge-

krümmt an der Wand lehnen, sein Gesicht wird dauernd von dem von Dr. M. überdeckt. Ich erinnere mich gut an die komische Frageszene: „Sind Sie W.?" „Sie
sind W.?" „So, wirklich W.?" — An sich wußte ich es genau, ohne Prof. W. zuvor
gesehen zu haben. Auch an die Verabschiedung erinnere ich mich dunkel. Wo die
Szene spielte, weiß ich nicht mehr, teils vielleicht vor dem Essen, teils nachher in
der Dunkelkammer.

Als wir einmal wieder das Bücherzimmer betraten, war der Tisch gedeckt.
Dr. B. lädt uns ein, Platz zu nehmen, alle machen komische Komplimente und
Verbeugungen. Am Tischende steht ein Armstuhl, er schien mir für Dr. B. gerichtet. Als S. sich breitspurig darauf setzt, scheint mir das wieder besonders
ekelhaft, obgleich ich gerade im Begriff war, es selbst zu tun.

An das Essen erinnere ich mich gut, neben stärksten Sphinxerlebnissen
(Schlüsselbund der einen Anrichtefrau, die äußerst schön erschien), klarste Momente; an der Realität des Essens war schließlich nicht zu zweifeln. Völlige Hilf-
losigkeit angesichts des Löffelwirrwarrs. Der Versuchsleiter sitzt mir gegenüber
und holt mich durch seinen Blick (seltsames Zunehmen und Nachlassen der Schärfe,
mit der er mich ansieht — „Medizinerblick") geradezu zu sich hinunter. Seltsames Gefühl, zumal es den Zeitlosigkeitscharakter hat. — Schließlich nehme ich
das Tischtuch vom Tisch und werfe es vor die Tür. — Danach muß eine sehr große
Erinnerungslücke liegen. — Gang auf der Treppe, gerader „schiefer Turm",
Kohlenhaufen, Fahrrad und Pförtner (angenehme Wirklichkeitsbeweise). — Zeitlücke. — Plötzlich geht in einem Gang eine Tür auf, Dr. M. (wieso er hierher
kommt, ist mir ganz unklar) schiebt mich hinein. Dr. B.: „Ei, da sind Sie ja endlich!" — Äußerst klarer Augenblick, genaueste Erinnerung an den Raum. Ich
versinke in die Kiste und die Wand: „Endlich Ruhe!" Tolle Farbspiele, Taumel
der Erwartung und Spannung, Hoffnung auf letzte Enthüllung, äußerlich ruhig.
— Zeitlücke. — Plötzlich Lärm, ich schrecke auf. Dr. M. und Prof. W. haben den
Raum betreten, alle laufen herum, heftigste Aversion. Ich fühle mich geradezu
gemartert, gebe alle Hoffnung auf Erfüllung auf und bemühe mich wütend, normal
zu werden. Ich springe daher auf, entdecke die Probetafel an der Wand mit Zahlen
und offenen Ringen, fange verzweifelt an zu lesen. Plötzlich dunkel. In trüber
Hoffnungslosigkeit setze ich mich auf die Kiste. Das Grammophon fängt jämmer-
lich an zu spielen, bald schwingt es, statt zu tönen, um die Mittelachse des Zimmers, langsam und feierlich. — Dann halte ich mir Augen (sie liegen zu tief) und
Ohren zu: ich höre und sehe trotzdem. Über dem durchlöcherten Vorhang krab-
belt drohend eine große, schwarze Hand mit gespreizten Fingern. Durch eine
Ritze sehe ich Schatten — „Schatten normaler Menschen" vorübergehen; ich trete
nach v. B., ich rufe die anderen an: toller Wirrwarr: „Sind Sie da?" „Ja, Sie." —
„Ich?" — Wo? Du? Ich? — Wer denn? Ich vielleicht? usw.

Große Lücke: Plötzlich finde ich mich wieder in der Bibliothek. Szene mit dem
Buch: „Agraphie" usw. gut in Erinnerung. Versuche zu lesen: Endloses Durch-
einander. Ich bringe die Sätze nicht zusammen, ich lese von einem Manne, der die
Buchstaben in die Worte versetzt: ganz mutlos denke ich: „auch verrückt". Große
Bewußtseinslücke.

Plötzlich betritt Dr. B. den Raum, tritt auf mich zu und sagt leise: „Sie fühlen
sich jetzt besser! nicht?" — Einen Moment taumele ich, dann ists, wie wenn etwas
von mir abfiele, ich tauche auf und langsam formt sich mir seltsam beglückend die

Antwort: Ja. Dies Auftauchen schien wie über Stunden ausgedehnt und gehört zu den seltsamsten und angenehmsten Erinnerungen.

3. Nachstadium: Von diesem Augenblick an befasse ich mich dauernd mit dem Versuch, mich irgendwie von der Wirklichkeit oder besser Richtigkeit meiner Gefühle und Empfindungen zu überzeugen, festzustellen, ob meine Empfindungen wieder normale Reaktionen auf normale Reize seien. Äußerst interessiert untersuchte ich den Tisch, auf dessen Linoleumbelag sich Blasen gebildet hatten. Es dauerte recht lange, bis ich ganz sicher war, daß es echte Blasen seien.

Wir verließen dann die Bibliothek. Auf der Treppe erkannte ich plötzlich neben mir W. und sagte zu ihm ganz klar: „So, nun werden wir wieder normal, nicht wahr?" — Seinem Gesicht nach schien er das bei mir reichlich zu begreifen. Ich wunderte mich, daß wir an dem Injektionsraum vorbeigingen. Den Vorlesungsraum sah ich mir ganz ruhig an und habe ihn auch deutlich in Erinnerung. Dann sagte Dr. B. etwas zu uns, was ich absolut nicht verstand und ich dachte, offenbar ist das ja doch alles Täuschung. Dieser Zustand wechselnden normalen Bewußtseins und völlige Unsicherheit löste eine völlige Halt- und Aktionslosigkeit aus. So und so oft nahm ich mir vor, einfach den Raum zu verlassen, wenigstens vom Stuhl aufzustehen; es ging einfach nicht; es war, wie wenn der Weg vom Willen zur Ausführung unterbrochen sei. Ich saß am Fenster und schaute hinaus, ich konnte nicht finden, in welchem Stockwerk wir wohl seien, alles war so still und ruhig und ich fühlte mich so trostlos einsam. Plötzlich sah ich die Eisenstäbe vor dem Fenster, kam nicht mehr davon los und dachte: „So, nun bist du also verrückt und in der Klinik." Das machte mich ganz ruhig und zufrieden. — Plötzlich wurde ich wieder klarer, stand auf, ging an ein Fenster, öffnete es, schloß es, ließ es klappen, spürte die frische Luft, die Kühle des Metalls: es war kein Zweifel, das war Wirklichkeit. An diesem Fenstergriff habe ich mich gewissermaßen in die Wirklichkeit gezogen. Ich ging auf Entdeckungsreisen: auf dem Bücherbrett ein Buch: „Gruhle, Psychiatrie für Ärzte"; das konnte keine Phantasie sein! Ich untersuchte einen Projektionsapparat, sah das Spiegeln der Linse; lese etwas von einem Spiegel, den man nicht mit den Fingern berühren durfte, das war verdächtig. Doch als ich die Kassette mit der Aufschrift aufhob, hatte sie Gewicht. Mit diesem Entdecken der Wirklichkeit und der damit verbundenen Sicherheit des Daseins kam, hauptsächlich im Garten als ich die Zweige und Bäume betastete, ein Gefühl über mich, das ich zu den angenehmsten rechne. — Die Musik — bekannte Melodien, an deren Namen ich mich absolut nicht erinnern konnte — samt dem Spieler waren mir gleich zuwider. Die Bemerkungen v. B.s schienen mir sehr komisch. Ich war wütend, wozu waren bloß diese ganzen Geschichten? — Im Garten glaubte ich zu hören, wie Dr. B. zu mir sagte, ich habe gegen ihn lebhafte Aversion und Regeneration gehabt. Regeneration? Das war mir unfaßlich. — Langsam baute sich die Wirklichkeit und Sicherheit wieder auf. Eine gewisse Aktionslosigkeit blieb noch bis spät abends. — Beim Kaffee erschien mir die Sache mit dem Völkerbund wie aus einer anderen Welt und unglaublich banal.

Nachwirkungen: Noch beim Abendessen soll ich sehr merkwürdig gewesen sein, ich ging bald zu Bett, kann bis 12 Uhr nicht schlafen. 2 Tage lang große Müdigkeit und kurze Momente vollkommener Unsicherheit. Die rechte Seite „schläft" öfters. Das Gefühl dicker Nieren nimmt nur langsam ab.

Beim Überlesen des Berichtes will es mir scheinen, daß das Sphinxerlebnis doch nicht so klar auftrat, als man daraus entnehmen mußte, ich gebe wohl eher den Zustand wieder, der auf Grund der allerdings sehr intensiven, tatsächlichen Erlebnisse noch während des Versuchs in der Vorstellung und als erwünscht mir vorschwebte.

Zusammenfassend muß ich überhaupt sagen, daß ich das Gefühl habe, daß die Meskalinwirkung nicht vollkommen in Erscheinung treten konnte, sei es, daß die Dosis zu schwach war, sei es, daß die Störungen die vollkommenen Auswirkungen unterdrückten.

30.

Cand. med.   Dos. 0,5.

Das Hineingleiten in den Rausch vollzog sich folgendermaßen: Nach der ersten Injektion um 9 Uhr morgens fühlte ich mich bald körperlich matt und elend. Die Stimmung war aber durch die Erwartung des Kommenden und durch das Beisammensein mit den Versuchsgenossen in dem behaglichen Raum von Anfang an gehoben. Man hatte die besten Vorsätze zu genauer und vollständiger Beobachtung, der Puls wurde gezählt, die Pupillenweite kontrolliert, es wurde zum Fenster hinausgesehen, ob sich die Umwelt noch nicht verändert hätte. Eine gewisse Unruhe, das Bedürfnis herumzugehen, machte sich bemerkbar; zäher Speichelfluß und Frösteln trat auf. Allmählich wurde mir das geordnete Sprechen mühsam, das körperliche Unwohlsein ließ nach und etwa 20 Minuten nach der zweiten Injektion befand ich mich zum ersten Male in einem ganz kurz dauernden traumhaften Zustand, aus dem ich durch die gleichzeitigen Zurufe der anderen: „Du wirst ja plötzlich ganz rot!" schnell wieder herausgerissen wurde. Das Gefühl der Traumhaftigkeit nahm mich aber bald wieder gefangen, und völlig darin war ich, als mich Dr. B. durch Haus und Garten führte.

Ich sah durch ein Fenster hinaus auf den Wirtschaftshof, auf den hohen Schornstein, auf den dahinter liegenden Uferweg, auf den Fluß und das andere Ufer mit seinen Häusern. Alles war in goldenes Spätnachmittagslicht getaucht (11,40 Uhr nach Protokoll!). Ein beseligender Friede lag über dem Ganzen. Zwei auf dem Uferwege gehende Menschen nahmen meine Aufmerksamkeit gefangen; die kamen mir so gemächlich und geruhsam vor, wie sie da spazieren gingen. Es mußten unbedingt zwei „alte Herren" sein, die so gut in das von mildem Leuchten erfüllte Gesamtbild hineinpaßten, obwohl ich gar nicht genau erkennen konnte, um was für Leute es sich handelte. Es erschien mir alles so sonntäglich, idyllisch, wie „stehen geblieben", verzaubert, wie im Dornröschenschlafe. Die verträumte Langsamkeit, von der ich mich selbst beherrscht fühlte, fand ich auch in meiner Umwelt wieder. Es war so, als wenn in einem Raume plötzlich die Wanduhr aufgehört hätte zu ticken und nun eine fast beklemmende, seltsame Stille herrscht. Die Gebäude, die Landschaft, erschienen mir, obgleich in natürlichen Größenverhältnissen, wie ein hübsches, buntbemaltes Spielzeug, so „feinsäuberlich" und ein bischen künstlich. Dabei hatte alles keine rechte Tiefe, die Dinge waren weder nah noch fern, trotz mangelnder Tiefe eigenartig plastisch, am ehesten vielleicht noch einem Relief vergleichbar. Ich konnte mich von dem Anblick gar nicht trennen und wollte nur immer schauen und schauen. Das Weitergehen, zu dem mich Dr. B. energisch auffordern mußte, machte mir die größte Mühe und war mit starkem Hemmungsgefühl verbunden. Im Garten vor dem Portal der Klinik hätte ich am liebsten mich ins Gras gelegt und vor mich hin geträumt. Dort fiel mein Blick auf einen unbelaubten Baum, der in kaum merklichem goldenem Schimmer gegen den blauen Himmel stand. Seine Äste und Zweige, die sich leise im Winde bewegten, schienen wundervoll plastisch, wie von einer kunstreichen Hand gebildet. Ein auffliegender Vogel entzückte mich. Ich war von schwärmerischem Glück erfüllt.

Diese Schilderung sei als ungefähre Kennzeichnung meines Gesamterlebens im Anfang des Rausches vorausgeschickt. Da das Erleben späterhin zusammenhangsloser, die Chronologie in manchem unklar wurde, und um Wiederholungen zu vermeiden, beschreibe ich im folgenden die Phänomene systematisch.

Zunächst das eigentümliche Erlebnis der *Zeitlosigkeit*. In den Zeiten ungestörter Hingabe an den Rausch lebte ich nur im Augenblick, losgelöst von Vergangenheit und Zukunft. Das Gefühl für Fortschritt und Ablauf fehlte. Dies wurde besonders deutlich beim Mittagessen, das für den Normalen doch eine ausgesprochene Verlaufstendenz in sich trägt. Für mich existierte diese Tendenz nicht. Wenn ich so entsetzlich langsam und nur auf strenge Aufforderung hin aß, so geschah das nicht, weil ich etwa das Essen dazwischen immer wieder vergessen hätte, — ich war im Geiste durchaus dabei — sondern weil mir jedes Gefühl für „Fertigwerden", jede Zielvorstellung fehlte. Auf diesen Mangel an Gefühl für Dauer ist wohl auch mein Bedürfnis zurückzuführen, immerfort (vor allem im Dunkelzimmer, wo vielleicht eine Spur Angst dazukam) zu rufen: „Dr. B., Sie sind doch immer da!?" Dr. B.s Anwesenheit war mir aus irgendeinem Grunde angenehm, sie war etwas, was „dauern" sollte; also mußte ich mir das Gefühl der Dauer sozusagen künstlich durch in kurzem Abstand hintereinandergesetzte Anrufe herstellen. Die Fähigkeit, Zeitabschnitte zu schätzen, war aufgehoben. Dies wird mir besonders jetzt in rückschauender Vergegenwärtigung klar. Wie lange waren wir im Dunkelzimmer, wie lange saßen wir beim Essen? Darauf zu antworten, war und ist mir eine Unmöglichkeit. Noch nachmittags, im Abklingen des Rausches, als wir im Garten zusammenstanden, war ich mir zwar dauernd bewußt, daß wir auf den Kaffee warteten, aber jenes charakteristische, aus etwas Langeweile und etwas Ungeduld gemischte Gefühl, das man in solchen Situationen zu haben pflegt, fehlte vollkommen und ich wunderte mich darüber.

Unmittelbarer und direkter aber war mir die Veränderung des Zeitempfindens gegeben durch die allgemeine, schon angedeutete *Verlangsamung* der Vorgänge, die ich empfand. Die Zigarette, die ich rauchte, wurde nicht kleiner. Das Papier, auf dem Dr. B. schrieb und schrieb, wurde nicht voll. Ja, in manchen Augenblicken hatte ich das Gefühl, als sei nun alles „aus", regungslos stillgestanden (wenn ich aber genauer zusah, gingen die Dinge aber doch wieder von der Stelle). Als ein Dachdecker etwas vom Dache herunterwarf, schien dieses Etwas mir unnatürlich langsam zu fallen. — Manchmal jedoch machte dieses Gefühl der allgemeinen Langsamkeit einem gegenteiligen Platz. So, als wir die Treppe zum Dunkelzimmer hinuntergingen. Da verlief alles so flüchtig, daß man mit dem Verstande gar nicht mitkommen konnte. Die Kameraden, die eben noch neben mir hergegangen waren, standen plötzlich einen Treppenabsatz tiefer. Immerzu sah ich mich *neuen Situationen gegenüber*.

Auf diesem Gange zum Dunkelzimmer wurde die Zusammenhangslosigkeit meines Erlebens besonders deutlich. Ich erlebte die Situation andeutungsweise etwa folgendermaßen: Gesichter links — Gesichter unter mir — Mann mit Grammophon — ganz unbekannter, merkwürdiger Flur (bei näherem Hinsehen erkannte ich ihn doch) — Leute um die Ecke — Gänge, Gänge wie im Traum —. Dies alles in raschem Wechsel, unbestimmt, befremdlich, wie „nicht mit rechten Dingen zugehend". Ich mußte z. B. überlegen: Ob die Leute auch von der richtigen Seite hergekommen sind, nicht von da, wo sie vorher noch gar nicht gewesen waren? Diese Zusammenhangslosigkeit des Erlebens war wohl ein Produkt aus der Störung des Zeitempfindens und aus der Herabsetzung der intellektuellen, kombinatorischen Fähigkeiten.

Was diese letzteren betrifft, so wurde ich mir ihres Schwindens schon sehr bald im Anfang des Rausches bewußt. Um 11 Uhr wollte ich notieren, daß in der Peripherie des Gesichtsfeldes ein Bleistift plötzlich ins Rollen gekommen sei, konnte aber keinen passenderen Ausdruck finden als: Bleistift rollt neben. Überhaupt war es die *Störung der Ausdrucksfunktion*, die mir eher und stärker zum Bewußtsein kam als die des Meinens, Denkens und Verstehens, und die auch im Abklingen des Rausches länger als die anderen Störungen bestand. Alles *Nachdenken fiel mir unendlich schwer*. Situationen schienen im ersten Augenblick meist ganz unverständlich; manche begriff ich überhaupt nicht: z. B. blieb es mir, trotz Nachdenkens, unklar, was das Bett im Hörsaal sollte, obgleich mir Dr. B. mitgeteilt hatte, daß hier seine Möbel provisorisch untergestellt seien. In der Bibliothek fiel mir ein Heft einer Zeitschrift in die Hand. Den etwas langen Titel mußte ich immer wieder von vorne lesen, um ihn im ganzen zu erfassen. Der Name des Herausgebers, der mir persönlich bekannt ist, stellte einen angenehmen Ruhepunkt für das Denken dar. Nun wohnte dieser, wie zu lesen stand, in Berlin, der Autor des betreffenden Artikels aber in Prag; wie war das zusammenzureimen? In meinem Kopfe herrschte eine große *Armut an Vorstellungen*. Ich kann mich nicht erinnern, daß ich im Rausche je an meine Angehörigen, an meine Arbeit, an den nächsten Tag oder an sonst etwas zeitlich oder räumlich Entferntes gedacht habe. Die jeweilige Situation füllte mich immer ganz aus. Die geringfügigsten Dinge fesselten meine Aufmerksamkeit: so ein Dachdecker, der auf dem gegenüberliegenden Dache arbeitete und dem ich mit Wonne zusah, so das Buch in der Bibliothek, so das Kürbiskompott in der Schüssel, das so goldgelb, saftig und plastischquellend dalag, so ein paar wohl durch den Tintenstift entstandene, winzige violette Streifchen auf Dr. B.s Oberlippe. — Wenn meine Äußerungen dem Beobachter zum Teile inkohärent erschienen, so kam mir selbst dies durchaus nicht deutlich zum Bewußtsein. Ich versuchte eben immer gerade das auszusprechen, was mich jeweils von außen her beeindruckte und im Banne hielt. Die Inkohärenz lag für mich in den Objekten, nicht in meinem Denken und Vorstellen.

Die *Sinnestäuschungen*, denen ich unterlag, waren verhältnismäßig spärlich. Im Anfang des Rausches gelang es mir, durch Augendruck entoptische Phänomene hervorzurufen: weißer, vorüberziehender Rauch formte sich zu Spiralen und Kreiseln, die sich lebhaft drehten; davor erschien ein Gewimmel von allerhand kleinen, schnörkeligen Formen, die wie auf Glas geätzte Blümchen aussahen und in kaum übersehbarer Fülle auftraten. Die entoptischen Phänomene, die ich außerhalb des Rausches erzielen kann, sind andersartig, weniger zierlich und schnörkelig, und spärlicher als die beschriebenen. — Im Dunkelzimmer schienen sich die auf dem etwas lichtdurchlässigen Vorhang befindlichen Schatten zu *bewegen*; ich dachte, Dr. B. projiziere uns da mit einem Apparate etwas auf den Vorhang. Einmal sah der Vorhang aus wie ein Kirchenfenster mit streng stilisierten, etwas undefinierbaren Figuren (aber nicht bunt). In der Peripherie des Gesichtsfeldes nahmen die Dinge oft *merkwürdige Farbtönungen* an, die aber im nächsten Augenblick, bei Hinwendung der Aufmerksamkeit, wieder verschwanden. Die abendlich-goldige Tönung der Landschaft erwähnte ich schon. — Die ebenfalls schon angedeutete *Veränderung des perspektivischen Sehens* machte sich durch Erschwerung des Entfernungsschätzens und durch wechselndes Größer- und Kleinerwerden der Dinge bemerkbar. Der Dachdecker auf dem Dache z. B. schrumpfte zusammen und wuchs wieder, während ich ihn ansah. Als ich zum Fenster des Hörsaales hinunterschaute, kam mir der Garten sehr tief unten vor, nur die grüne Gartenbank schien mir im Verhältnis zur Tiefe viel zu groß zu sein.

Schwankungen in der Intensität der Sinnesempfindungen kamen vor: das Zimmer verdunkelte sich plötzlich ein wenig, wie wenn eine Wolke vor der Sonne vorübergezogen wäre. Manchmal schien es mir, als ob mir einer der Kameraden, der gerade hinter mir stand, überlaut ins Ohr gesprochen hätte, so daß ich mich erschreckt und widerwillig umdrehte. Die Zigarette schmeckte nicht ordentlich wie sonst, soviel Rauch auf einmal ich einziehen mochte. Die Brille hob sich plötzlich ohne Grund von der Nase. Berührte die eine Hand die andere, so war es mir zuweilen, als faßte ich eine fremde an. Im Dunkelzimmer fühlte ich, als ich meine Hand auf Dr. B.s Schulter legen wollte, daß diese Schulter immer weiter hinauswuchs. In Wirklichkeit war ich von der Schulter auf den anliegenden Arm abgeglitten, ohne den Winkel von 90° zu bemerken. Tastete ich mich nach Dr. B.s Armen, so waren diese immer an einer etwas anderen Stelle, als ich nach dem Gesichtseindruck (das Dunkelzimmer war nicht ganz dunkel) vermutet hätte. — Griff ich nach festen Gegenständen, so hatte ich im ersten Augenblick das Gefühl, als ob diese von einer wachsartig zähen Biegsamkeit wären. Dieses Wachsgefühl hatte ich auch von meinem eigenen Körper, vor allem in den Fingern und in der Muskulatur des Mundes. Es verschmolz in eigenartiger Weise mit dem Eindruck des Wachsartigen, den ich von der ganzen Umwelt hatte. Der Vergleich mit Wachs drängte sich mir immerzu auf. Die gesehenen Dinge verhielten sich zu den „natürlichen", wie jene bekannten wächsernen Nachbildungen von Früchten zu wirklichen Früchten. Die ganze Welt war eben für mich aus Wachs und verhielt sich dementsprechend zäh-biegsam.

Ich komme nun auf das merkwürdige *Knetbedürfnis* zu sprechen, das mich im Rausch erfüllte. Alle Dinge trugen gleichsam die Aufforderung in sich, sie zu kneten, zu verbiegen und auszuziehen, der Löffel bei Tisch, die Zweige des Gartenstrauches, die Eisenstäbe des Treppengeländers, vor allem aber die eigenen Hände und Finger und die der anderen. Auch das zähe Gefühl in Lippen und Wangen forderte mich dazu auf, mit dem Munde langsam ziehende und rollende Bewegungen zu machen. Gab ich dem Drange nach, so bewegten sich die Finger fast wie von selbst (aber nur fast! ein eigentliches Gefühl des Zwangsmäßigen, Automatischen bestand dabei nicht; jedenfalls ging es ganz ohne Mühe, während doch jede Zweckbewegung mit starkem Hemmungsgefühl verbunden war). Der Bewegung wohnte eine gewisse Tendenz zum Weiterlaufen inne; halb machte man willkürlich,

„zum Spaße", weiter, halb gab man sich hin. Dieses Weiterkneten ging aber nur
bei Dingen, die wirklich eine gewisse Knetbarkeit besitzen, eben vor allem bei
Händen und Fingern. Die starren Gegenstände gaben, wie gesagt, nur im ersten
Momente nach, und ich ließ schnell ab, sie zu „bearbeiten". Im Dunkelzimmer
wurde die Hingabe an das Knetbedürfnis beinahe ekstatisch. Leidenschaftlich bog
und drückte ich an Dr. B. und S. herum und, wie mir später gesagt wurde, auch
an Prof. W. (diesen hielt ich, da ich sein Eintreten nicht bemerkt hatte und da die
Stimme Dr. B.s auf mein Rufen hin von zwei Seiten zu kommen schien, für eine
Verdoppelung des letzteren).

Meine Beschäftigung mit S.s Händen entsprang nicht nur dem allgemeinen
Triebe, zu „wursteln" — so nannte ich das im Rausche — sondern einem ganz
ausgesprochenen Sympathie- und Harmoniegefühle diesem gegenüber. Ich kannte
S. kaum und hatte ihn vor dem Rausche erst einmal gesehen. Trotzdem duzte ich
ihn ohne weiteres im Dunkelzimmer; ob er mich auch duzte, vermag ich nicht einmal bestimmt zu sagen. Unsere Hände griffen ineinander; man wußte nicht genau,
waren es die eigenen oder die des anderen, die man fühlte. Nach Verlassen des
Dunkelzimmers rannten wir — ich glaubte wenigstens, mich sehr schnell zu bewegen — von dem starken Sympathiegefühle getragen, den mir außerordentlich
lang vorkommenden Kellergang auf und ab, an dessen Ende Dr. B. mit den anderen stand.

Das Gefühl des Miteinandererlebens hatte ich nur S. gegenüber. Die anderen
Beiden waren mir gleichgültig, und oft empfand ich ihre Anwesenheit als störend
und ernüchternd. So z. B., als ich von dem schönen Gang in den Garten ins
Zimmer zurückkam und dort D. trübselig vor sich hinsehend und über Unwohlsein
klagend fand. Angst hatte ich im Dunkelzimmer vor W., der wie ein Gespenst
auftauchte und mich kräftig an den Armen packte. Einen peinlichen Eindruck
machte es auch auf mich, wenn einer (es war sogar S.!) von mir etwa sagte: Der
macht uns da etwas vor, aber er spielt seine Rolle gut. Daraufhin hatte ich einen
Augenblick das beschämende Gefühl, wirklich eine läppische Komödie aufzu-
führen — bis ich wieder in das Element des Rausches zurücksank. Im Anfang und
Ende des Rausches war mir natürlich die Gesellschaft der anderen nur erwünscht
und angenehm. Man fühlte sich in einem gemeinsamen Abenteuer. — Dr. B.
gegenüber hatte ich ein starkes Mitteilungsbedürfnis. Ich fühlte etwa folgendermaßen: Eigentlich soll ich mich selbst beobachten, ja über mich Protokoll führen.
Wie unendlich mühsam, wie unmöglich ist das. Lieber rede ich vor mich hin, was
mir gerade in den Sinn kommt. Dr. B. wird es schon notieren und richtig deuten.
— In der Verwirrung des Dunkelzimmers war mir Dr. B.s Gegenwart geradezu
eine Beruhigung.

Wenn ich meinen ganzen Zustand als traumhaft bezeichne, so gilt das nur
gleichnisweise. Einen Hauptunterschied gegenüber dem Traume zeigte mein
Rauscherleben darin, daß es sich in keiner Weise (subjektiv) scharf gegen das normale Erleben absetzte. Nie hatte ich das charakteristische Gefühl des „Aufwachens". Trotzdem lebte ich nicht dauernd auf gleicher Höhe des Rausches.
Es gab Momente relativ klarer Besonnenheit. Diese wurden hervorgerufen einmal
durch wirksame Situationen, z. B. durch das Eintreten von Prof. W., demgegenüber ich die Verpflichtung zu höflicher Begrüßung fühlte, dann durch energische
Aufforderungen von seiten Dr. B.s, z. B. zum Weiteressen, zum Weitergehen, und

schließlich wohl auch durch den eigenen Willen zu aufmerksamer Beobachtung und denkendem Erfassen (ob es sich hierbei nicht um primäre Schwankungen der Rauschintensität gehandelt hat, die den Willen und die Fähigkeit zur Besinnung erst auftauchen ließen, kann ich nicht entscheiden). Jedenfalls kam ich mit meiner Besonnenheit und Klarheit nicht über eine gewisse Schranke hinaus, die durch die Herabsetzung der Kombinationsfähigkeit gegeben war. Das Traumbewußtsein entglitt mir bei Störungen, und ohne spürbaren Übergang war ich auf einmal wieder in der nüchternen Realität, so etwa, wie man merkt, daß einem eine Stimmung, in der man gerade noch lebte, verlorengegangen ist. Die Ähnlichkeit mit dem Traume bestand in der Herabsetzung des Realitätsgefühls. Die Dinge hatten sozusagen kein volles Gewicht mehr. Vieles erschien schemenhaft und unwirklich, so daß ich mich immer fragen mußte: Ist es nun so, oder ist es nicht so? War z. B. der alte Bibliothekar, der plötzlich in unserem Zimmer erschien, Wirklichkeit oder war er eine Halluzination? Im Dunkelraume machte es mir keine Schwierigkeit, Dr. B. für verdoppelt zu halten. Traumhaft schien mir auch die Verminderung des Aktivitätsgefühls zu sein. Man mußte nicht, wie im gewöhnlichen Leben, immerzu etwas treiben und tun, um den Lauf der Dinge im Gang zu halten; die Dinge liefen von selbst, auch die eigenen Bewegungen, aber, wie schon erwähnt nur diejenigen von ihnen, die aus dem Rausche entsprangen, wie das Kneten, Drücken usw. Man überließ sich verantwortungslos dem Elemente des Rausches, das einen trug, ohne daß man schwimmen brauchte.

Meine *Stimmung* war dauernd sehr *gehoben*, manchmal geradezu ausgelassen. Alles mögliche erregte meine Lachlust, z. B. die Erscheinung des alten Bibliothekars, zwei rauchende Zigarettenstümpchen, die auf der Erde lagen.

Das Abklingen der Rauscherscheinungen ging sehr langsam vonstatten. Den ganzen Abend über fühlte ich mich noch stark schwerbesinnlich und ausdrucksgehemmt (vielleicht sogar noch eine Spur am nächsten Tage). Auch die Lust am „Wursteln" war abends vorhanden, allerdings kein eigentliches Bedürfnis mehr dazu. Somatische Nachwirkungen bestanden höchstens in etwas Druckgefühl in der Nierengegend. Der Schlaf ließ ein paar Stunden lang auf sich warten; aber am nächsten Morgen wachte ich vollkommen frisch und erquickt auf.

Die Erinnerung an den Rausch ist mir eine durchaus *angenehme*. Als ich am Tage darauf zur Arbeit ging, hatte ich das Gefühl, aus den Ferien zurückgekehrt zu sein. Die Lokalität mit ihren Einzelheiten, dem Schornstein, dem Baum usw. übte besonders in den ersten Tagen nach dem Rausche noch einen gewissen Zauber auf mich aus. Der Gedanke an eine Wiederholung des Experiments ist mir *kein* unsympathischer.

30.
Stenogramm der Äußerungen der V.P. 30 im Abklingen des Rausches.

Da wird doch was renoviert im Haus? Ob das schon so war? Ich kann mich gar nicht mehr erinnern. Warte mal, was war das? Wenn ich mich besinnen will, das ist eine verteufelt schwere Geschichte. Z. B. Die Zigarette, die ist immer noch (raucht gerade), da rauch ich doch schon eine Stunde lang dran. Dr. B. ist immer noch da. Sie kamen also im Kittel ... das muß man doch rekonstruieren können ... dann gingen Sie nur ohne Kittel ... ach schrecklich ist das ... Was ist denn jetzt? ... Jetzt haben wir doch hier Mittag gegessen. Jetzt ist wieder

genau die Abendstimmung wie vor dem Mittagessen. Waren Sie eigentlich beim
Essen? Ach Sie stenographieren, das sehe ich erst jetzt. Ich kann die Bewegungen
ganz gut verfolgen. Wenn ich mich auf die Bewegungen konzentriere, sind sie
nicht pathologisch. Ich meine, es sind normale Schreibbewegungen. Jetzt legen
Sie ein Papier her. Das ist ganz deutlich. Jetzt schreiben Sie wieder weiter.
Jetzt sind Sie bald am Ende der Zeile. Jetzt kommt die Chronologie, jetzt möcht
ich wissen, ob das Blatt allmählich voll wird. Jetzt kommt wieder eine Zeile.
Ja, ja, jetzt sind Sie stehen geblieben, es geht nicht recht vom Fleck (objektiv
gleichmäßiges Weiterstenographieren). Ich möchte mich mal . . . schreiben,
schreiben . . . es ist immer noch die gleiche Zigarette, die Sie mir angeboten haben?
wirklich keine andere? Es geht immer wieder in Traum über. Jetzt schreibt
er wieder, immer wieder, die einzelnen Bewegungen sind auch vollkommen natürlich, jetzt reibt er sich die Augen dazwischen . . . schreibt ziemlich langsam,
ganz behaglich, ohne Übereilung (tatsächlich mittelrasch geschrieben) so im gleich-
mäßigen Tempo, da kann gar kein Irrtum sein. Jetzt wird das Blatt allmählich
voll. Das ist zu interessant, dem zuzusehen. Jetzt wird es voll, ganz entschieden,
man möchte immer zusehen. Jetzt wird die Zigarette aber kleiner, Hurra, Gott
sei Dank (lacht schallend), jetzt können Sie mir auch eine neue geben . . . jetzt
blasen Sie Ringe, so unwirklich, aber wenn Sie jemanden rufen, dann wacht man
plötzlich wieder auf. Wenn man immerfort bewegt und geduscht würde, dann
würde man wach bleiben. Der Bogen, ach das ist Quatsch, der hat jetzt entschieden abgenommen. Vorhin waren Sie hier und jetzt hier. Es ist mir eigentlich
hundsübel, dabei glaube ich, ich weiß es nicht, wenn etwas von mir verlangt
würde, würde ich sofort sagen, es geht nicht. Manchmal meint man, die Zeit
vergeht überhaupt nicht. Wenn man sich konzentriert, dann vergeht sie aber.
Es ist ganz verrückt von . . . (zieht an der Zigarette) man schmeckt es doch selbst,
man schmeckt es, jaja, sie schmeckt. Ich weiß immer momentan, daß Sie mit-
schreiben, daß Sie der nüchterne Beobachter sind, aber man versinkt . . . jetzt
sagen Sie doch auch ganz natürlich nichts? . . . Zu komisch, es ist nicht nur eine
kleine Pause (Bibliothekar kommt herein, ordnet einige Bücher, wobei eins her-
unterfällt, V. P. will hineilen und es aufheben). Hat der einen Stoß gebracht
oder hat er ihn nicht gebracht? Das er, hat er doch gebracht (sic!), da ist ihm
dies heruntergefallen; ich hab ihm doch geholfen, dies aufzuheben. Der hat doch
hier am Rockkragen so violette Aufschläge? Da war doch gerade ein alter Mann?
Der hat doch was fallen lassen? Ich hab ihm was aufgehoben? Der kann nun
alleine oder nicht? wie geht das dann weiter? Ist der dann reingekommen? Ja,
wie ist der dann durch die Türe? wie konnte der denn überhaupt von draußen
rein? (Der hat einen Schlüssel!) (Mit tiefem Erstaunen) Ach so!!! Der hat doch
die Bibliothek aufgeschlossen? Wozu hat er denn violette Aufschläge? Jetzt
muß ich mal wissen . . . Lenz hat . . . (lächelt versonnen). Es ist zu komisch
(hält ein Buch in den Händen, liest den Titel), aha, jetzt versteh ich das allmählich, das ist also gemeint hirndiagnostisch, nicht wahr? die Agraphie im Gehirn
zu diagnostizieren, aber das geht . . . (Welche Zeit?) etwa 6 Uhr (de facto 2,45 Uhr).
(Liest wieder den ganzen Titel des Buches.) Jetzt weiß ich nicht, steh ich nun
schon lang mit diesem Ding da? (Liest wieder von neuem.) Ich weiß nicht,
was ich diesem Ding für Reize abgewinnen kann, ja es ist so, keine Abbildung,
keine Einbildung, wollte ich sagen, wir sind so im Tran. Nanu, wer ist denn jetzt

wieder weg? S. ist weg!!! Waren Sie nicht weg? Wer hat sich denn den Schlüssel geben lassen? Jetzt möcht ich gern mal auf die Sekundenuhr gucken (tut dies). Ja, das geht ganz natürlich, in der Tat, der Sekundenzeiger bewegt sich. Und Sie schreiben. Es ist $3^3/_4$ Uhr, wo ist denn meine Uhr? (Betrachtet immer weiter die Uhr.) Es ist eigentlich auch gar nichts Besonderes los. Es ist nur so, ich bin nicht recht im Traum oder in der Wirklichkeit. Zwischendurch weiß ich wieder alles.

31.

Arzt. Dos. 0,5.

Erste Einspritzung 9,20 Uhr. Mäßige, durchaus erträgliche Schmerzen. — Konferenz — Visite beendet — Korrespondenz für die Abteilung erledigt.

Zeit der zweiten Einspritzung vergessen. Ich ging danach mit Dr. B. in sein Zimmer, mußte mich aufs Sofa legen, beobachtete mich scharf. Während ich mit Dr. B. über Wildesche Lustspiele sprach, merkte ich noch keine Wirkung. Stimmung in Mittellage. Dr. M. kam herein.

Meine Absicht, das Stadium des allmählichen Eintretens in den Rauschzustand zu beobachten, schlug völlig fehl. Ich wurde von dem veränderten Zustand, der ganz unvermittelt und plötzlich kam, förmlich überfallen.

Ich nahm plötzlich, nachdem ich ganz kurze Zeit leichten Vertikalschwindel gespürt hatte, ein Schwanken, ein sich Hin- und Herbewegen der Gegenstände um mich wahr. Dieser Eindruck wurde, wie ich beobachten konnte, dadurch hervorgerufen, daß immer die Stelle des Raumes, die ich fixierte, sich bewegte. Wollte ich eine andere Stelle fixieren, die ich als feststehend annahm, um an ihr die wahrgenommene Bewegung zu prüfen und zu messen, so merkte ich, daß auch diese Stelle sich bewegte. Während dieses Betrachtens der großen Gegenstände um mich (Tisch, Schrank, Lampe) mögen etwa 2 Minuten herumgegangen sein. Stimmung dabei noch immer in Mittellage, gespannt, verwundert infolge der Eigenartigkeit der wahrgenommenen Phänomene. Dann wurden mir Bücher vorgehalten, deren Einbände verschiedene Muster hatten.

Es scheint mir, als ob mit diesem Augenblick ein neues Stadium des Rausches begonnen hätte, jenes stärkste Stadium bereits, das an Intensität dann während der ganzen Dauer des Versuchs nicht mehr zunahm, sondern in dieser Höhe sich bis zum Ende hielt.

Was ich vorher bei den großen Gegenständen nur andeutungsweise gesehen hatte, das sah ich bei den mir vorgehaltenen Mustern jetzt mit eindringlicher Deutlichkeit. Ein karriertes Muster sah ich eine Zeitlang so, als ob alle hellen Karos in einer anderen Ebene als alle dunklen Karos lägen und als ob diese beiden Ebenen sich voreinander hin und her bewegten. Dann sah ich wieder alle Karos in einer Ebene, aber so, daß sie sich von oben nach unten verschoben, indem sie aneinander rückten und dadurch in die Breite gingen und dann sich voneinander entfernten, indem sie sich in die Länge zogen, also ein bewegter und fließender

Übergang von dieser 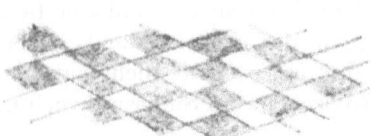 in diese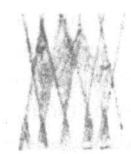

Gestalt. Bei einem spinnwebartigen Batikmuster waren alle radiären Linien in besonders starker Bewegung, sie verlängerten und verkürzten sich, machten, sich hierhin und dahin ausbuchtend, langsam schlängelnde Bewegungen, zugleich änderten aber auch die großen dunklen, zentralen Flecke ihre Gestalt sowohl wie ihren Ort, so daß das Ganze etwa wie eine Menge seltsamer Meertiere mit langen Beinen oder Fühlern oder etwas Ähnliches aussah. Bei einem Muster, das aus Drei-

ecken und Punkten bestand, 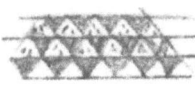 sah ich ebenfalls die Dreiecke ihre

Gestalt ändern, indem sie einmal länger und spitzer, dann wieder breiter und stumpfer wurden oder eine Stelle vorbuckelten und dann wieder zurückzogen. Zugleich aber waren die Dreiecke selbst auch in Bewegung, ebenso wie die Punkte, die bald einen größeren, bald einen kleineren Abstand voneinander oder von den Rändern aller Dreiecke nahmen und sich dabei selbst, ebenso wie die Dreiecke, in einer fließenden Bewegung befanden. Dieselbe Wahrnehmung machte ich an der Tapete. Die Guirlanden und Bänder des Tapetenmusters waren in einer dauernden und tanzenden Bewegung; die Bänder schienen sich bald zu verlängern, bald sich zusammenzuziehen; die Guirlanden hingen bald in größeren Bögen herab, bald spannten sie sich kürzer. Dabei das Ganze eine fortdauernde Hin- und Herbewegung, die an den Wendepunkten etwas Elastisches hatte.

Bei einem Blick auf eine Buchseite sah ich zunächst die Zeilen in schneller Bewegung von links nach rechts förmlich davonrennen. Dann bewegten sich die Buchstaben auch in umgekehrter Richtung, dann auch gegeneinander, wobei sie ihre Gestalt und Größe fortwährend änderten. Die Bewegungsarten der ersten drei Buchstaben des Wortes Kaiser beobachtete ich längere Zeit und kann sie in vier Phasen aufzeichnen, die meiner Erinnerung nach ziemlich genau die damals wahrgenommenen Bewegungen wiedergeben: $K_a{}^i$s Ka^is $K^a{}^i$s Kais.

Allen diesen Bewegungen ist das eine gemeinsam, daß die verschiedenen Punkte eines Blickfeldes sich mit verschiedener Schnelligkeit bewegten und außerdem noch in verschiedenen Richtungen, wobei zwischen der Bewegungsart der peripheren und dem zentralen Punkte des Blickfeldes kein Unterschied war. Die Bewegungen geschahen nicht gleichförmig in einer Richtung, sondern umkehrend und abbiegend hin und her. Die gesehene Fläche läßt sich am besten vergleichen mit einer zähen Masse, deren Oberfläche gezeichnet ist und deren einzelne, untereinander verschiebliche Teile sich von leisen Strömungen bewegt hin und her bewegen. Das Tempo der Bewegungen war ziemlich rasch. Ich hätte es, wenn ich ein feststehendes Maß gehabt hätte, sehr wohl messen können. Meiner Erinnerung nach bewegten sich die einzelnen Teile der mir in etwa 5 m Entfernung gegenüberstehenden Tapete in einer Geschwindigkeit von etwa 3—5 cm pro Sekunde hin und her.

Ich nahm die Bewegungen durchaus wie einen realen Vorgang wahr und hätte sie, dem Prinzip nach, in keiner Weise von anderen Bewegungen unterscheiden können. Die Überzeugung von der Nichtwirklichkeit der Bewegungen hatte ich allein aus der Erfahrung, daß es so etwas nicht gäbe und aus dem dauernden Bewußtsein, unter einem toxischen, die Sinneswahrnehmung verändernden Einfluß zu stehen.

Beim Schließen der Augen nahm ich nichts wahr. Auch beim Druck auf die geschlossenen Augen sah ich nur im Augenschwarz einige bunte Flecke, nicht anders als sonst auch beim Druck auf die Augen. Übte ich diesen Druck selbst aus, so hatte ich die Empfindung, als ob meine Bulbi tiefer in den Höhlen säßen, wie ein Enophthalmus.

Etwa gleichzeitig mit dem ersten Auftreten der Bewegungsphänomene hatte ich eine Änderung in der Intensität der Farben bemerkt. Überhaupt erschien mir der Eindruck auch des weißen Lichtes intensiver, so daß ich eine Zeitlang glaubte, das Wetter habe sich geklärt. Das Gelb der Tapete vor allen Dingen erschien mir äußerst eindringlich. Auch die Gegensätze der Farben wurden intensiver. Die Tapetenblumen erschienen wie mit einem dunklen Rande umgeben. Auch dieses war durchaus real, und ich zog sogar später im weiteren Verlaufe bestimmte Trugschlüsse aus diesen Veränderungen, die weiter unten noch beschrieben werden.

Die *Stimmung* hatte mit dem ersten Eintreten der Phänomene eine plötzliche ruckartige und förmlich mich überfallende Veränderung erlitten. Der Anblick der sich bewegenden Muster und Buchstaben wirkte in einer überaus unmittelbaren Weise belustigend auf mich, so daß ich in Lachen ausbrach und so oft ich die Bewegungen wieder wahrnahm, von neuem lachen mußte. Plötzlich merkte ich, wie ich mich mit diesem Lachen vollständig aus der Gewalt verloren hatte und auch ohne Reizobjekt dauernd weiter lachen mußte. Dieses Verlieren der Haltung war für mich äußerst quälend und ich merkte, wie neben dieser Qual das Lachen, das in manchen Augenblicken gar nichts lustvolles mehr an sich hatte, nebenher lief. Die Qual war so groß, daß ich in manchen Augenblicken sehr deutlich die Möglichkeit spürte, daß dieses Lachen in Weinen umschlagen konnte. Während dieser Vorgänge hatte ich doch die Möglichkeit, mich selbst zu beobachten, und es kam mir der Gedanke: Jetzt weißt du, was läppisch-hebephren ist. Die Versuche, mich selbst wieder in die Hand zu bekommen, gelangen mir nur einen Augenblick bei aufmerksamer Betrachtung der Phänomene, die aber sofort wieder derartig komisch auf mich wirkten, daß ich wieder lachen mußte. Ob tatsächlich die alberne Stimmung durch den Ablick der Phänomene hervorgerufen wurde, oder ob diese Stimmung gewissermaßen autonom nebenher lief und nur von mir ursächlich bezogen wurde, konnte ich damals nicht entscheiden und kann es jetzt auch nicht.

Während dieser Zeit war — ich weiß nicht, in welchem Augenblick — Dr. St. hereingekommen. Er machte einige Versuche mit mir: ich sollte den Bewegungen seiner Hand auf der Tapete folgen. Ich nahm nichts besonderes wahr und kann mich an Einzelheiten nicht mehr erinnern.

Ich sollte jetzt mit hinunter gehen in die Dunkelkammer im Keller. Der Entschluß zum Fortgehen fiel mir sehr schwer, da ich mich in dieser albernen Stimmung vor denen genierte, die uns etwa begegnen könnten. Erst auf die Versicherung, daß der Weg frei sei, entschloß ich mich zu gehen. Auf dem Wege in den Keller empfand ich das meiste an Körpergefühlen während des ganzen Rauschzustandes. Ich will deshalb die Körpergefühle, auch diejenigen, die zu anderen Zeiten auftraten, an dieser Stelle zusammenfassend beschreiben:

Es war, als ob sich das Gewicht als solches, nicht das Gewicht bestimmter Organe, im Körper verschoben und falsch verteilt hätte. Ich fühlte, besonders

im Liegen, beispielsweise, als ob eine Stelle im rechten Bein zu schwer sei. Es
war, als ob sich ein Gewicht im Körper fortbewege und hin und her schöbe.
Hierdurch entstand das Gefühl der Unfähigkeit, geordnete Bewegungen auszuführen, und es kostete jedesmal einen besonderen Entschluß, noch eine Bewegung
(in Gegenwart anderer) auszuführen, weil ich vom Mißlingen überzeugt war. Dies
zeigte sich besonders später beim Mittagessen, wo es mir auch aus diesem Grunde
wie eine unmögliche Aufgabe vorkam, einen entfernt stehenden Teller zu mir
heran zu bringen. Um so erstaunter war ich, daß dann die Bewegungen doch
immer gelangen, ja, ich sogar beim Treppensteigen zwei Stufen auf einmal nehmen
konnte. Das Gehen selbst ging außerordentlich leicht vonstatten, so, als ob man
beim Bewegen der Beine gar kein Gewicht zu heben habe, so daß es etwa an das
Gefühl des Schwebens oder Fliegens erinnerte. Im Nacken spürte ich mehrfach
seltsame Steifigkeitsgefühle. Mit diesem Wort ist aber nur das betreffende Gefühl
ganz ungefähr bezeichnet. In Wirklichkeit waren es ganz eigentümliche, bis dahin mir völlig unbekannte Gefühle, zu deren Bezeichnung mir die Begriffe fehlen.
Manchmal hatte ich das Gefühl, als ob sich bestimmte Körperstellen verwölbten
oder einzogen. Einmal, als ich aus irgendeinem Grunde die gekreuzten Arme so
auf mich legte, daß die rechte Hand an der linken Lende und die linke an der
rechten Lende war, hatte ich das Gefühl, als ob ich meinen Körper mit den Händen
zusammenschnüre und in der Mitte die Taille einer Biene haben müßte. In den
Gliedern und besonders im Bauch hatte ich oft das Gefühl völliger Atonie. Besonders schien es mir öfter, als ob die Därme ganz erschlafft waren und sich
irgendwie auflösen müßten oder etwas Ähnliches. Gefühle von Länger- und
Kleinerwerden der Glieder oder Ähnliches habe ich nicht empfunden.

Wir kamen im Keller im Dunkelzimmer an, ich kann mich nicht mehr besinnen, was die erste Zeit dort geschah, ich weiß nur wieder, daß ich auf dem
Liegestuhl lag. Wie ich dorthin gekommen bin, weiß ich nicht mehr. Ebenso
kann ich mich nicht mehr entsinnen, wann ich im Dunkeln allein gelassen wurde.
Ich will diesen Abschnitt erst später beschreiben.

In irgendeinem Zusammenhange, den ich nicht mehr weiß, war von Ornamenten die Rede. Ich sollte definieren, was ein Ornament sei. Ich merkte plötzlich, daß ich dazu nicht imstande sei. Ich hatte den Gedanken, daß es etwas
mit Schmuck zu tun haben müsse, dies kam mir aber banal vor. Es war so,
daß ich in diesem Augenblick tatsächlich nicht wußte, was ein Ornament ist,
es war nicht so, daß ich den Gedanken nur nicht formulieren konnte. Anders
war es, als ich die Geschichte Biene-Taube-Jäger erzählen sollte. Ich war nicht
dazu imstande, weil ich nicht wußte, wie ich den Anfang bekommen sollte. Daß
es mit der Biene anfinge, wußte ich ganz genau. Daß ich mit dem Wasser anfangen mußte, wußte ich auch, aber ich brachte nicht fertig, die durch die Geschichte gegebene Beziehung zwischen Biene und Wasser herzustellen. Ebenso
war ich unfähig, zwei zweistellige Zahlen, die mir vorgehalten wurden, zu ad-
dieren. Es kam gar nicht so weit, daß ich die gelernte Methode anwenden konnte,
sondern die Zahlen als Komplexe zerflatterten mir förmlich, ehe ich sie überhaupt
in Beziehung bringen konnte. Diese Denkstörung hielt noch bis ganz ans Ende
des Rauschzustandes an, ja, war eigentlich das zuletzt verschwindende Phänomen
des Rausches, weshalb ich diese Erlebnisse, obgleich sie sich erst viel später gegen
9 Uhr abends abspielten, schon hier anführen will. Ich wollte einem anderen

eine Begebenheit, die sich einige Tage vorher zugetragen hatte, erzählen, schwieg aber, weil ich einfach den *Anfang* nicht finden konnte. Es war mir unmöglich, die Situation zu finden, mit welcher ich die beabsichtigte Erzählung beginnen sollte. Ich war genötigt, immer an die vorhergehende Situation zu denken, welche die vorhergenannte verursacht hatte; und so mußte ich gewissermaßen an der Kausalkette immer weiter zurückklettern, fand keinen Anfang und mußte das Erzählen schließlich aufgeben. So ging es mir mehrfach.

Ich komme zu der Situation im Dunkelzimmer zurück. Es wurde verdunkelt. Ich sah zunächst nichts Besonderes vor mir, einfach das Augenschwarz. Ich wurde aufgefordert, mir bestimmte Objekte vorzustellen. Ich konnte es nicht. Ich wurde aufgefordert, mir mich selbst vorzustellen, wie ich von dem Orte, an dem ich lag, bis hinauf in mein Zimmer ginge und ich sollte die Zeit, die indessen verstreichen würde, bezeichnen. Erst nach angestrengten Versuchen gelang es mir, mich selbst mir vorzustellen. Ich sah mich vor der Tür des Dunkelzimmers im Gange in einer Stellung, die einer laufenden Bewegung entsprach. Diese Vorstellung ging auf eine mir unbegreifliche Weise in ein Gefühl über, welches mit der vorgestellten Bewegung zusammenhängen mußte: es war mir, als ob ich mich nur ganz schleichend vom Platz bewegen konnte, als ob meine Glieder, die laufen wollten, gegen einen unsichtbaren Widerstand ankämpfen müßten, oder als ob ich an einer Stelle kleben bliebe. So kam ich in der Vorstellung meiner selbst nicht vom Platze und konnte deshalb den Zeitpunkt, wann ich in meinem Zimmer angelangt sei, nicht angeben.

Es wurden rhythmische Geräusche gemacht; ich nahm, während ich sie hörte, optisch nichts Rhythmisches wahr, auch sie bunten Flecken und Figuren im Augenschwarz änderten ihre Form oder Bewegung nicht synchron mit dem Rhythmus.

Bewegungssehen: Bei einem in bogenförmiger Linie hin und her bewegten, leuchtenden Punkt (Zigarette) sah ich eine Linie, deren Endpunkt stärker leuchtete und größer war als die Mitte. Die Verbindungslinie sah ich zwar als eine zusammenhängende Linie, die aber trotzdem aus einer Unmenge leuchtender, ineinander fließender Punkte bestanden.

Bei plötzlichem Anhalten in der Bewegung sah ich außer den plötzlich anhaltenden Punkten noch eine huschende Bewegung, die über den Haltepunkt hinausschoß, dann aber in kurzem Bogen zu ihnen zurückkehrte.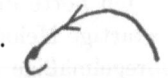

Schnellen Bewegungen, linearen, kreisförmigen oder auch ganz unregelmäßigen konnte ich bloß bis zu einem gewissen Tempo folgen. Von einem ganz bestimmten Bewegungstempo an nahm ich die Bewegung mit plötzlichem, ruckartigem Übergang als eine rasend schnelle wahr, so schnell, wie sie kein Mensch je ausführen könnte. Ich war mir damals darüber nicht im klaren und bin es auch heute noch nicht, von welcher Zeit an die objektive Bewegung aufhörte und die Bewegung nur bei mir als subjektive Wahrnehmung existierte. Immer von diesem bestimmten Punkte an hatte ich das Gefühl, als ob jetzt die Bewegung irgendwie selbständig, eigenmächtig, autonom, unabhängig vom Willen des den Versuch Ausführenden geschehe, weil kein Mensch so schnelle Bewegungen ausführen konnte. Ich dachte: jetzt ist ihm das Ding aus der Gewalt geraten und saust selbständig weiter. (Auch dies wirkte äußerst belustigend auf mich.) Die rasenden glühenden Kreise, Linien, Schnörkel usw. machten einen außerordentlich starken und lebendigen Eindruck auf mich.

Dieses Perseverieren der Bewegungen konnte ich auch bei Helligkeit wieder beobachten. Der Paulische Apparat wurde angestellt. Ich sah nicht nur die Bewegungen der hammerförmigen Stange, sondern auch sonst bewegte sich alles an dem Apparat, der mir wie ein lebendiger Organismus und sehr komisch erschien. Die Bewegung der Hammer nahm ich aber noch weiter wahr als auch der Apparat stillstand, was ich aus dem Aufhören des surrenden Geräusches schloß. Während ich die Bewegung des Apparates sah, fühlte ich, wie sich auch die Kissen in meinem Rücken bewegten, als ob sie sich auseinander schöben und ein Abgrund frei würde. (Ein einen Augenblick lang sehr beängstigendes Gefühl.) Ob diese Bewegung der Kissen etwas mit dem Bewegungsrhythmus des Apparates zu tun hatte, kann ich nicht sagen, da die Bewegung der Kissen nur einmal erfolgte. Weitere Beispiele für Bewegungsperseveration. Als Dr. B. mir seine Uhr zeigte, sah ich die herabhängende Öse in einer rasenden Bewegung und über lange Zeit hin- und herwackeln, als wollte sie überhaupt nicht aufhören, was mir ungeheuer lächerlich vorkam. Dr. M. bewegte zu irgendeinem Versuche seinen Arm hin und her, der mir plötzlich in eine rasende Hin- und Herbewegung überzugehen schien. Ich sagte damals, daß ich noch nie einen Neurotiker so schnell habe zittern sehen. Auch später, als ich in Dr. B.s Zimmer war und er beim Kaffeemahlen mit der Maschine im Rhythmus des Drehens Vor- und Rückwärtsbewegungen mit dem Körper und dem Kopf machte, schien mir sein Kopf in einer rasend schnellen, gar nicht endenwollenden Bewegung hin und her zu fliegen. Diese Wahrnehmung hatte, wie ich jetzt feststelle, derartigen Realitätscharakter, daß ich damals im vollen Ernst zu Dr. B. sagte, er müsse sich doch mir gegenüber mehr beherrschen und nicht auch, wie ich, die Haltung verlieren.

Ich wurde im verdunkelten Zimmer allein gelassen. Ich lag auf dem Stuhl und konnte nicht aufhören mit Lachen. So oft ich mich dazu zwang, gelang es mir nur für kurze Zeit, ich weiß nicht, wie lange ich mich so ausschüttend vor Lachen gelegen habe. Ich lachte ohne jeden Grund. Ich weiß nicht, wann und auf welche Weise diese alberne läppische Stimmung in den folgenden Zustand überging.

Ich hörte in einem Zustand angenehmer Dösigkeit etwas wie eine ganz tiefe baßartige Melodie, keine eigentliche rhythmisch gegliederte Melodie, sondern das unregelmäßige ruckartige Steigen und Fallen eines sehr tiefen Baßtones. Keine sehr deutliche, wenn auch durchaus reale akustische Wahrnehmung, mehr so, wie durch inen Schleier hindurch. Das Steigen und Fallen des Tones, das mich manchmal an das Versammlungsmotiv aus den Meistersingern erinnerte, schien mir von irgendwelchen undichten und schnell tropfenden Wasserhähnen herzukommen, ich dachte, über mir ist das Laboratorium von Professor S. (was in Wirklichkeit gar nicht der Fall ist), und er hat seine Wasserhähne laufen lassen. Mit einem Male war ich mir wieder der wirklichen Situation bewußt. Ich bemerkte, daß die von mir wahrgenommenen Töne die Stimme von Dr. M. waren, der sich draußen auf dem Gang mit den anderen Herren unterhielt. Das Steigen und Fallen seiner Stimme war der Ton, den ich wahrnahm, der sich aber in meiner

Wahrnehmung gleichsam wie ein Schwanz der Stimme immer hinterher zog.
Während der Erkenntnis, daß es Dr. M.s Stimme sei, wich aber die Vorstellung,
daß es laufende Wasserhähne seien, nicht. Diese beiden Vorstellungen waren
nebeneinander und ohne sich zu stören in meinem Bewußtsein vorhanden. Zu
gleicher Zeit sah ich vor mir etwas wie laufende Brunnenrohre, aus denen Wasser-
strahlen mit großer Geschwindigkeit von oben links nach unten rechts schossen.
Diese optische Wahrnehmung war nur ganz ungefähr und undeutlich, ein typisches
Als-Ob-Erlebnis (und von Grund aus verschieden von den oben beschriebenen
Bewegungswahrnehmungen), während das akustisch Wahrgenommene durchaus
den Charakter der Realität hatte. Die Bewußtseinsintensität wechselte während
dieser Zeit häufig und stark, zeitweise fand ich mich ganz in einer realen Situation,
zeitweise versank ich mehr in einen traumartigen Zustand, manchmal herrschte
auch, wie es mir jetzt vorkommt, völlige Leere des Bewußtseins. Dann war es
mir, als sei ich im Keller eines Schlosses. Es war irgend etwas Orientalisches
dabei, draußen vor dem Fenster schien eine Menschenmenge zu sein.

Hier wurde der Zustand unterbrochen durch das Hereinkommen der anderen.
Dieser Zustand hat in meiner Erinnerung etwas überaus Angenehmes. Es war
ein völliges Eingelulltsein, eine äußerst angenehme Erschlaffung, wie ein Traum
von einer seltsamen und süßen Schwere, von dem ich mir denken kann, daß
man in ihn sehr gern wieder zurückkehren möchte. Dieser Zustand war, soweit
ich mich jetzt erinnern kann, der einzige während des ganzen Rausches, in dem
ich das Bewußtsein, unter toxischen Einflüssen zu stehen, absolut verlor und
objektive und subjektive Wirklichkeit nicht mehr unterscheiden konnte. Dort
erlebte ich auch noch einen anderen, mir bis dahin völlig unbekannten Gemüts-
zustand. Ich weiß nicht mehr, an welcher Stelle es war, als mich in Gegenwart
der anderen bei brennendem elektrischen Licht ganz plötzlich übergangslos und
unvermittelt ein unangenehmes Angstgefühl überkam. Es war eine überaus intensive, primäre, vitale und völlige objektlose Angst, die, so wie es mir jetzt
scheint, nur einen Augenblick, schätzungsweise etwa 5—10 Sekunden, anhielt.
Mehr weiß ich über die nähere Qualität dieses unsinnigen Angstgefühls nicht zu
sagen, weil mir dafür die Begriffe fehlen.

Ich sollte mit Dr. B. heraufgehen zum Mittagessen, ich weigerte mich entschieden, erstens weil ich mich außerstande fühlte, infolge der falschen Gewichtsverteilung aufzustehen oder gar zu gehen, und zweitens war ich mir der Albernheit meiner Stimmung und meiner völligen Haltlosigkeit ganz bewußt und genierte mich, mich in diesem Zustande sehen zu lassen. Während des Weges zum
Kasino und beim Essen selbst wurde wohl der Höhepunkt der Euphorie erreicht.
Ich mußte so lachen, daß ich mich buchstäblich kaum bewegen konnte. Es war
sehr häufig eine durchaus objektlose Heiterkeit, über die ich mich selbst wunderte
die ich aber beim besten Willen nicht abstellen konnte. Hinzu kam, daß alle,
Wahrnehmungen, die ich machte und deren Charakter als Trugwahrnehmungen
mir bekannt war, auf mich einen unmittelbaren und erschütternd lächerlichen
Eindruck machten. So zwang mich das Sichzusammenziehen und wieder Aus-
einanderweichen der Steinfließen auf dem Korridor zu immer neuem Gelächter,
wo ich hinblickte, machte ich eigentümliche Wahrnehmungen, die mich immer
wieder zum Lachen zwangen. So zum Beispiel sah ich, als ein Vogel vom Fenster-
sims abfliegen wollte, ein Stück des Simses sich vorwölben und eine Strecke mit

der Bewegung des Vogels mitgehen. Bei dem Fisch, den ich zusammen mit Dr. B. essen sollte, sah ich sowohl die Schuppen, wie auch den Fisch selbst in deutlicher Bewegung, was mich unfähig machte, etwas davon zu essen. Ich bewunderte Dr. B.s Sicherheit, mit welcher er vom Totsein des Fisches überzeugt war. Die Nudeln waren buchstäblich und ohne Übertreibung gesagt, wie ein wimmelnder Haufen von Würmern. Ich selbst konnte so viel wie nichts essen, nicht etwa aus Ekel, sondern entweder, weil ich vor Lachen einfach nicht dazu kam, oder weil ich mich außerstande fühlte, die Bewegungen fertig zu bringen, die dazu nötig waren. Ein besonderes Erlebnis war mir die Art, wie Dr. B. aß. Einmal sah ich, wie er den Mund aufsperrte und eine mir riesig erscheinende Kartoffel in diesem mir riesig erscheinenden Rachen verschwand, das Gesicht von Dr. B. war wie eine Begehren ausdrückende Grimasse. Mir erschien der Mund und die Kartoffel nicht in einer größeren Dimension, dennoch war auf eine mir jetzt unerklärliche Weise etwas von Riesengröße dabei, und das Ganze schien mir eine besondere Bedeutung zu haben, so, als ob die Tätigkeit dieses Essens etwas Typisches sei für das Wesen des Dr. B. und als ob mir dieses hiermit gezeigt werden sollte. — Ich sah einen kleinen Fussel auf dem Anzug des Dr. B. Dieser Fussel nahm, obgleich er sich in nichts von anderen Gegenständen unterschied, d. h. sich gerade so wie sie bewegte, meine ganze Aufmerksamkeit in Anspruch. Ich konnte nicht nur meine Augen, sondern auch die ganz intensive Hinwendung meiner ganzen Persönlichkeit nicht davon lassen. Es war, als ob in meinem ganzen Bewußtsein nichts vorhanden sei als allein dieser Fussel, als ob er mein ganzes Bewußtsein ausfüllte. Diese intensive Hinwendung empfand ich durchaus als einen Zwang, der mir selbst überaus quälend und lästig war, und ich bat Dr. B., er möge den Fussel entfernen, damit ich endlich von ihm loskäme. Bei dieser Gelegenheit zeigte sich wohl am deutlichsten die Ambivalenz der Gefühle, die ich auch sonst häufig empfand: Nämlich das Bestehen einer großen Qual neben dem Bestehen einer euphorisch albernen Stimmung. Das Bewußtsein des Nebeneinanderbestehens dieser beiden Gefühle hatte ich auch damals, wodurch die Qual noch erhöht wurde, ohne daß ich imstande war, einem der Gefühle nach seiner Seite hin den Ausschlag zu geben.

Hier hatte ich auch Gelegenheit, das völlige Abhandengekommensein des Zeitbewußtseins zu beobachten: Ich war höchst erstaunt, daß Dr. B. plötzlich mit Essen fertig war. Es war nun nicht so, als ob ich etwa die Zeit nur als schnelleren Ablauf empfand, nicht so, als ob es mir schien, daß zwischen dem Beginn und dem Ende des Essens eine kurze Zeit vergangen sei, sondern diese Zeitspanne war für mich einfach ausgefallen. Es war mir, als ob sich der Beginn und das Ende des Essens ganz ohne Übergang aneinandersetzte.

Während der ganzen Zeit mußte ich unaufhörlich die oben beschriebenen Bewegungswahrnehmungen machen; die Bäume, die Wolken, die Teller und besonders in Mustern gezeichnete Gegenstände bewegten und verschoben sich fortgesetzt und die karierte Bluse des bedienenden Mädchens war mir ein Anlaß immer neuer Lachanfälle. Einmal sah ich einen etwa $^1/_2$ m unter meinem Gesicht befindlichen Gegenstand plötzlich kleiner werdend wie in endlose Tiefe zurückweichen.

Mir scheint jetzt, als ob mit diesem Zeitpunkt die Höhe des Rauschzustandes überwunden sei, wenigstens, was seine affektive Seite betrifft. Von da an, als wir wieder in Dr. B.s Zimmer waren, war ich ruhiger, hatte meine Stimmung mehr in der Hand. Die alberne Euphorie brach nur noch seltener durch. Ich lag auf dem Sofa und sah die Tapetenblumen tanzen. Dr. B. saß vor mir und mahlte Kaffee, wobei ich das oben beschriebene Phänomen wahrnahm. Dabei schien mir, als ob er die turmartige türkische Kaffeemaschine mit seiner sie umfassenden Hand ganz zusammendrücke, so daß sie förmlich oben und unten aus der Hand herausquoll. (Ich erklärte mir schon damals und tue es auch jetzt, dieses Phänomen dadurch, daß ich Licht und Schatten, sowie auch die Farben in ihren Helligkeitsgraden besonders scharf sah, so daß mir der durch die Hand geworfene Schatten und die Dunkelheit wie eine Vertiefung in der turmförmigen Gestalt der Kaffeemaschine erschien.) Helligkeits- und Farbunterschiede nahm ich sehr deutlich wahr. So fand ich meinen Mantel, auf den ich hinsah, sehr schmutzig. Er schien große Schmutzflecken zu haben. Am folgenden Tag sah ich, daß er noch ganz schön sauber war und nur schwache und unauffallende schmutzige Flecke hier und da hatte. Einige Insektenstiche auf meiner Hand und meinem Unterarm sah ich als große, tiefrote häßliche Flecke, die ich mehrfach, mich vor den anderen schämend, unter dem Ärmel zu verbergen suchte. Die Furchen in den Gesichtern der anderen erschienen mir tiefer, die Schatten deutlicher und farbiger, der gelbgrünliche Reflex von der Tapete gab damit zusammen den Gesichtern etwas Ausgemergeltes und Leichenartiges. Zugleich erschienen mir die Gesichter in ihrem Ausdruck charakteristischer. Bei dieser Gelegenheit erlebte ich die mir bis dahin nur in abstracto bekannte Theorie, daß die Karikatur eine Überbetonung des Individuellen ist, als anschauliches Erlebnis: Wenn nämlich an den mir ohnehin so markant und in ihrer Individualität herausgearbeitet erscheinenden Gesichtern durch eine Scheinbewegung eines bestimmten Teiles des Gesichts die individuelle Form noch übertrieben wurde, so erschien mir in diesem Augenblick das Gesicht wie eine Karikatur.

Ich bat Dr. B., mir die Kaffemaschine zu reichen und machte, während ich Kaffee mahlte, folgende Wahrnehmung: Ich hielt die turmartige Maschine etwa in der Mitte mit der linken Hand und drehte mit der rechten, wobei ich einen starken Widerstand zu überwinden hatte. Nun sah ich, wie sich der Turm über meiner Hand immer nach der Seite der Zugrichtung hin umbog: Wenn ich den Hebel auf mich zubewegte, bog sich der Turm nach mir zu hin, bewegte ich den Hebel nach rechts, so neigte er sich nach rechts usw. Es war, als ob der Turm aus Vollgummi und daher nach allen Seiten biegbar sei, so daß ich fast daran zweifelte, daß die Maschine aus Metall sein könne. Dieses alles aber nur, wenn ich gegen den Widerstand andrehte. Der Turm schien in seiner Gestalt unverändert, sobald ich links herumdrehte und die Maschine ohne Widerstand leer lief.

Hiernach etwa schien auch die Intensität der optischen Wahrnehmungstäuschung nachzulassen, es war etwa $\frac{1}{2}5$ Uhr. Ich versuchte, dem Gespräch der anderen, die sich über die Psychologie des Bewußtseins unterhielten, nachzukommen, brachte dies aber nur für Sekunden fertig. Meine Gedanken glitten von selbst ab, sie wurden auch durch die sich aufdrängenden Bewegungswahrnehmungen immer wieder unterbrochen, durch die ich immer wieder ins Lachen geriet.

Es wurde mir Musik vorgespielt. Ich selbst merkte nicht, daß mein Erleben der Musik in irgendeiner Weise gegen das normale Erleben verändert war. Der

affektive Eindruck war wie sonst, ich konnte wie sonst das Fortschreiten der
Stimmen beobachten, konnte auch wie sonst ein angefangenes Thema fortführen
usw. Auch in der hierzu nötigen Aufmerksamkeit wurde ich häufig durch die
Bewegungswahrnehmung unterbrochen, wenn z. B. die Tasten des Klaviers sich
plötzlich wurmartig zu bewegen schienen oder die Firmenschrift am Klavier
durcheinander geriet.

Ich merkte allmählich ein immer stärkeres Abflauen des Rauschzustandes.
Ich hatte meine Affekte wieder in der Hand, auch die Intensität der Bewegungswahrnehmung ließ nach, d. h. die Bewegungen wurden an Ausmaß geringer.
Als ich mich wieder ganz Herr über mich selbst fühlte, ging ich aus dem Haus
und am Neckar spazieren, da fiel mir besonders die Intensität der Farben auf,
z. B. ein Hund, den ich sah, schien mir von so eindringlicher Farbe, wie ich noch
nie einen Hund gesehen hatte. Meine Stimmung war doch noch nicht so ganz
gleichmütig, ich merkte, wie ich manchmal lachte, ohne zu wissen warum. Allmählich fortschreitendes Abflauen aller Phänomene. Abends um 9 Uhr war noch
die oben beschriebene Denkstörung vorhanden, auch das Bewegungssehen funk-
tionierte noch bei energischem Fixieren.

Ich schlief spät ein, dann aber ruhig, tief und traumlos, ich erwachte erquickt
wie selten.

Stellung zum Ganzen: Mehr angenehm als unangenehm durch die überraschende
Interessantheit, ich meine hier nicht als wissenschaftliches Phänomen, sondern
rein menschlich affektiv. Die erlebte Euphorie erweckt keinesfalls den Wunsch,
sie noch einmal zu erleben, sie kommt mir jetzt absolut leer und meinem Wesen
durchaus fremd vor. In der schönsten Erinnerung habe ich den traumartigen
Zustand des Eingelulltseins in der Dunkelkammer, den ich sehr gern wieder erleben möchte.

Das Ganze war außerordentlich eindrucksvoll und fällt mir auch mitten im
täglichen Leben oft wieder ein und beschäftigt mich stark.

32.

Arzt. Dos. 0,5.

Etwa $1/5$ Stunde nach der ersten Injektion Schweißausbruch am ganzen Körper
und starke Nausea, die ziemlich rasch vorüberging. Bald nachher im Zimmer von
B. das Erlebnis einer Veränderung, eines Geschehens in mir, das unbestimmte Gefühl irgendeiner Umwälzung, die ich aber nicht genauer fassen kann. Sie schien
mir aus einem irgendwie veränderten Erlebnis meines Körpers hervorzuwachsen.
Diese erste Veränderung im Erleben meines Körpers kann ich nicht genauer beschreiben, so deutlich auch subjektiv das Gefühl des Andersseins war. Dabei noch
gar keine Veränderung im Erleben der Umwelt. Diese setzte erst einige Zeit später
ein. Das erste, was mir auffiel, war, daß das Blumenmuster der Tapete sich viel
stärker von dem gelben Untergrund der Tapete abhob als vorher, und unangenehm
deutlich und plastisch heraustrat. Ich erinnere mich noch sehr gut des leisen
Schrecks, als ich das zum ersten Male konstatierte. Wie ich dann zum Fenster
hinausschaute, wunderte ich mich über die klexig-dunklen Schatten im Blätterwerk der Bäume. Ich legte mich auf das Sofa zurück und schloß die Augen, sah
dabei nichts. Dagegen fiel mir jetzt eine auffällig verdeutlichte Wahrnehmung

meines Körpers auf: Ich glaubte, jedes einzelne Gelenk und jedes Band meiner Wirbelsäule zu spüren, von der Lage meiner Glieder eine besonders eindringliche Empfindung zu haben. Ferner das Gefühl eines Kältestromes, der von den Beinen her nach oben ausstrahlte; ich fing an, zu zittern vor Kälte. Als ich nach einiger Zeit die Augen wieder öffnete, hatte ich die sehr deutliche Empfindung, daß das Gelb der Tapete heller geworden war. Ich wurde von dieser schönen, hell leuchtenden, gelben Farbe vollkommen gefesselt; das Gelb wurde nicht nur heller, sondern dann auch satter und intensiver. Das ganze Zimmer bekam etwas ungemein Sonniges und Frühlinghaftes. Ich wurde jetzt immer euphorischer, wobei ich den Eindruck habe, daß die optische Veränderung einen starken Einfluß auf das Wachsen dieser Euphorie hatte. Dabei das Gefühl, als ob die ganze Welt an diesem Frühling teilnehmen müßte. Eine zunehmende Gelöstheit kam über mich. Alle Dinge, die mich sonst beschäftigten, schienen mir vollkommen unwichtig; alle Komplexe wurden zunichte vor dieser Frühlingsstimmung, von der ich mich befreit treiben ließ. Dabei war es durchaus nicht so, daß mir viele Gedanken durch den Kopf gingen, sondern es herrschte im Gegenteil eine ausgesprochene Armut an Einfällen: es war ein gedankenloses Hinschwimmen in der Stimmung. Ein paar Erinnerungen tauchten flüchtig und unanschaulich auf und versanken sofort wieder. Nur *eine* Vorstellung wurde plötzlich bildhaft klar und deutlich: Das leuchtende Gelb der Tapete erinnerte mich an ein Bühnenbild im letzten Akt der „Zauberflöte", weil in einer Vorstellung, die ich vor Jahren gesehen hatte, ebenfalls ein solches Gelb der herrschende Grundton gewesen war. Durch das Auftauchen dieser Erinnerung bekam die ganze Stimmung etwas geradezu Feierliches. Es schlossen sich fast wahrnehmungsmäßig deutlich musikalische Reminiszenzen aus der Zauberflöte an. Rückschauend muß ich dieses kurze Stadium als das schönste des ganzen Rausches bezeichnen. Aber es waren eigentlich nur Augenblicke, wo ich mich von dieser Euphorie *ganz* mitnehmen lassen konnte, sonst war immer noch ein Rest der früheren Persönlichkeit da, die zwar zu den neuartigen Erlebnissen nicht aktiv und kritisch Stellung nahm, sie aber doch wenigstens als fremdartig registrierte und auch noch konstatieren konnte, daß diese Euphorie keineswegs eine wurzelechte war. Die Loslösung von allen Strebungen des Normallebens empfand ich als außerordentlich starke und durchgreifende Persönlichkeitsveränderung. Diese Registrierung des Erlebens als ein fremdartiges, wurde nun in der Folgezeit noch viel stärker, als die euphorische Stimmung den feierlichen Beiklang verlor und einen Einschlag von Albernheit und Wurstigkeit bekam. Wiederum dürften hierfür die optischen Eindrücke eine wesentliche Rolle spielen. Es fiel mir nämlich auf, daß die Gesichter der Anwesenden, ganz besonders dasjenige von B., eine seltsam übertriebene, ins Schauspielerisch-Karikaturhafte gesteigerte Mimik bekamen. B.s Augen lagen tief in schwarzen Höhlen, die Backenknochen traten scharf konturiert und fahlweiß hervor, das ganze Gesicht sah wie geschminkt aus und bekam eine ungemeine Bedeutsamkeit und hochtrabende Wichtigkeit, die doch etwas Läppisches an sich hatte. Es erinnerte mich an eine Rolle von Paul Wegener. Auch alle Gesten bekamen etwas Theatralisch-Gewichtiges, manchmal Komisch-Pathetisches. Dabei ist zu betonen, daß keinerlei Änderung der Sympathiebeziehung zu den anwesenden Personen eintrat; ich hatte jetzt auch keineswegs den Eindruck, mich besser in sie einzufühlen. Die seltsame Veränderung ihrer Gesichter war vielmehr etwas rein Äußerliches, das mit ihnen selbst gar nichts zu tun hatte. Soviel ich mich erinnere, war dies etwa der Zeitpunkt, wo ich die zweite Injektion bekam. Das Gelb der Tapete strömte jetzt geradezu eine Fülle von Licht aus; die Blumenmuster waren fast schwarze, aufdringliche Klexe. Als ich mein eigenes Gesicht im Spiegel betrachtete, sah es so scharfgeschnitten und faltig aus, daß es mir einen vollkommen fremdartigen Eindruck machte. Meine Extremitäten waren jetzt bleischwer, wie leicht gelähmt; alle Bewegungen kosteten mich große Anstrengung. Der Rumpf dagegen war vollkommen gewichtslos. Einmal die Vorstellung, als ob diese ungeheuer schweren Glieder von meinem Körper abfallen müßten. Im Kopf Gefühl des Eingenommenseins und des zunehmenden Druckes; sehr unangenehm empfundenes Erlebnis zunehmender Denkhemmung. Parästhesien an verschiedenen Teilen des Körpers; hin und wieder Trismus. Muskelzuckungen in den Beinen. Neue kurzdauernde Übelkeitswelle. In der Stimmung immer noch ein Rest von Wurstigkeit, daneben aber wachsende Ängstlichkeit: Anklang an Galgenhumor. Gefühl, daß seit Beginn des Rausches mit mir eine ungeheure Veränderung vorgegangen sei, dabei immer begleitet von der Meinung, daß die gesamte übrige Welt diese Veränderung irgendwie mitgemacht haben müßte. Alle Strebungen der normalen Persönlichkeit vollkommen versunken; hilfloses und gedankenloses Preisgegebensein an die momentane Stimmung. Als M. neben mir sitzend etwas schrieb, kam es mir vollkommen unmöglich vor, daß irgend jemand noch so alltäglichen Interessen nachgehen könnte. Die anwesenden Personen erschienen mir jetzt wie wenn sie ein mir fremdes Spiel aufführten, das ich nicht recht verstehen könne. In einem letzten Anflug der früheren Albernheitsstimmung kam der Gedanke, daß es Mannequins beim Schneider wären. Als B. anfing, Purzelbäume zu machen, wunderte ich mich darüber keineswegs. Dabei sah ich die Bewegungen B.s gar nicht vollständig: Ich sah, wie er den Kopf auf das Kissen am Boden stellte, und auf einmal saß er da, mit dem Gesicht gegen mich gewendet: Er mußte einen Purzelbaum gemacht haben. Den Moment des Überschlagens konnte ich nie sehen, trotzdem ich mich anstrengte, diesen einmal zu erfassen. Wenn ich meinen Arm etwas rascher bewegte, so konnte ich wohl die Anfangs- und Endstellung mit Auge und Lageempfindung auffassen; die Bewegung selbst konnte ich nicht perzipieren. Bei ganz langsamen Bewegungen war dieses Phänomen nicht vorhanden. Ich erinnere mich noch sehr gut des außerordentlich fremdartigen Eindruckes, den mir um jene Zeit die „Bewegungen" der Personen machten; es waren gar keine normalen Bewegungen, sondern ein ruckartiges Schnellen von einer Stellung in die andere, etwa mit Marionetten vergleichbar. Besonders deutlich ist mir dies einmal von M. in Erinnerung: Er stand aufrecht, und auf einmal war er über mich gebeugt; die Bewegung habe ich nicht wahrgenommen. Ich wollte das mitteilen, bemerkte aber an mir eine so hochgradige Erschwerung des sprachlichen Ausdrucks, daß ich es aufgab. Wie es sich späterhin damit verhielt, weiß ich nicht; mit zunehmender Entfremdung der Außenwelt habe ich darauf nicht mehr geachtet. Ich erinnere mich nur noch, daß jemand — ich weiß nicht mehr, war es B. oder M. — einmal ein Licht vor meinen Augen hin und her führte: zuerst sah ich deutlich, wie es sich langsam hin und her bewegte dann waren es Halbmonde, die einander im Kreise nachjagten, dann Lichtpunkte und schließlich kleine Striche, die ohne Bewegung verlöschten.

Ich glaube, es war schon vorher, daß mir einmal jemand auf die Augen drückte und zum erstenmal jenes kaleidoskopartige Spiel begann, das mich nun über den ganzen Höhepunkt des Rausches vollkommen gefesselt hielt. Zuerst sah ich es nur mit geschlossenen Augen; später, als man das Zimmer etwas verdunkelt hatte, auch mit offenen Augen; die Figuren schienen sich dann vor mir in der Luft zu entwickeln. Es war ein immer wechselndes, nach allen Richtungen bewegtes Spiel *in sich* lebendiger Ornamente, Muster, Kristalle, Prismen, das doch den Eindruck ewiger Gleichheit machte. Die leuchtend farbigen Figuren schlossen sich aneinander, wuchsen, verflossen, neue wuchsen aus ihnen empor, hoben und senkten sich, wogten hin und her, oft unter ständiger Formveränderung. Soviel ich mich erinnere, waren alle Regenbogenfarben vertreten. Manchmal war es auch nur ein rhythmisches Wogen und Fließen unbestimmter Schatten und Helligkeiten, die durcheinander fluteten und aus denen wieder neue Figuren herauswuchsen; oder es spannten sich Liniennetze über mein Gesichtsfeld aus, die sich wieder zu neuen Gitterwerken umformten. Das seltsamste war, daß mir hier und da das normale Zeitbewußtsein angesichts dieser Figuren vollkommen verloren ging; die Zeit war nicht mehr ein Strom, der vorbeifloß und dessen Fließen man messen konnte, sondern sie war gleichsam ein Meer, das als Ganzes stillstand und nur in sich ein chaotisches Durcheinander war. Ich vermochte das ständige Werden der Figuren dann nicht mehr als eine Sukzession in einer bestimmten zeitlichen Richtung aufzufassen, sondern manchmal flossen die Farben und Formen zu einem unbeschreiblichen Durcheinander zusammen, wie wenn die vorher abwechselnden Figuren jetzt alle gleichzeitig erlebt würden. Hatte ich vorher die Figuren in ständiger Bewegung gesehen, so war jetzt nur noch eine bunte, unsäglich verwirrende Mannigfaltigkeit da, in der ich keine Bewegung mehr wahrnehmen konnte. Wenn ich in die Schau der Figuren ganz versank, so geschah es hier und da, daß ich zugleich auch in diesen Zeitenstillstand versank, wo das Aufeinanderfolgende in einer stillstehenden Gegenwart zusammenfloß. Diese Unterbrechungen im normalen Zeiterleben kann ich jetzt nicht nur nicht formulieren, sondern mir auch erlebnismäßig kaum mehr vergegenwärtigen. Wenn ich mich von den Figuren losriß und mich gewaltsam der Außenwelt zuwandte, so war dieses abnorme Zeiterlebnis nicht mehr vorhanden, aber die Zeitsinnstörung äußerte sich dann in der Täuschung, daß seit dem letzten Aufraffen ungeheuer *lange* Zeit verflossen sein müßte. Während anfänglich noch rein reflexiv eine annähernd richtige Schätzung der tatsächlich verflossenen Zeit möglich war, war dies auf der Höhe des Rausches auch reflexiv nicht mehr möglich: Ich konnte mir auch unter größter Anstrengung nicht mehr klar machen, wieviel Uhr es etwa sein möchte.

Sobald einmal das kaleidoskopartige Spiel eingesetzt hatte, nahm die Entfremdung der Außenwelt gegenüber rapid zu. Ich muß noch bemerken, daß ich mich an zwei Fälle erinnern kann, wo die Bewegung der Figuren von Außenweltreizen abhängig war. Als einmal jemand — ich weiß nicht mehr wer — eine Melodie pfiff, ging die Bewegung der Figuren in die Höhe, wenn die Melodie in die Höhe ging und umgekehrt. Und als ich einmal — ich weiß nicht mehr, ob es im Dunkelzimmer oder im Zimmer von B. war — die Schläge eines Metronoms hörte, wogten die Figuren im Takt desselben auf und ab. Als St. kam, mußte ich mir mühsam klar machen, wer denn das sei. Als er vor mir saß (er trug den weißen Mantel), kam mir der Gedanke, diese Statue aus Marmor müßte schon eine unendliche Zeit hier sitzen. Es wurden mir dann, glaube ich, Bilder gezeigt, an die ich mich nicht mehr erinnern kann; einzig die Bilderserie aus der Traumdeutung, die

ich nicht mehr verstand, ist mir in Erinnerung geblieben. Wenn ich die Blumenmuster der Tapete anschaute, so bemerkte ich hier und da, daß auch diese in ständiger Bewegung waren: sie wurden größer, sanken zusammen, wuchsen wieder,
verflossen ineinander und waren auf einmal wieder richtig vorhanden, worauf das
Spiel von neuem begann. Die Stimmung war jetzt keineswegs mehr euphorisch,
sondern kann nur als ängstliche Ratlosigkeit gekennzeichnet werden. Der Gedanke, daß es sich um die Wirkung einer Vergiftung handle, kam mir, soviel ich
mich erinnere, gar nicht mehr; die Denkhemmung war eine fast vollkommene.
Hier und da kam eine hilflose Verwunderung über mich, ein schwacher Versuch,
mir über meinen Zustand Rechenschaft zu geben, der aber nie weiter als bis zu
einem fragenden Staunen kam. Die Stimmen klangen ganz fern, wie durch Wände
hindurch, an mein Ohr; ich hatte das Gefühl, daß die Leute rascher sprachen als
zuvor; den Inhalt konnte ich fast gar nicht mehr verstehen, gab allerdings auch
nicht acht darauf.

An den Gang ins Dunkelzimmer habe ich eine ziemlich genaue Erinnerung.
Ich faßte die Umwelt richtig auf, wußte, wo ich mich befand, hatte aber der
Außenwelt gegenüber ein Entfremdungserlebnis von unerhörter Intensität. Es war ein Gespensterhaus, in dem ich mich bewegte. Einmal kurz auftauchend die Idee, daß ich ins Grab gehe. Die Treppe dehnte sich unendlich lang
zu meinen Füßen. Erstaunen, als wir so rasch unten waren. Der Gang verlor sich
nach beiden Seiten hin ins Endlose. Ängstlichkeit über die kalkweiße Farbe der
Mäntel der Anwesenden. Todesstimmung.

Was im Dunkelzimmer geschah, vermag ich nur ganz bruchstückweise anzugeben. Ich erinnere mich, daß die Spitzen irgendeines Apparates meinen linken
Vorderarm berührten; dabei starkes Erschrecken und die Vorstellung von einer
riesigen Qualle, die auf meinem Vorderarm herumkrieche. Ständig das Spiel der
Farben und Helligkeiten vor den Augen. Besonders hier im Dunkelzimmer mehrmals das erwähnte Erlebnis des Zeitstillstandes. Vollkommene Ratlosigkeit. Ich
habe die dunkle Erinnerung, daß man mir Befehle gab, die ich nicht richtig verstand. Ich wollte mich zusammenreißen, wollte sprechen, fand die Worte nicht;
während ich nach den Worten suchte, war der Gedanke längst entschwunden.
Lichter, die von außen herzukommen schienen, mischten sich mit meinen Halluzinationen zu einem vollkommenen Chaos. Mehrfach das deutliche Erlebnis, in
einen tiefen Abgrund zu versinken. Als es einmal hell wurde, wiederum der Eindruck einer unbewegt vor mir sitzenden Marmorstatue. Ich bemühte mich, die
Person zu erkennen; es gelang nicht.

Wie wir aus dem Dunkelzimmer zum Mittagstisch kamen, daran habe ich keine
Spur einer Erinnerung. Ich weiß erst wieder, daß ich beim Hereinkommen Frl. J.
und Frl. R. erkannte, die am Tisch saßen. Es war ein peinigender Zustand: einerseits Bekanntheitsgefühl, andererseits doch absolute Fremdheit. Ich wußte, wer
die Beiden waren, konnte mir aber durchaus nicht klar machen, was es mit ihnen
für eine weitere Bewandtnis hatte. Ich konnte mir überhaupt Vergangenes und
Zukünftiges nicht vorstellen; ich lebte ganz im vergegenwärtigten Augenblick, und
auch hier nur in einem ganz engen Ausschnitt. Als ich einen Suppenteller vor mir
sah, existierte nur dieser Teller, alles andere war für den Moment versunken. Die
Erlebnisbreite war damals außerordentlich eingeengt. Innerhalb dieses engen
Rahmens wurden aber die Dinge richtig aufgefaßt; den einfachen Dingen der

Außenwelt gegenüber trat, soviel ich mich erinnern kann, nie ein Auffassungszerfall ein. Ich erinnere mich sehr deutlich, daß ich den Eindruck hatte, als ob der
Suppenteller ganz tief unter mir wäre; als ich den Löffel ergriff, hatte ich die Empfindung, als ob sich mein Arm ungemein verlängerte. Der Löffel erschien mir ungeheuer schwer, und ich hatte den Eindruck, als ob ich mit ihm den weiten Weg
zu meinem Munde niemals zurücklegen könnte. Auch sonst die Empfindung
starker motorischer Hemmung. Die Suppe hatte gar keinen Geschmack. Ob ich
noch mehr aß, weiß ich nicht mehr. Als M. sich mit Frl. J. unterhielt, klangen die
Stimmen wieder ganz fern, leise und vollkommen fremdartig. Ich konnte der
Unterhaltung nicht folgen; einmal fing ich das Wort „Gutachten" auf, konnte mir
aber darunter nichts Bestimmtes mehr vorstellen, hatte nur das Gefühl, das sei
etwas, das auch mich angehe. Plötzlich gab mir jemand die Hand und sagte
einige Worte zu mir; da ich mich nachher erkundigte, weiß ich jetzt, daß es Frl. R.
war, die sich von mir verabschiedete. Damals berührte mich der ganze Vorgang
unsäglich peinlich, da ich ihn nicht verstand; ich begriff in jenem Augenblick
nicht, wen ich vor mir hatte. Ich glaube mich aber zu erinnern, daß ich doch vollkommen reflexmäßig aufstand.

Ob wir nach dem Essen noch einmal im Dunkelzimmer waren oder nicht,
kann ich nicht sagen. Ich erinnere mich erst wieder, wie ich in B.s Zimmer auf
dem Sofa lag. Damals war nur M. allein bei mir und bot mir eine Zigarette an,
die ich beinahe nicht ergreifen konnte. Wenn ich mit meiner Hand über die
Blumenmuster an der Tapete strich, so war es, wie wenn sie vor meiner streichen-
den Hand hergingen. Einmal hatte ich die Empfindung, wie wenn meine rechte
Hand und mein Arm sich immer mehr ausdehnten, fast ins Ungeheure wachsen
würden; optisch war aber dieser Eindruck nicht vorhanden. Dann war jene Zeit,
wo die Wände des Zimmers in seltsame Bewegung gerieten, rhythmisch vor- und
zurückgingen. Manchmal war es, wie wenn der ganze Raum abwechselnd komprimiert und ausgedehnt würde. Das Seltsame, woran ich mich aber genau erinnere, war nur, daß mein Körpergefühl diesen Rhythmus mitmachte: Wenn der
Raum sich komprimierte, so hatte ich das Gefühl, daß sich auch mein Körper
zusammen-, d. h. gegen den Kopf hinaufzog; wenn der Raum sich ausweitete,
so dehnte sich auch der Körper wieder nach unten aus. Dieses Erlebnis stellte
sich nur dann ein, wenn ich von meinem Körper weg in eine Ecke des Zimmers
blickte und verfolgte, wie diese Ecke näher kam und zurückging. Die Stimmung
hatte jetzt den Beiklang von hilfloser Ängstlichkeit verloren; es war jetzt ein
Staunen ohne stärkere dysphorische Note. Nur das starke Druckgefühl im Kopf
empfand ich unangenehm. Nichts von Gelöstheit oder Euphorie, sondern das
Gefühl des Gefangen- und Überwältigtseins.

Ich weiß nicht, wie lange Zeit verflossen war, als ich mich aus meiner dumpfen
Benommenheit einmal etwas aufraffte und nun eines Erlebnisses inne wurde, das
wohl das Seltsamste des ganzen Rausches war: Mein eigener Körper war mir
vollkommen fremd geworden, gehörte nicht mehr zu mir, lag irgendwo, wo ich
gar nicht war. Wenn ich meine Augen öffnete und meinen Körper anschaute,
so wurde dadurch dieses Erlebnis keineswegs verändert. Die Empfindungen vom
Körper waren nicht mehr *meine* Empfindungen. Meinen Körperempfindungen
fehlte irgendwie die Ich-Qualität. Wenn ich meine Hand anschaute, so gehörte
sie nicht mehr zu mir. Wenn ich mit der Hand über meine Stirn strich, so war

dies ein Erlebnis von unbeschreiblicher Fremdheit: ich empfand die Berührung
an sich genau, und doch war es, wie wenn ich gar nicht *mich* berührt hätte.
Aber es war auch nicht so, wie wenn man sonst einen fremden Gegenstand berührt: das Berührungserlebnis *an sich* gehörte nicht in der gleichen Weise zu mir,
wie im Normalzustand. Auch wenn ich die Wand berührte, haftete der Empfindung
dieser unbeschreiblicher Fremdheitscharakter an. Es war für mich ein sehr ein-
drückliches Erlebnis, daß ich einen Willensimpuls in den Arm schicken und die
resultierende Bewegung doch nicht als die meinige empfinden konnte. Zur Zeit
dieses Erlebnisses war bei geschlossenen Augen das Kaleidoskopspiel immer noch
sehr lebhaft; und da hatte ich eine Zeitlang, als nur ein unbestimmtes Fließen
und Wogen da war, das Gefühl, daß sich dies nicht *vor mir* abspielte, sondern daß
ich selbst in dieses Fließen eingegangen war; ich war nichts mehr als dieses
Fließen. Außenwelt und Körper waren versunken, meine Glieder fühlte ich zwar,
aber ganz ich-fern, sie „schwammen irgendwo" als etwas ganz Fremdes; ich selbst
war nur noch ein Hinfließen in eine vage Unendlichkeit. Sobald ich die Augen
öffnete, war dieses Erlebnis weg.

Die Entfremdung meinem eigenen Körper gegenüber war noch vorhanden,
als ich ans Klavier geführt wurde. Das Gefühl, daß gar nicht *meine* Hände in
die Tasten griffen, lähmte mich geradezu, und ich konnte kaum einige Töne her-
vorbringen. Dagegen wurde ich jetzt im Kopfe zusehends freier, das Spiel der
Muster hatte ganz aufgehört, und auch das Entfremdungserlebnis verschwand
nach und nach. Ich war erstaunt über die Lichtarmut, die jetzt im Zimmer
herrschte.

Als ich nach Hause ging, fühlte ich mich sehr müde und war noch immer
etwas schwer besinnlich, z. B. kostete es mich die größte Mühe, aus drei an der
Pforte stehenden Fahrrädern mein eigenes herauszufinden. Ich versuchte, das
Rad zu besteigen, fühlte mich aber zum Fahren motorisch zu unsicher und ging
deshalb zu Fuß nach Hause. Auf dem Heimweg bemühte ich mich vergeblich,
den erlebnismäßigen Anschluß an die Zeit vor dem Rausch zu gewinnen: Die
Erinnerung an die Erlebnisse des Rausches hielt mich vollkommen gefangen und
drängte alles das, was mich sonst beschäftigte, vollkommen in den Hintergrund.
Zu Hause las ich einen Brief, der mir mitteilte, daß eine für mich wichtige Angelegenheit sich in günstigem Sinne entschieden hatte: Ich las den Brief vollkommen gleichgültig, ohne jede affektive Reaktion; die ganze Sache kam mir
jetzt bedeutungslos vor, wie wenn sie einer vergangenen Zeit angehören würde.
Dann setzte ich mich hin und blieb die folgenden 3 Stunden fast unbeweglich
sitzen, unfähig, mich irgendwie zu beschäftigen. Ich hatte die Empfindung einer
unnatürlichen Schwere der Glieder, das Gefühl des Gelähmtseins, so daß mich jede
Bewegung die größte Anstrengung kostete. Es kam allmählich eine Depression
über mich, die mehr und mehr von mir Besitz ergriff und mir wie ein Bleigewicht
auf der Brust saß. Es war eine ganz schwere, vitale Verstimmung, der ich vollkommen anheimfiel: Vergangenheit, Zukunft, die ganze Welt schienen gleicher-
maßen sinnlos. Die Reflexion, daß es sich ja offenbar um eine Giftwirkung
handelte, war vollkommen machtlos dagegen. Ich klebte während dieser Zeit
immer nur an den paar gleichen Minderwertigkeitsideen, die sich aus der nihi-
listischen Grundstimmung einförmig heraushoben. Nach etwa 3 Stunden wich
mit dem Schweregefühl der Glieder die Verstimmung. Ich konnte noch nicht

essen, trank aber viel Kaffee. Dann ging ich in die Stadt. Auf dem Wege noch mehrmals, aller Reflexion zum Trotz, die Neigung zu enormen Zeitüberschätzungen. Z. B. als ich von zu Hause eine kurze Straße hinuntergegangen war, kam es mir vor, als sei ich schon stundenlang gegangen. In der Stadt bei kaum mehr depressiver Stimmung noch ein neues Erlebnis: eine Geste, eine. Haltung, ein Gesichtsausdruck, den ich sah, kam mir ungemein bedeutsam vor, schien auf seelische Hintergründe hinzuweisen, die ich allerdings nicht genauer erfassen konnte. Ich glaubte, mich jetzt viel besser in die Menschen einzufühlen, ohne daß diese Einfühlung zu faßbaren Resultaten geführt hätte. Am auffälligsten erlebte ich dieses gesteigerte Bedeutungsbewußtsein, als einmal vor meinen Augen die Schranken eines Bahnüberganges langsam in die Höhe gingen: geradezu gebannt starrte ich diesen Vorgang an, und einen Augenblick hatte ich das Gefühl, als ob da der Vorhang vor einem Weltgeheimnis in die Höhe ginge. Sofort nachher mußte ich darüber lachen. Als ich dann in ein Kino ging, wurde ich von der Musik dermaßen gefesselt, daß ich meist mit geschlossenen Augen dasaß und auf den Film selbst kaum acht gab: die ganz banale Musik kam mir, namentlich wenn sie leise war, wunderbar schön vor, wie ein ganz fernes großes Orchester mit einer riesigen Orgel. Nach dem Zubettgehen konnte ich lange nicht einschlafen, weil ich immer wieder durch die Erinnerung an das gesehene Kaleidoskopspiel gestört wurde; ich konnte es aber auch durch Druck auf die Augen nicht mehr hervorrufen. An Träume der Nacht kann ich mich nicht erinnern. Am nächsten Tage außer Kopfweh keine besonderen Erscheinungen mehr.

MIX
Papier aus verantwortungsvollen Quellen
Paper from responsible sources
FSC® C105338

If you have any concerns about our products,
you can contact us on
ProductSafety@springernature.com

In case Publisher is established outside the EU,
the EU authorized representative is:
**Springer Nature Customer Service Center GmbH
Europaplatz 3, 69115 Heidelberg, Germany**

Printed by Libri Plureos GmbH
in Hamburg, Germany